機能解剖で斬る
神経系疾患
第2版

中野　隆　編著

メディカルプレス

●編集

中野　隆　　　　　　　　愛知医科大学医学部名誉教授

●執筆

<第Ⅰ章〜第Ⅷ章>

中野　隆　　　　　　　　愛知医科大学医学部名誉教授

<第Ⅸ章>

中野　隆　　　　　　　　愛知医科大学医学部名誉教授
犬飼（木村）直子
梅本佳納榮　　　　　　　愛知医科大学医学部解剖学講座
加藤（黒野）由利子
小松真一　　　　　　　　一般社団法人 Re Smile
鈴木（金丸）聖子　　　　てんめい堂鍼灸接骨院
柘植英明　　　　　　　　中部リハビリテーション専門学校理学療法学科
鳥居　亮　　　　　　　　中部リハビリテーション専門学校理学療法学科
中津洋平　　　　　　　　椿接骨院
水野大輔　　　　　　　　愛知医科大学医学部大学院医学研究科

第 2 版の序

『機能解剖で斬る神経系疾患』初版の刊行から 7 年，医学の進歩は目覚ましく，iPS 細胞による Parkinson 病の再生医療や脊髄小脳変性症の病態再現が試みられている．

今を遡ること 200 年前，英国 London の開業医 James Parkinson は，共通する症状を呈する患者を詳細に観察し，Parkinson 病の臨床症状を見事に纏め上げた．彼は地質学者でもあり，恐竜の化石の研究で歴史に残る業績を挙げている．独国の Moritz Heinrich Romberg は，中枢神経疾患の剖検を積み重ね，生理学的な観点を加えて臨床に応用し，世界最初の神経学の成書 *Lehrbuch der Nervenkrankheiten* を著した．その中で，脊髄疾患の徴候として Romberg 徴候について記載している．彼は Berlin 大学在学中，医学だけでなく，言語学や哲学も聴講していた．これら先達の'医学の専門分野に留まらない'幅広い視野によって磨き上げられた感性が，今日でも通用する研究成果を生み出し，さらには最先端医療の礎になるのであろう．

「学無止境」—学問には終止も境界もない．これは私の座右の銘である．第 2 版刊行にあたり，古典的な原著から最先端の研究まで，幅広い分野の欧文論文を新たに引用した．さらに，第Ⅸ章「末梢神経の機能解剖」は大幅な修正を加え，特に胸郭出口症候群や梨状筋症候群などの絞扼性ニューロパチーについて最新の定義を記載した．私の研究室では，愛知医科大学医学部の多くの学生が，実験研究や論文作成に励んでいる．第 2 版では，彼らの研究成果の一部も引用した．本書の最大の使命は，彼ら若き医学者に「学無止境」の精神を伝えることである．

2018 年 3 月

中 野　　隆

刊行の序

　臨床医はよく『印象に残る患者』の話をする．基礎医学の研究者・教育者である私にも『1人の印象に残る患者』が居る．それは私が愛知医科大学医学部5学年次生の時の臨床実習（BSL）のことであった．私たちのグループが内科学第4講座の臨床実習に行った際，当時の教授・高橋昭先生から「大変興味深い症例があります．勉強しなさい．講義の時間を1コマあげますから，同級生皆の前で症例発表しなさい．」と理路整然と言われてしまった．その'興味深い症例'とは，一側の動眼神経麻痺と反対側の片麻痺を主症状とするものであった．しかし，診断名は教えてもらえなかったし，ナースステーションへカルテを見に行ったらカルテは隠してあった！古色蒼然たる解剖学の成書は，膨大な数の解剖学用語の羅列であり，臨床の視点は皆無に等しい．解剖学の講義で暗記させられた知識はまるで役に立たない．症例発表まで5日しかない．私たちの悪戦苦闘が始まった．毎日病棟へ通い，神経学的診断をさせていただく．神経徴候を機能解剖学的に考え，障害部位は中脳の右半分であると推定し，Weber症候群と診断を付けた．高橋教授および私の先輩で当時研修医であった中尾直樹先生は，決して答は教えて下さらなかったが，次に考えるべき道筋を絶妙のタイミングで示唆して下さった．最初は「皆の前で発表なんて……」と思っていたが，思い返せばあれほど「勉強が面白い」と感じたことはなかったし，患者の氏名や顔は今でもエピソード記憶として鮮明に残っている．機能解剖学的な考え方は，神経系以外の分野の勉強にも大いに役立った．近年の医学教育において，学生が自ら問題を解決する問題基盤型学習（PBL：problem based learning）が流行っている．私たちが30数年前に受けた教育は，まさしくPBLであった．

　私はよく学生に「医学は暗記ではない．数学と同様である」と言う．数学は暗記科目ではない．しかし公式は覚える．その公式を用いて応用問題を解く．医学も，例えば「錐体路は左右交叉する」という公式は覚える．それらの公式を用いて「Weber症候群」という応用問題を解くのである．換言すれば，医学教育は講義も実習もすべてがPBLの理念を取り入れたものでなければならない．本書のタイトル『機能解剖で斬る』とは，解剖学的な公式によって，一見難解な神経系疾患のメカニズムを解きほぐすという趣旨である．私は愛知医科大学でPBLの理念に基づく教育を実践しているが，これは元学長・祖父江逸郎先生のお力添えによるところが大である．

　私に医学を学ぶことの真の意味を教えて下さった祖父江逸郎先生，高橋昭先生，中尾直樹先生に感謝を込めて本書を捧げたい．

　なお，執筆にあたり，愛知医科大学名誉教授・橋詰良夫先生，愛知医科大学教授・中尾直樹先生，愛知医科大学講師（現，藤田保健衛生大学講師）渡部剛也先生，愛知医科大学医師・全並賢二先生，同・名倉崇弘先生に貴重な画像の提供を受けました．心から感謝の意を表します．

　　　2011年3月

中　野　　　隆

目 次

第 2 版の序　iii

刊行の序　iv

第 I 章　随意運動伝導路の機能解剖

A 随意運動伝導路の走行　2
1 錐体路　2
2 下位運動ニューロン　2

B 随意運動伝導路の機能　2
1 随意運動　2
2 筋緊張　2
3 腱反射　4

C 運動麻痺と運動失調　5
1 運動麻痺　5
2 運動失調　5

D 錐体路徴候と下位運動ニューロン症状　6
1 錐体路徴候　6
　1) 片麻痺　6
　2) 痙性麻痺　7
　3) 腱反射の亢進　7
　4) 病的反射の出現　7
　5) 異常な連合運動の出現　9
2 下位運動ニューロン症状　10
　1) 弛緩性麻痺　10
　2) 腱反射の減弱ないし消失　10
　3) 筋萎縮　10
　4) 線維束性攣縮　10

E いわゆる錐体路徴候と真の錐体路徴候　10
1 いわゆる錐体路徴候　10
　1) 運動麻痺　11
　2) 腱反射の亢進　12
2 真の錐体路徴候　13
　1) 手指の巧緻運動の障害　13
　2) Babinski 徴候　13

F 脊髄神経支配と脳神経支配　13
1 脊髄神経支配の筋の運動麻痺　13
2 脳神経支配の筋の運動麻痺　14
　1) 中枢性顔面神経麻痺と末梢性顔面神経麻痺　14
　2) 球麻痺と仮性球麻痺　16

G 交代性片麻痺　18
1 交代性片麻痺とは　18
2 中脳の障害による交代性片麻痺　20
3 橋の障害による交代性片麻痺　20
4 延髄の障害による交代性片麻痺　21

H 脊髄疾患における運動症状　22
1 前脊髄動脈症候群　22
2 脊髄空洞症　23
3 Brown-Séquard 症候群　23

I 脱髄疾患における運動症状　23
1 髄鞘　23
2 脱髄疾患　26
　1) 多発性硬化症　26
　2) Guillain-Barré 症候群　27

J 運動ニューロンの系統変性疾患　28

K 手指の巧緻運動　28
1 錐体路中枢の体部位局在性　28
2 錐体路中枢の機能単位　29
3 錐体路の部位差　30

  4 錐体路の左右差　*31*
  5 '非交叉性'前皮質脊髄路　*32*
  6 随意運動伝導路の体部位局在性　*32*
  7 補足運動野と運動前野　*33*
   1）手指の巧緻運動への関与　*35*
   2）知覚入力の影響　*35*
  8 小脳と錐体路　*36*
  9 錐体路の下位中枢　*36*

L 随意運動発現のメカニズム　37

文献　37

第Ⅱ章　体知覚伝導路の機能解剖

A 体知覚　40
  1 表在覚　*40*
  2 深部覚　*40*
  3 触覚　*40*
  4 体知覚伝導路の分類　*40*

**B 頸部以下からの
  表在覚・非識別型触覚伝導路　41**

C 脊髄疾患における表在覚麻痺　42
  1 髄外腫瘍　*42*
  2 髄内腫瘍　*42*
  3 脊髄損傷　*43*

D 痛覚　44
  1 痛覚と意識　*44*
  2 痛覚と不快感　*44*
  3 痛覚と交感神経症状・発声　*45*

**E 頸部以下からの
  意識型深部覚・識別型触覚伝導路　46**

F 知覚解離（解離性感覚障害）　47
  1 伝導路の走行部位に起因する知覚解離　*47*
   1）前脊髄動脈症候群（前脊髄動脈閉塞症候群）　*48*
   2）後脊髄動脈症候群　*50*
   3）脊髄空洞症　*50*
   4）Brown-Séquard 症候群（脊髄半截症候群）　*52*
   5）Wallenberg 症候群と Dejerine 症候群　*53*
  2 神経線維の太さに起因する知覚解離　*54*
   1）亜急性連合性脊髄変性症　*55*
   2）Friedreich 失調症　*58*
   3）脊髄癆　*58*
   4）アミロイドニューロパチー　*59*

G 顔面・頭部からの体知覚伝導路　59
  1 顔面・頭部からの表在覚・非識別型触覚伝導路　*60*
  2 顔面・頭部からの意識型深部覚・識別型触覚伝導路　*61*
  3 顔面皮膚の知覚支配　*62*
  4 角膜反射　*63*
  5 三叉神経と海綿静脈洞　*64*
  6 三叉神経と頭痛　*65*

H Wallenberg 症候群　66
  1 Wallenberg 症候群の典型例　*66*
  2 三叉神経視床路の走行部位　*67*
  3 Wallenberg 症候群の分類　*68*
   1）早川の分類　*68*
   2）Currier らの分類　*68*
   3）Matsumoto らの分類　*69*
  4 Wallenberg 症候群と延髄の動脈支配　*70*

I 脊髄視床路に関する再考　72

文献　73

第Ⅲ章　小脳と非意識型深部覚伝導路の機能解剖

A 小脳　76
  1 小脳の構造と機能　*76*

1) 形態的区分　*76*
　　2) 系統発生的区分　*76*
　　3) 機能的区分　*76*
　　4) 小脳脚　*77*
　　5) プルキンエ細胞　*78*
　2 小脳症状　*79*
　　1) 体幹運動失調　*79*
　　2) 四肢運動失調　*80*

B 非意識型深部覚伝導路　　82

　1 非意識型深部覚伝導路の走行　*82*
　2 非意識型深部覚と腱反射　*85*

C 視覚伝導路と小脳　　85

D 運動失調とRomberg徴候　　86

　1 運動失調の鑑別　*86*
　　1) 小脳性運動失調　*86*
　　2) 脊髄性運動失調　*87*
　　3) 前庭性運動失調　*87*
　2 脊髄小脳変性症　*88*
　　1) 脊髄小脳変性症の分類　*88*
　　2) 脊髄小脳変性症と多系統萎縮症　*90*

文献　　90

第Ⅳ章　平衡覚伝導路と眼球運動の機能解剖

A 内耳の構造　　92

B 平衡覚伝導路　　94

　1 前庭神経　*94*
　2 前庭小脳路　*95*

C 内耳および前庭神経核の動脈支配　　95

D 内耳の機能　　96

　1 有毛細胞　*96*
　2 平衡斑　*97*
　3 膨大部稜　*99*

E 視覚と眼球運動　　101

　1 視覚入力　*101*
　2 外眼筋　*103*
　　1) 外眼筋の神経支配　*103*
　　2) 外眼筋の単独作用　*104*
　　3) 共同注視運動　*106*

F 平衡覚と眼球運動　　108

　1 頭部の運動と眼球運動　*108*
　　1) 前庭動眼反射　*109*
　　2) 頸眼反射　*114*
　　3) 眼球反対回旋　*114*
　　4) 追跡眼球運動（滑動性眼球運動）　*114*
　　5) 胸鎖乳突筋の運動と眼球運動　*115*
　2 歩行と眼球運動　*115*

G 眼振　　115

　1 眼振の緩徐相と急速相　*115*
　2 生理的眼振　*118*
　　1) 視運動性眼振　*118*
　　2) 温度眼振　*119*

H 平衡機能障害の特徴　　121

　1 平衡機能を司る3系統　*121*
　2 末梢前庭性障害と中枢前庭性障害　*122*
　3 めまい（眩暈）　*123*
　　1) 回転性めまい　*123*
　　2) 非回転性めまい　*124*
　　3) 仮性めまい　*124*
　4 自発性眼振　*124*
　　1) 末梢前庭性障害による眼振　*124*
　　2) 中枢前庭性障害による眼振　*127*
　5 生理的眼振反応の低下　*128*
　6 自律神経症状　*128*

I 平衡覚伝導路のまとめ　　129

文献　　131

第V章 錐体外路系伝導路の機能解剖

A 小脳と大脳基底核　134

1 小脳と大脳基底核の機能的相違　134
　1）小脳の機能　134
　2）大脳基底核の機能　134
2 小脳を中心とする錐体外路系伝導路　135
　1）小脳大脳連関　135
　2）オリーブ小脳系　135
　3）前角制御系　138
3 大脳基底核を中心とする錐体外路系伝導路　138
　1）大脳基底核の構成要素　138
　2）運動系ループ　140
　3）直接路と間接路　141
　4）黒質線条体線維　142
　5）基底核－脳幹系　142

B Parkinson病　143

1 Parkinson病とパーキンソニズム　143
2 Parkinson病の運動症状　144
　1）無動（寡動）　144
　2）筋固縮（筋強剛）　145
　3）異常歩行　146
　4）すくみ足　147
　5）安静時振戦　148
　6）姿勢反射障害　148

C その他の大脳基底核疾患　148

1 舞踏病　149
2 バリズム　150
3 アテトーシス（アテトーゼ）　151
4 羽ばたき振戦　151

D 赤核を中心とする錐体外路系伝導路　152

1 Benedikt症候群　152
2 Guillain-Mollaret三角　154
3 Claude症候群　154
4 赤核と外側運動系　155
5 Wernicke-Mann肢位と除脳硬直　155
　1）『錐体路の側副路』の作用　156
　2）Wernicke-Mann肢位　157
　3）除脳硬直に特有な肢位　157

E Parkinson病の病態生理　158

1 病理組織学的にみた錐体外路系疾患　158
　1）Lewy小体　158
　2）Lewy小体病と多系統萎縮症　159
　3）Lewy小体の出現パターン　159
　4）Lewy小体と心筋シンチグラフィ　160
2 生理学的にみた錐体外路系疾患　160
　1）ドパミン　160
　2）アセチルコリン　161
　3）ニコチン性受容体　162
3 血液脳関門　162

F 大脳基底核の諸機能　163

1 錐体外路系と定位行動　163
　1）定位行動のメカニズム　163
　2）大脳基底核と定位行動　164
　3）小脳と定位行動　166
2 錐体外路系と高次脳機能　166

文献　168

第VI章 大脳辺縁系の機能解剖

A 大脳辺縁系の構成要素　172

B 海馬と記憶系　173

1 海馬　173
2 記憶系　173
　1）短期記憶　174
　2）エピソード記憶　174
　3）意味記憶　174
　4）手続き記憶　175
3 海馬と記憶　175
4 Alzheimer型認知症　176
　1）Alzheimer型認知症の医学史　176
　2）Alzheimer病とAlzheimer型老年性認知症

    177
  3）Alzheimer 型認知症の病理組織　*178*
 5 脳血管性認知症　*179*

C 乳頭体・前頭葉と記憶系　179

 1 乳頭体　*179*
 2 Pick 病　*180*

D 大脳辺縁系と錐体外路系・自律神経系　182

 1 扁桃体と情動　*182*
 2 海馬と扁桃体　*184*
 3 大脳辺縁系と錐体外路系　*185*
 4 大脳辺縁系と自律神経系　*185*
 5 大脳辺縁系と嗅覚　*186*

文献　187

第Ⅶ章　視床の機能解剖

A 視床の構造　190

 1 視床の機能解剖学的区分　*190*
  1）後部　*192*
  2）腹外側部　*192*
  3）前部　*193*
  4）背内側部　*193*
  5）内髄板　*193*
 2 視床の動脈支配　*193*

B 視床の病態生理　195

 1 視床症候群　*195*
 2 視床痛　*196*
 3 視床と不随意運動　*196*
  1）運動系ループの障害　*197*
  2）意識型深部覚伝導路の障害　*197*
 4 視床と運動失調　*197*
  1）小脳性運動失調（視床性運動失調）　*197*
  2）感覚性運動失調　*197*
  3）ataxic hemiparesis　*198*
 5 視床の神経解剖学的特異性　*198*

 6 視床失語　*199*

文献　200

第Ⅷ章　自律神経系の機能解剖

A 自律神経系の構成　202

 1 中枢内の自律神経系　*202*
  1）視床下部　*203*
  2）脳幹および脊髄　*203*
 2 末梢自律神経系　*203*
  1）末梢神経系の構成　*203*
  2）自律神経系の構成　*203*
  3）交感神経系　*204*
  4）副交感神経系　*205*
  5）腸管系　*206*
 3 内臓求心性線維　*206*

B 眼の自律神経系　209

 1 眼の自律神経機構　*209*
  1）瞳孔の調節　*209*
  2）水晶体の調節　*210*
  3）眼裂の調節　*210*
 2 眼の交感神経系　*211*
  1）中枢内の交感神経系伝導路　*211*
  2）交感神経　*212*
 3 眼の副交感神経系　*212*
  1）中枢内の副交感神経系伝導路　*212*
  2）副交感神経　*212*
 4 pinpoint pupils　*212*
 5 Horner 症候群　*213*
  1）眼症状　*214*
  2）発汗低下　*214*
  3）中枢性 Horner 症候群の原因疾患　*215*
  4）末梢性 Horner 症候群の原因疾患　*215*
  5）点眼試験による部位診断　*216*

C 眼の反射機構　217

 1 対光反射　*217*
  1）対光反射の経路　*217*

  2）小脳による対光反射の調節　219
  3）対光反射の臨床的意義　219
  4）動眼神経麻痺における対光反射　223
 2　散瞳を惹起する反射　223
 3　近見反応　223
 4　遠見時の反射　225
 5　Argyll Robertson 瞳孔　225
 6　Adie 瞳孔　226

D　排尿の神経機構　227

 1　下部尿路の神経支配　228
 2　蓄尿時の反射機構　229
 3　排尿反射　229
 4　膀胱に対する交感神経系の作用　231
 5　排尿の上位中枢　231
  1）脳幹　231
  2）大脳皮質　232
  3）視床下部，大脳辺縁系　232
  4）大脳基底核　232
  5）小脳　233
 6　尿失禁　233
  1）切迫性尿失禁　233
  2）反射性尿失禁　233
  3）溢流性尿失禁　233
  4）腹圧性尿失禁　233
  5）その他の尿失禁　233
 7　神経因性膀胱　233
  1）仙髄排尿反射中枢より上位の障害　233
  2）仙髄排尿反射中枢あるいは末梢の障害　235
 8　膀胱尿管逆流　236

E　排便の神経機構　237

 1　大腸の神経支配　237
 2　排便の神経機構　237
 3　直腸障害　239
  1）切迫性便失禁　239
  2）反射性便失禁　239
  3）溢流性便失禁　239

F　循環と呼吸の神経機構　239

 1　循環調節　239
  1）循環調節の神経機構　239
  2）動脈圧受容器反射　240
  3）体位変換に伴う血圧調節　243
  4）血管迷走神経性反射　243
  5）反射性徐脈　243
 2　呼吸調節　244
  1）呼吸調節の神経機構　244
  2）動脈化学受容器反射　244
  3）中枢性化学受容領域　246

G　脊髄損傷における自律神経障害　246

 1　急性期　246
 2　回復期　246

文献　247

第IX章　末梢神経系の機能解剖

A　末梢神経系の構成　250

 1　脊髄神経　250
  1）脊柱管内の脊髄神経　250
  2）脊柱管外の脊髄神経　250
 2　脳神経　251
  1）頭蓋腔内の脳神経　251
  2）頭蓋腔外の脳神経　251
 3　神経終末　251

B　ニューロパチー　252

 1　ニューロパチーの分類と原因　252
  1）単ニューロパチー　252
  2）多発性単ニューロパチー　252
  3）多発ニューロパチー　253
 2　ニューロパチーの症状　253
 3　脊髄神経の長さとニューロパチー　255
 4　ニューロパチーの病理　256
 5　血液神経関門とニューロパチー　258

C　神経筋接合部疾患　259

 1　重症筋無力症　259

- 2 Lambert-Eaton 症候群 *259*
- 3 ボツリヌス毒素 *260*

D ミオパチー　260

E 根性支配と末梢性支配　261
- 1 dermatome *262*
- 2 myotome と腱反射 *262*

F 神経根圧迫性病変　265
- 1 脊柱の機能解剖 *266*
- 2 椎間板ヘルニア *268*
- 3 腰部脊柱管狭窄症 *272*
  - 1）古典的な概念と現在の概念 *272*
  - 2）腰部脊柱管狭窄症の病態と症状 *272*
  - 3）間欠性跛行の鑑別 *274*
- 4 神経根症状誘発テスト *274*

G 頸神経叢・胸神経と腕神経叢　276
- 1 横隔神経と肋間神経 *276*
  - 1）横隔神経 *276*
  - 2）肋間神経 *276*
  - 3）呼吸運動を司る脊髄神経 *277*
  - 4）肝臓・胆嚢疾患の関連痛 *277*
  - 5）Beevor 徴候 *277*
- 2 腕神経叢と肋間神経 *278*

H 絞扼性ニューロパチー　279

I 腕神経叢　280
- 1 腕神経叢の走行 *280*
- 2 胸郭出口症候群 *281*
  - 1）古典的な概念 *281*
  - 2）現在の概念—1 *283*
  - 3）現在の概念—2 *284*
- 3 腕神経叢と交感神経 *285*
- 4 腕神経叢の損傷 *286*
  - 1）引き抜き損傷 *286*
  - 2）引き抜き損傷と節後型損傷 *288*
  - 3）分娩麻痺 *289*
  - 4）Erb 麻痺と Klumpke 麻痺 *290*
  - 5）腕神経叢損傷と交感神経症状 *291*

J 肩甲帯の脊髄神経　292
- 1 肩関節の知覚 *292*
- 2 肩の機能解剖 *292*
- 3 肩甲上・腋窩・筋皮神経の特徴 *293*
- 4 肩甲上神経 *293*
  - 1）肩甲上神経の走行 *293*
  - 2）肩甲上神経麻痺 *294*
- 5 腋窩神経 *295*
  - 1）腋窩神経の走行 *295*
  - 2）腋窩神経麻痺 *296*
- 6 筋皮神経 *297*
  - 1）筋皮神経の走行 *297*
  - 2）筋皮神経麻痺 *297*
- 7 肩甲下神経 *298*
  - 1）肩甲下神経の走行 *298*
  - 2）肩甲下神経麻痺 *298*
- 8 副神経（第XI脳神経）*298*
  - 1）副神経の走行 *298*
  - 2）副神経麻痺 *299*
- 9 翼状肩甲 *299*

K 自由上肢の脊髄神経　300
- 1 正中・尺骨・橈骨神経の概略 *301*
- 2 正中神経 *301*
  - 1）正中神経の走行 *301*
  - 2）手根管 *301*
  - 3）正中神経の高位型麻痺 *304*
  - 4）前骨間神経麻痺 *307*
  - 5）正中神経の低位型麻痺 *307*
- 3 尺骨神経 *309*
  - 1）尺骨神経の走行 *309*
  - 2）尺骨神経の高位型麻痺 *310*
  - 3）尺骨神経の低位型麻痺 *312*
- 4 手指の巧緻運動と正中・尺骨神経 *315*
  - 1）内在筋と外来筋 *315*
  - 2）手の機能単位 *315*
  - 3）神経支配の変異 *315*
  - 4）Aran-Duchenne の手 *316*
  - 5）Volkmann 拘縮 *316*
- 5 橈骨神経 *316*
  - 1）橈骨神経の走行 *316*

2) 橈骨神経の高位型麻痺　318
3) 橈骨神経の低位型麻痺　319
4) 橈骨神経の浅枝型麻痺　320

L 腰神経叢　321

1 大腿神経　321
　1) 大腿神経の走行　321
　2) 大腿神経麻痺　324
2 伏在神経　325
　1) 伏在神経の走行　325
　2) 伏在神経痛　326
　3) 伏在神経麻痺　326
3 外側大腿皮神経　326
　1) 外側大腿皮神経の走行　326
　2) *meralgia paresthetica*　326
4 閉鎖神経　327
　1) 閉鎖神経の走行　327
　2) 閉鎖神経麻痺　329

M 仙骨神経叢　329

1 殿部の機能解剖　329
2 梨状筋と仙骨神経叢　332
3 坐骨神経　335
　1) 坐骨神経の走行　335
　2) 坐骨神経麻痺　337
　3) 骨盤出口症候群　338
4 下殿神経　339
　1) 下殿神経の走行　339
　2) 下殿神経麻痺　339
5 陰部神経　339
6 上殿神経　341
　1) 上殿神経の走行　341
　2) 上殿神経麻痺　344

7 上殿神経麻痺と Trendelenburg 徴候　344
　1) Trendelenburg 徴候とは　344
　2) アヒル歩行　346
8 Trendelenburg 徴候と骨関節疾患　346
　1) 大腿骨近位部の形態　346
　2) 先天性股関節脱臼　346
　3) Perthes 病　349
　4) 変形性股関節症　350
9 総腓骨神経　351
　1) 総腓骨神経の走行　351
　2) 総腓骨神経麻痺　351
　3) 総腓骨神経と *fabella*　354
10 浅腓骨神経　356
　1) 浅腓骨神経の走行　356
　2) 浅腓骨神経の高位型麻痺　356
　3) 浅腓骨神経の低位型麻痺　357
11 深腓骨神経　357
　1) 深腓骨神経の走行　357
　2) 深腓骨神経の高位型麻痺　357
　3) 深腓骨神経の低位型麻痺　358
　4) 深腓骨神経と足三里　358
12 脛骨神経　359
　1) 脛骨神経の走行　359
　2) 脛骨神経の高位型麻痺　360
　3) 脛骨神経の低位型麻痺　362
　4) 小指外転筋枝　362
13 こむら返り　363

N 絞扼性ニューロパチーの病理所見　364

　1) Renaut 小体　364
　2) 結合組織の増生　364

文献　365

和文索引　375
欧文索引　382

図表目次

<第Ⅰ章>

図 I-1 随意運動伝導路の走行 3
図 I-2 脊髄神経知覚性線維（Ia 線維，Ib 線維）と下位運動ニューロン 4
図 I-3 反射弓と錐体路 4
図 I-4 膝蓋腱反射の反射弓 5
図 I-5 対麻痺と四肢麻痺 8
図 I-6 腱反射の亢進 9
図 I-7 大脳の横断面と内包周辺の横断面 11
図 I-8 錐体路と側枝 12
図 I-9 延髄の横断面 13
図 I-10 脊髄神経支配の筋 14
図 I-11 脳神経支配の筋 15
図 I-12 中枢性顔面神経麻痺と末梢性顔面神経麻痺 15
図 I-13 顔面神経核に至る錐体路（皮質延髄路） 16
図 I-14 嚥下反射 17
図 I-15 カーテン徴候 17
図 I-16 喉頭の構造 17
図 I-17 喉頭鏡所見 18
図 I-18 舌下神経麻痺 18
図 I-19 交代性片麻痺が生じるメカニズム 19
図 I-20 Weber 症候群のメカニズム 21
図 I-21 延髄の横断面 21
図 I-22 前脊髄動脈症候群の運動症状 22
図 I-23 片側性前脊髄動脈症候群の運動症状 23
図 I-24 Brown-Séquard 症候群の運動症状 24
図 I-25 中枢神経の有髄線維 25
図 I-26 末梢神経の有髄線維 25
図 I-27 髄鞘の形成 25
図 I-28 脊髄神経運動性線維の髄鞘 27
図 I-29 脊髄と脊髄神経の神経根 27
図 I-30 錐体路中枢の同心円状の配列 29
図 I-31 錐体路（皮質脊髄路）の脊髄灰白質内の走行 30
図 I-32 錐体路の前角への連絡 30
図 I-33 錐体路（外側皮質脊髄路）の部位差と左右差 31
図 I-34 前皮質脊髄路の走行 31
図 I-35 内包における錐体路の体部位局在性 33

図 I-36 脊髄における錐体路 33
図 I-37 脊髄の前角における体部位局在性 34
図 I-38 補足運動野における体部位局在性 34
図 I-39 随意運動発現のメカニズム 36

表 I-1 錐体路徴候と下位運動ニューロン症状 6
表 I-2 錐体路中枢の障害と運動前野の障害の比較 12
表 I-3 脳神経支配の筋 15
表 I-4 中枢性顔面神経麻痺と末梢性顔面神経麻痺の鑑別 16
表 I-5 交代性麻痺 20
表 I-6 神経線維の種類 25
表 I-7 多発性硬化症，Guillain-Barré 症候群，筋萎縮性側索硬化症の症状 26

<第Ⅱ章>

図 II-1 表在覚・非識別型触覚伝導路 41
図 II-2 偽単極神経細胞 42
図 II-3 髄外腫瘍における表在覚麻痺 43
図 II-4 髄内腫瘍における表在覚麻痺 44
図 II-5 脊髄損傷における障害 45
図 II-6 意識型深部覚・識別型触覚伝導路 46
図 II-7 後索と後索核 47
図 II-8 知覚解離が生じるメカニズム 48
図 II-9 前脊髄動脈症候群の症状 49
図 II-10 脊髄の動脈(1) 50
図 II-11 脊髄の動脈(2) 50
図 II-12 片側性前脊髄動脈症候群の症状 51
図 II-13 頸部以下の体幹に両側性の表在覚麻痺を来した脊髄空洞症症例の MRI 51
図 II-14 脊髄空洞症の症状 52
図 II-15 Virchow-Robin 腔 53
図 II-16 Brown-Séquard 症候群の症状 54
図 II-17 Brown-Séquard 症候群と診断された椎間板ヘルニア症例の MRI 55
図 II-18 Dejerine 症候群の症状 55
図 II-19 胃幽門側亜全摘術あるいは胃全摘術後の再建術 57
図 II-20 Friedreich 失調症における足の骨格変形（凹足） 58

図Ⅱ-21 三叉神経とその知覚核　60
図Ⅱ-22 顔面皮膚の三叉神経支配域と三叉神経脊髄路核の対応　61
図Ⅱ-23 顔面皮膚の三叉神経支配域と手背皮膚の脊髄神経支配域の対比　62
図Ⅱ-24 角膜反射の反射弓　63
図Ⅱ-25 海綿静脈洞　64
図Ⅱ-26 内頭蓋底の中心部の模式図　64
図Ⅱ-27 Wallenberg症候群の典型例　66
図Ⅱ-28 反対側顔面からの表在覚伝導路（三叉神経視床路）が上行する部位　67
図Ⅱ-29 早川の分類　68
図Ⅱ-30 Currierらの分類　69
図Ⅱ-31 Matsumotoらの分類　70
図Ⅱ-32 Matsumotoらの分類による表在覚麻痺発現部位の相違　71
図Ⅱ-33 左Wallenberg症候群典型例のMRI　72
図Ⅱ-34 生後と胎生期のWillisの動脈輪　72

表Ⅱ-1 Brown-Séquard症候群の症状　53
表Ⅱ-2 末梢神経線維の分類　56
表Ⅱ-3 知覚解離を来す主要疾患　56
表Ⅱ-4 Wallenberg症候群の症状　67

<第Ⅲ章>

図Ⅲ-1 小脳の区分(1)　76
図Ⅲ-2 小脳の区分(2)　77
図Ⅲ-3 小脳へ入力する伝導路　77
図Ⅲ-4 小脳から出力する伝導路　77
図Ⅲ-5 小脳脚　78
図Ⅲ-6 延髄の横断面　78
図Ⅲ-7 プルキンエ細胞　79
図Ⅲ-8 手の回内・回外検査　81
図Ⅲ-9 橋小脳・大脳皮質・前角の連絡　82
図Ⅲ-10 皮質橋小脳路　82
図Ⅲ-11 非意識型深部覚による錐体外路系の制御　83
図Ⅲ-12 下半身からの非意識型深部覚伝導路　84
図Ⅲ-13 上半身からの非意識型深部覚伝導路　85
図Ⅲ-14 腱反射と相反神経支配　86
図Ⅲ-15 運動麻痺と運動失調　87

表Ⅲ-1 小脳の形態的区分，系統発生的区分，機能的区分の対応　76
表Ⅲ-2 小脳脚を通る主な伝導路　78
表Ⅲ-3 運動失調の鑑別　80
表Ⅲ-4 脊髄小脳変性症　88

<第Ⅳ章>

図Ⅳ-1 内耳の位置　92
図Ⅳ-2 内耳の構造　92
図Ⅳ-3 前庭神経　94
図Ⅳ-4 鎖骨下動脈盗血症候群における血流　95
図Ⅳ-5 平衡斑および膨大部稜の有毛細胞　96
図Ⅳ-6 平衡斑の位置と平衡毛の配列　97
図Ⅳ-7 膨大部稜と平衡毛の配列　97
図Ⅳ-8 平衡斑の機能　98
図Ⅳ-9 外側半規管の機能　100
図Ⅳ-10 外側半規管の位置　100
図Ⅳ-11 前および後半規管の機能　101
図Ⅳ-12 内頭蓋底における前および後半規管の位置　101
図Ⅳ-13 眼球の水平断と眼底所見　102
図Ⅳ-14 マリオット盲点の観察法　102
図Ⅳ-15 中脳の水平断とトルコ鞍の周辺部　103
図Ⅳ-16 脳幹とトルコ鞍の周辺部　104
図Ⅳ-17 外眼筋の単独作用　105
図Ⅳ-18 共同注視運動　106
図Ⅳ-19 側方注視のメカニズムとMLF症候群　107
図Ⅳ-20 左MLF症候群の症例　108
図Ⅳ-21 外眼筋の走行　108
図Ⅳ-22 半規管の位置する面と外眼筋の作用方向　109
図Ⅳ-23 前庭動眼反射(1)：頭部の回旋による眼球の偏位　110
図Ⅳ-24 前庭動眼反射と追跡眼球運動　111
図Ⅳ-25 前庭動眼反射(2)：頭部の前屈による眼球の偏位　112
図Ⅳ-26 前庭動眼反射(3)：頭部の後屈による眼球の偏位　113
図Ⅳ-27 随意的な眼球運動と前庭動眼反射のルート　114
図Ⅳ-28 眼球反対回旋　114
図Ⅳ-29 眼振の急速相　117
図Ⅳ-30 視運動性眼振の緩徐相　118
図Ⅳ-31 caloric testを行う時の頭位　119
図Ⅳ-32 caloric test冷水刺激　120
図Ⅳ-33 caloric test冷水刺激による眼振の緩徐相　121
図Ⅳ-34 聴神経腫瘍のMRI　122
図Ⅳ-35 自発性眼振の緩徐相　125
図Ⅳ-36 右の前半規管のみが障害されたと仮定した場

図Ⅳ-37	右の後半規管のみが障害されたと仮定した場合の眼振	*126*
図Ⅳ-38	平衡覚伝導路のまとめ	*129*
表Ⅳ-1	骨迷路と膜迷路の対応	*93*
表Ⅳ-2	主な末梢前庭性疾患の鑑別	*123*
表Ⅳ-3	前庭神経核からの平衡覚情報の出力	*130*
表Ⅳ-4	平衡覚伝導路と関連の深い伝導路	*130*

＜第Ⅴ章＞

図Ⅴ-1	小脳と大脳基底核を中心とする錐体外路系	*134*
図Ⅴ-2	非意識型深部覚による錐体外路系の制御	*136*
図Ⅴ-3	小脳内部の神経回路	*137*
図Ⅴ-4	大脳基底核の構成要素(1)：概要	*139*
図Ⅴ-5	大脳基底核の構成要素(2)：大脳の水平断	*139*
図Ⅴ-6	大脳基底核の構成要素(3)：大脳の前額断	*139*
図Ⅴ-7	大脳基底核の構成要素(4)：脳の外表面への投影	*139*
図Ⅴ-8	大脳基底核の構成要素(5)：中脳の水平断	*140*
図Ⅴ-9	運動系ループと基底核－脳幹系	*141*
図Ⅴ-10	運動系ループ	*141*
図Ⅴ-11	運動系ループと黒質線条体線維	*142*
図Ⅴ-12	無動のメカニズム	*144*
図Ⅴ-13	仮面様顔貌	*145*
図Ⅴ-14	異常歩行のメカニズム	*146*
図Ⅴ-15	矢状断での黒質と青斑核	*147*
図Ⅴ-16	青斑核の機能	*147*
図Ⅴ-17	前傾姿勢	*148*
図Ⅴ-18	Huntington 舞踏病のメカニズム	*149*
図Ⅴ-19	Huntington 病の大脳の前額断	*150*
図Ⅴ-20	バリズムのメカニズム	*150*
図Ⅴ-21	ハイパー直接路	*151*
図Ⅴ-22	左中脳内側部梗塞の MRI	*153*
図Ⅴ-23	赤核周辺の構造(1)：Guillain-Mollaret 三角	*153*
図Ⅴ-24	赤核周辺の構造(2)：小脳赤核路	*154*
図Ⅴ-25	皮質赤核路と赤核脊髄路	*155*
図Ⅴ-26	皮質前庭路と前庭脊髄路	*156*
図Ⅴ-27	Wernicke-Mann 肢位および除脳硬直肢位発現のメカニズム	*156*
図Ⅴ-28	Wernicke-Mann 肢位	*157*
図Ⅴ-29	除皮質硬直に特有な肢位	*157*
図Ⅴ-30	除脳硬直に特有な肢位	*157*
図Ⅴ-31	Lewy 小体病	*159*
図Ⅴ-32	多系統萎縮症	*159*
図Ⅴ-33	中脳の横断面	*160*
図Ⅴ-34	ドパミンとアセチルコリン	*161*
図Ⅴ-35	毛細血管と血管脳関門	*162*
図Ⅴ-36	サッケードのメカニズム	*164*
図Ⅴ-37	サッケードと大脳基底核	*165*
図Ⅴ-38	サッケードと PPRF	*165*
図Ⅴ-39	腹側被蓋野と前頭前野	*167*
表Ⅴ-1	パーキンソニズム	*144*
表Ⅴ-2	Parkinson 病と小脳機能障害の症状の比較	*145*
表Ⅴ-3	Parkinson 病と Huntington 舞踏病の対比	*150*
表Ⅴ-4	血液脳関門	*161*
表Ⅴ-5	皮質性認知症と皮質下性認知症	*167*

＜第Ⅵ章＞

図Ⅵ-1	大脳辺縁系の構成要素(1)：脳の正中断	*172*
図Ⅵ-2	海馬：脳の前額断	*172*
図Ⅵ-3	大脳辺縁系の構成要素(2)：大脳の内側面	*172*
図Ⅵ-4	Papez の回路	*173*
図Ⅵ-5	記憶系	*174*
図Ⅵ-6	記憶形成のメカニズム	*175*
図Ⅵ-7	Alzheimer 型認知症の大脳	*177*
図Ⅵ-8	Pick 病の大脳	*181*
図Ⅵ-9	Yakovlev の回路	*182*
図Ⅵ-10	大脳辺縁系を巡る神経回路(1)：海馬と扁桃体	*183*
図Ⅵ-11	側坐核と大脳基底核：大脳半球内側面への投影	*185*
図Ⅵ-12	大脳辺縁系を巡る神経回路(2)：大脳辺縁系と錐体外路系	*186*
表Ⅵ-1	初老期認知症性疾患の鑑別	*183*

＜第Ⅶ章＞

図Ⅶ-1	視床	*190*
図Ⅶ-2	両側の視床	*190*

図Ⅶ-3　視床と中枢神経各部の連絡　191
図Ⅶ-4　視床の動脈支配　194
図Ⅶ-5　視床と小脳大脳連関・錐体路の関係　198
図Ⅶ-6　視床と内包　199

表Ⅶ-1　視床の動脈支配　194
表Ⅶ-2　視床症候群の主要症状　195
表Ⅶ-3　視床の動脈と症状の対比　195

<第Ⅷ章>

図Ⅷ-1　自律神経系の概観　202
図Ⅷ-2　交感神経系の走行(1)：幹神経節から標的器官に至る経路　205
図Ⅷ-3　交感神経系の走行(2)：交感神経幹の節間枝　206
図Ⅷ-4　心臓および心膜の内臓求心性線維　207
図Ⅷ-5　dermatomeとHead帯　208
図Ⅷ-6　瞳孔の調節　209
図Ⅷ-7　水晶体の調節　210
図Ⅷ-8　眼の交感神経系と副交感神経系　211
図Ⅷ-9　Horner症候群の部位診断　213
図Ⅷ-10　対光反射(1)：直接対光反射　218
図Ⅷ-11　対光反射(2)：間接対光反射　219
図Ⅷ-12　視神経障害における対光反射(1)：障害側眼の光刺激　220
図Ⅷ-13　視神経障害における対光反射(2)：健側眼の光刺激　220
図Ⅷ-14　動眼神経麻痺における対光反射(1)：障害側眼の光刺激　221
図Ⅷ-15　動眼神経麻痺における対光反射(2)：健側眼の光刺激　221
図Ⅷ-16　テント切痕ヘルニアのCT　222
図Ⅷ-17　動眼神経と栄養血管　222
図Ⅷ-18　対光反射と近見反応　224
図Ⅷ-19　排尿の神経機構(1)：膀胱の神経支配　228
図Ⅷ-20　排尿の神経機構(2)：排尿反射　230
図Ⅷ-21　神経因性膀胱の障害部位　234
図Ⅷ-22　自律性膀胱の膀胱造影　236
図Ⅷ-23　排便の神経機構(1)：大腸の神経支配　238
図Ⅷ-24　排便の神経機構(2)：排便反射　239
図Ⅷ-25　循環調節の神経機構　240
図Ⅷ-26　動脈圧受容器反射　242
図Ⅷ-27　呼吸調節の神経機構　244

表Ⅷ-1　自律神経系の機能　204
表Ⅷ-2　発汗支配の髄節レベル　206
表Ⅷ-3　眼瞼運動に関与する筋　210
表Ⅷ-4　Horner症候群と動眼神経麻痺の鑑別　214
表Ⅷ-5　Horner症候群の部位診断　217
表Ⅷ-6　Argyll Robertson瞳孔とAdie瞳孔の鑑別　225
表Ⅷ-7　神経因性膀胱の分類と鑑別　234
表Ⅷ-8　胸郭の運動（呼吸運動）に関与する筋　245

<第Ⅸ章>

図Ⅸ-1　脊髄神経の神経根（前根，後根）と前枝，後枝　250
図Ⅸ-2　神経筋接合部　252
図Ⅸ-3　Charcot-Marie-Tooth病の逆シャンパンボトル型およびコウノトリ脚型の筋萎縮　257
図Ⅸ-4　重症筋無力症とLambert-Eaton症候群のメカニズム　259
図Ⅸ-5　Duchenne型筋ジストロフィー症の立位姿勢　262
図Ⅸ-6　根性支配（dermatome）と末梢性支配　262
図Ⅸ-7　根性支配（myotome）と末梢性支配　262
図Ⅸ-8　神経根圧迫性病変の病態　267
図Ⅸ-9　Luschka関節　268
図Ⅸ-10　椎間板ヘルニアの病態　269
図Ⅸ-11　腰部脊柱管狭窄症　271
図Ⅸ-12　腰部脊柱管狭窄症の病態　272
図Ⅸ-13　神経根症状誘発テスト　275
図Ⅸ-14　肋間神経の皮膚支配　276
図Ⅸ-15　Beevor徴候　278
図Ⅸ-16　大胸筋の作用　279
図Ⅸ-17　腕神経叢　281
図Ⅸ-18　斜角筋隙と肋鎖間隙　282
図Ⅸ-19　肋鎖間隙と小胸筋下間隙　282
図Ⅸ-20　過外転症候群のメカニズム　283
図Ⅸ-21　橈骨動脈の拍動減弱誘発テスト　284
図Ⅸ-22　腕神経叢と上肢の交感神経　286
図Ⅸ-23　引き抜き損傷と節後型損傷　287
図Ⅸ-24　オートバイ転倒事故による引き抜き損傷　287
図Ⅸ-25　神経根の被膜　288
図Ⅸ-26　胎児循環　289
図Ⅸ-27　腕神経叢損傷とHorner症候群　291
図Ⅸ-28　腕神経叢損傷と上肢の交感神経症状　292
図Ⅸ-29　肩甲上神経の走行　294
図Ⅸ-30　投球動作　295
図Ⅸ-31　上腕内転時の肩甲上神経　295
図Ⅸ-32　腋窩神経の走行　296

図IX-33 上腕外転時の四辺形間隙　*296*	図IX-77 大腿神経と閉鎖神経の走行　*328*
図IX-34 筋皮神経の走行　*297*	図IX-78 大腿の筋の神経支配　*328*
図IX-35 腋窩神経，筋皮神経の皮膚支配　*298*	図IX-79 閉鎖孔ヘルニア　*329*
図IX-36 副神経の走行　*299*	図IX-80 殿部深層の構造　*330*
図IX-37 上肢における正中神経・尺骨神経・橈骨神経の走行　*300*	図IX-81 坐骨神経の走行(1)　*331*
図IX-38 上肢における正中神経・尺骨神経・橈骨神経の皮膚支配　*300*	図IX-82 梨状筋下孔(1)　*331*
	図IX-83 坐骨神経の走行(2)　*332*
図IX-39 正中神経・橈骨神経の走行　*302*	図IX-84 梨状筋下孔(2)　*332*
図IX-40 屈筋支帯　*302*	図IX-85 大腿骨頸部骨折　*333*
図IX-41 手根管とGuyon管(1)　*303*	図IX-86 梨状筋と坐骨神経の位置関係の多様性　*334*
図IX-42 手根管とGuyon管(2)　*304*	図IX-87 坐骨神経（総腓骨神経成分と脛骨神経成分）　*335*
図IX-43 手根管 MRI　*304*	
図IX-44 正中神経麻痺の部位診断　*305*	図IX-88 反張膝　*337*
図IX-45 猿手，祝祷肢位，tear drop outline のメカニズム　*306*	図IX-89 ダッシュボード損傷　*337*
	図IX-90 Roser-Nélaton 線　*338*
図IX-46 祝祷肢位　*306*	図IX-91 陰茎海綿体の膠原細線維の三次元構築　*340*
図IX-47 猿手　*306*	図IX-92 陰茎海綿体（マウス）の膠原細線維の三次元構築（走査型電子顕微鏡像）　*341*
図IX-48 上腕骨顆上骨折　*306*	
図IX-49 perfect O テスト　*307*	図IX-93 殿部深層の構造　*342*
図IX-50 Phalen テスト　*307*	図IX-94 殿部筋肉内注射部位　*342*
図IX-51 乳児を抱く際の肢位　*308*	図IX-95 中・小殿筋の作用(1)　*343*
図IX-52 Colles 骨折　*308*	図IX-96 中・小殿筋の作用(2)　*343*
図IX-53 尺骨神経の走行　*309*	図IX-97 股関節外転位拘縮と内転位拘縮　*344*
図IX-54 尺骨神経の分枝と Guyon 管　*310*	図IX-98 Trendelenburg 徴候　*345*
図IX-55 薬指と小指の鉤爪指変形のメカニズム　*312*	図IX-99 Duchenne 徴候　*345*
図IX-56 鉤爪指変形　*312*	図IX-100 股関節の形態　*347*
図IX-57 Froment 徴候　*312*	図IX-101 内反股　*348*
図IX-58 尺骨神経麻痺の部位診断　*313*	図IX-102 筋緊張と先天性股関節脱臼　*348*
図IX-59 外顆骨折　*313*	図IX-103 先天性股関節脱臼の病態　*349*
図IX-60 Guyon 管と豆鉤裂孔　*314*	図IX-104 両側性の先天性股関節脱臼　*349*
図IX-61 橈骨神経の走行(1)　*317*	図IX-105 大腿骨頭の栄養血管　*350*
図IX-62 橈骨神経の走行(2)　*317*	図IX-106 Perthes 病における大腿骨頭の変形　*350*
図IX-63 橈骨神経の高位型麻痺と低位型麻痺　*318*	図IX-107 総腓骨神経の走行　*351*
図IX-64 橈骨神経麻痺の部位診断　*319*	図IX-108 総腓骨神経および脛骨神経の走行(1)　*352*
図IX-65 下垂手　*320*	図IX-109 総腓骨神経および脛骨神経の走行(2)　*353*
図IX-66 握り動作における連合運動　*320*	図IX-110 梨状筋症候群と総腓骨神経・脛骨神経麻痺との鑑別　*354*
図IX-67 前方型 Monteggia 骨折　*320*	
図IX-68 下垂指　*320*	図IX-111 農作業　*355*
図IX-69 腰神経叢と仙骨神経叢　*321*	図IX-112 *fabella* の解剖学的位置関係　*355*
図IX-70 大腿神経の走行　*322*	図IX-113 浅腓骨神経，深腓骨神経，外側腓腹皮神経，脛骨神経，腓腹神経の皮膚支配　*355*
図IX-71 鼡径靱帯と大腿三角　*323*	
図IX-72 鼡径靱帯深層の筋裂孔と血管裂孔　*323*	図IX-114 内反足　*356*
図IX-73 大腿三角　*324*	図IX-115 深腓骨神経の走行　*357*
図IX-74 大腿神経・伏在神経・外側大腿皮神経・閉鎖神経の皮膚支配　*324*	図IX-116 下垂足（尖足）　*358*
	図IX-117 ハイヒールの靴紐による総腓骨神経の圧迫　*358*
図IX-75 外側大腿皮神経の走行　*326*	図IX-118 足根管(1)　*359*
図IX-76 閉鎖神経の走行　*328*	図IX-119 足根管(2)　*360*

図Ⅸ-120　鉤足（踵足）　*361*
図Ⅸ-121　外反足　*361*
図Ⅸ-122　小指外転筋枝の走行　*363*
図Ⅸ-123　Renaut 小体　*365*

表Ⅸ-1　ニューロパチーの分類と原因　*253*
表Ⅸ-2　特徴的な症状を呈するニューロパチー　*254*
表Ⅸ-3　運動症状の障害部位による鑑別　*254*
表Ⅸ-4　ニューロパチーに合併する中枢神経系疾患　*255*
表Ⅸ-5　Charcot-Marie-Tooth 病と Friedreich 失調症の鑑別　*257*
表Ⅸ-6　重症筋無力症と Lambert-Eaton 症候群の鑑別　*258*
表Ⅸ-7　進行性筋ジストロフィー症の鑑別　*261*
表Ⅸ-8　上肢筋の末梢性支配と根性支配　*263*
表Ⅸ-9　上肢の根性支配　*264*
表Ⅸ-10　下肢筋の末梢性支配と根性支配　*265*
表Ⅸ-11　下肢の根性支配　*266*
表Ⅸ-12　腰椎椎間板ヘルニアの高位診断　*269*
表Ⅸ-13　間欠性跛行の鑑別　*273*
表Ⅸ-14　浅胸筋群と深胸筋群，浅背筋群と深背筋群の起始，停止，神経支配，作用の比較　*279*
表Ⅸ-15　胸壁，腹壁，背側壁の筋の神経支配と作用　*279*
表Ⅸ-16　引き抜き損傷と節後型損傷の鑑別　*288*
表Ⅸ-17　手の内在筋と外来筋　*311*
表Ⅸ-18　下肢筋の神経支配　*322*
表Ⅸ-19　下肢の主な二関節筋　*336*
表Ⅸ-20　大腿の運動（股関節の運動）と靱帯　*337*
表Ⅸ-21　自己免疫機序が関与する神経筋疾患　*345*
表Ⅸ-22　足の運動を司る筋　*361*

Coffee Break 目次

独逸医学全盛期の神経学者 Romberg　*89*
ナマズと地震　*96*
動体視力　*104*
寝耳に水　*116*
鉄道眼振　*127*
滑車　*131*
Parkinson と恐竜　*143*
'赤'―医学と民俗学の接点―　*152*
Alzheimer を巡る人物絵巻　*178*
脳と能　*184*
視床と唐津焼　*192*
Monet の白内障　*216*
Utrillo と遠近法　*227*
小便小僧 Julien 君　*236*
Ewald Hering を巡る混乱　*245*
印象派時代の臨床神経学　*256*
僧帽筋の名の由来　*293*
生きた公式　*303*

第Ⅰ章
随意運動伝導路の機能解剖

　錐体路を構成する神経線維の大部分は左右交叉するため，錐体路は交叉性に反対側の下位運動ニューロンを支配している．このことは，既に紀元前に知られていた．錐体路研究の起源を紐解いてみよう．'医学の父'と称される古代ギリシャの医師 Hippocrates は，「骨格筋が反対側の脳から支配される」ことを紀元前に記している．また，紀元2世紀にはカッパドキア（現代のトルコ）の Aretaeus が，「脳の障害では反対側に，脊髄の障害では同側に運動麻痺が起こる」ことを記している．ちなみに Aretaeus は，糖尿病の発見者でもある．

　Hippocrates や Aretaeus の業績は千数百年もの間忘れ去られていたが，瑞西国の開業医 Johann Jakob Wepfer は1658年に「脳卒中の原因が脳内出血である」ことを明らかにすると同時に，「上下肢の運動麻痺がみられる側の反対側に脳内出血が存在する」ことを見出した．「延髄下端の錐体交叉で随意運動伝導路が交叉している」と論じたのは，18世紀の仏国の軍医 François Pourfour du Petit である．

A 随意運動伝導路の走行

随意運動の命令は，錐体路および下位運動ニューロンを経由して，骨格筋に伝導される．通常は，随意運動伝導路という名称は中枢神経系内部を走行する錐体路だけを指すが，末梢神経である下位運動ニューロンもあわせて述べることにする．

1 錐体路

錐体路 pyramidal tract は，大脳皮質の錐体路中枢（Brodmann の area 4）に位置する Betz の巨大錐体細胞から起始し，内包を通る．**内包** internal capsule は大脳基底核（尾状核，レンズ核）と視床の間の白質で，**脳内出血** intracerebral hemorrhage（高血圧性脳出血 hypertensive encephalorrhagia）の好発部位である．さらに，**中脳** midbrain の**大脳脚** cerebral peduncle および**延髄** medulla oblongata の**錐体** pyramid を下行する．錐体路は，皮質脊髄路および皮質延髄路からなる．

皮質脊髄路 corticospinal tract を構成する神経線維の大部分は，延髄下端の**錐体交叉** pyramidal decussation で左右交叉して反対側の**脊髄** spinal cord の**側索** lateral funiculus を下行し，前角に至る．一方，延髄で交叉しない一部の線維は，同側の**前索** anterior funiculus を下行する（図Ⅰ-1）．

皮質延髄路 corticobulbar tract は，脳幹で左右交叉して，反対側の脳幹の脳神経運動核に至る．しかし，一部の線維は交叉せずに同側の脳神経運動核に至る（図Ⅰ-1）．

2 下位運動ニューロン

前角 anterior horn から出る脊髄神経運動性線維および**脳神経運動核** motor nucleus of cranial nerve から出る脳神経運動性線維は，α線維とγ線維からなる．α線維は筋の収縮を司る太い線維であり，**下位運動ニューロン** lower motor neuron と呼ばれ，その末端は神経筋接合部において骨格筋線維に付着する（図Ⅰ-2）．γ線維は細い線維で，筋紡錘の収縮に携わる（図Ⅴ-2）．

脊髄神経運動性線維 motor nerve fiber of spinal nerve は，31対すべての脊髄神経に含まれる．**頸膨大** cervical enlargement から出る脊髄神経は，腕神経叢を構成したのち，正中神経，橈骨神経，尺骨神経，腋窩神経，筋皮神経などになり，上肢の筋に至る．**腰膨大** lumbar enlargement から出る脊髄神経は，腰神経叢および仙骨神経叢を構成したのち，閉鎖神経，大腿神経，上殿神経，下殿神経，坐骨神経などになり，下肢および骨盤部の筋に至る．

脳神経運動性線維 motor nerve fiber of cerebral nerve（cranial nerve）は，12対の脳神経のうち，動眼神経（Ⅲ），滑車神経（Ⅳ），三叉神経（Ⅴ），外転神経（Ⅵ），顔面神経（Ⅶ），舌咽神経（Ⅸ），迷走神経（Ⅹ），副神経（Ⅺ），舌下神経（Ⅻ）に含まれ，外眼筋，咀嚼筋，顔面筋，咽頭や喉頭の筋，僧帽筋，胸鎖乳突筋，舌筋などに至る．

B 随意運動伝導路の機能

1 随意運動

大脳皮質の錐体路中枢からの命令が，錐体路および下位運動ニューロンを介して骨格筋に伝導されることにより，骨格筋が収縮して**随意運動** voluntary movement が発現する．

2 筋緊張

随意的な収縮を行わず脱力状態にある時，筋を摘むと'張り'がある．脱力状態であっても骨格筋は随意運動伝導路の刺激によってわずかに収縮しているためであり，この'張り'を**筋緊張** muscle tonus と言う．筋緊張を規定する神経機序は，**筋伸張反射** muscle stretch reflex（myotatic reflex）である．そのメカニズムを探ってみよう．骨格筋の伸展受容器である**筋紡錘** muscle spindle は，紡錘状の鞘で包まれた特殊な筋線維の束からなり，脊髄神経知覚性線維（Ia線維）の樹状突起が巻きついている．筋が伸張すると筋紡錘も伸張され，その情報がIa線維を介して前角へ伝達される．前角から発する下位運動ニューロンを伝

B 随意運動伝導路の機能　3

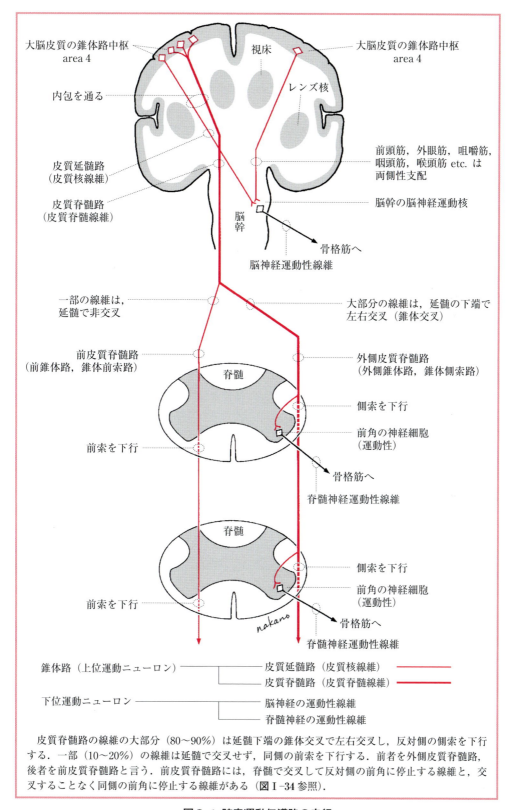

皮質脊髄路の線維の大部分（80〜90％）は延髄下端の錐体交叉で左右交叉し，反対側の側索を下行する．一部（10〜20％）の線維は延髄で交叉せず，同側の前索を下行する．前者を外側皮質脊髄路，後者を前皮質脊髄路と言う．前皮質脊髄路には，脊髄で交叉して反対側の前角に停止する線維と，交叉することなく同側の前角に停止する線維がある（図 I -34 参照）．

図 I -1 随意運動伝導路の走行

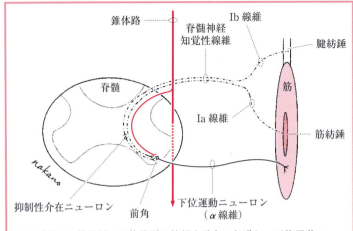

図Ⅰ-2 脊髄神経知覚性線維（Ia 線維，Ib 線維）と
下位運動ニューロン

Ia 線維は，筋紡錘から筋伸張の情報を前角へ伝導し，下位運動ニューロンを介して筋緊張を生じる．
Ib 線維は，腱紡錘から筋緊張度の情報を抑制性介在ニューロンを介して前角へ伝導し，前角を抑制する．これにより，筋の収縮が抑制される．

わる命令によって筋が収縮し，筋緊張が生じるのである（図Ⅰ-2）．

腱紡錘 tendon spindle は，筋の緊張度（筋に加わる力）の受容器であり，脊髄神経知覚性線維（Ib 線維）の樹状突起が進入している．Ib 線維は，抑制性介在ニューロンを介して前角を抑制する．筋が緊張すると，Ib 線維と抑制性介在ニューロンによって筋の収縮が抑制され，筋の断裂が防止されるのである（図Ⅰ-2）．

腱紡錘および筋紡錘からの情報は小脳へ送られ，筋緊張や姿勢，平衡の調節にも関わっている（図Ⅲ-10，Ⅳ-2）．

3 腱反射

前角から出る下位運動ニューロンは，錐体路からの入力だけではなく，脊髄神経および脳神経の知覚性線維の入力を受けて，**腱反射** tendon reflex の反射弓を形成している．腱を叩打すると筋が伸張するため，筋紡錘も伸張され，その興奮は脊髄神経知覚性線維（Ia 線維）を介して脊髄の前角に伝導される．さらに前角から下位運動ニューロンを介して命令が筋に伝導され，筋が収縮するのである（図Ⅰ-3，4）．すなわち腱反射は，大脳皮質を介さず，脊髄のみで起こる反応であり，筋伸張反射の一種にほかならない．換言すれば，伸長された筋が元の長さに戻るように作用する自己調節機構である．

反射弓の存在する部位を反射中枢と言い，上肢の腱反射の反射中枢は**頸膨大**に，下肢の腱反射の

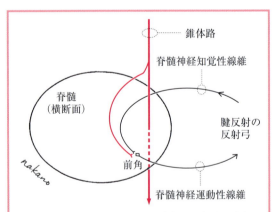

筋紡錘からの脊髄神経知覚性線維は，脊髄の前角で脊髄神経運動性線維（下位運動ニューロン）に連絡し，反射弓を構成する．上肢の腱反射の反射弓は頸膨大に，下肢の腱反射の反射弓は腰膨大に位置する．また，錐体路は腱反射に対して抑制的に作用する．

図Ⅰ-3 反射弓と錐体路

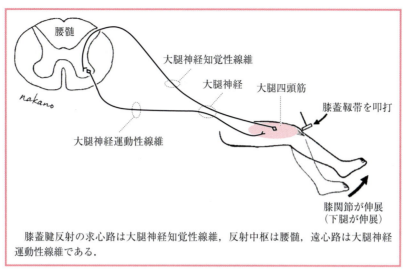

膝蓋腱反射の求心路は大腿神経知覚性線維，反射中枢は腰髄，遠心路は大腿神経運動性線維である．

図Ⅰ-4 膝蓋腱反射の反射弓

反射中枢は**腰膨大**に存在する．

　腱反射は，**深部腱反射** deep tendon reflex（DTR）または**深部反射**と呼ばれることがある．しかし腱反射の受容器は筋紡錘であり，腱紡錘は腱反射に関与しない．また，腱反射の検査で叩打する腱は，深部ではなく表層に位置している．したがって，腱反射あるいは深部腱反射という名称には違和感がある．

　臨床的には上肢の上腕二頭筋反射，上腕三頭筋反射，腕橈骨筋反射，下肢の膝蓋腱反射，アキレス腱反射がよく用いられる．**膝蓋腱反射** patellar tendon reflex（PTR）は，一般にも最もよく知られる腱反射である．大腿四頭筋腱である膝蓋腱（解剖学用語は膝蓋靱帯）を叩打すると，大腿四頭筋が収縮し，膝関節が伸展する（図Ⅰ-4）．膝蓋腱反射では，大腿四頭筋（膝関節の伸筋）が収縮すると同時に，その拮抗筋である大腿二頭筋（膝関節の屈筋）が弛緩する．これを**相反神経支配** reciprocal innervation と言う（図Ⅲ-14）．

　膝蓋腱反射に関する報告の嚆矢は，1875年に2人の学者によって同時に同じ医学誌に発表された2つの論文である．1人は，腕神経叢損傷のErb麻痺（上位型麻痺）にもその名を残す，独国Heidelberg大学のWilhelm Heinrich Erbである．Erbは，Patellarsehnenreflex（独語で膝蓋腱反射の意味）という名称を用い，①腱反射が大腿四頭筋のみでなく上下肢の種々の骨格筋腱にみられること，②脊髄障害において腱反射の亢進が起こること，を記した．もう1人は，Edinger-Westphal核（動眼神経副核）にもその名を残す独国Berlin大学精神科教授のCarl Westphalである．Westphalは，膝蓋腱反射のことをUnterschenkelphänomen（独語で下腿現象の意味）と呼び，脊髄癆 tabes dorsalis ではこの現象が消失することを記した．

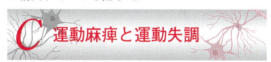

C 運動麻痺と運動失調

1 運動麻痺

　錐体路あるいは下位運動ニューロンが障害されると，大脳皮質からの命令が骨格筋に伝導されなくなるため，筋力低下による**運動麻痺** motor paralysis が発現する．

　換言すれば，運動麻痺は大脳皮質の錐体路中枢から骨格筋までの間で神経が障害されたために生じる随意運動の消失である．加齢や長期臥床に伴う筋力低下は，運動麻痺の範疇には含めない．

2 運動失調

　随意運動は，1つの骨格筋の単独運動ではなく，複数の骨格筋の**協調運動** coordination によって遂

行される．例えば，肘関節を屈曲する際には，上腕二頭筋が収縮すると同時に，拮抗筋である上腕三頭筋が弛緩する．換言すれば，随意運動を円滑に遂行するためには，複数の骨格筋が調和を保って働くように調節することが必要である．このような調節は，小脳や大脳基底核を中心とする**錐体外路系** extrapyramidal system によって行われる．

前角には，錐体路のみでなく，多くの錐体外路系伝導路が投射し，随意運動や筋緊張を調節している（図V-2）．小脳や大脳基底核の障害では，個々の筋の運動は可能であるため運動麻痺は生じない．しかし，協調運動が障害され，**運動失調** ataxia や**不随意運動** involuntary movement，筋緊張の異常が起こる（図Ⅲ-15，表Ⅲ-3）．これらについては第Ⅲ章および第Ⅴ章で述べる．

D 錐体路徴候と下位運動ニューロン症状

錐体路の障害による運動症状を錐体路徴候，下位運動ニューロンの障害による運動症状を下位運動ニューロン症状と言い，両者では症状が異なる（表Ⅰ-1）．

1 錐体路徴候

錐体路徴候 pyramidal tract sign は，大脳皮質の錐体路中枢から前角に至る間のどの部位の障害でも生じ得る．上肢筋を支配する下位運動ニューロン（脊髄神経運動性線維）は，頸膨大の前角から出る．したがって上肢に錐体路徴候がみられる場合，障害部位は錐体路中枢から頸膨大の間のいずれかである．一方，下肢筋を支配する下位運動ニューロンは腰膨大の前角から出る．したがって下肢に錐体路徴候がみられる場合，障害部位は錐体路中枢から腰膨大の間のいずれかである．

錐体路は延髄下端の錐体交叉で左右交叉しているため，障害部位が錐体交叉より上位であれば錐体路徴候は反対側に，頸髄以下であれば同側に出現する．

1）片麻痺

臨床的によくみられる錐体路徴候は，一側の上下肢に運動麻痺を生じる**片麻痺** hemiplegia である．換言すれば，錐体路徴候の運動麻痺は主に上肢や下肢に出現し，体幹の麻痺は少ない．片麻痺は，上下肢の筋に一様に現れるのではなく，上肢では伸筋群および回外筋に，下肢では屈筋群に優位である．

表Ⅰ-1 錐体路徴候と下位運動ニューロン症状

	錐体路徴候	前角・下位運動ニューロン症状
症状の出現部位	錐体交叉より上の障害では反対側 錐体交叉より下の障害では同側	同側
運動麻痺	痙性麻痺	弛緩性麻痺
腱反射（深部反射）	亢進	減弱ないし消失
病的反射 ex. Babinski徴候	陽性	陰性
表在反射	減弱ないし消失	減弱ないし消失
筋萎縮	陰性	陽性
線維束性攣縮	陰性	陽性

錐体路徴候では，下位運動ニューロンによる栄養因子の供給は保たれるため，筋萎縮は起こらない．
表在反射は，皮膚あるいは粘膜を刺激すると筋収縮が起こる反射であり，角膜反射，腹壁反射，挙睾筋反射などが挙げられる．錐体路徴候および下位運動ニューロン症状で，減弱ないし消失する．

2）痙性麻痺

錐体路徴候では筋緊張が亢進する（表Ⅰ-1）．これを**痙縮** spasticity と言う．すなわち，錐体路徴候の運動麻痺は筋緊張の亢進を伴い，**痙性麻痺** spastic paralysis と呼ばれる．痙縮のメカニズムは未だ明らかになっていない．筋の痙縮によって関節可動域が制限され，関節の**拘縮** contracture を来す．

筋緊張は，臨床的には，随意的収縮をしていない骨格筋を受動的に伸張した時の抵抗で評価する．痙縮は速度依存性であり，受動的に筋を素早く伸張すると，伸張初期に最大抵抗を示す．さらに伸張を続けると突然抵抗が消失する．これを**折りたたみナイフ現象** clasp-knife phenomenon と言い，大腿四頭筋において最も観察されやすい．この現象は，筋の受動的な伸張によって腱紡錘が伸張されると脊髄神経知覚性線維（Ib 線維）が興奮し，抑制性介在ニューロンを介して前角を抑制することによって起こる（図Ⅰ-2）．

痙縮は，上肢では屈筋群および回内筋群に，下肢では伸筋群，股関節内転筋群，足関節底屈筋群に強く発現する．したがって強度の痙縮を示す片麻痺患者では，肘関節や手関節，手指関節は屈曲位に，股関節や膝関節は伸展位にそれぞれ固定されて拘縮を起こす．これを **Wernicke-Mann 肢位** Wernicke-Mann posture（図Ⅴ-28）と言う．歩行時は，立脚肢を中心にして外側に半円を描くように麻痺側の下肢を振り出す歩容になる．これを**円描き歩行** circumductory gait，あるいは**草刈り歩行** marche en fauchant，**分回し歩行** circumduction と呼ぶ．

両側下肢に生じる運動麻痺を**対麻痺** paraplegia，両側上下肢に生じる運動麻痺を**四肢麻痺** quadriplegia（tetraplegia）と言う．胸髄の横断性障害では**痙性対麻痺** spastic paraplegia に，頸膨大よりも上位の横断性障害では**痙性四肢麻痺** spastic quadriplegia になる（図Ⅰ-5）．痙性対麻痺や痙性四肢麻痺では，下肢の伸筋群と股関節内転筋群の痙縮のため，両側の下肢を交互に鋏のように交差させる歩容になる．これを**はさみ歩行** scissors gait と呼ぶ．

3）腱反射の亢進

錐体路徴候では腱反射は亢進する．これは，錐体路が腱反射に対して抑制的に作用するため，反射中枢よりも上位で錐体路が障害されると抑制が取れることによる．例えば，頸膨大よりも上位の内包や脳幹の障害では，上肢の腱反射も下肢の腱反射も亢進する（図Ⅰ-6）．頸膨大と腰膨大の間，すなわち胸髄の障害では，下肢の腱反射は亢進するが，上肢の腱反射は正常である（図Ⅰ-6）．換言すれば，種々の腱反射について正常か，亢進しているかを検査すれば，脊髄における障害レベルを推定することができる．

腱反射が著明に亢進している場合，筋に受動的な伸展刺激を加えると筋収縮が反復する．これを**間代**または**クローヌス** clonus と言い，下腿三頭筋で観察されやすい．患者の足関節を受動的に急速に背屈してそのまま力を加え続けると，下腿三頭筋が収縮し足関節が律動的に底屈と背屈を繰り返す．

クローヌスと近似した用語にミオクローヌスがある．ミオクローヌスは「発作性かつ反復性に生じる不規則ですばやい電撃的な不随意運動」であり，クローヌスとは関係がない．混同しないように注意されたい．

4）病的反射の出現

病的反射は正常では起こらない反射である．その中でも **Babinski 徴候** Babinski sign あるいは **Babinski 反射** Babinski reflex と呼ばれる現象は，最も確実な錐体路徴候として臨床上きわめて重要である．

正常では，足底の外側縁を鍵などで擦ると，足指の特に母指は屈曲（底屈）する．これは逃避反射の一種である．逃避反射とは，傷害刺激が四肢に加えられた際に，四肢をその刺激から遠ざけようとするために各関節を屈曲させる反射である．例えば手指で熱い物に触れた時，反射的に肩関節，肘関節，手関節などを屈曲させて手を引っ込める．足底の外側縁を擦った時も，逃避反射により母指が屈曲する．

Babinski 徴候は，正常とは逆に，足指の特に母指が緩徐に，かつ緊張性に伸展（背屈）する現

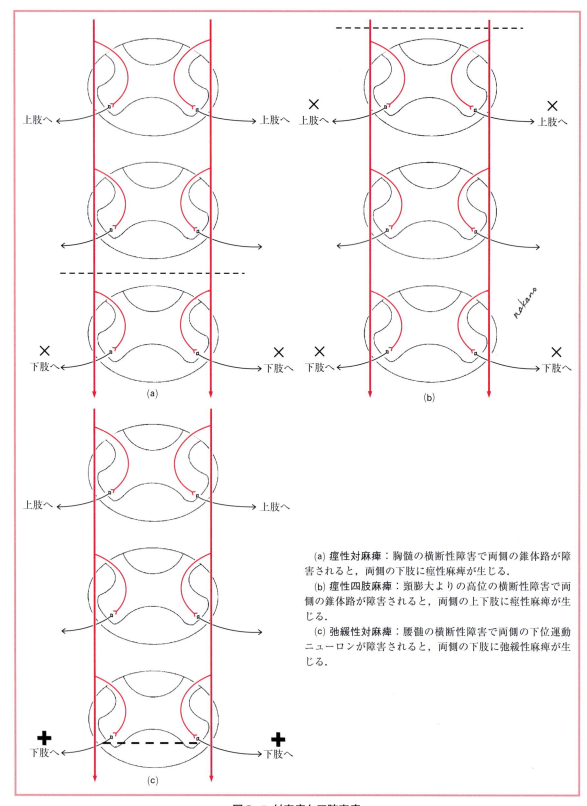

図Ⅰ-5 対麻痺と四肢麻痺

D 錐体路徴候と下位運動ニューロン症状　9

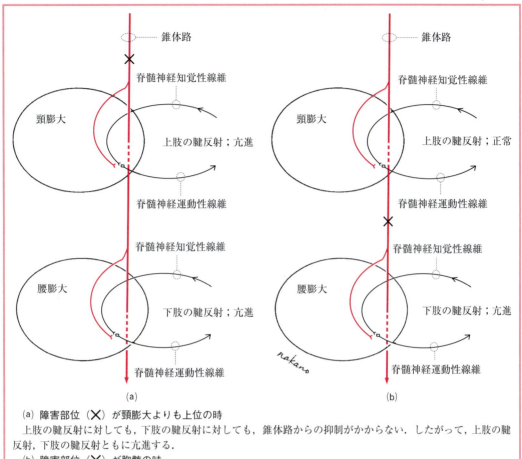

(a) 障害部位（✗）が頸膨大よりも上位の時
　上肢の腱反射に対しても，下肢の腱反射に対しても，錐体路からの抑制がかからない．したがって，上肢の腱反射，下肢の腱反射ともに亢進する．
(b) 障害部位（✗）が胸髄の時
　上肢の腱反射に対しては錐体路からの抑制がかかるため，正常である．下肢の腱反射に対しては，錐体路の抑制がかからなくなるため，亢進する．

図Ⅰ-6　腱反射の亢進

象を指す．同時に複数の足指が外転して指間が拡がる **開扇現象** fanning sign が起こることがある．Babinski 徴候は仏国の Joseph François Félix Babinski によって 1896 年に報告されているが，彼はわずか 28 行の本文中に本徴候の特徴を簡潔かつ完璧に表現した．その 2 年後，Babinski は本徴候を phénomène des orteils（仏語で足指現象の意味）と呼ぶことを提唱し，錐体路の障害を意味すると報告したのである．

　腰髄より上位の病変で錐体路が障害されると，Babinski 徴候が陽性になる．したがって，本徴候の反射弓は仙髄に位置すると推定される．しかし，本徴候のメカニズムについては未だ不詳である．

　新生児や乳児においては，生理的に Babinski 徴候が陽性である．これは，錐体路を構成する神経線維の髄鞘形成が不十分なためと考えられている．

5) 異常な連合運動の出現

　錐体路徴候では，身体のある部分の運動に伴って，他の部位に不随意な運動が生じることがある．例えば痙性麻痺の症例においては，身体のある部分の運動に伴って，麻痺側の肩関節の外転，肘関節の屈曲，手関節および手指関節の屈曲が生じる．これを **連合運動** synkinesia と言う．

　連合運動のメカニズムを探ってみよう．一般的

には，大脳皮質の錐体路中枢から発する錐体路の神経線維は，単シナプス性に前角に連絡するとされている（図Ⅰ-1）．しかし，実際にはこのように長い神経線維は錐体路のごく一部であり，大部分は脳幹や脊髄の神経細胞で中継される．さらに，脳幹や脊髄の神経細胞間には複雑な神経回路網が形成され，随意運動の下位中枢として機能している．正常では，上位中枢である大脳皮質が下位中枢をコントロールしている．しかし，錐体路が障害されると大脳皮質のコントロールが弱くなるため，下位中枢レベルにおける原始的な運動として連合運動が発現するのである．

2 下位運動ニューロン症状

下位運動ニューロン症状は，前角から神経筋接合部に至る間のどの部位の障害でも生じ得る．症状が上肢にみられる場合，障害部位は（中枢であるとすれば）上肢への下位運動ニューロンが出る頸膨大であると推定できる．同様に下位運動ニューロン症状が下肢にみられる場合，障害部位は腰膨大であると推定できる．下位運動ニューロンは交叉しないため，症状は同側にみられる．

末梢神経（脊髄神経および脳神経）が脊髄あるいは脳幹を出て末梢に至るまでの間で障害される病態を**ニューロパチー** neuropathy と言う（**第Ⅸ章参照**）．

1）弛緩性麻痺

下位運動ニューロンは筋伸張反射の遠心路であり，その障害によって筋緊張が低下する．すなわち，下位運動ニューロン症状の運動麻痺は筋緊張の低下を伴い，**弛緩性麻痺** flaccid paralysis と呼ばれる．腰髄の横断性障害では下肢の筋を支配する下位運動ニューロンが両側性に障害され，**弛緩性対麻痺** flaccid paraplegia になる（図Ⅰ-5）．

2）腱反射の減弱ないし消失

下位運動ニューロン症状では，腱反射の遠心路である下位運動ニューロンが障害されるため，腱反射は減弱ないし消失する．

3）筋萎縮

筋萎縮 muscular atrophy は筋の容積が減少することである．下位運動ニューロンは筋へ栄養因子を供給する作用も有しているため，下位運動ニューロン症状では栄養因子の供給が障害されて筋萎縮が生じる．これを，原因が神経にある筋萎縮という意味で**神経原性筋萎縮** neurogenic muscular atrophy と言う．遠位筋優位に生じ，臨床的には母指球筋，小指球筋，第1背側骨間筋，前脛骨筋において観察されやすい．

4）線維束性攣縮

1個の下位運動ニューロンの末端は数十から数百に分枝し，それぞれが神経筋接合部において筋線維に付着している．神経筋接合部において，神経終末から放出されたアセチルコリンが筋線維表面の受容体に結合すると，筋収縮が起こる（図Ⅸ-2）．正常では，下位運動ニューロンを伝導される命令によって，そのニューロンに支配される筋全体が同時に収縮する．下位運動ニューロンが障害されると，個々の筋線維が自発的に小さくすばやく，かつ非律動的に収縮し，皮膚を通して'ピクピク'動くのが視診できる．これが**線維束性攣縮** fasciculation である．しかし，個々の筋線維が無秩序に収縮し，筋全体の収縮ではないため，関節を運動させるほどの筋力を発揮することはない．

なぜ下位運動ニューロンが障害されているのに，筋線維が自発的に収縮するのであろうか．線維束性攣縮は，血中に含有されるアセチルコリンに反応して筋線維が収縮するために生じると考えられている．正常では，下位運動ニューロンが筋線維の自発的な収縮を抑制しているため，線維束性攣縮は起こらないのである．

E いわゆる錐体路徴候と真の錐体路徴候

従来から一般に錐体路徴候と言われている症状が，本当に錐体路のみの障害によって生じているのか考えてみることにする．

1 いわゆる錐体路徴候

従来から錐体路徴候と言われている症状を'**いわゆる錐体路徴候**'と呼ぶことにする．いわゆる錐体路徴候は，①運動麻痺（筋緊張の亢進を伴う

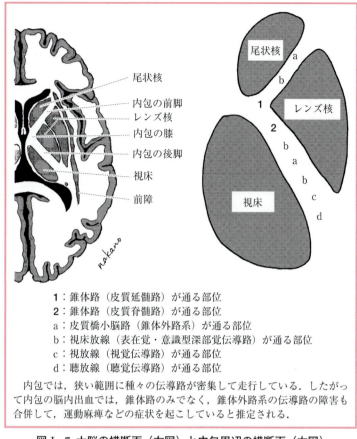

1：錐体路（皮質延髄路）が通る部位
2：錐体路（皮質脊髄路）が通る部位
a：皮質橋小脳路（錐体外路系）が通る部位
b：視床放線（表在覚・意識型深部覚伝導路）が通る部位
c：視放線（視覚伝導路）が通る部位
d：聴放線（聴覚伝導路）が通る部位

内包では，狭い範囲に種々の伝導路が密集して走行している．したがって内包の脳内出血では，錐体路のみでなく，錐体外路系の伝導路の障害も合併して，運動麻痺などの症状を起こしていると推定される．

図Ⅰ-7 大脳の横断面（左図）と内包周辺の横断面（右図）

痙性麻痺），②Babinski 徴候，③腱反射の亢進，④表在反射の減弱ないし消失などである（**表Ⅰ-1**）．では，これらの錐体路徴候は，本当に錐体路の障害によって生じるのであろうか．

錐体路徴候の原因として頻度が高いのは内包の**脳内出血**（高血圧性脳出血）であるが，内包には錐体路のみでなく，錐体外路系を含む種々の伝導路が通っている（**図Ⅰ-7**）．しかも内包は，大脳の横断面全体の面積に占める割合はかなり小さく，ここに種々の伝導路が集中しているのである．そのため，内包の脳内出血では，錐体路のみでなく，錐体外路系の伝導路も障害される可能性が高い．すなわち，'**いわゆる錐体路徴候**'は，錐体路のみの障害で生じたのか，錐体路の障害に錐体外路系の障害も加わったのか，錐体外路系のみの障害で生じたのか，未だ十分に明らかにされてはいないのである．

1）運動麻痺

運動麻痺については，一般的には「錐体路徴候＝痙性麻痺」とされており，脳血管障害で急性期から痙性麻痺を示す症例もある．しかし，急性期には弛緩性麻痺を呈し，急性期以降は痙性麻痺に移行するとも言われる．area 4 の障害と area 6 の障害を比較した Fulton の実験はよく知られている（**表Ⅰ-2**）．それによれば，錐体路中枢である area 4 の障害では筋緊張が低下して弛緩性麻痺を起こし，錐体外路系の中枢である area 6 が単独で，あるいは area 4 と area 6 が同時に障害されると筋緊張が亢進して痙性麻痺を起こすと言う．また，延髄の錐体で錐体路のみが障害されれば弛緩性麻痺になり，内包で錐体路と錐体外路系伝導路が同時に障害されれば痙性麻痺になるとする報告もある．これらの報告からは，「錐体路徴候＝痙性麻痺」という単純な図式は成り立たない

表 I-2 錐体路中枢の障害と運動前野の障害の比較

	錐体路中枢の障害 (area4)	運動前野の障害 (area6)	錐体路中枢＋運動前野の障害 (area4 ＋ area6)
運動麻痺	片麻痺 弛緩性麻痺	片麻痺 痙性麻痺	片麻痺の増強 著明な痙性麻痺
筋緊張の亢進	−	＋	＋＋
筋緊張の低下	＋	−	−
腱反射（深部反射）	減弱	亢進	著明に亢進
Babinski 徴候	＋	−	＋
Rossolimo 反射	−	＋	＋
強制把握	−	＋	＋

Rossolimo 反射：足指の足底面あるいは足指の付け根を叩打すると，足指が足底へ屈曲（底屈）する．

ことになる．

では，Fulton らの報告にあるように，area 4 や錐体において錐体路のみが単独で障害された場合には弛緩性麻痺になり，area 6 や内包などで錐体外路系も同時に障害された場合には痙性麻痺になるのであろうか．錐体路を構成する神経線維のうち area 4 に由来するものは 40～60％であり，残りは area 6 などに由来する．したがって，延髄の錐体の損傷においては，area 6 に由来する線維も障害されることになる．すなわち，「錐体路徴候＝弛緩性麻痺」あるいは「錐体路徴候＋錐体外路系の障害＝痙性麻痺」という図式にも疑問符が付くことになる．

錐体外路系は，随意運動を円滑に行うために姿勢や平衡を保持し筋緊張を調整している．'いわゆる錐体路徴候' は錐体路のみの障害によって生じるのではなく，錐体外路系の障害が著しく関与しており，その関与の程度によって筋緊張の状態に差が生じ，痙性麻痺になるか弛緩性麻痺になるかの相違が生じるのであろう．

2) 腱反射の亢進

腱反射については，錐体路の障害で亢進するとされている．しかし，錐体外路系の伝導路が介在ニューロンを介して前角に連絡し，筋紡錘の興奮性に影響を及ぼしている（**図V-2**）．腱反射の亢進も，錐体路のみでなく，錐体外路系の障害が関わっていると考えられる．

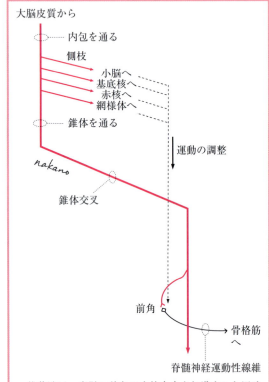

錐体路は，脊髄の前角に直接命令を伝導すると同時に，小脳，大脳基底核，赤核，網様体などに側枝を出し，これらの部位を介して，正確な運動が遂行できるように調整している．これらの側枝は，錐体外路系に含まれる．

錐体路が内包で障害されると側枝の多くも障害されるが，錐体路が延髄の錐体で障害された場合は側枝は障害されない．

図 I-8 錐体路と側枝（イメージ図）

錐体路は脊髄に至るまでの間に多くの側枝を，錐体外路系の中枢である小脳，大脳基底核，赤核，網様体などに出している（図Ⅰ-8）．錐体路の本幹が脊髄の前角に運動の命令を伝導すると同時に，側枝は錐体外路系の中枢に運動に関する情報を伝達し，正確な運動が遂行できるように調整している．これらの側枝の障害の程度によっても，筋緊張の状態に相違が生じると推測できる．

2 真の錐体路徴候

前述のように'いわゆる錐体路徴候'には，錐体路のみでなく，錐体外路系も著しく関与していることがわかってきた．では，錐体外路系が関与せず，錐体路のみの障害によって生じる'**真の錐体路徴候**'とは何であろうか．錐体路は，錐体路中枢から起こり，内包，中脳の大脳脚，延髄の錐体を通り，錐体交叉で左右交叉した後，反対側の脊髄の側索を下行する．内包，大脳脚，側索には錐体外路系の伝導路も走行しているが，延髄の錐体は錐体路だけが走行する（図Ⅰ-9）．したがって，錐体の損傷によって錐体路のみが障害された場合，どのような症状がみられるかを調べれば，それが真の錐体路徴候であるとみなせるであろう．

1）手指の巧緻運動の障害

延髄の錐体で錐体路（皮質脊髄路）が切断されると，**手指の巧緻運動**，例えば指を1本ずつ折り曲げたり，箸を使ったり，小さな物を摘むことなどができなくなる．一般に運動麻痺は時間の経過と共に軽減するが，上肢・下肢の遠位部の運動麻痺の回復は最も遅く，特に手指の運動が完全に回復することはほとんどないと言われる．錐体路のうち前角に単シナプス性に連絡する神経線維は，錐体路のうち，太く伝達速度が速いごく一部の線維のみであり，これらは手指の巧緻運動の際に興奮頻度が高いことが知られている．錐体路が障害されると，最も太く伝達速度が速い手の筋を支配する線維の障害が顕著に現れるのであろう．

2）Babinski 徴候

Babinski 徴候は最も信頼できる錐体路徴候とみなされている．電気生理学的研究によれば，正常者においても足指の屈曲（底屈）反射と伸展（背屈）反射の両方が生じているが，前者の方が後者よりも刺激閾値が低く，反射誘発皮膚域も広いため，前者のみが認められるという．そして錐体路障害の症例では伸展反射の刺激閾値が低下し，反射誘発皮膚域も拡大するため，正常では出現しにくい伸展反射が生じると解釈されている．しかし，Babinski 徴候のメカニズムについては未だ解明されていないことが多い．

すなわち，従来言われている錐体路徴候のうち'真の錐体路徴候'は手指の巧緻運動の障害およびBabinski 徴候であり，その他の錐体路徴候には錐体外路系も関与しているのである．換言すれば，錐体路のみの作用では随意運動は成立せず錐体外路系も関与している．中枢内の運動性伝導路を錐体路と錐体外路系に分け，それぞれが独立して機能するという考え方は改変を迫られている．

F 脊髄神経支配と脳神経支配

1 脊髄神経支配の筋の運動麻痺

前述のように，臨床的によくみられる運動麻痺は，一側の上下肢に生じる**片麻痺** hemiplegia で

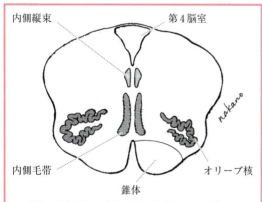

延髄の腹内側部の隆起である錐体には，錐体路のみが走行している．

なお，この図は下が前で，図Ⅰ-7では上が前である．すなわち，解剖学の図譜では横断面は習慣的に，脳幹や脊髄は下を前に，大脳は上を前にして描く．CTやMRIと対比する際には注意を要する．

図Ⅰ-9 延髄の横断面

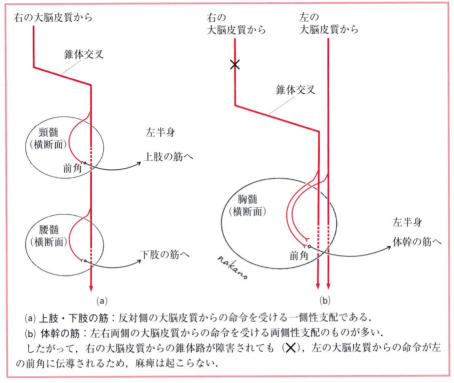

図 I-10 脊髄神経支配の筋

ある．換言すれば，運動麻痺は主に上肢や下肢に出現し，体幹の麻痺は少ない．これはなぜであろうか．

上下肢の筋は，反対側の大脳皮質からの命令を受ける**一側性支配**である．したがって，障害部位が延髄よりも上位であれば運動麻痺（片麻痺）は反対側に，頸髄以下であれば同側に出現する（図 I-10）．

一方，体幹の筋の大部分は，左右両側の大脳皮質からの命令を受ける**両側性支配**である（図 I-10）．したがって，内包の脳内出血などにおいて一側の錐体路が障害されても，他側の錐体路からの命令が前角に伝導されるため運動麻痺は生じない．あるいは生じたとしても軽度である．

2 脳神経支配の筋の運動麻痺

脳神経支配の筋は，体幹の筋と同様に，左右両側の大脳皮質からの命令を受ける**両側性支配**のものが多い（図 I-11，表 I-3）．したがって，中枢内（大脳皮質から脳幹の脳神経運動核までの間）で錐体路が障害されても麻痺は生じにくい．換言すれば，脳神経運動核よりも上の障害（錐体路中枢と脳神経運動核の間の障害）による**核上性麻痺** supranuclear paralysis（中枢性麻痺）は起こさない筋が多い．すなわち，脳神経支配の筋の麻痺がみられる症例では，障害部位は（中枢であるとすれば）脳神経運動核が存在する脳幹であると推定できる．

1）中枢性顔面神経麻痺と末梢性顔面神経麻痺

顔面筋のうち前頭筋のみは両側性支配であり，他の顔面筋は反対側の大脳皮質からの一側性支配である（表 I-3）．したがって，大脳皮質から脳幹の顔面神経核までの間で錐体路が障害される**中枢性顔面神経麻痺** central facial palsy では，前頭筋の麻痺は起こらないため前額の皺寄せが可能である．一方，脳幹の顔面神経核よりも末梢で顔面神経が障害される**末梢性顔面神経麻痺** peripheral facial palsy では，前頭筋も麻痺するため前額の

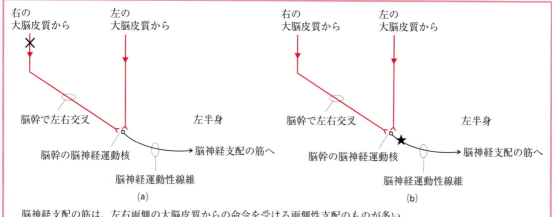

脳神経支配の筋は、左右両側の大脳皮質からの命令を受ける両側性支配のものが多い.
(a) 右の大脳皮質からの錐体路障害：障害されても（✕）、左の大脳皮質からの命令が左の脳神経運動核に伝導されるため、麻痺は起こらない.
(b) 左の脳幹の疾患：脳神経運動核あるいは脳神経運動性線維が障害されると（★）、左（同側）の筋が麻痺する.

図I-11 脳神経支配の筋

表I-3 脳神経支配の筋

脳神経	支配筋	大脳皮質からの支配
Ⅲ 動眼神経	外眼筋	両側から
Ⅳ 滑車神経	外眼筋	主に同側から
Ⅴ 三叉神経	咀嚼筋	両側から
Ⅵ 外転神経	外眼筋	両側から
Ⅶ 顔面神経	前頭筋	両側から
	その他の顔面筋	主に反対側から
Ⅸ 舌咽神経	口蓋・咽頭の筋	両側から
Ⅹ 迷走神経	口蓋・咽頭・喉頭の筋	両側から
Ⅺ 副神経	胸鎖乳突筋 僧帽筋	主に同側から
Ⅻ 舌下神経	舌筋	主に反対側から

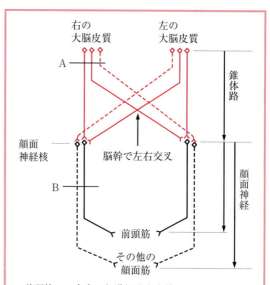

前頭筋への命令の伝導経路を実線で示す.
点線は、他の顔面筋（眼輪筋など）への伝導経路を示す.
前頭筋を支配する顔面神経核には、両側の大脳皮質からの命令が伝導される. したがって、中枢性顔面神経麻痺（A）で一側の錐体路が障害されても、反対側の大脳皮質からの命令が顔面神経核に伝導されるため、前頭筋の麻痺は生じない.
顔面神経核から前頭筋に至る顔面神経（下位運動ニューロン）は、左右1本ずつである. したがって、末梢性顔面神経麻痺（B）で右の顔面神経が障害されると、前頭筋の右半（同側半）が麻痺する.

図I-12 中枢性顔面神経麻痺と末梢性顔面神経麻痺

皺寄せができない（図I-12, 表I-4）. すなわち、前額の皺寄せができるか否かによって、中枢性顔面神経麻痺と末梢性顔面神経麻痺の鑑別が可能である.

顔面神経核に至る錐体路（皮質延髄路）は、橋や延髄で左右交叉する（図I-11）. しかし、顔面神経核に至る錐体路の走行については、未だ十分に明らかにされていない. 一般には、橋の上部・中部の障害では錐体路の障害により反対側に中枢

表Ⅰ-4 中枢性顔面神経麻痺と末梢性顔面神経麻痺の鑑別

	前頭筋の麻痺	その他の顔面筋の麻痺
中枢性顔面神経麻痺 (核上性麻痺)	なし 前額の皺寄せが可能	反対側の筋が麻痺
末梢性顔面神経麻痺 (核性麻痺, 核下性麻痺)	同側の前頭筋が麻痺	同側の筋が麻痺

性顔面神経麻痺が生じ，顔面神経核が存在する橋の下部の障害では同側に末梢性顔面神経麻痺が生じる．しかし，延髄の梗塞によって中枢性顔面神経麻痺を来した症例が報告されている．この事実から，顔面神経核に至る錐体路の少なくとも一部は，延髄まで下行した後，交叉して反対側の延髄外側部を上行し，顔面神経核に至ると推定される（図Ⅰ-13）．

また，随意的に顔面筋を運動させる場合と，表情発現時に不随意的に顔面筋が運動する場合では，中枢内命令伝達経路が異なると考えられている（図Ⅴ-9）．

2) 球麻痺と仮性球麻痺

舌咽神経と迷走神経の咽頭枝は，口蓋および咽頭の筋を支配する．正常では**嚥下反射** swallowing reflex によって口蓋垂が挙上し，飲食物の鼻腔への逆流が防止される（図Ⅰ-14）．臨床的には，開口させて「アー」と言わせると，口蓋垂が後上方へ挙上するのが観察される．舌咽神経（Ⅸ）と迷走神経（Ⅹ）の咽頭枝が麻痺すると，口蓋垂が健側へ牽引される．これを**カーテン徴候** curtain sign と言う（図Ⅰ-15）．迷走神経の枝の反回神経は，内喉頭筋（喉頭蓋や声帯ヒダを動かす筋）を支配する．正常では嚥下反射によって喉頭蓋が下降して喉頭口に蓋がされるため，飲食物の喉頭から気管への誤嚥が防止される（図Ⅰ-14）．反回神経が麻痺すると，嚥下反射が起こらないため，飲食物が喉頭から気管へ流入する．また，呼吸時は左右の声帯ヒダが開き，声門裂を空気が出入りする．発声時は，左右の声帯ヒダが閉じ，呼気圧によって声帯ヒダが振動して発声する（図Ⅰ-16, 17）．反回神経麻痺では声帯ヒダが開閉しないため，呼吸障害や構音障害（**嗄声** hoarseness）が起こる．舌下神経（Ⅻ）は，舌筋を支配する．舌下神経が麻痺すると，舌挺出時に舌の患側への偏位が生じる（図Ⅰ-18）．

延髄の疾患によって疑核（舌咽神経と迷走神経の運動核）および舌下神経核，あるいは延髄内部で舌咽神経・迷走神経および舌下神経が障害された場合，前述の症状が生じる．これを**球麻痺** bulbar palsy と言う．球麻痺とは，延髄の英名であ

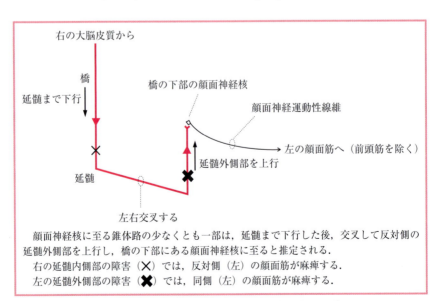

図Ⅰ-13 顔面神経核に至る錐体路（皮質延髄路）

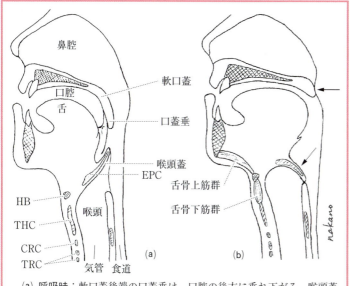

(a) 呼吸時：軟口蓋後端の口蓋垂は，口腔の後方に垂れ下がる．喉頭蓋は，上方へ向いている．
(b) 嚥下時：口蓋垂が挙上する．これにより，飲食物の鼻腔への流入を防止する（←）．舌骨上筋群が舌骨を，舌骨下筋群が喉頭を挙上し，喉頭蓋が下降して喉頭口の蓋になる（←）．これにより，飲食物の喉頭から気管への誤嚥を防止する．このような運動は，飲食物が咽頭壁に接触すると，反射的に起こる（嚥下反射）．
図中の記号（図Ⅰ-16も同じ）
　HB：舌骨　THC：甲状軟骨　CRC：輪状軟骨　EPC：喉頭蓋軟骨
　TRC：気管軟骨

図Ⅰ-14 嚥下反射（顔面および頸部の矢状断）

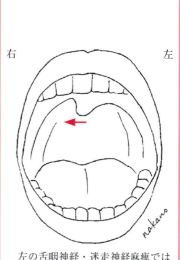

　左の舌咽神経・迷走神経麻痺では左の口蓋や咽頭の筋が収縮しない．一方，右の筋は収縮するため，「アー」と言わせると口蓋垂および咽頭後壁が右（健側）へ引かれる．

図Ⅰ-15 カーテン徴候

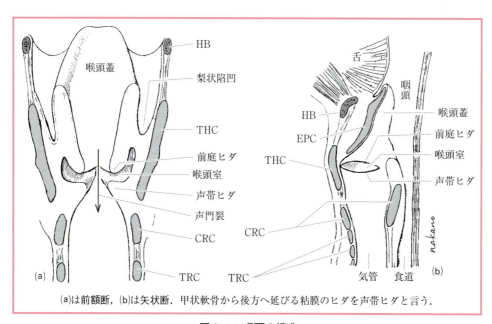

(a)は前額断，(b)は矢状断．甲状軟骨から後方へ延びる粘膜のヒダを声帯ヒダと言う．

図Ⅰ-16 喉頭の構造

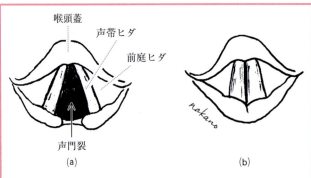
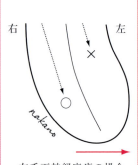

図Ⅰ-17 喉頭鏡所見

被検者の口腔に喉頭鏡を挿入し，それに写る喉頭腔を観察する．
(a) 呼吸時：左右の声帯ヒダが開き，その間の声門裂を空気が通る．
(b) 発声時：左右の声帯ヒダが閉じ，呼気圧によって声帯ヒダを振動させて発声する．
男性は思春期以降，男性ホルモンの影響によって甲状軟骨が突出し，声帯ヒダが長くなるため，声変わりが起こる．
図Ⅰ-16 (b) 参照．

図Ⅰ-18 舌下神経麻痺

左舌下神経麻痺の場合，舌挺出時に舌筋の左半は動かず，右半だけが動く．したがって，舌は麻痺側（左）へ偏位する．

る the bulb of the brain の 'bulb'（球の意）に由来する．球麻痺は脳神経運動核あるいは脳神経運動性線維の障害，すなわち「下位運動ニューロン症状」に相当する．したがって，筋萎縮（例えば舌萎縮）や線維束性攣縮も伴う（表Ⅰ-1）．

一方，**仮性球麻痺** pseudobulbar palsy は，中枢内（大脳皮質から疑核および舌下神経核間での間）の障害による口蓋・咽頭・喉頭および舌の筋の麻痺のことである．舌咽神経・迷走神経支配の筋は，左右両側の大脳皮質からの命令を受けるため，核上性麻痺は起こしにくい（図Ⅰ-11，表Ⅰ-3）．しかし，左右両側の錐体路が同時に障害されれば，麻痺が生じる．これが仮性球麻痺である．球麻痺と同様に，カーテン徴候，嚥下障害（飲食物の鼻腔への逆流，喉頭から気管への誤嚥），呼吸障害，構語障害が起こる．仮性球麻痺は錐体路の障害，すなわち「錐体路徴候」に相当する．したがって，舌の萎縮や線維束性攣縮は伴わない．左右両側の錐体路が同時に障害され仮性球麻痺を来すのは，多発性硬化症や多発性脳梗塞など中枢神経内に病巣が'多発'する疾患である．**多発性硬化症** multiple sclerosis（MS）は中枢神経系の脱髄疾患であり，白質に多発性の病巣が生じるた

め両側の錐体路が障害されやすい．**多発性脳梗塞** multiple cerebral infarct は心臓弁膜症に続発しやすい．心臓弁膜症，例えば大動脈弁閉鎖不全症では，拡張期に大動脈から左心室への逆流が起こって左心室内で血液が対流するため，凝血塊ができやすい．その凝血塊が収縮期に左心室から大動脈へ駆出され，脳内部の複数の動脈に同時に塞栓が生じると，両側の錐体路が同時に障害されることがある．

G 交代性片麻痺

1 交代性片麻痺とは

錐体路（皮質脊髄路）は，延髄下端の錐体交叉において左右交叉して脊髄の前角に至るため，上肢や下肢の筋は反対側の大脳皮質からの命令を受ける．脳神経支配の筋の大部分は，左右両側の大脳皮質からの命令を受けるため，錐体路（皮質延髄路）の一方は脳幹で左右交叉して反対側の脳神経核に，他方は交叉せずに同側の脳神経核に至る（図Ⅰ-1，19）．

脳幹（中脳，橋，延髄）は錐体交叉よりも上位

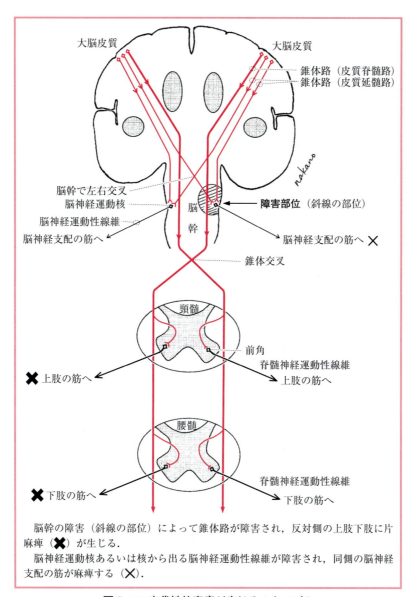

図Ⅰ-19 交代性片麻痺が生じるメカニズム

に位置するため，脳幹の障害では反対側の上下肢に運動麻痺（片麻痺）を生じる．さらに，脳幹の脳神経運動核あるいは核から出る脳神経運動性線維が障害され，同側の脳神経麻痺を生じる．これが**交代性片麻痺** alternating hemiplegia である（**図Ⅰ-19**）．

第Ⅲ～Ⅻ脳神経の核は，脳神経の番号の若い順に上から中脳，橋，延髄に位置している．したがって，同側の脳神経麻痺は，中脳の障害では動眼神経（Ⅲ），橋の障害では外転神経（Ⅵ）および顔面神経（Ⅶ），延髄の障害では舌下神経（Ⅻ）の麻痺になり，各々に人名を冠した症候群が知られている（**表Ⅰ-5**）．これらの症候群に名を残す神経学者のうち，Auguste Millard, Adolphe-Marie Gubler, Achille-Louis-François Foville, Joseph-Jules Dejerine は仏国人である．仏国では既に1860年代から paralysie alterne（仏語で交代性麻痺の意味）という用語が使われていたが，交代性片麻痺の研究が当時の up to date な話題であったのであろうか．

表 I-5 交代性麻痺

障害部位	疾患名	交代性片麻痺		その他の症状
		反対側	同側	
		錐体路徴候	脳神経症状	
中脳	Weber 症候群	運動麻痺（片麻痺） Babinski 徴候 etc.	動眼神経麻痺 （眼球運動障害，眼瞼下垂）	動眼神経副交感線維の障害 （散瞳，瞳孔反射の消失） 反対側の顔面筋麻痺 （前頭筋を除く） 反対側の舌筋の麻痺 （舌の反対側への偏位）
	Benedikt 症候群	同上	動眼神経麻痺 （眼球運動障害，眼瞼下垂）	上記に加えて，赤核の障害 （振戦，アテトーゼ）
橋	Millard-Gubler 症候群	同上	外転神経麻痺 （内斜視） 顔面神経麻痺 （顔面筋麻痺）	
	Foville 症候群	同上	同上	患側への側方注視麻痺
延髄	Dejerine 症候群	同上	舌下神経麻痺 （舌挺出時の患側への偏位）	内側毛帯の障害 （意識型深部覚麻痺）

2 中脳の障害による交代性片麻痺

　中脳の腹内側部の障害によって，大脳脚を通る錐体路（皮質脊髄路）および動眼神経が障害されると，反対側の**片麻痺** hemiplegia と同側の**動眼神経麻痺** oculomotor paralysis が生じる．これを **Weber 症候群**あるいは上交代性片麻痺と称する（図 I-20）．動眼神経の運動性線維は，外眼筋の大部分（上直筋，下直筋，内側直筋，下斜筋および上眼瞼挙筋）を支配するため，動眼神経麻痺では眼球運動障害および眼瞼下垂がみられる（**第Ⅳ章参照**）．

　顔面神経核および舌下神経核に至る錐体路（皮質延髄路）が左右交叉するのは，橋や延髄である．したがって，中脳の障害では，顔面神経核および舌下神経核に至る錐体路が交叉より上位で障害されるため，反対側の顔面筋の麻痺（中枢性顔面神経麻痺）および舌筋の麻痺を伴う．中枢性顔面神経麻痺では，前頭筋を除く顔面筋に麻痺が生じる（図 I-12）．また，動眼神経には動眼神経副核（Edinger-Westphal 核）から出る副交感線維も含まれ，瞳孔括約筋および毛様体筋を支配する．したがって，散瞳や瞳孔反射（対光反射および近見反応）の減弱・消失も伴う（**第Ⅷ章参照**）．

　Weber 症候群の原因は，椎骨動脈が左右の後大脳動脈に分岐する部あるいは後大脳動脈近位部の閉塞や動脈瘤によることが多い．

3 橋の障害による交代性片麻痺

　橋の下部の腹側部の障害で，反対側の**片麻痺**および同側の**顔面神経麻痺**（末梢性顔面神経麻痺）を起こす疾患を **Millard-Gubler 症候群**あるいは下交代性片麻痺と称する．第4脳室底の近くに位置する外転神経核に障害が拡がると，**外転神経麻痺** abducens paralysis を合併する．外転神経は外眼筋のうち外側直筋を支配するため，外転神経麻痺によって外側直筋が麻痺すると，動眼神経支配の内側直筋が優位になり，眼球が内方に偏位する内斜視になる（**第Ⅳ章参照**）．

　橋の下部の背側部の障害で，交代性片麻痺（反対側の片麻痺および同側の顔面神経・外転神経麻痺）に加えて，内側縦束（MLF）の障害による病側への注視麻痺を伴う疾患を **Foville 症候群**と称する．

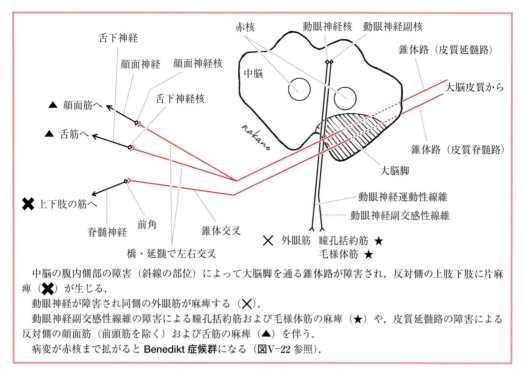

図Ⅰ-20 Weber症候群のメカニズム

Millard-Gubler症候群やFoville症候群の原因としては，脳底動脈の下部の枝の閉塞によることが多い．

4 延髄の障害による交代性片麻痺

延髄の腹内側部の障害によって，錐体を通る錐体路（皮質脊髄路）および舌下神経が障害される

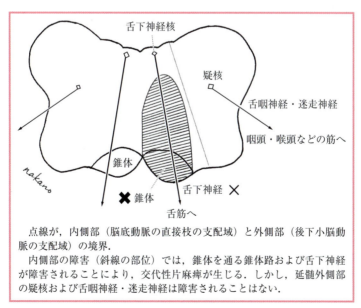

図Ⅰ-21 延髄の横断面

と，反対側の**片麻痺**と，同側の**舌下神経麻痺** hypoglossal paralysis（舌挺出時の患側への偏位）が生じる．これを **Dejerine 症候群**あるいは延髄内側症候群と称する（図Ⅰ-21）．

延髄には，疑核（舌咽神経および迷走神経の運動核）も存在する．なぜ反対側の片麻痺と同側の舌咽神経および迷走神経麻痺による交代性片麻痺を示す症候群がないのであろうか．錐体路は延髄においては内側部の錐体を走行し，一方，疑核は外側部に位置している（図Ⅰ-21）．延髄は内側部と外側部で動脈支配が異なり，前者は脳底動脈の直接枝，後者は後下小脳動脈の支配である．したがって，脳底動脈の閉塞による延髄内側部の梗塞では，錐体路と舌下神経が障害され交代性片麻痺が生じるが，疑核は障害されない．一方，後下小脳動脈の閉塞による延髄外側部の梗塞では，疑核は障害されるが，錐体路の障害はなく，交代性片麻痺は生じないのである．

H 脊髄疾患における運動症状

脊髄疾患において側索を下行する錐体路が障害されると，病巣レベル以下に**錐体路徴候**が生じる．前角から発する下位運動ニューロン（脊髄神経運動性線維）は，脊髄の内部を走行した後に，前根となって脊髄を出る．したがって，脊髄疾患では病巣レベルに**下位運動ニューロン症状**が生じる．

1 前脊髄動脈症候群

前脊髄動脈症候群 anterior spinal artery syn-

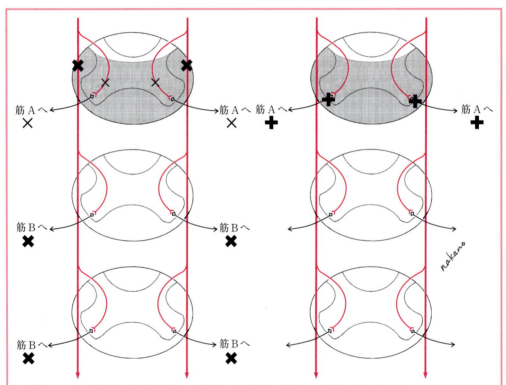

病巣レベルに支配される筋群を筋A，病巣レベル以下に支配される筋群を筋Bとする．
　病巣レベルにおいて，錐体路から分枝して前角に至る線維（✖）が障害されるため，両側の筋Aに錐体路徴候が生じる．側索を下行する錐体路（✖）が障害されるため，両側の筋Bにも錐体路徴候が生じる．
　病巣レベルにおいては，前角および下位運動ニューロン（✚）が障害されるため，両側の筋Aに，下位運動ニューロン障害が起きる．
　したがって，筋Aには，錐体路徴候と下位運動ニューロン障害のいずれも生じる可能性がある．

図Ⅰ-22 前脊髄動脈症候群の運動症状

drome は，前脊髄動脈支配域である脊髄の前3分の2が梗塞を起こして生じる症候群である．本症候群では，側索を下行する錐体路が両側性に障害されるため，両側の病巣レベル以下の錐体路徴候症状を伴う．本症候群が胸髄で起こると痙性対麻痺が生じ，頸髄では痙性四肢麻痺になる（図Ⅰ-5，22）．病巣レベルでは，前角および下位運動ニューロンが障害されるため，両側に下位運動ニューロン症状がみられる（図Ⅰ-22）．前脊髄動脈症候群が片側性に生じて，脊髄の右前あるいは左前3分の1のみが梗塞を起こす**片側性前脊髄動脈症候群** lateralized anterior spinal artery syndrome では，同側の病巣レベル以下の錐体路徴候および病巣レベルの下位運動ニューロン症状を伴う（図Ⅰ-23）．

2 脊髄空洞症

脊髄空洞症 syringomyelia は，脊髄内に一髄節あるいは数髄節にわたって管状の空洞が形成される疾患である．空洞が側索に拡がると，錐体路が両側性に障害されて，病巣レベル以下に錐体路徴候を生じる．空洞が頸髄から腰髄に及ぶ症例では，上肢から体幹，下肢に至る広範囲に錐体路徴候が生じるため，髄内腫瘍との鑑別が困難になる．空洞が前角に拡張すると，病巣レベルの支配域に下位運動ニューロン症状が起こる．例えば，頸髄の空洞症では上肢に，腰髄では下肢に筋萎縮や弛緩性麻痺がみられる．

3 Brown-Séquard 症候群

Brown-Séquard 症候群（脊髄半截症候群）は，脊髄の一側半が障害される疾患である．側索を下行する錐体路が障害され，同側の病巣レベル以下に錐体路徴候が生じる．病巣レベルでは，前角および下位運動ニューロンが障害されるため，同側に下位運動ニューロン症状が現れる（図Ⅰ-24）．

厳密に脊髄の一側半が障害されることはきわめて少ないため，典型的な Brown-Séquard 症候群は稀である．反対側にも軽度の錐体路徴候が認められる症例は **Brown-Séquard plus 症候群** と呼ばれる．

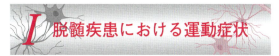

I 脱髄疾患における運動症状

1 髄鞘

神経細胞は**樹状突起** dendrite と**軸索** axon を有している．樹状突起と軸索のうち長い方を**神経線維** nerve fiber と称するが，一般的には後者の方

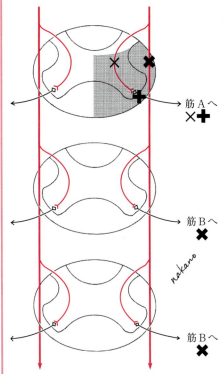

病巣レベルに支配される筋群を筋A，病巣レベル以下に支配される筋群を筋Bとする．

病巣レベルにおいて，錐体路から分枝して前角に至る線維（✗）が障害されるため，同側の筋Aに錐体路徴候が生じる．側索を下行する錐体路（✗）が障害されるため，同側の筋Bにも錐体路徴候が生じる．

病巣レベルにおいては，前角および下位運動ニューロン（✚）が障害されるため，同側の筋Aに，下位運動ニューロン障害が起きる．

したがって，筋Aには，錐体路徴候と下位運動ニューロン障害のいずれも生じる可能性がある．

図Ⅰ-23 片側性前脊髄動脈症候群の運動症状

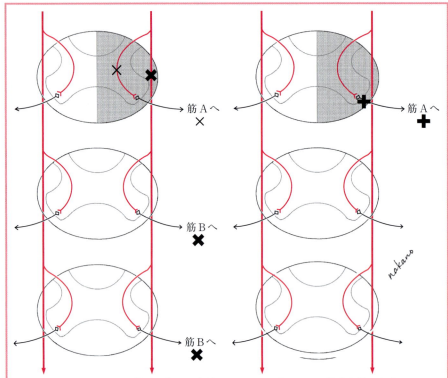

図 I-24 Brown-Séquard 症候群の運動症状

が長いため，後者を神経線維と呼ぶ．そして軸索を円筒状に取り巻く鞘を**髄鞘** myelin と言い，髄鞘を有する神経線維を有髄神経線維，髄鞘を欠く神経線維を無髄神経線維と呼ぶ（表 I-6）．中枢神経系の白質の神経線維は有髄であり，灰白質を走行する神経線維は無髄である．髄鞘は白色を呈するため，有髄神経線維からなる白質は，肉眼的にも白色を呈するのである．

中枢神経系の有髄神経線維の髄鞘は**稀突起膠細胞** oligodendroglia によって形成されるが，1個の細胞が多くの突起を出して，多数の軸索の周囲に髄鞘を形成する（図 I-25）．末梢神経系の有髄神経線維の髄鞘は**シュワン細胞** Schwann cell によって形成されるが，1個の細胞が1本の軸索の周囲に髄鞘を形成する（図 I-26, 27）．すなわち，中枢神経系と末梢神経系では髄鞘形成細胞が異なり，髄鞘の蛋白組成も異なる．これが脱髄疾患の病態を理解する上で重要になる．

髄鞘は一定の間隔で途切れており，この切れ目を**ランビエの絞輪** Ranvier node と言う（図 I-22, 23）．活動していない状態では神経細胞は，細胞膜を隔てて外側が（＋），内側が（－）に帯電している．神経細胞に刺激が加わると一時的に膜のイオン透過性が変わり，（＋）と（－）が逆転する．これを膜の興奮と言うが，髄鞘が'電気的な絶縁体'として働くため，この電気的な興奮は，軸索の表面を連続的に伝わるのではなく，絞輪から絞輪へ跳躍しながら伝わる．そのため，有

表Ⅰ-6 神経線維の種類

	髄鞘	シュワン鞘	分布
無髄無鞘線維	なし	なし	中枢神経系の灰白質の線維
無髄有鞘線維（灰白線維）	なし	あり	自律神経系の節後線維
有髄無鞘線維（白色線維）	稀突起膠細胞が髄鞘を形成する	なし	中枢神経系の白質の線維
有髄有鞘線維	シュワン細胞が髄鞘を形成する	あり	体性神経線維（運動性線維と知覚性線維）自律神経の節前線維 内臓知覚性線維

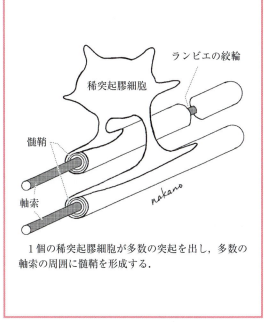

1個の稀突起膠細胞が多数の突起を出し，多数の軸索の周囲に髄鞘を形成する．

図Ⅰ-25 中枢神経の有髄線維

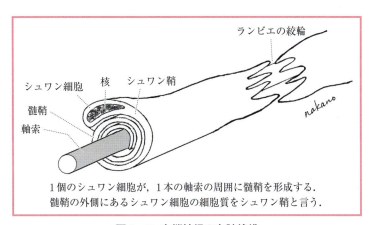

1個のシュワン細胞が，1本の軸索の周囲に髄鞘を形成する．髄鞘の外側にあるシュワン細胞の細胞質をシュワン鞘と言う．

図Ⅰ-26 末梢神経の有髄線維

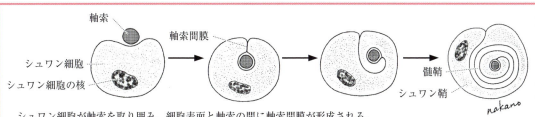

シュワン細胞が軸索を取り囲み，細胞表面と軸索の間に軸索間膜が形成される．
シュワン細胞は，軸索間膜を内側へ送り込むように回転するため，軸索間膜が軸索の周囲に巻き付いたように髄鞘が形成される．軸索間膜同士が密着するようになるため，シュワン細胞の細胞質は外方に押し出されてシュワン鞘を形成する．

図Ⅰ-27 髄鞘の形成

髄線維では無髄線維より速く興奮が伝導される．

2 脱髄疾患

いったん形成された髄鞘が破壊される疾患を**脱髄疾患** demyelinating disease と言う．神経興奮の伝導が障害され種々の神経症状を呈する．前述のように，中枢神経系と末梢神経系では髄鞘形成細胞が異なるため，中枢神経系の脱髄疾患と末梢神経系の脱髄疾患は独立して存在する．前者が多発性硬化症，後者が Guillain-Barré 症候群である．

1）多発性硬化症

多発性硬化症 multiple sclerosis（MS）は，中枢神経系の脱髄疾患のうち最も頻度が高い．ウイルス感染や自己免疫が関与すると考えられ，中枢神経系の白質（すなわち，神経線維束＝伝導路）に多発性の病巣が生じるが，末梢神経は侵されない．病巣内では髄鞘の破壊が著明であるが，軸索や神経細胞は比較的残存する．陳旧性の病巣では，神経系の支持組織である神経膠が増殖するため硬化する．

中枢神経系の白質に'多発性'の病巣が生じるため，種々の伝導路が障害され，**錐体路徴候**（痙性麻痺，腱反射の亢進，病的反射の出現）や**小脳症状**（運動失調，眼振），**知覚障害**，**自律神経症状**（膀胱直腸障害など），**MLF 症候群**など多彩な神経症状を呈する（表Ⅰ-1, 7, 図Ⅳ-19）．換言すれば，中枢神経系伝導路の障害に基づく症状はすべて出現し得るが，横断性脊髄障害による両側の錐体路徴候や MLF 症候群は出現頻度が高い．これらの症状が寛解と再発を繰り返すという特徴がある．すなわち多発性硬化症は，病巣が'空間的'に多発するのみでなく，'時間的'にも多発する．

中枢神経系疾患である本症では錐体路徴候を呈するため，腱反射は亢進する．しかし，本症において腱反射が減弱ないし消失することがある．それはなぜだろうか．脊髄神経は言うまでもなく末梢神経であるが，前角あるいは後角の近傍では，脊髄すなわち中枢神経の内部を走行している．前角から出た脊髄神経運動性線維（下位運動ニューロン）は，脊髄内では稀突起膠細胞で形成された髄鞘で被われ，脊髄の外に出るとシュワン細胞で形成された髄鞘で被われるようになる（図Ⅰ-28）．稀突起膠細胞で形成された髄鞘が破壊される本症で，脊髄内において脊髄神経運動性線維の髄鞘が破壊されると，腱反射が減弱ないし消失す

表Ⅰ-7 多発性硬化症，Guillain-Barré 症候群，筋萎縮性側索硬化症の症状

	脱髄疾患		系統変性疾患
	多発性硬化症	Guillain-Barré 症候群	筋萎縮性側索硬化症
障害される神経	中枢神経系	末梢神経系	随意運動伝導路
好発年齢	若年成人	若年成人	中年以降
前駆症状	－ （時に感冒様症状）	感冒性上気道炎 急性下痢	－
錐体路徴候	＋	－	＋
下位運動ニューロン症状	－	＋	＋
知覚障害	＋	＋（軽度）	－
眼球運動障害	＋ （MLF 症候群）	＋ （動眼神経・滑車神経・外転神経麻痺）	－
自律神経症状	＋	＋	－
その他の神経症状	視力障害 小脳症状	両側性の顔面神経麻痺 球麻痺	球麻痺
髄液所見	増悪時に軽度の細胞増加	蛋白細胞解離	正常

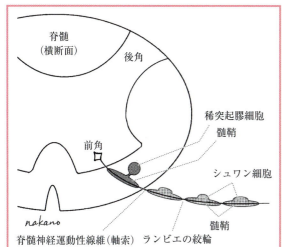

図Ⅰ-28 脊髄神経運動性線維の髄鞘

前角から出た脊髄神経運動性線維（軸索）は，脊髄内では稀突起膠細胞で形成された髄鞘で被われる．脊髄の外に出ると，シュワン細胞で形成された髄鞘で被われる．
多発性硬化症において，稀突起膠細胞で形成された髄鞘が破壊され，脊髄内の脊髄神経運動性線維が障害されると，腱反射が減弱ないし消失する．
Guillain-Barré 症候群において，稀突起膠細胞で形成された髄鞘からシュワン細胞で形成された髄鞘に移行する部が最も障害されやすい．

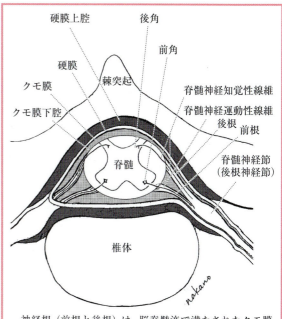

図Ⅰ-29 脊髄と脊髄神経の神経根

神経根（前根と後根）は，脳脊髄液で満たされたクモ膜下腔を走行している．
Guillain-Barré 症候群において神経根の髄鞘が破壊されると，蛋白質がクモ膜下腔の脳脊髄液に溶出し，蛋白質の増加として検出される．

るのである．同様に，腱反射の反射弓を形成する脊髄神経知覚性線維が障害された場合も，腱反射は減弱ないし消失する．

多発性硬化症は，**視力障害** visual impairment で初発することが多い．すなわち，視神経の障害がみられる．中枢神経系の脱髄疾患である本症で，なぜ末梢神経である視神経が障害されるのであろうか．視神経は，網膜の視細胞の軸索が束状に集まって形成されたものであり，網膜内部では無髄神経線維である．網膜の視神経円板から眼球外に出ると，視神経は髄鞘を有する有髄神経線維になるが，シュワン鞘を欠き，神経膠細胞を有している．すなわち，視神経は中枢神経系に類似の組織学的構造を有するため，中枢神経系と同時に障害されやすいのである．

2）Guillain-Barré 症候群

Guillain-Barré 症候群は，末梢神経系の脱髄疾患の代表的なものであり，急性炎症性脱髄性多発ニューロパチー acute inflammatory demyelinating polyneuropathy に属する．上気道炎や胃腸炎などのウイルス感染あるいは細菌感染によるアレルギー反応として，免疫系細胞が自己のシュワン細胞を破壊することによって起こると考えられている．すなわち，自己免疫疾患の一種である．

末梢神経系の中でも脊髄神経の神経根（前根および後根）が障害されやすく，急性多発性根神経炎とも呼ばれる．なぜ神経根が障害されやすいのであろうか．前角から出る脊髄神経運動性線維および後角に入る知覚性線維は，脊髄内を走行し，脊髄から出ると扇状に集束して前根および後根になる（図Ⅰ-29）．前述のように脊髄神経は，脊髄内では稀突起膠細胞で形成された髄鞘で被われ，脊髄外ではシュワン細胞で形成された髄鞘で被われる（図Ⅰ-28）．すなわち神経根は，稀突起膠細胞の髄鞘を脱ぎ捨てた脊髄神経が，シュワン細胞の髄鞘に'衣替え'をする部位に相当するため，障害されやすいのである．

Guillain-Barré 症候群は，末梢神経系すなわち

下位運動ニューロンが障害されるため，弛緩性麻痺や腱反射消失を伴う（表Ⅰ-1, 7）．脳神経運動性線維の障害の症状としては，両側性の顔面神経麻痺，外眼筋麻痺（動眼神経，滑車神経，外転神経麻痺），球麻痺（舌咽神経，迷走神経，舌下神経麻痺）などが高頻度にみられる（表Ⅰ-7）．

特徴的な検査所見に脳脊髄液の**蛋白細胞解離** albuminocytologic dissociation がある．すなわち，脳脊髄液中の蛋白質の増加があるにもかかわらず細胞数の増加は僅少である．本症候群は，髄膜炎などの炎症性疾患とは異なり，脳脊髄液中に白血球などの炎症細胞が著明に増加することはない．では，なぜ脳脊髄液中の蛋白質は増加するのであろうか．前述のように，著明に脱髄が起こるのは脊髄神経の神経根である．神経根は脳脊髄液で満たされたクモ膜下腔の内部を走行しているため（図Ⅰ-29），髄鞘が破壊されると，その成分である蛋白質が脳脊髄液中に溶出し，蛋白質の増加として検出されるのである．

一方の髄膜炎では，白血球，特に好中球が炎症部位に向かって遊走し細菌に'戦い'を挑むため，炎症部位の細胞数は増加する．また，'戦い'によって死滅した白血球から蛋白質が漏出するため，蛋白質も増加する．そのため，髄膜炎では脳脊髄液中に細胞数と蛋白質がともに増加するのである．

本症候群に関する臨床所見の報告は1820年代から散見され，1834年に，仏国のJean Baptist Octave Landryは末梢神経系の疾患であると結論付けた．1916年に，仏国のGeorges Guillainおよびその部下のJean BarréとAndré Strohlが本症候群の検査所見を詳細に報告したが，脳脊髄液や腱反射の電気生理学的検査などの新たな所見はStrohlの功績によるところが大きい．そのため本症候群は，Landry-Guillain-Barré-Strohl症候群と呼ばれることもある．

J 運動ニューロンの系統変性疾患

神経が変性し死滅する疾患を神経系の変性疾患と言う．錐体路および下位運動ニューロンが系統的に障害される変性疾患が，**筋萎縮性側索硬化症** amyotrophic lateral sclerosis（ALS）である．本症のごく一部は家族性で原因遺伝子も同定されている．しかし大部分は孤発性で，原因は未だ明らかではない．

本症では，大脳皮質および脳幹・脊髄の運動性神経細胞の変性と，それに伴い二次的に錐体路および下位運動ニューロンの軸索の変性が生じる．その結果，筋萎縮性側索硬化症という病名からもわかるように，'筋萎縮'すなわち**下位運動ニューロン症状**と，'側索'を通る錐体路の障害による**錐体路徴候**がみられる（表Ⅰ-7）．脊髄では頸髄が障害されやすく，手指の巧緻運動の障害や上肢筋の筋力低下，母指球・小指球の萎縮で初発することが多い．脳幹では延髄が障害されやすく，**球麻痺**を起こすため，嚥下障害による誤嚥性肺炎や気道閉塞を生じやすい．

一方，眼球運動を司る脳神経運動核（動眼神経核，滑車神経核，外転神経核），知覚伝導路や自律神経系が障害されることはない．したがって，本症では眼球運動障害，知覚障害，自律神経症状（膀胱直腸障害，褥瘡，発汗障害など）はみられず，negative signと呼ばれる．

K 手指の巧緻運動

ヒトの手指は，ペンを持って字を書いたり，箸を使ったり，小さな物を摘むなどの巧緻運動が可能である．上肢の特に手指の巧緻運動を錐体路の観点から探ってみよう．

1 錐体路中枢の体部位局在性

錐体路の線維のうち錐体路中枢（Brodmannのarea 4）に由来するものは40～60%に過ぎず，残りはarea 6などから起こる．しかし，手指などの巧緻運動を支配する線維はarea 4に由来する．錐体路中枢（area 4）は**体部位局在性** somatotopic localization を示すことが，加国のWilder Graves Penfieldによって1937年に報告されている．すなわち，体のある部位の運動を司る錐体路の起始

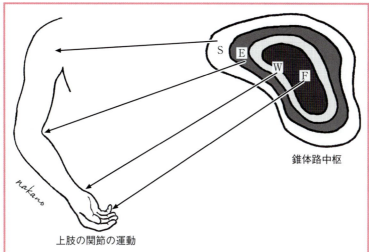

錐体路中枢の上肢の運動を司る領域（右図）において，手指（F）や手関節（W）など遠位部の関節の運動を司る領域は中心部に位置する．
一方，肘関節（E）や肩関節（S）など近位部の関節の運動を司る領域は辺縁部に存在する．

図Ⅰ-30　錐体路中枢の同心円状の配列

細胞（Betzの巨大錐体細胞）は錐体路中枢の特定の部位に限局しており，その上端から下端に向かって，下肢，体幹，上肢，顔面，舌，咽頭の順に規則正しく並んでいる．そして，緻密な運動を行う部位，例えば手指の特に母指，顔面の特に口唇，舌，咽頭などを支配する領域は，広い面積を占めている．その模式図は'Penfieldの小人'として今日でも多くの成書に引用されているが，近年の研究において，その概略は正しいが，必ずしもそれほど規則正しい配列ではないことがわかってきた．

錐体路中枢の体部位局在性は，代償性変化によって変化する．例えば外傷によって手指が切断された場合は，錐体路中枢の手指の運動を司る領域は，手指以外の筋の運動を司るように変化する．一方，手指の運動を司る領域が障害された場合には，ある程度はほかの領域で代償される．このような代償性変化はかなり早い時期から起こる現象であり，新しい神経経路ができるのではなく，もともと存在していた神経経路の脱抑制によって起こると考えられる．

錐体路中枢の上肢の運動を司る領域では同心円状の配列がみられ，手指や手など遠位部の関節の運動を司る領域は中心部に，肘や肩など近位部の関節の運動を司る領域は辺縁部に存在する（図Ⅰ-30）．同心円状の配列には，どのような意味があるのであろうか．肘関節を屈曲して手で重い荷物を持ち上げる時，肩関節は外旋位をとっている．これは，肩関節外旋位では，内旋位に比べて上腕二頭筋の筋長が伸張し，同筋の効率が高まるためである．また，手指の関節（PIP関節・DIP関節）を強く屈曲している時，手関節は伸展位をとっている（図Ⅸ-66）．すなわち，肘関節と肩関節が，手指の関節と手関節が，それぞれ共同で運動していることになる．共同運動を行う関節を支配する領域は，同心円状配列において隣接しているのである．

2 錐体路中枢の機能単位

錐体路中枢において，個々の起始細胞が個々の筋と1対1の対応をしているのであろうか，あるいは特定の細胞群が特定の運動を司る筋群と対応しているのであろうか，手指の巧緻運動を例に考えてみよう．

母指と他の4指との対立によって摘み動作や把握動作が可能になるため，手指の巧緻運動を遂行

する上で，対立は重要な運動要素になる．母指の対立は多くの筋の共同運動であり，特に長母指外転筋，短母指外転筋，短母指屈筋，母指対立筋が大きな役割を果たしているが，これらは第5～8頸神経・第1胸神経支配である．すなわち，対立を行う際には，第5～8頸髄および第1胸髄の前角に，同時に命令が伝導されていることになる．一般的には，錐体路中枢の起始細胞から起こる神経線維（皮質脊髄路）は，分枝することなく脊髄の前角に至るとされている（図Ⅰ-1）．

では，どのようにして複数の髄節の前角に同時に命令が伝導されるのであろうか．皮質脊髄路の線維は，脊髄の灰白質内において長軸方向に延びる側枝を複数の髄節に送り，複数の筋を支配していることがサルにおいて確かめられている（図Ⅰ-31）．すなわち，錐体路中枢の特定の細胞群が機能単位として働き，機能的に相同である複数の筋を支配していると推定される．さらには，錐体路中枢の細胞は，共同筋を興奮させるのみでなく，拮抗筋を抑制することも知られている．

3 錐体路の部位差

錐体路（皮質脊髄路）の神経線維の約50％は頸髄の前角で終わり，上肢の筋を支配する．一方，腰髄や仙髄の前角に至り下肢などの筋を支配するものは約25％に過ぎない．このことからもヒトの上肢は，下肢よりも繊細な運動が可能である理由がわかる．

一般的には，錐体路の線維は錐体路中枢（area 4）の起始細胞から起こり，脊髄の前角に単シナプス性に直接連絡するとされている．しかし実際には，介在ニューロンを経て間接的に前角に連絡する線維が多い（図Ⅰ-32）．また，錐体路を構

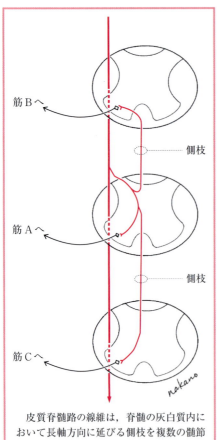

皮質脊髄路の線維は，脊髄の灰白質内において長軸方向に延びる側枝を複数の髄節に送り，共同運動を行う特定の筋群（筋A，B，C）に同時に命令を伝導していると推定される．

図Ⅰ-31 錐体路（皮質脊髄路）の脊髄灰白質内の走行

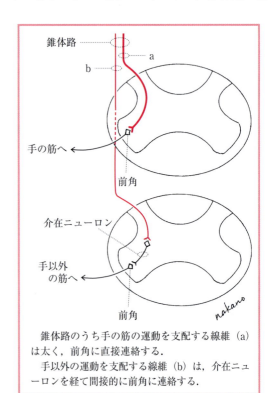

錐体路のうち手の筋の運動を支配する線維（a）は太く，前角に直接連絡する．
手以外の運動を支配する線維（b）は，介在ニューロンを経て間接的に前角に連絡する．

図Ⅰ-32 錐体路の前角への連絡

成する神経線維の太さは一定ではなく，種々の線維が含まれている．錐体路を構成する線維の中で最も太く伝達速度が速い線維は，手の筋を支配する前角に単シナプス性に連絡しており，手指の巧緻運動を行う際にインパルスの頻度が増加することが知られている（図Ⅰ-32）．

錐体路のインパルスの頻度を上肢筋で比較すると，遠位筋を支配する神経線維の方が，近位筋を支配する神経線維よりも高い．すなわち，上肢の遠位筋，特に巧緻運動を行う手指筋の器用さは，インパルスの頻度との関連性が高いと言うことができる．一方，下肢においては，最もインパルスの頻度が高いのは，足指筋ではなく，下腿伸筋を支配する神経線維であり，ヒトの足指が巧緻性を失ったこととの関連性が考えられている．

錐体交叉において，上肢筋へ命令を伝導する線維は下肢筋へ命令を伝導する線維よりも上方に位置している（図Ⅰ-33）．したがって，大後頭孔周囲の腫瘍などで錐体交叉の上部が障害されると，両側の上肢に運動麻痺が生じる．また，錐体交叉近くでは両側の錐体路が接近して走行するため，延髄頸髄移行部の病変において，両側の上肢麻痺や四肢麻痺が急速に出現することがある．

4 錐体路の左右差

大部分のヒトは右利きであり，大脳は左が優位半球である．では，左の錐体路中枢から出て右半身の筋を支配する錐体路の方が，他側よりも発達しているのであろうか．換言すれば，錐体路に左

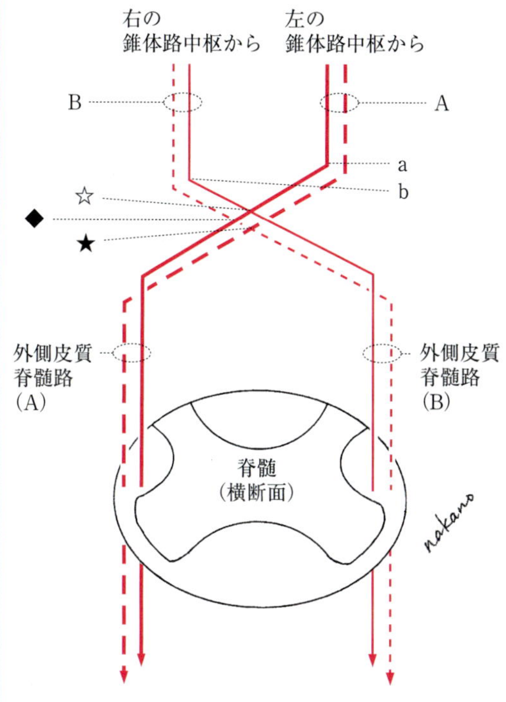

図Ⅰ-33 錐体路（外側皮質脊髄路）の部位差と左右差

上肢筋を支配する線維（実線）の錐体交叉（☆）は，下肢筋を支配する線維（点線）の錐体交叉（★）よりも高位にある．☆の部位での障害では，両側の上肢に運動麻痺が生じる．◆の部位での障害では，同側の上肢と反対側の下肢に運動麻痺が生じる．

左の錐体路中枢から起こり右の脊髄を下行する外側皮質脊髄路（A）の方が，反対側（B）よりも発達が良いため，脊髄の横断面の面積は，右の方が左よりも大きい例が多い．

錐体交叉の開始レベルは，左の錐体路中枢から起こり右の脊髄を下行する外側皮質脊髄路（a）の方が，反対側（b）よりも高位から始まる例が多い．

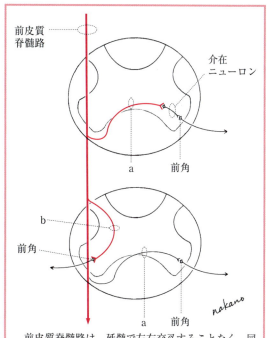

図Ⅰ-34 前皮質脊髄路の走行

前皮質脊髄路は，延髄で左右交叉することなく，同側の脊髄前索を下行する．

一部の線維（a）は，脊髄で交叉して反対側の前角に終止する．他の線維（b）は，交叉することなく，同側の前角に終止する．

右差があるのだろうか．

錐体路（皮質脊髄路）の大部分は延髄下端で左右交叉し反対側の側索を下行するが，一部の線維は延髄で交叉することなく同側の前索を下行する．前者を外側皮質脊髄路，後者を前皮質脊髄路と言う（図Ⅰ-1）．脊髄の横断面の面積は約75％のヒトで左右非対称であり，そのうちの約75％において右の方が左よりも大きい．この左右差は，**外側皮質脊髄路** lateral corticospinal tract の線維量によると考えられている．すなわち，左の錐体路中枢から起こり右の脊髄を下行する外側皮質脊髄路の方が他側よりも発達が良く，これが利き手に関係するとされる（図Ⅰ-33）．しかし，前角細胞の大きさには左右差はない．

錐体交叉では，左の錐体路中枢から出て右半身へ向かう線維の錐体交叉の方が，他側よりも高位から始まる例が全体の70〜80％を占める（図Ⅰ-33）．しかし利き手との関係は明確ではない．

5 '非交叉性'前皮質脊髄路

前皮質脊髄路 anterior corticospinal tract は，脊髄で交叉して反対側の前角に停止する線維と，交叉することなく同側の前角に停止する'非交叉性'の線維がある（図Ⅰ-34）．両者の比率は個人差が大きい．体幹の筋は，'非交叉性'の前皮質脊髄路の存在によって，脳神経支配の前頭筋，咽頭・喉頭の筋などと同様に，両側性の支配を受けている（図Ⅰ-10, 表Ⅰ-3）．身体中央部に位置する体幹，前頭部，咽頭，喉頭などは，両側が同時に収縮する必要があるため，両側性支配が好都合であろう．上肢・下肢の近位部の筋も，ある程度は両側性の支配を受けている．一方，上肢・下肢の遠位部の筋は，ほぼ完全な一側性支配である．特に運動の巧緻性を要求される手指は，左右が別々に収縮する必要性が高いため，一側性支配が好都合であろう．

'非交叉性'前皮質脊髄路の機能的意義は，①麻痺側においても，ある程度は随意運動が可能であること，②反対側（健側）においても，ある程度は早期から筋力低下がみられること，③上肢の筋力低下は近位部よりも遠位部の方が顕著である

こと，からも推測できよう．

脳血管障害による片麻痺の回復過程において，中枢神経系の可塑性が大きな役割を果たすと考えられている．その1つに'非交叉性'前皮質脊髄路の関与が挙げられる．すなわち，正常時は反対側の大脳皮質からの交連線維によって抑制されているため，重要な働きはない．片麻痺の回復時は抑制が解除され機能を発揮するという説である．手指の巧緻運動が回復しにくいのは，'非交叉性'前皮質脊髄路による代償がないためと考えることができよう．

しかし，脳血管障害患者の剖検所見から，'非交叉性'前皮質脊髄路が腰髄まで達している例は約1/3であったとの報告もある．また，脳の電磁刺激によって筋の活動を調べた研究では，「同側の皮質脊髄路は片麻痺の回復に関与しない」としている．'非交叉性'前皮質脊髄路の詳細は未だ明らかではない．

6 随意運動伝導路の体部位局在性

前述のように，大脳皮質の錐体路中枢は体部位局在性を示す．他の部位において，錐体路は体部位局在性を示すのであろうか．**内包**において錐体路の神経線維は内包膝から内包後脚の前部を走行し，その前方から後方に向かって，顔面，上肢，体幹，下肢の順に並んでいる（図Ⅰ-35）．中脳の**大脳脚**では中央部から外側寄りを走行し，その内側から外側に向かって，顔面，上肢，体幹，下肢の順に並んでいる．橋においても，内側から外側に向かって体部位局在性を示すという報告がある．ただし，上記のいずれの部位においても各領域の重なりは大きい．一方，延髄の**錐体**においては，体部位局在性は認められない．

では，脊髄の側索において，錐体路（皮質脊髄路）は体部位局在性を示すのであろうか．頸髄の横断面において，身体上部の筋を支配する神経線維は内側を走行し，下部の筋を支配する線維は外側を走行する図が，成書において散見される．それによれば，側索の内側から外側に向かって，上肢，体幹，下肢の順に配列する体部位局在性が認められるという（図Ⅰ-36）．このような図の初

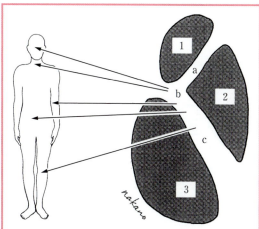

図Ⅰ-35 内包における錐体路の体部位局在性

内包は前脚，膝，後脚に区分される．前脚（a）は尾状核（1）とレンズ核（2）に挟まれた部，膝（b）は前脚（a）と後脚（c）の間が屈曲した部，後脚（c）はレンズ核（2）と視床（3）に挟まれた部である．

錐体路は，膝から後脚の前部を走行する．前方から後方に向かって，顔面筋を支配する線維，上肢の筋を支配する線維，体幹の筋を支配する線維，下肢の筋を支配する線維の順に並ぶ．すなわち，内包の特定の部を走行する線維が，体の特定の部の筋を支配する．これを身体局在性と言う．

出については未見であるが，脊髄における体部位局在性の存在を支持する形態学的根拠はない．また，**中心性頸髄損傷** central cervical cord injury における運動麻痺が上肢筋優位である理由を，錐体路の体部位局在性と結びつけた記述も散見される．それによれば，頸髄中心部の損傷が側索を内側から障害するために，上肢筋に麻痺が生じるとされている（図Ⅰ-36）．しかし，頸髄中心部の損傷が側索に及ぶまでもなく，前角に至る錐体路の分枝あるいは前角が障害されれば，上肢筋が麻痺するのは自明の理である．

錐体路（皮質脊髄路）は脊髄の前角に終止し，前角から脊髄神経運動性線維（下位運動ニューロン）が出る．**前角**の運動神経細胞の配列には体部位局在性がみられる（図Ⅰ-37）．頸髄では，上肢筋を支配する神経細胞は外側に，体幹の筋を支配する神経細胞は内側に配列している．また，伸筋や外転筋を支配する神経細胞の方が，屈筋や内

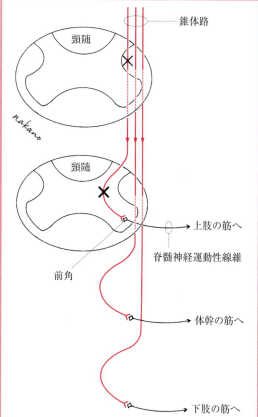

一部の成書によれば，錐体路は脊髄の側索において身体局在性を示し，上肢筋を支配する線維が側索の最も内側を走行するとされている．そして，中心性頸髄損傷では側索が内側から障害されるため（✗），上肢筋の麻痺が優位に生じるとされている．

しかし，頸髄中心部の損傷が側索まで及ばなくても，前角に至る錐体路の分枝が障害されれば（✗），上肢筋に麻痺が生じる．

図Ⅰ-36 脊髄における錐体路

転筋を支配する神経細胞よりも腹側に位置している．

すなわち錐体路は，大脳皮質から橋までの間および前角では体部位局在性を示し，延髄および脊髄の側索では体部位局在性を示さない．

7 補足運動野と運動前野

錐体路を構成する神経線維は，錐体路中枢（Brodmannのarea 4）だけではなく，錐体路中枢の前方に位置するarea 6からも起こる．area 6の内側部を**補足運動野** supplementary motor

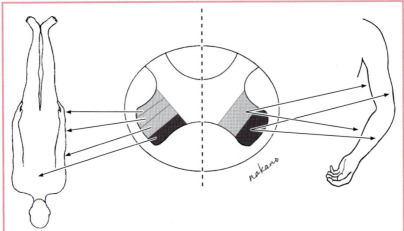

図の左半：上肢筋を支配する神経細胞は外側に，体幹の筋を支配する神経細胞は内側にそれぞれ配列している．なお，腰髄においても同様に，下肢筋を支配する神経細胞は外側に，体幹の筋を支配する神経細胞は内側にそれぞれ配列している．

図の右半：伸筋や外転筋を支配する神経細胞は，屈筋や内転筋を支配する神経細胞よりも腹側に位置している．

図Ⅰ-37　脊髄の前角における体部位局在性

area，外側部を**運動前野** premotor area と称する（図Ⅰ-38）．成書によれば，補足運動野や運動前野は，複雑な運動を記憶に基づいて遂行することなどに関与しているとされる．そして，補足運動野や運動前野が障害されると，強制把握（握った物を放そうとしない状態）や運動失行（複雑な随意運動の構成が不能になる状態），他人の手徴候（一側の手が不随意にある程度まとまった運動を

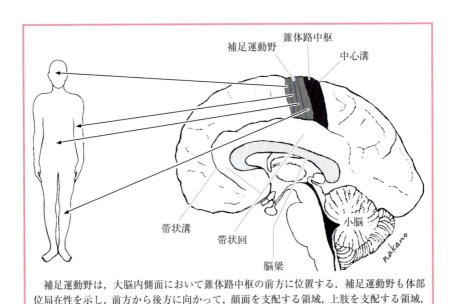

補足運動野は，大脳内側面において錐体路中枢の前方に位置する．補足運動野も体部位局在性を示し，前方から後方に向かって，顔面を支配する領域，上肢を支配する領域，下肢を支配する領域の順に配列されている．

図Ⅰ-38　補足運動野における体部位局在性

起こす徴候で，患者は勝手に動く手について非所属感を持つ）などを生じるとされている．しかし，脳腫瘍や脳梗塞などにおいて，その病変が補足運動野と運動前野に限局することは稀であり，area 4や帯状回，脳梁なども侵されることが多い．すなわち，これらの症状は，補足運動野や運動前野を含む前頭葉内側面の障害に起因すると考えるべきであろう．

1) 手指の巧緻運動への関与

最近の知見から，補足運動野と運動前野の手指の巧緻運動への関与を考えてみよう．

補足運動野においても錐体路中枢と同様に体部位局在性を示すことが，電流刺激による刺激効果の分布を調べる実験から証明されており，補足運動野の前方から後方に向かって，顔面，上肢，体幹，下肢の順に配列されている（図Ⅰ-38）．補足運動野の上肢を支配する領域からは，錐体路中枢の上肢支配領域に向かって興奮が出力され，その逆方向の入力もある．

錐体路中枢と**補足運動野**および**運動前野**はどのように違うのであろうか．錐体路中枢は反対側の筋を支配するため，右の錐体路中枢の細胞は，左の手指および両側の手指を運動させる時に活動変化を示す．一方，補足運動野や運動前野の細胞は，異なった活動を示す細胞が多いことがわかっている．すなわち，右の手指の動作に限局した活動を示す細胞，左の手指の動作に限局した活動を示す細胞，両側の手指の動作に限局した活動を示す細胞，右または左手の動作に活動を示し両側の動作には活動を示さない細胞，すべての動作に際し活動を示す細胞など，錐体路中枢にはみられない変化に富んだ活動を示す細胞がある．

サルを用いた実験によれば，**補足運動野**を切除すると，明らかな運動麻痺は認められないが，特徴的な徴候が手に出現するという．正常では左右両手を協力的に用いて行う動作において，利き手と反対の手の間には役割分担がある．しかし，一側の補足運動野を切除すると，両手とも利き手のような動作を行い，役割分担を用いた動作ができなくなるという．

運動前野の一部には，手指の特定の運動のみに関与する細胞が存在するという報告がある．例えば小さな物を摘む際には，どのような向きから右手で摘んでも，さらには左手で摘んでも活動するが，物を握るなどの他の動作には活動しない細胞が見出されている．同様に，指先で物を拾う，小さなボタンを押すなどの特定の動作のみに活動する細胞が存在する．

視覚中枢からの情報が頭頂葉連合野で統合され，**運動前野**へ伝達されるという．サルに複数のキーを次々に押させる実験で，LED点灯による視覚誘導によって押すべきキーを順次指示したところ，運動前野の細胞が活動したとする報告がある．この実験結果は，物体の認識から運動に至る過程が，頭頂葉連合野から運動前野を経て錐体路中枢に至る興奮伝達によってなされていることを表象するものであろう．すなわち運動前野の細胞は，視覚誘導性の動作遂行の際に活動するものが多い．一方，視覚誘導なしに行う運動，例えばサルにキーを次々に押させる実験を，押す順をあらかじめ記憶させて行うと，**補足運動野**の多くの細胞が活動を示す．この実験結果から，視覚情報に基づいて連続動作を行うのか，脳に記憶された情報に基づいて行うのかによって，運動前野と補足運動野の機能分担がなされていることがわかる．そして，この機能分担が明瞭になるのは，単純な動作ではなく，入力された情報を処理して適切な命令を出力することが要求される複雑な運動を行う時である．

前述のさまざまな研究から補足運動野や運動前野は，手指の巧緻運動のような複雑な高次の運動機能を担っていると考えられる．

2) 知覚入力の影響

表面がヌメヌメしたコップを持つ時，コップを落とさないように自然に指先に力が入る．すなわち，随意運動は知覚入力によって影響を受ける．これは，錐体路の特に手指筋の運動を支配するニューロンの興奮性が，皮膚からの知覚入力によってフィードバックを受けているためである．さらに，ある指の知覚刺激は，その指の筋の活動には影響するが，他指には効果を示さないこともわかっている．すなわち，手指の特に指先の掌側の皮

膚は知覚が鋭敏であり，感覚器である皮膚と運動器である筋が，1つの機能単位として作用していることになる．手指の関節からの位置覚の入力も，錐体路の興奮性に影響を及ぼしている．すなわち，錐体路は表在覚や位置覚などによって精密なコントロールを受け，手指の巧緻運動が調整されているのである．このような知覚入力が錐体路に及ぼす影響は，他の部位でもみられるが，手指において顕著である．

では，知覚入力は錐体路中枢に直接作用しているのであろうか．知覚入力によって神経細胞の活動がどのように変化するかを調べる実験が，サルを用いて行われている．そして，錐体路中枢の神経細胞には変化がないことが明らかになった．一方，補足運動野・運動前野では，知覚の種類によって異なる応答を示す細胞や，特定の知覚入力に選択的な応答を示す細胞が多く観察された．これらの結果から錐体路中枢は，最終運動指令を生成して，それを脳幹や脊髄に出力する役割を果たしていると考えられる．一方，補足運動野や運動前野は種々の知覚入力を受け，それらの入力情報の処理を行っていることが示唆される．

前述のように皮膚と運動器が1つの機能単位として作用するには，「ヌメヌメしたコップは滑りやすく，滑って落とすと割れてしまうので，落とさないように力を入れなければならない」という学習効果が前提条件として必要であり，この学習効果が脳の機能に影響を及ぼす．

8 小脳と錐体路

小脳 cerebellum は，小脳脚を介して平衡覚や非意識型深部覚，錐体外路系の情報を受け入れ，それらを統合した結果を小脳脚を介して関節などに送り返すことによって，姿勢・平衡の保持や筋緊張の調整を行い，随意運動を円滑に遂行する役目を果たしている．小脳の疾患では，企図振戦，測定障害，交代運動障害などが生じ，箸を使ったり小さな字を書いたりする手指の巧緻運動ができなくなる（**第Ⅲ章参照**）．

9 錐体路の下位中枢

教科書的には，「錐体路の線維は，大脳皮質から単シナプス性に前角へ至る」とされる（**図Ⅰ-1**）．しかし大部分の線維は，前角に至るまでの間に，脳幹や脊髄においてニューロンを交代する．すなわち多シナプス性に前角へ連絡する．さらに，こ

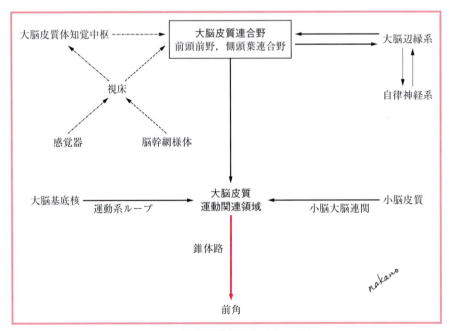

図Ⅰ-39 随意運動発現のメカニズム

れらのニューロン交代部位は，錐体路の下位中枢として機能する．したがって，錐体路が大脳皮質あるいは内包で障害された場合には下位中枢が代償するため，運動はある程度は回復する．

手指の筋を支配する線維は単シナプス性に前角へ至るため，下位中枢が存在しない．したがって錐体路が障害された場合には下位中枢による代償がないことになり，手指の運動が完全に回復することはほとんどない．

L 随意運動発現のメカニズム

随意運動は，大脳皮質錐体路中枢からの命令が錐体路および下位運動ニューロンを介して骨格筋へ伝導されることによって発現する．錐体路中枢や補足運動野，運動前野は**大脳皮質運動関連領域**と総称される．小脳や大脳基底核を中心とする**錐体外路系** extrapyramidal system は，大脳皮質運動関連領域と連絡し，多くの骨格筋の調和をとり随意運動を円滑に遂行する役割を担っている（**第Ⅲ章，第Ⅴ章参照**）．

随意運動は，意欲や動機づけによって左右される．情動を司る**大脳辺縁系** limbic system は，身体外部からの知覚情報および中枢神経系内部からの記憶や予測の情報に基づいて情動的な変化を起こし，随意運動の意欲や動機づけを生じる（**第Ⅵ章参照**）．その結果が**大脳皮質連合野** association area へ伝導され，行動様式が決定されるのである．

随意運動を正確に遂行するためには，視覚や表在覚，意識型深部覚などさまざまな知覚情報が必要である．**視床** thalamus は，種々の知覚伝導路の中継点として機能している（**第Ⅶ章参照**）．視床から大脳皮質の各知覚中枢へ投射された知覚情報は，連合野で統合処理され，運動関連領域に伝達される．また，随意運動を正確に遂行するためには意識が清明でなければならない．視床は脳幹網様体から大脳皮質に至る意識の上行性賦活系の中継点でもあり，視床からの情報が大脳皮質連合野へ伝導され，行動様式に影響を及している．

すなわち随意運動の発現には，中枢神経系内部のさまざまな領域が関与しているのである（図Ⅰ-39）．

文　献

1) 中野隆：錐体路．コメディカルのための臨床解剖学サブノート 神経第4版，61-68．Orenstein und Koppel（名古屋），2006
2) 望月仁志，宇川義一：運動神経系の交叉．神経内科 84：355-361，2016
3) 中野隆：脳血管障害の解剖と臨床—中華人民共和国国家神経内科培訓中心講演会資料集，1-22．1996
4) 中野隆：リハビリテーションの基礎—手指の巧緻運動における筋骨格機構および中枢神経機構．第55回愛知県柔道整復師会会員研修会資料集，1-20．2001
5) 中野隆：手指の巧緻運動における筋骨格機構および中枢神経機構．浅羽医学研究所研修会資料集，1-21．2003
6) 後藤昇，後藤潤，江連博光：マスターの要点—神経解剖学 第8回 伝導路(1) 錐体路と小脳系以外の錐体外路．理学療法 18(9)：912-917，2001
7) 水野昇，岩堀修明，中村泰尚訳：図説中枢神経系 第2版．医学書院，1994
8) 鈴木康弘：神経学の歴史．神経学関連ページ．http://homepage3.nifty.com/sinkei/
9) 古川哲雄：膝蓋腱反射．神経内科 51：195-199，1999
10) 岩田誠：Babinski の残したもの—バビンスキー徴候．神経内科 42：391-396，1995
11) 後藤文男，天野隆弘：診断に必要な機能解剖学—皮質延髄路．Clinical Neurosci 1(2)：140-141，1983
12) 寺尾心一，高津忍，祖父江元，高橋昭：延髄梗塞にみられる中枢性顔面神経麻痺．神経内科 46：339-344，1997
13) Terao S, Miura N, Takeda A, Takahashi A, Mitsuma T, Sobue G：Course and distribution of facial corticobulbar tract fibres in the lower brain stem. J Neurol Neurosurg Psychiat 69(2)：262-265, 2000
14) Haines DE：よくある神経症状の局在診断学 神経経路の起始と終末 第1版（木下真男，日高隆信，塩島敏也訳）．メディカル・サイエンス・インターナショナル，1992
15) Weber H：A contribution to the pathology of the crura cerebri. Med Chir Trans 46：121-139,

1863

16) 古川哲雄：Weber 症候群．神経内科 **40**：589-591, 1994
17) Cavazos JE et al：Pure motor hemiplegia including the face induced by an infarct of the medullary pyramid. *Clin Neurol Neurosurg* **98**：21-23, 1996
18) Hopf HC, Muller-Forell W, Hopf NJ：Localization of emotional and volitional facial paresis. *Neurology* **42**：1918-1923, 1992
19) 古川哲雄：顔面神経麻痺の症候学．神経内科 **38**：1-7, 1993
20) Topper R, Kosinski C, Mull M：Volitional type of facial palsy associated with pontine ischaemia. *J Neurol Neurosurg Psychiatry* **58**：732-734, 1995
21) Roth EJ et al：Traumatic cervical Brown-Sequard and Brown-Sequard-plus syndromes-The spectrum of presentations and outcomes. *Paraplegia* **29**：582-589, 1991
22) 水野昇：いわゆる"錐体路"の神経解剖学．神経内科 **43**：297-305, 1995
23) 小松崎篤, 篠田義一, 丸尾敏夫：眼球運動の神経学第1版．医学書院，1986
24) 水野昇：錐体路とくに大脳皮質脊髄線維について．脳神経 **38**：719-740, 1986
25) Kwan HC, Mackay WA, Murphy JT, Wong YC：Spatial organization of precentral cortex in awake primates. II. Motor outputs. *J Neurophysiol* **41**：1120-1131, 1978
26) 宇川義一：錐体路の生理．神経内科 **43**：313-318, 1995
27) 田代邦雄：延髄頸髄移行部病変の症候．神経内科 **47**：366-371, 1997
28) 辻有紀子, 水野順一, 橋詰良夫, 中川洋：正常頚髄横断面積と前角細胞の量的検討．脊髄外科 **16**：9-14, 2002
29) 美馬達哉, 柴崎浩：中枢性運動制御．ダイナミック神経診断学（柴崎浩, 田川皓一, 湯浅龍彦編），207-211．西村書店，2001
30) 岩坪威, 金光晟：ヒトの錐体路．脳神経 **45**：21-37, 1993
31) 丹治順, 松坂義哉：補足運動野と運動前野 解剖と機能に関する最近の考え方．神経内科 **42**：99-106, 1995
32) Brinkman C：Supplementary motor area of the monkey's cerebral cortex：short- and long-term deficits after unilateral ablation and the effects of subsequent callosal section. *J Neurosci* **4**：918-929, 1984
33) 森悦朗：補足運動野と運動前野―補足運動野の欠落症状．神経内科 **42**：107-114, 1995
34) 蔵田潔：随意運動における大脳皮質運動野の役割．脳神経 **47**：1135-1142, 1995
35) Kurata K, Tanji J：Premotor cortex neurons in macaque-Activity before distal and proximal forelimb movements. *J Neurosci* **6**：403-411, 1986
36) Mushiake H, Inase M, Tanji J：Neuronal activity in the primate premotor, supplementary, and precentral motor cortex during visually guided and internally determined sequential movements. *J Neurophysiol* **66**：705-718, 1991
37) Palmer E, Ashby P, Hajek VE：Ipsilateral fast corticospinal pathways do not account for recovery in stroke. *Ann Neurol* **32**：519-525, 1992
38) 蜂須賀研二, 緒方甫：脳卒中片麻痺患者の非麻痺側は正常か？総合リハ **25**：85-87, 1997
39) Ward NS, Cohen LG：Mechanisms underlying recovery of motor function after stroke. *Arch Neurol* **61**：1844-1848, 2004
40) Vulliemoz S, Raineteau O, Jabaudon D：Reaching beyond the midline-Why are human brains cross wired？*Lancet Neurol* **4**：87-99, 2005
41) 加藤宏之：脳機能再構築に関する脳機能画像診断の実際．理学療法科学 **22**：7-12, 2007
42) 山田深：片麻痺の回復パターンと同側性運動路の関与．臨床リハ **16**：919-924, 2007
43) 祖父江元：神経変性疾患の克服に向けて．神経治療 **33**：83-87, 2016

第Ⅱ章
体知覚伝導路の機能解剖

　「感覚」sensation と「知覚」perception とは，どのように違うのであろうか．「感覚」とは，見たり聞いたり触ったりすることによって生じる印象である．「知覚」とは，その感覚を他の感覚と合成したり記憶と照合したりして，感覚した事象を認知することである．例えば，白いチョークを見たり（視覚）触ったり（触覚）するのは「感覚」である．これらの視覚と触覚を統合し，過去にチョークを見たり触ったりした記憶と照合して，チョークであると認知するのが「知覚」である．したがって「知覚」には，大脳皮質諸中枢の作用の統合や記憶を司る大脳皮質連合野の機能が必要である．
　しかし，「感覚」と「知覚」を厳密に区別することは不可能であり，現実的でもない．本書では，原則として「知覚」および「知覚伝導路」を用いることにするが，これは単に筆者の好みである．

A 体知覚

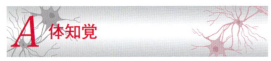

体知覚には表在覚，深部覚，触覚が含まれる．

1 表在覚

表在覚は，皮膚で感受する温度覚と痛覚である．温度覚は，40〜45℃程度の温水と10℃程度の冷水を試験管などに入れたものを皮膚に接触させて検査するが，温度が高すぎたり低すぎたりすると，温度覚ではなく痛覚を生じるため注意を要する．痛覚は，ピンなどで皮膚を軽く突いて検査する．

2 深部覚

深部覚は，関節や筋，腱などで感受する運動覚，位置覚，振動覚，圧覚である．運動覚は，閉眼させて関節を他動的に動かし，それを感受できるかどうかを診る．位置覚は，閉眼させて関節が屈曲しているか伸展しているかを言わせることによって検査する．運動覚と位置覚は，ともに関節で感受されるため，両者を合わせて関節覚と称することがある．振動覚は，体表面の骨触知部位に音叉を当てて検査する．これらの深部覚には，意識されるものと意識されないものがあり，前者を**意識型深部覚**，後者を**非意識型深部覚**と言う．

上記の深部覚検査法は，被検者が関節の動きや位置，あるいは音叉の振動を感受できたかどうかを診るもの，すなわち意識型深部覚の検査法である．日常生活における例を挙げて，意識型深部覚と非意識型深部覚の相違を考えてみよう．椅子に座っている時，股関節や膝関節は屈曲位である．立位では，股関節，膝関節ともに伸展位である．そして，関節がどのような肢位にあるかは，目で確認しなくても認識できる．これは，関節からの情報が，意識型深部覚として大脳皮質体知覚中枢に伝導されたためである．

では，非意識型深部覚とは何であろうか．立位では，股関節，膝関節ともに伸展位でなければならない．しかし，意識して伸展させていなくても，無意識的に伸展位に保持されている．すなわち，関節からの情報は，意識にのぼらなくても非意識型深部覚として中枢に伝導され，そして中枢から遠心性に関節や筋に命令が出力されて，姿勢が保持されているのである．小脳は，小脳脚を介して平衡覚や非意識型深部覚，錐体外路系の情報を受け入れ，それらを統合した結果を小脳脚を介して関節などに送り返すことによって，姿勢・平衡の保持や筋緊張の調整を行い，随意運動を円滑に遂行する役目を果たしている．非意識型深部覚は，意識型深部覚とは別の伝導路によって小脳へ伝わり，姿勢・平衡や筋緊張の無意識的かつ自動的な調節に関与しているのである．臨床的には，単に「深部覚」と言う場合は意識型深部覚を指すことが多い．

3 触覚

触覚は，**非識別型触覚**と**識別型触覚**に分けられる．非識別型触覚は「単純な触覚」であり，脱脂綿などで皮膚に触れることによって検査する．では，識別型触覚とは何であろうか．閉眼して他人に手掌に簡単な文字や図形などを描いてもらうと，何を描いたかが識別できる．あるいは，コンパスなどで同時に2点を刺激した場合，それを1点ではなく2点として識別できる．これが識別型触覚であり，「精細な触覚」あるいは複合感覚とも言われる．識別型触覚の検査で注意すべき点は，被検者と対面して手掌に文字や数字を書くと逆向きになって識別しにくいため，被検者と同じ向きになることである．臨床的には，単に「触覚」と言う場合は非識別型触覚を指すことが多い．

非識別型触覚と識別型触覚は，別々の伝導路を通って大脳皮質に伝えられる．そのため，いずれか一方の伝導路が障害されても，他方が正常であれば，触覚はある程度は保たれることになる．

4 体知覚伝導路の分類

頸部以下からの体知覚は脊髄神経知覚性線維によって脊髄に伝導され，顔面・頭部からの体知覚は脳神経知覚性線維によって脳幹に伝導される．中枢神経系内部では，**表在覚**と**非識別型触覚**，**意識型深部覚**と**識別型触覚**がそれぞれ同じ伝導路を通り，大脳皮質へ伝わる．

本章では体知覚伝導路を，①頸部以下からの表在覚・非識別型触覚伝導路，②頸部以下からの意識型深部覚・識別型触覚伝導路，③顔面・頭部からの表在覚・非識別型触覚伝導路，④顔面・頭部からの意識型深部覚・識別型触覚伝導路，に大別して順に述べる．

一方，**非意識型深部覚**は，独自の伝導路によって小脳皮質へ伝わる．非意識型深部覚伝導路については**第Ⅲ章**で述べる．

B 頸部以下からの表在覚・非識別型触覚伝導路（図Ⅱ-1）

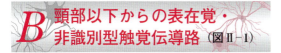

頸部以下からの表在覚（温度覚，痛覚）と非識別型触覚は，**脊髄神経知覚性線維**を介して，脊髄の**後角** posterior horn に伝導される．脊髄神経知覚性線維の神経細胞体は**後根神経節** dorsal root ganglion（脊髄神経節 spinal ganglion）に存在するが，形態的には偽単極神経細胞に分類され，1本の樹状突起と1本の軸索を有する（図Ⅱ-2）．皮膚の神経終末で感受された情報は，樹状突起を介して後根神経節の神経細胞へ，さらに軸索を介して後角に伝えられる．

後角の知覚性神経細胞から出て視床に至る神経線維（軸索）の束を**脊髄視床路** spinothalamic pathway と称するが，脊髄と脳幹においては，表在覚を伝導する線維束と，非識別型触覚を伝導する

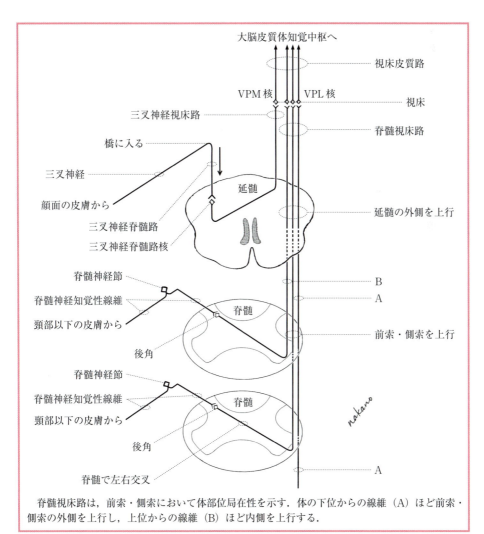

脊髄視床路は，前索・側索において体部位局在性を示す．体の下位からの線維（A）ほど前索・側索の外側を上行し，上位からの線維（B）ほど内側を上行する．

図Ⅱ-1 表在覚・非識別型触覚伝導路

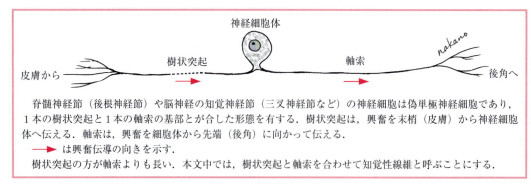

図Ⅱ-2 偽単極神経細胞

線維束に分かれる．

表在覚の伝導路を**外側脊髄視床路** lateral spinothalamic pathway と言い，後角の最も背側部に位置する後縁細胞から出て，左右交叉して反対側に至り，側索を上行する．側索では，錐体路（外側皮質脊髄路）の走行部位よりも腹側に位置している．脳幹では延髄の外側部を上行し，視床に至る．

非識別型触覚の伝導路を**前脊髄視床路** anterior spinothalamic pathway と言い，後縁細胞の腹側に位置する後角固有核から出て，左右交叉して反対側に至り，前索を上行する．脳幹では網様体内を散在性に上行して，視床に至る．

脊髄視床路は，側索および前索において**体部位局在性** somatotopic localization を示し，体の下位の皮膚からの知覚を伝導する神経線維は側索・前索の外側を通り，上位からの神経線維は内側を上行する．すなわち，会陰部や足からの神経線維が側索・前索の最も外側を通り，頸部や上肢からの神経線維が最も内側を上行することになる．これが脊髄疾患の症状を理解する上で重要になる．

視床 thalamus では，外側脊髄視床路，前脊髄視床路ともに VPL 核（後外側腹側核）に終止する（**第Ⅶ章参照**）．視床の VPL 核も**体部位局在性**を示し，下位からの線維ほど VPL 核の外側に終止する．VPL 核から出る神経線束を**視床皮質路**（視床放線）と言い，内包を通って，大脳皮質の体知覚中枢（中心後回，Brodmann の area 3・1・2）に終わる．

C 脊髄疾患における表在覚麻痺

脊髄視床路の体部位局在性が，脊髄疾患における表在覚麻痺の進展にどのように関係するのであろうか．

1 髄外腫瘍

脊髄の外方に腫瘍が生じる**髄外腫瘍** extramedullary tumor では，側索・前索の最も外側を上行する線維，すなわち腫瘍とは反対側の下位からの線維が最初に障害されるため，表在覚麻痺は反対側の会陰部や足に初発する．腫瘍の内方への浸潤に伴って，表在覚麻痺は，反対側を足から病巣レベル（腫瘍が存在する高さ）に向かって上方へ拡がる．腫瘍がさらに浸潤すると，病側（同側）の皮膚からの線維が障害され，表在覚麻痺は同側を病巣レベルから足に向かって下方へ拡がる（**図Ⅱ-3**）．

2 髄内腫瘍

脊髄の内部に腫瘍が生じる**髄内腫瘍** intramedullary tumor では，病巣レベルにおいて脊髄に入る線維が最初に障害され，腫瘍の外方への浸潤に伴って，次第に下位からの線維が障害されるようになる．したがって，表在覚麻痺は両側の病巣レベルで初発し，下方へ拡がる（**図Ⅱ-4**）．会陰部の皮膚を支配する神経線維は，側索・前索の最も外側を上行するため，障害を免れることが多く，会陰部の知覚は保たれることが多い．この現象は

C 脊髄疾患における表在覚麻痺

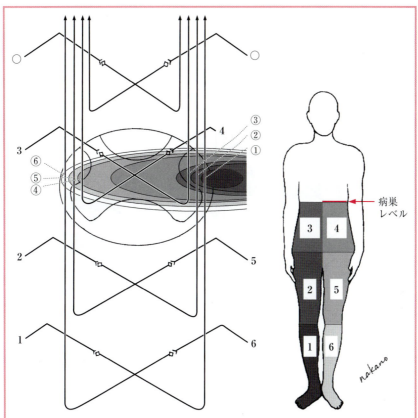

腫瘍が存在する髄節（病巣レベル）の神経線維（①）が最初に障害される．腫瘍の浸潤につれて，②③の順で障害される．換言すれば，反対側の下位からの線維（1）が最初に障害され，次いで2の線維が，さらに反対側の病巣レベルからの線維（3）が障害される．

腫瘍が正中線を越えて浸潤すると，④⑤⑥の順で障害される．換言すれば，同側（病巣側）の病巣レベルからの線維（4），次いで5の線維が，同側の下位（足）からの線維（6）が最後に障害される．病巣レベルより上の髄節に入る線維（○）は障害されない．

したがって，表在覚麻痺は，右図のように反対側の足から病巣レベルへ向かって上方へ 1 ⇒ 2 ⇒ 3 の順に拡がる．さらに，同側の病巣レベルから足へ向かって下方へ 4 ⇒ 5 ⇒ 6 の順に拡がる．

図II-3 髄外腫瘍における表在覚麻痺

仙骨回避 sacral sparing と呼ばれ，髄内腫瘍の特徴の1つとされる．

3 脊髄損傷

胸髄 thoracic cord や**腰髄** lumbar cord の損傷において，表在覚麻痺はみられても，非識別型触覚は障害されないことがある．これは，なぜであろうか．

胸神経や腰神経の知覚性線維は，胸髄や腰髄に入り後角細胞とシナプス結合する．その際に，表在覚を伝導する神経線維の多くは，その髄節内で後角細胞とシナプス結合する．一方，非識別型触覚を伝導する神経線維の少なくとも一部は，同側を上行し，種々の高さの髄節で後角細胞とシナプス結合する．したがって，胸髄や腰髄の損傷において非識別型触覚を伝導する線維の一部は障害を免れ，**非識別型触覚**は保たれるのである（**図II-5**）．

しかし，**頸髄** cervical cord の損傷では非識別型触覚も障害される（**図II-5**）．

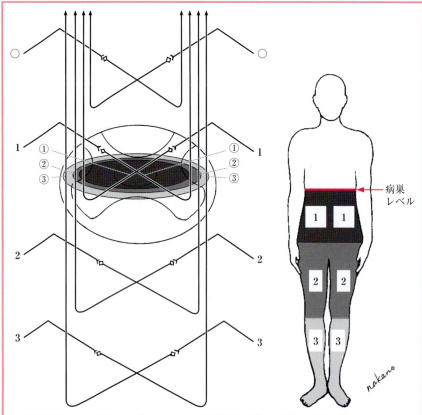

腫瘍が存在する髄節（病巣レベル）の神経線維（①）が最初に障害される．腫瘍の浸潤につれて，②③の順で障害される．換言すれば，病巣レベルに入る神経線維（1）が最初に障害され，次いで2の線維が障害され，体の下位からの線維（3）が最後に障害される．病巣レベルより上の髄節に入る線維（○）は障害されない．

したがって，表在覚麻痺は，右図のように両側性に病巣レベルから足へ向かって下方へ1⇒2⇒3の順に拡がる．

図Ⅱ-4 髄内腫瘍における表在覚麻痺

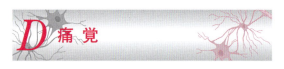

D 痛覚

1 痛覚と意識

意識を司るのは，脳幹から上部頸髄にかけて存在する**脳幹網様体** brainstem reticular formation である．網様体が損傷されれば意識障害（嗜眠，傾眠，昏迷，昏睡）を起こす．一方，網様体を刺激すれば，意識レベルが上昇する．意識障害のあるヒトに頬を叩くなどの痛覚刺激を加えたり，呼びかけたりして，覚醒させようとするのはなぜであろうか．あるいは，座ったまま居眠りをしていて，頭が傾いたと同時に目が覚めるのはなぜであろうか．種々の知覚伝導路は，大脳皮質や小脳皮質へ至る途中で，その側枝を網様体へ送っている．それによって，痛覚や聴覚，平衡覚などの知覚が網様体を刺激するため，意識レベルが上昇して覚醒するのである．

2 痛覚と不快感

喜怒哀楽の感情を司るのは**大脳辺縁系** limbic system である．さらに大脳辺縁系は，自律神経系の最高中枢である**視床下部** hypothalamus と密接に連絡しているため，感情に伴って自律神経症状が出現する．例えば，怒りの感情に，血圧上昇

D 痛覚

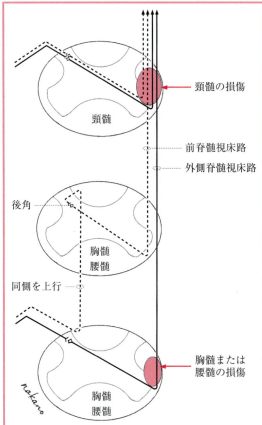

図II-5 脊髄損傷における障害

表在覚伝導路を実線で，非識別型触覚伝導路を点線で示す．

胸髄または腰髄の損傷では表在覚伝導路が障害される．非識別型触覚伝導路（の一部）は，同側を上行して数髄節上の後角まで至るため，障害を免れることがある．

頸髄の損傷では，表在覚伝導路，非識別型触覚伝導路ともに障害される．

や心拍数増加などの交感神経症状を伴うのも，大脳辺縁系と視床下部との連絡による（第VI章参照）．

急性痛は，一次痛と二次痛に大別される．**一次痛** first pain は，刺激が加わった直後に生じるもので，一過性の刺すような鋭い痛みである．識別性が高く，いつどこが刺激されたかを認識できる．**高閾値機械受容器**で感受される．**二次痛** second pain は，遅れて発生するもので，持続性の鈍く疼くような痛みである．識別性が低く，痛い部位が不明瞭である．**ポリモーダル受容器**で感受される．ポリモーダル受容器とは，機械的・化学的・温熱性刺激など多数（poly）の様式（mode）の刺激に反応する，分化の程度が低い受容器のことを指す．

痛覚，特に二次痛は不快感を伴う．脊髄視床路の一部は，視床で中継されて大脳辺縁系に投射される．系統発生学的に古いことから，**旧脊髄視床路**と呼ばれる．また，脊髄を上行して網様体に至り，大脳辺縁系や視床下部，視床に投射する伝導路を**脊髄網様体視床路**と言う．これらの伝導路によって，痛覚に伴って大脳辺縁系などが刺激され，不快な感情や交感神経症状が生じると考えられる．

3 痛覚と交感神経症状・発声

ネコが強いストレスにさらされると，瞳孔が散大し，体毛が逆立ち，呼吸が激しくなり，うなり声をあげる．ヒトにおいても，激痛を感じると，呼吸数や心拍数の増加，瞳孔散大，血圧上昇などの交感神経症状が出る．あるいは，思わず声を発することもある．発声は，迷走神経の枝の反回神経の作用で閉鎖した喉頭の声帯ヒダを，呼気圧で振動させることによって起こる（図I-17）．したがって，痛覚刺激により交感神経や迷走神経が活動したことになる．このメカニズムを探ってみよう．

中脳において中脳水道を取り囲む正中部の灰白質を**中脳中心灰白質** mesencephalic central gray と言い，脊髄視床路の側枝が終止している．そして中脳中心灰白質は，自律神経系の最高中枢である視床下部や延髄の疑核（迷走神経の運動核）と連絡している．すなわち，脊髄視床路の側枝によって伝導された痛覚が中脳中心灰白質を刺激し，さらに視床下部や疑核が刺激され交感神経症状や発声が起こるのである．

また，中脳中心灰白質からは下行性線維が脊髄の後角に達している．この下行性線維は，痛覚刺激によって起こる後角の神経細胞の興奮を抑制しており，下行性鎮痛系と呼ばれる．

E 頸部以下からの意識型深部覚・識別型触覚伝導路（図Ⅱ-6）

頸部以下からの意識型深部覚と識別型触覚は，**脊髄神経知覚性線維**を介して脊髄に伝導される．表在覚・非識別型触覚を伝導する神経線維と異なり，意識型深部覚・識別型触覚を伝導する線維は，後角でニューロンを交代することなく，そのまま同側の後索を上行する．これを**後索路** posterior column pathway と称し，**体部位局在性**を示す．

すなわち，頸髄において，体の下位から仙骨神経や腰神経を介して脊髄に入ってきた線維は後索の内側部に集まり薄束（Goll 束）を形成し，体の上位から胸神経や頸神経を介して入ってきた線維は外側部に集まり楔状束（Burdach 束）を形成する．後索路（薄束と楔状束）は，延髄下端の後索核（薄束核と楔状束核）に終止する（図Ⅱ-7）．後索核の背側部には，四肢の遠位部を支配する線維束が終止する対応配列がみられる．しかし後索核の腹側部では，身体の部位との対応は明瞭ではな

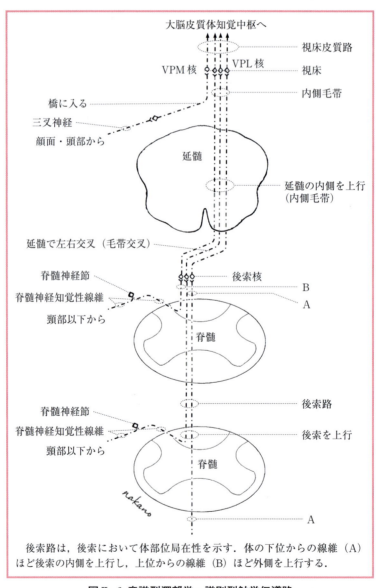

図Ⅱ-6 意識型深部覚・識別型触覚伝導路

の上丘の高さでは脊髄視床路の腹側に近接している。**視床**のVPL核における内側毛帯の終止域は，脊髄視床路とオーバーラッピングし，**体部位局在性**を示す。すなわち，仙骨神経や腰神経を介して入ってきた線維はVPL核の外側に，頸神経を介して入ってきた線維は内側に終止する。

表在覚や平衡覚の伝導路と同様に，内側毛帯の側枝が網様体に入るため，意識型深部覚の伝導路も網様体を刺激し，意識レベルを上昇させることになる。

VPL核から出る神経線維束を**視床皮質路**（視床放線）と言い，内包を通って，大脳皮質の体知覚中枢（中心後回，Brodmannのarea 3・1・2）に終わる。

F 知覚解離（解離性感覚障害）

表在覚と意識型深部覚のうち，いずれか一方が麻痺し他方が正常であることを，**知覚解離**（解離性感覚障害）sensory dissociationと言う。したがって，表在覚伝導路と意識型深部覚伝導路のうち，一方のみが障害されて他方が正常である場合に，知覚解離が生じることになる。非識別型触覚は表在覚と（図Ⅱ-1），識別型触覚は意識型深部覚と（図Ⅱ-6）それぞれ同じ伝導路を通る。そのため，いずれか一方の伝導路が障害されても，他方が正常であれば，触覚はある程度は保たれることになる。

1 伝導路の走行部位に起因する知覚解離

表在覚伝導路（図Ⅱ-1）と意識型深部覚伝導路（図Ⅱ-6）を比べてみよう。図Ⅱ-8は，両者を合わせて描いたものである。表在覚伝導路と意識型深部覚伝導路の両者が密接して走行している部では，表在覚と意識型深部覚がともに障害されやすく，知覚解離は生じにくい。すなわち，末梢の脊髄神経，および中枢内の中脳から大脳皮質体知覚中枢の間では，両者が密接しているため知覚解離は生じにくい。脊髄と延髄では，両者が離れて走行するため知覚解離が生じやすい。換言すれば，知覚解離がみられる症例では，脊髄や延髄の

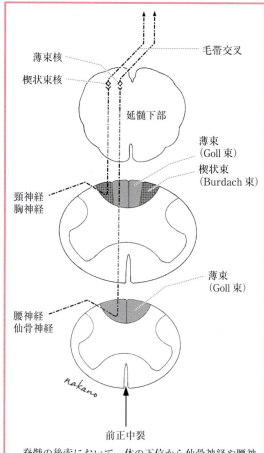

図Ⅱ-7 後索と後索核

脊髄の後索において，体の下位から仙骨神経や腰神経を介して入ってきた線維は内側部に集まり薄束（Goll束）を形成し，体の上位から胸神経や頸神経を介して入ってきた線維は外側部に集まり楔状束（Burdach束）を形成する。

延髄下部の後索核において，薄束の線維は薄束核に，楔状束の線維は楔状束核に終止する。

い。

後索核から出る神経線維は，延髄下端の正中部で左右交叉して反対側に行き，**内側毛帯** medial lemniscusを形成して，視床のVPL核（後外側腹側核）まで上行する。延髄における交叉部位を**毛帯交叉** lemniscal decussationと言う。錐体路も延髄の錐体交叉で左右交叉するが，毛帯交叉は錐体交叉よりも上に位置する。換言すれば，錐体交叉の下端が延髄と脊髄の境界に相当するのである。内側毛帯は，延髄では内側部を上行し，中脳

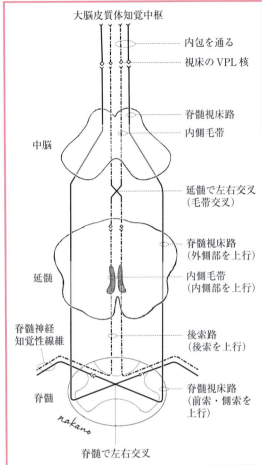

図Ⅱ-8 知覚解離が生じるメカニズム

表在覚伝導路を実線（———）で，意識型深部覚伝導路を一点鎖線（—・—・—）で示す．脊髄と延髄では，両者が離れて走行するため，いずれか一方のみが障害されやすく，知覚解離が起こりやすい．両者が密接して走行している脊髄神経や中脳〜大脳皮質の間では，知覚解離が生じにくい．

障害が強く疑われることになる．知覚解離を起こす疾患について解説する．

1）前脊髄動脈症候群（前脊髄動脈閉塞症候群）

脊髄では，表在覚伝導路は側索を，意識型深部覚伝導路は後索を上行する．脊髄の前3分の2（前索，側索，前角，側角）は前脊髄動脈，後ろ3分の1（後索，後角）は後脊髄動脈によって支配されている．脊髄では，前部と後部で動脈支配が異なり，表在覚伝導路は前部を，意識型深部覚伝導路は後部を通るのである．したがって，脊髄の前部または後部のいずれの梗塞においても，知覚解離が生じる．

前脊髄動脈症候群 anterior spinal artery syndrome は，動脈硬化や解離性大動脈瘤による血行障害あるいは脊髄腫瘍や椎間板ヘルニアによる動脈圧迫などによって，前脊髄動脈支配域である脊髄の前3分の2が梗塞を起こして生じる症候群である．本症候群では，側索を上行する脊髄視床路が両側性に障害されるため，両側の病巣レベル以下に表在覚麻痺が生じる．一方，後索を上行する後索路は障害されることはなく，意識型深部覚は正常である．したがって，両側の病巣レベル以下に知覚解離が生じる（図Ⅱ-9）．

前脊髄動脈症候群は，前脊髄動脈の閉塞ではなく，Adamkiewicz動脈や肋間動脈の閉塞によって起こることが多い．この理由を，脊髄の動脈の走行および発生を考慮しながら探ってみよう．脊髄の動脈系は，椎骨動脈系と分節動脈系の2系統に大別される（図Ⅱ-10）．**椎骨動脈系**には，前脊髄動脈と後脊髄動脈がある．椎骨動脈から分岐した1対の**前脊髄動脈** anterior spinal artery は，延髄の錐体下部の高さで左右合流して1本になり前正中裂に沿って下行する．解剖学的には，1対の部分も，左右合流して1本になったあとも，ともに「前脊髄動脈」と言う．しかし，1対のうち1本が閉塞した場合と，1本のみの動脈が閉塞した場合とでは，臨床的な意味が異なる．そのため，1対の部分を「前脊髄動脈」とし，左右合流後を「前脊髄動脈幹」として，臨床的には区別することがある．椎骨動脈から分岐した1対の後脊髄動脈は，左右合流することなく1対のままで後外側溝に沿って下行する（図Ⅱ-11）．

分節性動脈系には**前根動脈** anterior radicular artery と**後根動脈** posterior radicular artery がある．分節性動脈とは，体幹の種々の高さで大動脈から分岐し胸壁や腹壁に沿って走行する肋間動脈や腰動脈などのことである．大動脈を'竹'に喩えれば，種々の高さの'節'から分岐する枝が分節性動脈である（図Ⅱ-10）．分節性動脈の背枝（背部に向かう枝）から分岐した脊髄枝は，椎間孔を通って脊柱管に入り，前根動脈と後根動脈

F 知覚解離（解離性感覚障害）　49

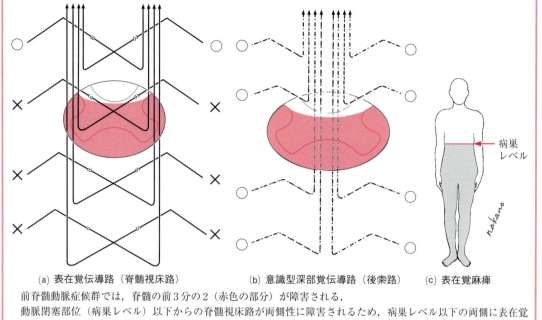

(a) 表在覚伝導路（脊髄視床路）　　(b) 意識型深部覚伝導路（後索路）　　(c) 表在覚麻痺

前脊髄動脈症候群では，脊髄の前3分の2（赤色の部分）が障害される．動脈閉塞部位（病巣レベル）以下からの脊髄視床路が両側性に障害されるため，病巣レベル以下の両側に表在覚麻痺が生じる（(a), (c)）．一方，後索路は障害されないため，意識型深部覚は正常である（(b)）．したがって，両側の病巣レベル以下に知覚解離がみられる．

図Ⅱ-9　前脊髄動脈症候群の症状

に分岐する（図Ⅱ-11）．前根動脈と後根動脈は，脊髄神経の前根・後根に沿って走行し，胎生期には31対が存在する．しかし，成長とともに退化するため，成人において脊髄に達するのは数本のみであり，特に頸髄・胸髄移行部および胸髄・腰髄移行部では少ない．前根動脈のうち最も発達が良いものをAdamkiewicz動脈（大前根動脈）と言い，下位胸髄あるいは上位腰髄に位置する．脊髄の前面において，椎骨動脈系の前脊髄動脈は，分節性動脈系の前根動脈と交通している．すなわち，前脊髄動脈は，頸髄から仙髄に向かって上から下へ貫流しているのではない．発生学的には，種々の高さで脊髄に達した前根動脈が，脊髄表面に沿って縦走する上行枝あるいは下行枝を出して互いに交通し，前脊髄動脈が形成されていると考えられる（図Ⅱ-11）．脊髄は，脳の動脈である「椎骨動脈」の分枝ではなく，大動脈の分枝である「分節性動脈」によって主に栄養されているのである．したがって，分節性動脈系のAdamkiewicz動脈や肋間動脈の閉塞によって本症候群を起こしやすいのである（図Ⅱ-11）．

また，第4胸髄および第6胸髄付近は，上行枝と下行枝の'分水嶺（動脈分布域の境界）'に相当するため，虚血性変化を起こしやすい．

前脊髄動脈症候群が片側性に生じて，脊髄の右前か左前の3分の1のみが梗塞を起こすことがある．これを，**片側性前脊髄動脈症候群** lateralized anterior spinal artery syndrome と言う．なぜ，前脊髄動脈閉塞による障害が，片側のみにとどまるのであろうか．前脊髄動脈は，前正中裂に沿って脊髄内部に侵入する中心動脈（傍正中動脈とも言う）と，脊髄表面に沿って後外側に走行しながら脊髄内部への枝を出す周辺動脈（前脊髄動脈路とも言う）に分岐する．中心動脈は，1髄節あたり数本存在するが，交互に脊髄の右半と左半に分布するのである（図Ⅱ-11）．

したがって，中心動脈が閉塞すると，片側のみの梗塞を起こすことになる．片側性前脊髄動脈症候群では，反対側の病巣レベル以下と同側の病巣レベルに表在覚麻痺および知覚解離がみられる

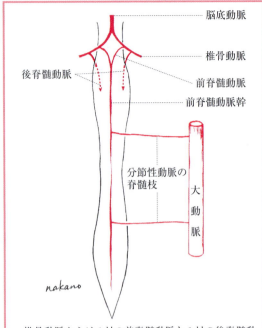

椎骨動脈からは1対の前脊髄動脈と1対の後脊髄動脈が分岐する．前脊髄動脈は合流して1本になり脊髄の前面を下行する．解剖学用語では，1対の部分も，合流して1本になったあとも，ともに「前脊髄動脈」と称する．臨床的には，1対の部分を「前脊髄動脈」，合流後を「前脊髄動脈幹」として区別することがある．後脊髄動脈は1対のままで脊髄の後面を下行する．

種々の高さで大動脈から分岐した分節性動脈の脊髄枝は，前・後脊髄動脈と交通する．

図Ⅱ-10 脊髄の動脈（脊髄前面）

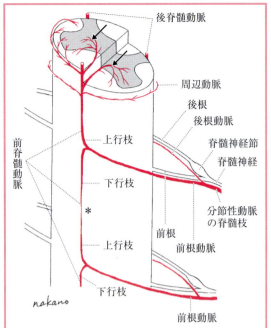

種々の高さで脊髄に至る前根動脈は，脊髄表面を縦走する上行枝および下行枝を出して互いに交通し，前脊髄動脈を形成する．上行枝と下行枝の分水嶺（＊）は虚血性変化を受けやすい．

前脊髄動脈の枝の中心動脈（矢印）は左右交互に分布する．

図Ⅱ-11 脊髄の動脈

（図Ⅱ-12）．

2）後脊髄動脈症候群

後脊髄動脈 posterior spinal artery の閉塞による**後脊髄動脈症候群** posterior spinal artery syndrome では，前脊髄動脈閉塞症候群とは反対に，後索を通る後索路が障害され，前索・側索を通る脊髄視床路は正常である．したがって，病巣レベル以下に意識型深部覚麻痺と知覚解離がみられる．

後脊髄動脈症候群は発生頻度が低く，特に両側性に起こることは稀である．これはなぜであろうか．前述のように，椎骨動脈から分岐した1対の後脊髄動脈は，後外側溝に沿って下行する（図Ⅱ-11）．しかし，実際には左右の後脊髄動脈は，豊富な分枝によって互いに交通して網目状を呈している．したがって，前脊髄動脈とは異なり，網目状の後脊髄動脈は閉塞しにくいのである．

3）脊髄空洞症

脊髄内に管状の空洞が形成され，1髄節あるいは数髄節にわたって上下に拡がる病態が**脊髄空洞症** syringomyelia であり，下部頸髄や上部胸髄に好発する（図Ⅱ-13）．空洞は中心管の背側の灰白質に形成されることが多く，空洞の近傍で左右交叉する脊髄視床路が障害され，両側に表在覚麻痺が起こる．表在覚麻痺は病巣レベルの支配域のみに起こり，その上下にはみられない．すなわち，下部頸髄や上部胸髄の脊髄空洞症では，表在覚麻痺は上胸部や上肢に限局し，腹部や下肢などにはみられない．これを，'**宙吊り型**'**表在覚麻痺**と称する（図Ⅱ-14）．後索を通る後索路は障害されることはなく，意識型深部覚は正常である．したがって，宙吊り型表在覚麻痺の領域には知覚解

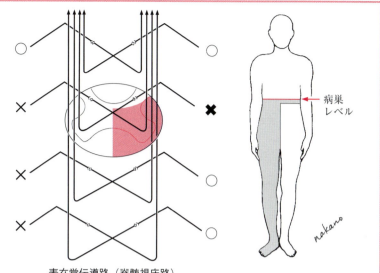

表在覚伝導路（脊髄視床路）

片側性前脊髄動脈症候群では，脊髄の前3分の1（赤色の部分）が障害される．
反対側の動脈閉塞部位（病巣レベル）以下からの脊髄視床路（✕）が障害されるため，反対側の病巣レベル以下に表在覚麻痺が生じる．同側からの脊髄視床路は，病巣レベルに入る線維（✖）のみが障害されるため，同側では病巣レベルのみに表在覚麻痺が生じる．
一方，後索路は障害されないため，意識型深部覚は正常である．したがって，反対側の病巣レベル以下および同側の病巣レベルに知覚解離がみられる．

図Ⅱ-12 片側性前脊髄動脈症候群の症状

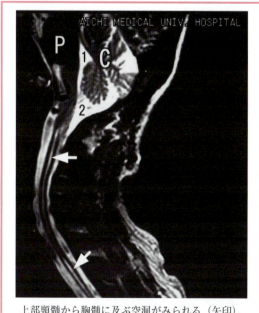

上部頸髄から胸髄に及ぶ空洞がみられる（矢印）．
P：橋　C：小脳　1：第四脳室　2：小脳延髄槽

図Ⅱ-13 頸部以下の体幹に両側性の表在覚麻痺を来した脊髄空洞症症例のMRI（矢状面）

離が生じる．空洞が頸髄から腰髄に及ぶ症例では，上肢から体幹，下肢に至る広範囲に表在覚麻痺および錐体路徴候が生じるため，髄内腫瘍（図Ⅱ-4）との鑑別が困難になる．しかし，腫瘍に比べて，本症では経過が長いという特徴がある．

空洞が側角に拡張すると，交感神経系症状（発汗障害，皮膚栄養障害，Horner症候群など）を伴う（第Ⅷ章参照）．

脊髄空洞症の成因については，未だ議論が分かれる．先天奇形は一般に体の正中部に生じやすい傾向があり，本症にも，頸肋，脊椎後側弯，二分脊椎，頭蓋底陥入症をしばしば合併する．また，小脳扁桃が大後頭孔を通って脊柱管内に脱出する**Arnold-Chiari奇形**に，本症を合併することも多い．これらの事実は，本症の原因の先天説を支持するものである．Arnold-Chiari奇形では，小脳扁桃が大後頭孔に陥入することによって頭蓋内圧と脊柱管内圧に圧較差が生じるため，脊髄実質に水分が貯留し空洞形成に至ると考えられる．また，

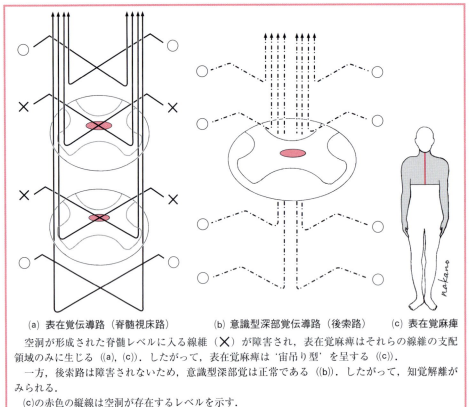

(a) 表在覚伝導路（脊髄視床路）　　(b) 意識型深部覚伝導路（後索路）　　(c) 表在覚麻痺

空洞が形成された脊髄レベルに入る線維（✕）が障害され，表在覚麻痺はそれらの線維の支配領域のみに生じる（(a), (c)）．したがって，表在覚麻痺は'宙吊り型'を呈する（(c)）．
一方，後索路は障害されないため，意識型深部覚は正常である（(b)）．したがって，知覚解離がみられる．
(c)の赤色の縦線は空洞が存在するレベルを示す．

図Ⅱ-14　脊髄空洞症の症状

胎生期の神経管の閉鎖不全によって空洞が形成され，その空洞が第四脳室と交通しているために，髄液圧によって拡張するという考え方がある．しかし，第四脳室との交通が明らかではない症例も多い．後天的には，髄膜炎後の血行障害あるいは腫瘍軟化巣の吸収によって空洞が形成されると考えられている．愛知医科大学脳神経外科学講座の研究グループは，ラットを用いて外傷性脊髄空洞症モデルを作製した．それによれば，外傷に伴う変性と壊死によって脊髄実質に空洞が形成され，Virchow-Robin腔から空洞内への脳脊髄液の流入および，癒着性クモ膜炎の併発による脳脊髄液循環障害によって，空洞が拡大すると考えられている．

ここで**Virchow-Robin腔**について触れておく．Virchow-Robin腔とは，中枢神経系実質の血管周囲の間隙であり，クモ膜下腔に通じている（図Ⅱ-15）．中枢神経系以外の組織では，組織液（毛細血管から漏出した血液の液状成分）がリンパ管内に入ってリンパになる．中枢神経系組織では，組織液はVirchow-Robin腔を経由してクモ膜下腔の脳脊髄液中に流入する．そのため，中枢神経系にはリンパ管が存在しないと考えられてきた．しかし2015年，米国Virginia大学のLouveauらによって硬膜静脈洞の内部にリンパ管が存在することが報告された．

4）Brown-Séquard症候群（脊髄半截症候群）

1849年に，仏国の生理学者Charles Edouard Brown-Séquardが，動物の脊髄の半側を切断し，反対側の切断部以下に知覚低下が生じることを示した．その後，ヒトでも同様の症状が生じることを証明し，**Brown-Séquard症候群**と呼ばれるようになった（表Ⅱ-1）．

脊髄視床路は脊髄で左右交叉するため，反対側からの線維が障害され，反対側の病巣レベル以下に表在覚麻痺がみられる．後索路は延髄で左右交

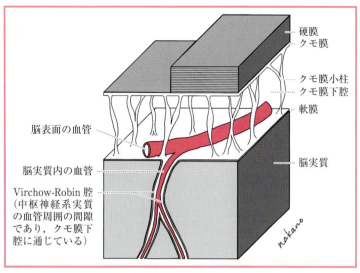

図Ⅱ-15 Virchow-Robin 腔

叉するため，延髄より下位の脊髄の障害である本症候群では，同側からの線維が障害され，同側の病巣レベル以下に意識型深部覚麻痺がみられる．すなわち，反対側，同側ともに病巣レベル以下に知覚解離が生じる（図Ⅱ-16）．病巣レベルでは，同側からの脊髄視床路も障害されるため，同側にも表在覚麻痺がみられる．したがって，同側の病巣レベルは，表在覚と意識型深部覚がともに障害され，全知覚麻痺になる（図Ⅱ-16）．

本症候群の原因としては，腫瘍，外傷，血管障害，椎間板ヘルニアなどによる圧迫，多発性硬化症などが挙げられる（図Ⅱ-17）．しかし，いずれの原因にせよ厳密に脊髄の一側半が障害されることはきわめて少ないため，典型的な Brown-Séquard 症候群は稀である．

5）Wallenberg 症候群と Dejerine 症候群

延髄において，意識型深部覚伝導路は，**椎骨動脈** vertebral artery の直接枝（傍正中枝）によって栄養される内側部を上行する．一方，表在覚伝導路は，**後下小脳動脈** posterior inferior cerebellar artery（PICA＝パイカと読む）によって栄養される外側部を上行する．したがって，延髄の内側部または外側部のいずれの梗塞においても，知覚解離が生じる．延髄内側部の障害を **Dejerine 症候群**，外側部の障害を **Wallenberg 症候群** と言う．両症候群の原因は梗塞や腫瘍，炎症などであ

表Ⅱ-1 Brown-Séquard 症候群の症状

障害される部位	同側の症状		反対側の症状	参照
錐体路	病巣レベル以下の錐体路徴候			図Ⅰ-24
下位運動ニューロン	病巣レベルの下位運動ニューロン症状			
脊髄視床路	病巣レベルの表在覚麻痺	病巣レベルの全知覚麻痺	病巣レベル以下の表在覚麻痺，知覚解離	図Ⅱ-16
後索路	病巣レベル以下の意識型深部覚麻痺			
下行性交感神経路	Horner 症候群			図Ⅷ-9

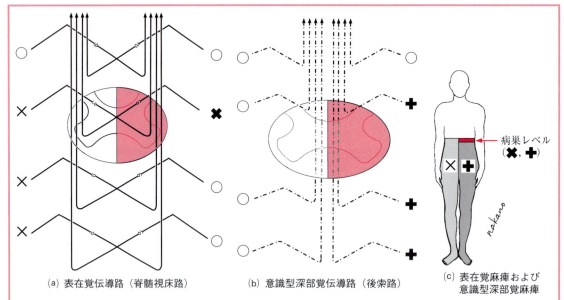

(a) 表在覚伝導路（脊髄視床路）　(b) 意識型深部覚伝導路（後索路）　(c) 表在覚麻痺および意識型深部覚麻痺

(a) 表在覚伝導路：反対側の病巣レベル以下からの線維（✕）が障害される．同側からの線維は，病巣レベルに入るもの（✖）のみが障害される．
(b) 意識型深部覚伝導路：同側の病巣レベル以下からの線維（✚）が障害される．
(c) 表在覚麻痺および意識型深部覚麻痺：病巣レベル以下の反対側は表在覚麻痺（✕）がみられ，意識型深部覚は正常である．病巣レベル以下の同側は意識型深部覚麻痺（✚）がみられ，表在覚は正常である．すなわち，同側，反対側ともに知覚解離が起こる．同側の病巣レベルは表在覚麻痺（✖）と意識型深部覚麻痺（✚）が起こり，全知覚麻痺になる．

図Ⅱ-16 Brown-Séquard症候群の症状

るが，梗塞が最も多い．

Dejerine症候群（延髄内側症候群）では，内側毛帯が障害されるため，反対側の頸部以下に意識型深部覚麻痺が生じる．一方，外側部を通る脊髄視床路や三叉神経脊髄路，三叉神経脊髄路核は障害されることはなく，表在覚は正常である．したがって，反対側の頸部以下に知覚解離が起こる（**図Ⅱ-18**）．また，**交代性片麻痺**（反対側の片麻痺と同側の舌下神経麻痺）を伴う（**表Ⅰ-5**）．すなわち，反対側の意識型深部覚麻痺，反対側の片麻痺および同側の舌下神経麻痺が，本症候群のTrias（3徴候）と言うべき主要3症状である．

Dejerine症候群は，1914年にParis大学神経学講座教授Joseph Jules Dejerineが，延髄内側部の血管障害によって上記の主要3症状を招くことを記載したものである．その責任血管は，教科書的には椎骨動脈の分枝とされている．しかし，それよりも早く1908年に米国のWilliam Gibson Spillerが，前脊髄動脈上部の閉塞によって延髄内側部が障害されることを報告している．延髄内側部を栄養する傍正中枝は，椎骨動脈だけでなく，脳底動脈起始部あるいは前脊髄動脈からも分枝しているのである．また，脳幹の動脈の走行や分岐は個体差が大きい．このような動脈支配の多様性によって梗塞巣の範囲に相違が生じるため，延髄内側部の梗塞において，Dejerine症候群の主要3症状が揃うことは比較的少ない．また，傍正中枝は両側性に分布することがあるため，本症候群が両側性に起こることがある．

Wallenberg症候群（延髄外側症候群）については後述する．

2 神経線維の太さに起因する知覚解離

叩打した時，最初に何かに触れた触覚を感じ，次いで痛覚を感じることがある．あるいは，火傷を負った時，局所的な鋭い疼痛を感じたあとに，

F 知覚解離（解離性感覚障害）

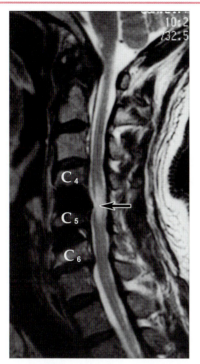

図Ⅱ-17 Brown-Séquard症候群と診断された椎間板ヘルニア症例のMRI（矢状面）

第4～5頸椎間のヘルニアにより頸髄が圧迫されている（矢印）．
C₄：第4頸椎の椎体　C₅：第5頸椎の椎体
C₆：第6頸椎の椎体

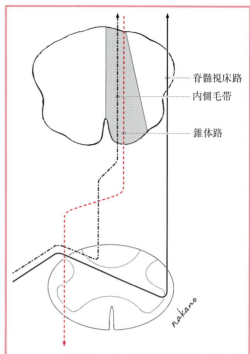

図Ⅱ-18 Dejerine症候群の症状

Dejerine症候群では，延髄内側部を通る内側毛帯および錐体路が障害されるため，反対側の頸部以下に意識型深部覚麻痺および錐体路徴候が生じる．一方，外側部を通る脊髄視床路は障害されることはなく，表在覚は正常である．

広汎な鈍痛を感じることがある．これは，知覚の種類によって，あるいは痛覚の種類によって伝導速度が異なることを示している．神経線維が興奮を伝導する速度は，神経線維の直径の大きさに比例する．意識型深部覚は筋の運動や緊張の状態を瞬時に中枢に伝え調節する役目を担っているため，表在覚よりも速い速度で中枢に伝導される必要がある．したがって，意識型深部覚を伝導する線維は，表在覚を伝導する線維よりも直径が大きいのである（表Ⅱ-2）．また，有髄神経線維において，電気的な興奮は絞輪から次の絞輪へ跳躍しながら伝わる（図Ⅰ-25, 26）．すなわち，より遠くの絞輪を興奮させることができれば，伝導速度はより速くなる．神経線維（軸索）を取り巻く髄鞘は電気的絶縁体として作用するため，髄鞘が厚いほど，絞輪の活動電位はより遠くの絞輪を興奮させることができ，伝導速度は速くなる．知覚解離のメカニズムを神経線維の直径や髄鞘の観点から考えてみる（表Ⅱ-3）．

1）亜急性連合性脊髄変性症

亜急性連合性脊髄変性症 subacute combined degeneration of the spinal cord はビタミンB_{12}，葉酸，銅欠乏による変性疾患であり，脊髄において後索路と錐体路が'連合'して左右対称性に障害される．したがって，両側に意識型深部覚麻痺や錐体路徴候がみられる．一方，脊髄視床路は障害されないため，表在覚は正常である．本症以外にも，Friedreich失調症や脊髄癆，キノホルム中毒によるSMONなどで，後索路と錐体路が優位に障害されるのは興味深い．本症の病変は胸髄に初発することが多く，上肢の知覚および運動障害は下肢ほど顕著ではない．これは，胸髄は虚血性変化を受けやすく（図Ⅱ-11），ビタミンB_{12}の血

表 II-2 末梢神経線維の分類

伝導速度によって，A（α, β, γ, δ），B，C 群に分類する．
知覚性線維は，I（a, b），II，III，IV に分類することがある．

		直径 μm	伝導速度 m/s	髄鞘		機	能
A α		13〜22	70〜120	有髄	運動	骨格筋 （錘外筋線維）	随意運動 伸張反射
	Ia				知覚	筋紡錘	伸張反射
	Ib					腱紡錘	α ニューロンの抑制
A β	II	8〜13	40〜70		知覚	触覚・圧覚・運動覚	屈曲反射 踏み直り反射 交差性伸展反射
A γ		4〜8	15〜40		運動	筋紡錘の錘内筋線維	随意運動 伸張反射
	II				知覚	触覚	
A δ	III	1〜4	5〜15		知覚	痛覚・温度覚・圧覚	屈曲反射 交差性伸展反射 ひっかき反射
	II					筋紡錘	屈曲反射
B		1〜3	3〜14	有髄	自律	交感神経の節前線維	
C	IV	0.2〜1	0.2〜2	無髄	知覚	痛覚・嗅覚	屈曲反射 交差性伸展反射
					自律	交感神経の節後線維	

表 II-3 知覚解離を来す主要疾患

	障害部位	表在覚麻痺 同側	表在覚麻痺 反対側	意識型深部覚麻痺 同側	意識型深部覚麻痺 反対側
前脊髄動脈症候群	脊髄 （前 2/3）	＋ 両側の病巣レベル以下		−	−
脊髄空洞症	脊髄 （中心灰白質）	＋ 両側（宙吊り型）		−	−
Brown-Séquard 症候群	脊髄 （一側半）	＋ 病巣レベル	＋ 病巣レベル以下	＋ 病巣レベル以下	−
Wallenberg 症候群	延髄 （外側部）	＋ 顔面	＋ 頸部以下	−	−
Dejerine 症候群	延髄 （内側部）	−	−	−	＋ 頸部以下
亜急性連合性脊髄変性症	脊髄 （後索，側索）	−	−	＋ 両側（下肢優位）	
Friedreich 失調症	脊髄（後索） 延髄（後索核）	−	−	＋ 両側（下肢優位）	
脊髄癆	脊髄 （後索，側索）	−	−	＋ 両側	
アミロイドニューロパチー	末梢神経	＋ 両側		−	

中濃度が低下すると早期に影響を受けるためと考えられる．

ビタミン B_{12} は，Castle の内因子（固有胃腺から分泌され胃液中に含まれる）という糖蛋白と結合して回腸から吸収され，DNA 合成に関与する．なぜ，ビタミン B_{12} の欠乏により神経変性が起こるのであろうか．ビタミン B_{12} は脂肪酸代謝の補酵素としても作用しているため，欠乏すると髄鞘のリン脂質合成が障害されるのである．換言すれば，必須脂肪酸の欠乏によっても本症が発症する．後索路と錐体路が優位に障害される理由は，定かではない．後索路は，脊髄神経線維のうち直径の大きい Aβ 線維が後根から脊髄に入り，そのまま同側の後索を上行するものである．したがって本症では，直径の大きい線維からなる後索路の方が，脊髄視床路よりも優位に障害されることになる．また，意識型深部覚伝導路である後索路は，伝導速度が速く髄鞘が厚いために，リン脂質合成障害の影響を受けやすいと推定される．

ビタミン B_{12} 欠乏は，摂取不足に加え，胃の広範切除後の Castle の内因子不足や，回腸切除後のビタミン B_{12} 吸収不足，胃切除後の盲管症候群などでも生じるため，本症の診断においては既往歴に注意する必要がある．また近年は，若年女性の**神経性食欲不振症** anorexia nervosa や**拒食症** cibophobia にビタミン B_{12} 欠乏を合併する症例が増加している．

ここで，胃切除後の再建術と**盲管症候群** blind-loop syndrome との関連について考えてみる．胃幽門側亜全摘後の再建術には Billroth I 法（胃十二指腸吻合術）と Billroth II 法（胃空腸吻合術）が，胃全摘後の再建術には Roux-Y 吻合術がある（**図 II-19**）．Billroth II 法や Roux-Y 吻合術では**盲管** blind-loop が形成され，盲管内で増殖した腸内細菌によって種々の症状が出る．これが盲管症候群である．腸内細菌によってビタミン B_{12} が消費されるため DNA 合成が障害され，細胞分裂が旺盛な骨髄における造血機能にも影響を及ぼす．すなわち，赤血球産生過程が障害され，赤芽球が成熟赤血球に分裂分化することができず，赤芽球の巨大化と成熟赤血球の減少によって**巨赤芽球性貧血** megalocytic anemia を起こす．鉄の吸収障害による**鉄欠乏性貧血** iron deficiency anemia を伴うこともある．また，増殖した腸内細菌が胆汁酸を分解するため，脂肪吸収障害による脂肪便や下痢を起こす．一方，Billroth I 法では盲管が形成されることはなく，盲管症候群は起こらない．では，どのような場合に Billroth II 法が選択されるのであろうか．例えば，胃十二指腸潰瘍で十二指腸周辺の瘢痕化が強く，Billroth I 法による再建が困難な場合には，Billroth II 法が選択される．また Billroth I 法には，縫合部分に十二指腸以下の重量がかかるため縫合不全を起こしやすいという欠点がある．これに対して Billroth II 法では，残胃が，Treiz 靱帯で固定された十二指腸空腸曲よ

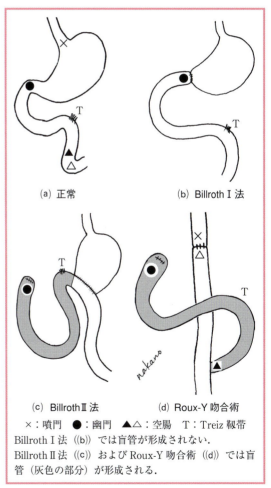

(a) 正常　　(b) Billroth I 法
(c) Billroth II 法　　(d) Roux-Y 吻合術
×：噴門　●：幽門　▲△：空腸　T：Treiz 靱帯
Billroth I 法（(b)）では盲管が形成されない．
Billroth II 法（(c)）および Roux-Y 吻合術（(d)）では盲管（灰色の部分）が形成される．

図 II-19　胃幽門側亜全摘術あるいは胃全摘術後の再建術

りも肛門側の空腸と吻合されるため,縫合部分にかかる重量が軽減され縫合不全は起こりにくい.

巨赤芽球性貧血のうち,自己免疫機構(Castleの内因子に対する抗体が存在するためにビタミンB_{12}の吸収が障害される)によって起こるものは,特に**悪性貧血** pernicious anemia と言う.また,ビタミンB_{12}欠乏では細胞分裂が旺盛な消化器系の粘膜上皮が障害されるため,舌炎や舌乳頭の萎縮を伴う.

2)Friedreich 失調症

Friedreich 失調症 Friedreich ataxia は脊髄小脳変性症に分類される(表Ⅲ-4).本症に関する報告は,独国 Heidelberg 大学教授の Nikolaus Friedreich によって 1863 年から 1877 年にかけて発表された 5 編の論文を嚆矢とする.冠名病名としては,1882 年に仏国の Féré が'Friedreich 病'と命名したのが最初とされる.

欧米諸国では遺伝性運動失調症の中で本症が最も頻度が高いが,本邦では稀な疾患とされてきた.意識型深部覚伝導路が通る脊髄の後索および延髄の後索核の変性が特徴的であり,表在覚伝導路は障害されない.末梢では脊髄神経知覚性線維や後根神経節,特に直径が大きい意識型深部覚を伝導する線維が選択的に変性する.したがって意識型深部覚麻痺を呈するが,表在覚は末期を除いて正常であり,知覚解離が起こる.また,腱反射の低下が高頻度にみられる.これは,脊髄神経知覚性線維および後根神経節の変性,すなわち反射弓の求心路の障害によると考えられる(図Ⅰ-3).

本症は 10〜20 歳に歩行障害で発症し,慢性進行性の経過を辿るが,運動失調や腱反射低下などの症状は下肢に優位に出現する.さらに,後索および後索核では,下肢からの意識型深部覚を伝導する線維が走行する薄束(Goll 束)および薄束核が強く障害される傾向にある.これは,なぜであろうか.本症のように慢性経過を示す病変では,神経線維が全長にわたり完全に変性するのではなく,遠位部から近位部に向かって変性が徐々に進行する dying back 変性を起こす.このような変性は,長い神経線維に最初に生じる.後索路の中で下肢からの情報を伝導する線維は,後根から腰髄に入り延髄の薄束核に至る長い距離を走行するため,早期に障害されると考えられている.

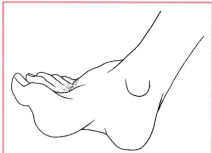

図Ⅱ-20 Friedreich 失調症における足の骨格変形(凹足)
(文献 20 より引用)

'Friedreich の足'と言われる.仏国の神経学者である Charcot が講義で図説したスケッチである.原著は,野間科学医学研究所資料館蔵.

構音障害,眼振,回転性めまいなどの小脳症状を伴う.しかし,本症において小脳の変性は著明ではない.したがって小脳症状は,非意識型深部覚の小脳への入力系である前脊髄小脳路および後脊髄小脳路の変性によるものと考えられる(図Ⅲ-12).神経症状以外では,脊柱側弯や凹足などの骨格変形,心筋の異常,糖尿病などの内分泌異常を合併し,多彩な臨床症状を呈する.特に足の骨格変形による凹足は,'Friedreich の足'として有名である(図Ⅱ-20).

近年の分子遺伝学的研究の進歩により,本症では frataxin 遺伝子(frataxin という蛋白質を合成するための遺伝情報を指定する遺伝子)に異常があることが明らかになった.それ以降,遺伝子診断によって確認された本邦症例はない.したがって,従来の本邦症例が真の Friedreich 失調症であったのか,あるいは類似疾患であったのかは明らかではない.また,frataxin の機能については不明な点が多いが,ミトコンドリア内鉄代謝酵素と推定され,欠損するとミトコンドリアの鉄濃度が上昇しミトコンドリア DNA が保持できなくなると言われる.

3)脊髄癆

脊髄癆 tabes dorsalis は,梅毒スピロヘータに

よる中枢神経系感染症である神経梅毒の一病型である．dorsalis の名の通り，脊髄背側部の後根神経節および後索が優位に障害され，意識型深部覚麻痺を来す．一方，前索や側索は障害されないため，表在覚は正常である．後根の障害による腱反射の低下が高頻度にみられる．ちなみに，tabes は「萎縮」の意味である．

亜急性連合性脊髄変性症や Friedreich 失調症，脊髄癆などで脊髄の後索が障害されると，意識型深部覚，特に位置覚が低下することによって，起立時の動揺や歩行障害が生じる．これを**脊髄性運動失調** spinal ataxia と言う（**第Ⅲ章参照**）．歩行時は両足を大きく開き，視線を常に足元に注ぎながら，足を急速に高く上げ，次いで踵を地面に強く叩きつけて歩く．開眼時は身体の動揺が視覚情報として大脳皮質に伝導されるため，大脳皮質からのフィードバックにより動揺が抑えられる．すなわち，視覚補正が効く．暗所での歩行時あるいは洗顔などで閉眼した時は，歩行障害や身体の動揺が著明になる．視覚情報が大脳皮質に伝導されなくなるためである．これを **Romberg 徴候陽性** と言う（**表Ⅲ-3**）．

4）アミロイドニューロパチー

アミロイドーシス amyloidosis は，特有な線維構造を有する蛋白質であるアミロイドが各種臓器の間質に沈着する疾患である．原疾患が明らかではない原発性アミロイドーシスと，多発性骨髄腫や慢性関節リウマチなどに続発する続発性アミロイドーシスとがある．前者のうち，末梢神経系に高度のアミロイド沈着を起こすのが**家族性アミロイドポリニューロパチー** familial amyloid polyneuropathy（FAP）であり，常染色体優性の遺伝形式を示す．特定の末梢神経だけでなく，びまん性に多くの末梢神経が障害されるため，**多発ニューロパチー** polyneuropathy と呼ばれる（**表Ⅸ-1**）．本症は，ニューロパチーの発現様式とアミロイドを構成する前駆蛋白質の性状から，いくつかのタイプに分類される．ここでは，最も頻度が高いタイプである Ⅰ型 FAP の Met30TTR 型について述べる．Ⅰ型はニューロパチーが下肢優位であること，Met30 はアミノ酸置換の種類，TTR はアミロイド構成蛋白質が transthyretin であることを示している．

家族性アミロイドポリニューロパチーでは，末梢神経系の中でも知覚性線維と自律神経線維が優位に障害される．Ⅰ型の場合は，下肢の異常知覚や自律神経症状（胃腸症状，ED など）で初発することが多く，次いで表在覚が優位に障害され知覚解離が左右対称性かつ上行性に拡がる．進行例では，全知覚麻痺や皮膚乾燥，排尿障害などを生じる．

末梢神経系では表在覚を伝導する線維と意識型深部覚を伝導する線維が密接して走行するため，知覚解離は生じにくいと述べた（**図Ⅱ-8**）．なぜ，末梢神経系の障害である本症で，知覚解離が生じるのであろうか．神経線維の直径は均一ではない（**表Ⅱ-2**）．表在覚を伝導する線維は細く，Aδ線維および C 線維と呼ばれる．一方，意識型深部覚を伝導する線維は太く，Aα 線維，Aβ 線維，Aγ 線維と呼ばれる．したがって，表在覚が優位に障害される本症では，細い神経線維が選択的に障害されやすいことになる．これは，アミロイドが末梢神経内部の小血管に沈着し細い線維ほど圧迫されやすいことによると考えられている．同様の理由によって，細い C 線維からなる自律神経節後線維も障害されやすいのである（**表Ⅱ-2**）．

G 顔面・頭部からの体知覚伝導路

顔面・頭部からの体知覚（表在覚・非識別型触覚，意識型深部覚・識別型触覚）伝導路について，各種疾患の病態生理に結びつけながら考えてみる．

顔面・頭部からの体知覚は，主に**三叉神経知覚性線維**によって脳幹に伝導される．内頭蓋底に位置する**三叉神経節** trigeminal ganglion（半月神経節 semilunar ganglion）は，脊髄神経知覚性線維の脊髄神経節に相当し，ここに，表在覚・非識別型触覚および識別型触覚の伝導を司る偽単極神経細胞（**図Ⅱ-2**）が存在する．すなわち，顔面の皮膚，口腔粘膜，鼻腔粘膜，副鼻腔粘膜，角膜，歯，脳硬膜，鼓膜などの神経終末で感受された表

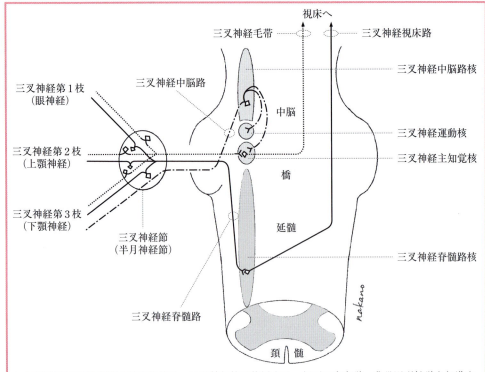

三叉神経知覚性線維の神経細胞は，三叉神経節に位置する．顔面の表在覚・非識別型触覚を伝導する線維（———）は延髄まで下行し，三叉神経脊髄路核でニューロンを変え，三叉神経視床路として視床に至る．識別型触覚を伝導する線維（……）は，三叉神経主知覚核でニューロンを変え，三叉神経毛帯として視床に至る．

主に三叉神経第3枝に含まれる意識型深部覚を伝導する線維（-・-・-）の神経細胞は，中枢内の三叉神経中脳路核に位置する．三叉神経中脳路核から出る線維（軸索）は，三叉神経主知覚核に至るほか，一部は三叉神経運動核に至り下顎反射の反射弓を形成する．

図Ⅱ-21 三叉神経とその知覚核

在覚・非識別型触覚および識別型触覚は，樹状突起を介して三叉神経節の神経細胞に至り，さらに軸索を介して脳幹の三叉神経知覚核（三叉神経脊髄路核および主知覚核）に伝えられる（図Ⅱ-21）．

一方，意識型深部覚の伝導を司る神経細胞は，三叉神経節ではなく，脳幹の三叉神経中脳路核に存在する．すなわち，咀嚼筋や硬口蓋，歯などで感受された意識型深部覚を伝導する樹状突起は，三叉神経節を素通りして，三叉神経中脳路核の偽単極神経細胞に至るのである（図Ⅱ-21）．したがって三叉神経中脳路核は，末梢の神経節が中枢神経系内部に侵入したものであると解釈できる．

1 顔面・頭部からの表在覚・非識別型触覚伝導路

表在覚（温度覚，痛覚）と非識別型触覚を伝導する神経線維（軸索）は，三叉神経節を出て橋に入ると，同側を三叉神経脊髄路として下行し，三叉神経脊髄路核に至る（図Ⅱ-21，22）．**三叉神経脊髄路** spinal tract of trigeminal nerve は**体部位局在性**を示し，三叉神経第1枝（眼神経）の線維が腹側部を，第2枝（上顎神経）の線維が中央部を，第3枝（下顎神経）の線維が背側部を走行する．また，顔面神経や舌咽神経，迷走神経の知覚性線維も加わり，外耳道，鼓膜，口蓋，舌の後ろ3分の1，耳，咽頭，喉頭からの情報を伝導し

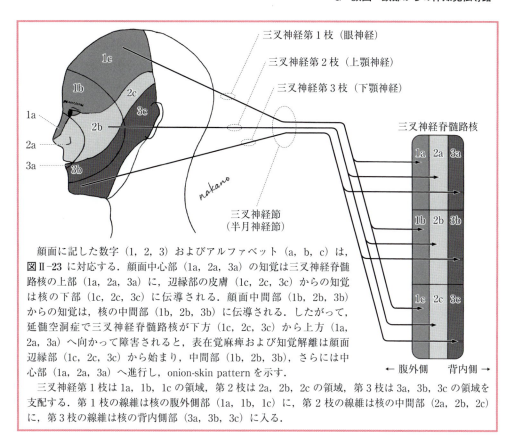

図Ⅱ-22　顔面皮膚の三叉神経支配域と三叉神経脊髄路核の対応

ている．**三叉神経脊髄路核** spinal nucleus of the trigeminus は橋から上部頸髄に及ぶ縦に長い核であり，下部は上部頸髄の後角に位置し，組織学的構造も後角に類似している．このように，橋に入った神経線維が延髄および上部頸髄まで下行するため，延髄の障害である **Wallenberg症候群** において顔面の表在覚麻痺が生じるのである．三叉神経脊髄路を構成する線維のうち，顔面辺縁部からの線維が最も下方まで下行し，三叉神経脊髄路核の下部に入る．一方，顔面中心部からの線維は延髄レベルまでしか下行せず，三叉神経脊髄路核の上部に入る（図Ⅱ-22）．

三叉神経脊髄路核から出る神経線維束を **三叉神経視床路** thalamic tract of the trigeminus と称し，延髄から中脳中部までの間で左右交叉して反対側に行き，視床の VPM 核（後内側腹側核）まで上行する（図Ⅱ-21）．左右交叉してから三叉神経視床路が脳幹においてどの部位を上行するかは，

Wallenberg 症候群の症状を理解する上で重要であり，後述する．

VPM 核から出る神経線維束を **視床皮質路**（視床放線）と言い，内包を通って，大脳皮質の体知覚中枢（中心後回，Brodmann の area 3・1・2）に至る．

2　顔面・頭部からの意識型深部覚・識別型触覚伝導路

意識型深部覚を伝導する神経線維（樹状突起）は，三叉神経節を通過して，中脳の中心灰白質に沿って存在する **三叉神経中脳路核** mesencephalic nucleus of the trigeminus の神経細胞に至る．ここから出る軸索は，三叉神経主知覚核や小脳などに終止すると考えられているが，詳細は明らかではない．軸索の一部は，咀嚼筋の運動を支配する三叉神経運動核に至り，**下顎反射** mandibular reflex の反射弓を形成している（図Ⅱ-21）．この反

射弓の存在によって，咀嚼筋や硬口蓋からの情報が三叉神経運動核に伝導され，咀嚼時の咬む力が反射的に調節されているのである．

識別型触覚を伝導する神経線維（軸索）は，三叉神経節を出て橋に入り，同側の**三叉神経主知覚核** main sensory nucleus of the trigeminus に終わる．三叉神経主知覚核から出る神経線維束を**三叉神経毛帯** trigeminal lemniscus と称し，脳幹で左右交叉して反対側に行き，内側毛帯に伴走しながら上行して，視床の VPM 核（後内側腹側核）に終わる（**図Ⅱ-21**）．VPM 核から出る神経線維束は，表在覚・非識別型触覚を伝導する線維束とともに**視床皮質路**（視床放線）を形成し，大脳皮質の体知覚中枢（中心後回，Brodmann の area 3・1・2）に至る．

3 顔面皮膚の知覚支配

前述のように，三叉神経脊髄路核の下部は顔面辺縁部からの情報を受け，上部は顔面中央部からの情報を受けている（**図Ⅱ-22**）．したがって，三叉神経脊髄路核における支配域から顔面皮膚を区分すると，顔面中心部から辺縁部に向かって，スライスしたタマネギのように同心円状を呈し，onion-skin または onion-peel distribution と称せられる．これは，三叉神経節より末梢の三叉神経第1枝（眼神経），第2枝（上顎神経），第3枝（下顎神経）による支配域とは異なっている（**図Ⅱ-23**）．

顔面皮膚の知覚支配を，頸部以下の皮膚と対応させて考えてみよう．頸部以下の皮膚を脊髄の髄節あるいは脊髄神経の後根における支配域で区分すると，体幹は分節状を呈する．これが，いわゆる**デルマトーム** dermatome である．例えば手背皮膚のデルマトームは，第6頸神経，第7頸神経，第8頸神経支配域に区分される．顔面の onion-skin distribution は，デルマトームに相当するのである．一方，手背皮膚を腕神経叢より末梢の脊髄神経支配域に区分すると，橈骨神経，正中神経，

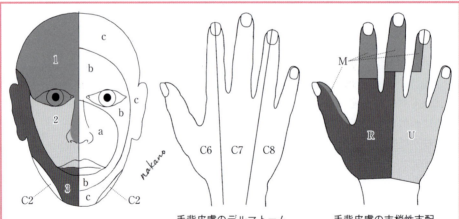

顔面左半（向かって右）は脳幹の三叉神経脊髄路核における支配域であり，onion-skin distribution を示す．顔面中心部の皮膚（a）の知覚は三叉神経脊髄路核の上部に，辺縁部の皮膚（c）からの知覚は下部に伝導される（**図Ⅱ-22**を参照）．これは，脊髄神経支配域におけるデルマトーム（根性支配）に相当する．例えば手背皮膚のデルマトームは，第6頸神経（C6），第7頸神経（C7），第8頸神経（C8）の各支配域に区分される．

顔面右半（向かって左）は三叉神経節よりも末梢における支配域を示す．1は三叉神経第1枝（眼神経），2は第2枝（上顎神経），3は第3枝（下顎神経）の各支配域である．これは，脊髄神経支配域における末梢性支配に相当する．例えば手背皮膚の末梢性支配は，橈骨神経（R），正中神経（M），尺骨神経（U）の各支配域に区分される．

下顎角周辺の皮膚（C2）は第2頸神経支配である．

図Ⅱ-23 顔面皮膚の三叉神経支配域と手背皮膚の脊髄神経支配域の対比

尺骨神経支配域に分かれる．これが，いわゆる**末梢性支配**である．三叉神経第1枝，第2枝，第3枝による支配域は，脊髄神経の末梢性支配に相当するのである（図Ⅱ-22, 23）．

頸髄の病変が延髄に向かって拡がり，三叉神経脊髄路核が下方から上方へ向かって障害されると，表在覚麻痺および知覚解離は顔面辺縁部から中心部に向かって進行する（図Ⅱ-22）．このような症状を onion-skin pattern と言う．**延髄空洞症** syringobulbia は網様体の外側部に好発するため，網様体の外側に位置する三叉神経脊髄路核が障害されやすい．したがって，onion-skin pattern は延髄空洞症に特徴的な症状である．

体幹の正中部と同様に，顔面正中部の皮膚は両側性の支配を受けている．そのため，一側性の三叉神経麻痺においては，表在覚麻痺は正中線に近づくにつれて軽度になる．また，いわゆる鰓に相当する下顎骨の下顎角周辺は，三叉神経ではなく第2頸神経支配である（図Ⅱ-23）．したがって，顔面正中部や下顎角周辺を含む顔面の表在覚麻痺を訴える症例では，三叉神経麻痺ではなく，詐病やヒステリーなどの心因性疾患を疑う．

4 角膜反射

角膜上皮には三叉神経第1枝（眼神経）が分布し，主に痛覚を司る．角膜は痛覚に鋭敏であり，物が触れると反射的に閉眼する．これが**角膜反射** corneal reflex であり，**表在反射**（皮膚や粘膜の刺激によって起こる反射）の一種である．角膜反射の減弱ないし消失は，顔面の表在覚麻痺よりも早期に出現するため，臨床上の意義が大きい．

三叉神経知覚性線維を介して脳幹の三叉神経脊髄路核に伝導された角膜からの情報は，内側縦束（MLF）を経由し顔面神経核に伝達される．さらに，顔面神経核から顔面神経運動性線維によって眼輪筋に命令が伝達され，閉眼が起こる（図Ⅱ-24）．三叉神経脊髄路核からは，内側縦束を経由し両側の顔面神経核に情報が伝達されるため，正常では一側の角膜を刺激すると両側が閉眼する．そのため，**三叉神経麻痺** trigeminal paralysis では，角膜反射は両側で減弱ないし消失する．一方，**顔面神経麻痺** facial paralysis では，同側のみ角膜反射が減弱ないし消失する．顔面神経麻痺による角膜反射の減弱ないし消失は，下位運動ニューロン症状の一徴候である（**表Ⅰ-1**）．

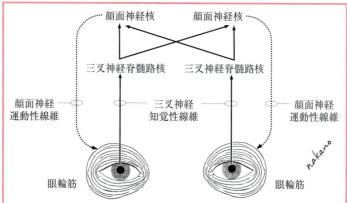

求心路は三叉神経（眼神経）知覚性線維，遠心路は顔面神経運動性線維である．三叉神経脊髄路核からは，内側縦束（MLF）を経由して，両側の顔面神経核に伝達される．したがって，一側の角膜を刺激すると両側が閉眼する．

三叉神経麻痺では，角膜反射は両側で減弱ないし消失する．一方，顔面神経麻痺では，同側のみ角膜反射が減弱ないし消失する．

図Ⅱ-24 角膜反射の反射弓

眼輪筋は反対側の大脳皮質からの一側性支配を受ける（図Ⅰ-12）．したがって，**錐体路徴候**においても，角膜反射は減弱ないし消失する．

5 三叉神経と海綿静脈洞

末梢において三叉神経障害を来す疾患は，単純ヘルペス感染症や髄膜炎，糖尿病性ニューロパチー，Guillain-Barré 症候群，小脳橋角部腫瘍など種々である．ここでは，解剖学的知識と関連づけて，海綿静脈洞内における三叉神経障害について述べる．

静脈洞は脳硬膜の外板（骨膜）と内板の間の腔であり脳静脈が流入する．**海綿静脈洞** cavernous sinus は，蝶形骨トルコ鞍の周囲，すなわち下垂体の周囲を取り囲むように存在している．内頸動脈，三叉神経第1枝および第2枝，動眼神経，滑車神経，外転神経が結合組織に被われて洞内を貫いているため，海綿静脈洞の病変では多彩な症状を呈する（図Ⅱ-25, 26）．'海綿'の名称は，1732年に，デンマーク生まれの仏国人 Jacob

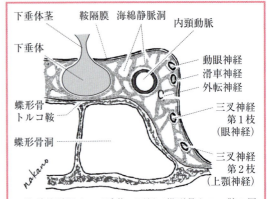

海綿静脈洞は，下垂体の両側で蝶形骨トルコ鞍の周囲を取り囲むように存在し，その壁は鞍隔膜（脳硬膜の突起）からなる．鞍隔膜から伸びる小柱によって内部は区画され，海綿状（スポンジ状）を呈する．洞内を，内頸動脈，三叉神経第1枝・第2枝，動眼神経，滑車神経および外転神経が貫いている．外転神経は，内頸動脈とともに洞の中央部を貫く．

図Ⅱ-25 海綿静脈洞（前額断）

Benignus Winslow が「静脈洞内は結合組織性の小柱によって区画され陰茎海綿体に類似してい

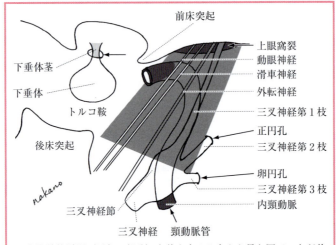

右海綿静脈洞（灰色の部分）を後上方やや右から見た図で，上が前方である．下垂体は，蝶形骨の前床突起と後床突起の間に位置するトルコ鞍の上にある．鞍隔膜（図では略してある）には，下垂体茎が貫く孔（◀──）がある．海綿静脈洞は下垂体の両側に位置し，内部を内頸動脈，三叉神経第1枝および第2枝，動眼神経，滑車神経，外転神経が貫く．海綿静脈洞前部の病変では，動眼神経，滑車神経，外転神経，三叉神経第1枝が障害される．中部の病変では三叉神経第2枝，後部の障害では第3枝も障害される．

図Ⅱ-26 内頭蓋底の中心部の模式図

る」と表現したことに由来する．しかし，海綿静脈洞内部の微細構造については未だ明らかでないことが多く，小柱の数がきわめて少ないため海綿状を呈していないとする記載もある．内頸動脈や各脳神経が洞のどこを通るかについても，個体差がみられる．

内頸動脈と海綿静脈洞の間に瘻孔が形成される疾患が**頸動脈−海綿静脈洞瘻** carotid-cavernous sinus fistula（CCF）である．内頸動脈あるいはその分枝が洞内で損傷を受けて発症する外傷性CCFと，硬膜動静脈奇形（硬膜動脈が毛細血管を介さずに静脈洞に直接流入する）や内頸動脈瘤破裂による特発性CCFがある．本症では，圧の高い動脈から圧の低い洞内に血液が流入するため，洞内圧が上昇し，三叉神経第1枝および第2枝の障害や，動眼神経，滑車神経，外転神経の麻痺による眼球運動障害を起こす．特に外転神経と三叉神経第1枝が障害されやすい．この理由を，解剖学的に考えてみよう．外転神経は内頸動脈とともに洞の中心部を貫き，他の脳神経は洞の壁に沿って走行している（図Ⅱ-25）．したがって，外転神経は洞内圧上昇の影響を受けやすいのである．三叉神経第1枝は，洞内を貫いたあと，上眼窩裂を通って眼窩内へ入る．三叉神経第2枝は，洞内を貫いたあと，上眼窩裂より後方に位置する正円孔を通って翼口蓋窩に入る（図Ⅱ-26）．したがって，洞内の走行距離が長い第1枝の方が，障害されやすいのである．

海綿静脈洞は，眼窩内の上眼静脈を経由して顔面の静脈と交通している．そのため，洞内圧の上昇によって海綿静脈洞から上眼静脈へ逆流が生じると，眼球突出や結膜の充血を起こす．

下垂体腺腫の側方浸潤や洞内の巨大内頸動脈瘤，炎症，血栓などによって，洞内の各脳神経が障害される疾患を**海綿静脈洞症候群** cavernous sinus syndrome（Foix症候群）と言い，1920年に仏国のCharles Foixによって報告された．上眼窩裂，正円孔，卵円孔の位置関係から，海綿静脈洞前部の本症候群では動眼神経，滑車神経，外転神経に加えて三叉神経第1枝が，中部では第1枝および第2枝が，後部では第1枝から第3枝まですべてが障害される（図Ⅱ-26）．すなわち，洞前部の本症候群は，**上眼窩裂症候群** superior orbital fissure syndromeと同様の症状を呈する．

6 三叉神経と頭痛

頭痛の英訳はheadacheである．では，head painとは言わないのであろうか．head painとは外傷や瘤などによる表在性の疼痛のことであり，headacheとは区別されている．一方，独語ではheadacheとhead painの区別がなく，ともにKopfschmerzenと言う．ここで取り上げる頭痛は，headacheの方である．なお，独語で疼痛の意味であるSchmerzの複数形がSchmerzenであり，通常は複数形で表す．

髄膜の大部分や脳実質は，痛覚を感じない．頭蓋内の痛覚感受部位は，Willisの動脈輪近傍の脳動脈，静脈洞および静脈洞近傍の脳静脈，中硬膜動脈，髄膜の一部，脳神経の一部（三叉神経，舌咽神経，迷走神経）などである．しかし，頭痛は大部分が深部痛であるため，広範囲に放散し，限局性の疼痛として感受されることは稀である．痛覚感受部位のうち脳動脈，脳静脈，中硬膜動脈は，内腔の充満や拡張，炎症などによって疼痛が生じる．また，中硬膜動脈，髄膜，脳神経は，頭蓋内の占拠性病変や頭蓋内圧亢進による圧迫や伸展，偏位で疼痛が生じる．頭蓋内の病変のうち，小脳テントより上方の前頭蓋窩および中頭蓋窩からの痛覚は，主に**三叉神経**によって伝導され，前頭部から側頭部，頭頂部前半の頭痛として感じられる．一方，小脳テントより下方の後頭蓋窩からの痛覚は，舌咽神経，迷走神経および上位頸神経によって伝導される．

かき氷やアイスクリームを食べると，前頭部や眼窩周辺に痛みを感じることがある．これを**アイスクリーム頭痛** ice-cream headacheあるいは**寒冷刺激頭痛** cold stimulus headacheと言う．このメカニズムについて考えてみよう．口腔粘膜も三叉神経支配である．したがって，口腔粘膜に分布する三叉神経の分枝が，冷たい物によって，過度に刺激されると，頭蓋内の三叉神経に刺激が伝わり，**関連痛** referred painとして頭痛が生じるの

である．歯，鼻腔，副鼻腔，眼球，外耳，中耳などの疾患で頭痛が生じるのも，同様のメカニズムによる．

では，いわゆる'肩こり'のような項部筋の収縮において頭痛が起こるのは，なぜであろうか．前述のように，痛覚を伝導する三叉神経線維は，上部頸髄まで下行して三叉神経脊髄路核に至る（図Ⅱ-21, 22）．したがって，上位頸神経が支配する項部や後頭部に痛覚刺激が生じると，上部頸髄において三叉神経が刺激され，関連痛として頭部に痛みが感じられるのである．このように，頭蓋内のみならず頭蓋外の痛覚刺激も主に三叉神経によって伝導され，頭痛として自覚されるのである．

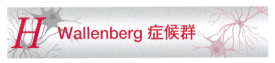
H Wallenberg症候群

Wallenberg症候群（延髄外側症候群）における表在覚麻痺および知覚解離のメカニズムについて考える．特に顔面の表在覚麻痺の出現部位の相違による亜型について，延髄の動脈支配の多様性との関連から再考する．

1 Wallenberg症候群の典型例

Wallenberg症候群は延髄外側部の障害による症候群であり，梗塞によって生じることが多い．頸部以下からの表在覚を伝導する脊髄視床路は，脊髄で左右交叉したのち延髄外側部を上行するため，反対側の頸部以下に表在覚麻痺が生じる（図Ⅱ-27）．一方，頸部以下からの意識型深部覚を伝導する内側毛帯は，延髄内側部を上行するため，障害されない．顔面からの表在覚を伝導する線維は，橋に入り，三叉神経脊髄路として同側の延髄外側部を下行し三叉神経脊髄路核で中継されるため，同側顔面に表在覚麻痺が生じる（図Ⅱ-27）．一方，顔面からの意識型深部覚を伝導する

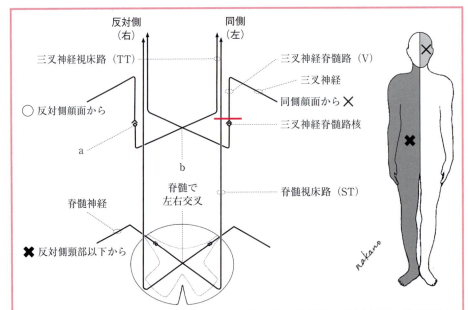

図Ⅱ-27 Wallenberg症候群の典型例

表Ⅱ-4 Wallenberg 症候群の症状

障害される部位	症状	
脊髄視床路	反対側頸部以下の表在覚麻痺，知覚解離	交代性感覚障害
三叉神経脊髄路，三叉神経脊髄路核	同側顔面の表在覚麻痺，知覚解離	
下行性交感神経路	同側の Horner 症候群 同側の発汗低下	
後脊髄小脳路（下小脳脚）	体幹運動失調	
前庭神経核	回転性めまい，眼振，嘔気，嘔吐	
疑核	咽頭反射の消失，嗄声，嚥下障害，カーテン徴候	
孤束核	舌の同側の後1/3の知覚および味覚障害	

線維は，延髄まで下行することなく中脳の三叉神経中脳路核で中継されるため，障害されない．すなわち，反対側頸部以下と同側顔面に表在覚麻痺および**知覚解離**が生じる（図Ⅱ-27）．このような表在覚麻痺を**交代性感覚障害** alternating hemianesthesia と称する．

Wallenberg 症候群の典型例では，反対側顔面の表在覚は正常である．したがって，三叉神経視床路（反対側の三叉神経脊髄路核を出て左右交叉し同側を上行する）は，障害されないことになる（図Ⅱ-27）．

延髄外側部に位置する下行性交感神経路，後脊髄小脳路，前庭神経核および疑核の障害による症状を伴う（表Ⅱ-4）．一方，延髄内側部に位置する錐体路や舌下神経核などは障害されない．

2 三叉神経視床路の走行部位

前述のように Wallenberg 症候群の典型例においては，同側を上行する**三叉神経視床路**が障害されることはなく，反対側顔面の表在覚は正常である．三叉神経視床路は，延髄のどの部位を通るのであろうか．一般的な解剖学図譜の延髄横断面には，三叉神経視床路の走行部位は記載されていない．

久留およびその論文を引用した草間は，三叉神経視床路に相当する伝導路を Tractus quintothalamicus s. paralemniscalis（Tquth3）と称し，延髄内側部においてオリーブ核と錐体の間を上行すると述べている（図Ⅱ-28）．久留および草間

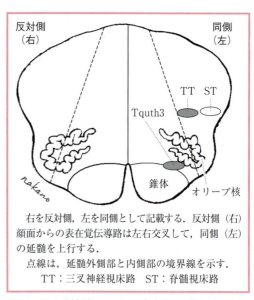

右を反対側，左を同側として記載する．反対側（右）顔面からの表在覚伝導路は左右交叉して，同側（左）の延髄を上行する．
　点線は，延髄外側部と内側部の境界線を示す．
　TT：三叉神経視床路　ST：脊髄視床路

図Ⅱ-28 反対側顔面からの表在覚伝導路（三叉神経視床路）が上行する部位

の説が正しいとすれば，延髄外側部の障害である本症候群で，内側部を上行する Tquth3 が障害されることはないため，反対側顔面に表在覚麻痺が生じない理由は氷解する．しかし早川，Currierら，Matsumotoら，荒木は，三叉神経視床路は延髄外側部において，脊髄視床路に近接してその内方を上行すると言う（図Ⅱ-28）．近年のMRI所見と症状との対比から，三叉神経視床路は延髄外側部を走行しているという後者の説が正しいと考えられる．延髄外側部を上行する三叉神経視床路は，Wallenberg 症候群（典型例）において，なぜ障害されないのであろうか．

3 Wallenberg症候群の分類

前述のように，Wallenberg症候群の典型例では反対側顔面の表在覚は正常である．しかし本症候群には，主に顔面の表在覚麻痺の出現部位の相違によっていくつかの亜型が存在し，反対側顔面にも表在覚麻痺が出現することがある．すなわち，延髄外側部における病巣の拡がりによって，三叉神経視床路の障害の有無が決まることになる．

1）早川の分類

早川は，本症候群を4タイプに分類した（図Ⅱ-29）．1型は同側顔面に表在覚麻痺がみられるタイプで，Wallenberg症候群の典型例に相当し，最も頻度が高い．2型は，三叉神経視床路が障害されるため，反対側顔面に表在覚麻痺がみられるタイプである．3型は，三叉神経脊髄路と三叉神経視床路がともに障害されるため，両側の顔面に表在覚麻痺がみられるタイプである．4型は，三叉神経脊髄路と三叉神経視床路がともに正常で，顔面には表在覚麻痺を起こさないタイプである．

2）Currierらの分類

Currierらは，三叉神経脊髄路の**体部位局在性**を考慮して，本症候群を分類した（図Ⅱ-30）．前述のように三叉神経脊髄路は体部位局在性を示し，三叉神経第1枝（眼神経）の線維が腹側部，第2枝（上顎神経）の線維が中央部，第3枝（下顎神経）の線維が背側部を走行する．したがって，腹側部が障害されるtype 2-a（ventral type）では同側顔面の上部に，背側部が障害されるtype 5（dorsal type）では下部に表在覚麻痺が出現する．すなわち，Currierらは，病変部位が延髄の腹側部か背側部かによって，顔面の表在覚麻痺が上半に出現するか下半に出現するかの相違が生じることを明らかにした．三叉神経脊髄路が広範に障害されるtype 1が，Wallenberg症候群の典型例に相当する．

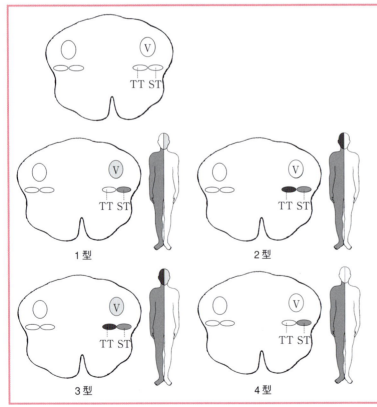

図Ⅱ-29 早川の分類

左のWallenberg症候群として示す．すなわち，左が同側（病巣側），右が反対側．顔面の表在覚麻痺の出現部位の相違による．反対側頸部以下の表在覚麻痺は，すべての型に共通する．

1型：同側顔面に表在覚麻痺がある型
2型：反対側顔面に表在覚麻痺がある型
3型：両側顔面に表在覚麻痺がある型
4型：顔面には表在覚麻痺がない型
V：三叉神経脊髄路（同側顔面からの表在覚を伝導）
TT：三叉神経視床路（反対側顔面からの表在覚を伝導）
ST：脊髄視床路（反対側頸部以下からの表在覚を伝導）

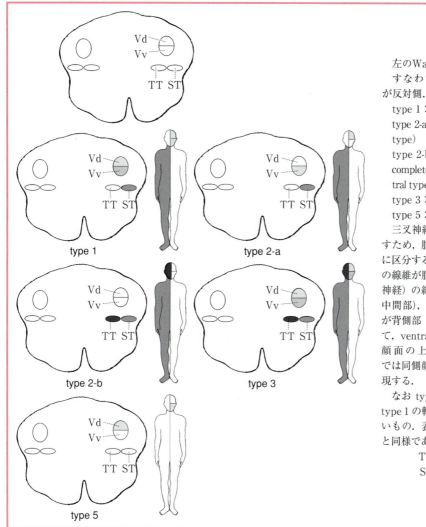

図Ⅱ-30 Currier らの分類

3) Matsumoto らの分類

Matsumoto らは，**脊髄視床路**の体部位局在性を考慮して，本症候群を分類した（**図Ⅱ-31**）．脊髄視床路は脊髄の側索において体部位局在性を示し，体の下位からの表在覚を伝導する線維は外側を通り，上位からの線維は内側を上行する（図Ⅱ-31）．これは延髄においても同様である．したがって，病変部位が延髄の最外側部に位置するfar lateral lesion では，脊髄視床路の外側部（体の下位からの表在覚を伝導する線維束）および三叉神経脊髄路が障害され，反対側下半身および同側顔面に表在覚麻痺が生じる．病変部位がやや内側に偏位する medio-lateral lesion では，脊髄視床路の内側部（体の上位からの表在覚を伝導する線維束）および三叉神経視床路が障害され，反対側上半身および反対側顔面に表在覚麻痺が生じる（**図Ⅱ-31, 32**）．すなわち，Matsumoto らは，病変部位が延髄の最外側部かやや内側かによって，体幹の表在覚麻痺が，下半身に出現するか上半身に出現するかの相違と，顔面の表在覚麻痺が同側に出現するか反対側に出現するかの相違が生じることを明らかにした．

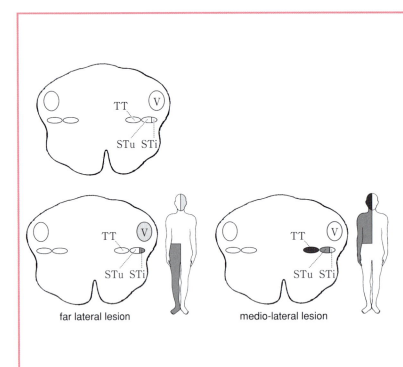

左の Wallenberg 症候群として示す．
すなわち，左が同側（病巣側），右が反対側．
脊髄視床路は体部位局在性を示すため，体の下位からの線維が走行する外側部（STi）と，上位からの線維が走行する内側部（STu）に区分する．
病変部位が延髄の最外側部に位置する far lateral lesion では，脊髄視床路の外側部（STi）の障害により反対側下半身に表在覚麻痺が生じる．三叉神経脊髄路（V）の障害により同側顔面にも表在覚麻痺が生じる．
病変部位がやや内側に偏位する medio-lateral lesion では，脊髄視床路の内側部（STu）の障害により反対側上半身に表在覚麻痺が生じる．三叉神経視床路（TT）の障害により反対側顔面にも表在覚麻痺が生じる．

図Ⅱ-31 Matsumoto らの分類

4 Wallenberg 症候群と延髄の動脈支配

第Ⅰ章において延髄の動脈支配域を簡潔に記載した際に，延髄内側部は脳底動脈の直接枝，延髄外側部は**後下小脳動脈**（PICA）の支配であると述べた（図Ⅰ-18）．Wallenberg 症候群は，独国の Adolf Wallenberg による 1895 年および 1901 年の後下小脳動脈塞栓症例の臨床および剖検報告を嚆矢とし，後下小脳動脈症候群とも称せられる．しかし延髄外側部は，後下小脳動脈だけでなく，椎骨動脈の直接枝や前下小脳動脈の分枝も分布し，多様な動脈支配を受けている．また，後下小脳動脈支配域は背側領域に限局するという報告もある．

Wallenberg 症候群のうち最も頻度が高い典型例では三叉神経視床路は障害されないため，反対側顔面には表在覚麻痺は起こらない（図Ⅱ-33）．一方，延髄外側部梗塞における症状の頻度をまとめた高松らによれば，反対側体幹の表在覚麻痺は症例の 85～100％でみられるのに対し，同側顔面の表在覚麻痺の出現頻度は諸家の報告による差が大きく 50～100％であるという．したがって，脊髄視床路の方が三叉神経脊髄路よりも障害される確率が高いことになる．また，本症候群症例の大部分の責任血管（閉塞した血管）は**椎骨動脈**であり，後下小脳動脈閉塞例は僅少であることが早くから指摘されている．これらの統計学的事実のみから推定すれば，①三叉神経視床路の走行部位は椎骨動脈支配域ではないことが多い，②三叉神経脊髄路の走行部位は動脈支配に個体差があり，椎骨動脈閉塞において障害されないことがある，③脊髄視床路の走行部位は大部分の例において椎骨動脈支配域に位置すると考えられる．換言すれば，延髄外側部の動脈支配域の多様性が，本症候群に種々の亜型が出現する要因であろう．

後下小脳動脈は変異が大きく，特に延髄外側縁における走行はきわめて多様性に富んでいる．後下小脳動脈閉塞によって Wallenberg 症候群を起こした症例では，脊髄視床路や三叉神経脊髄路の走行部位は，椎骨動脈ではなく，主に後下小脳動

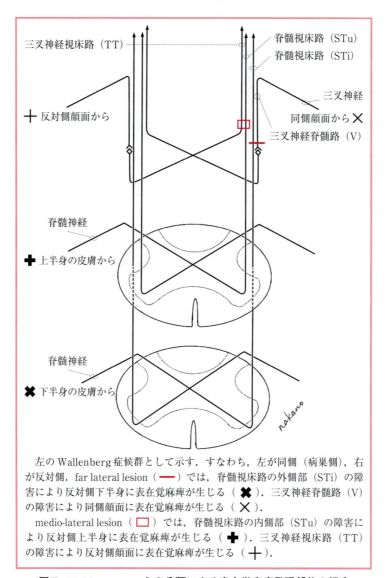

図Ⅱ-32 Matsumotoらの分類による表在覚麻痺発現部位の相違

脈によって支配されていたと推定できる．

　Wallenberg症候群は，脳幹の冠名症候群の中では頻度が高い．すなわち，本症候群の責任血管である椎骨動脈の直接枝あるいは後下小脳動脈は，梗塞を起こしやすいことになる．これは，なぜであろうか．脳の動脈は内頸動脈系と椎骨動脈系の2系統からなるが，発生学的には内頸動脈系の方が早期に形成される．最初に内頸動脈が発生し，その前方の分岐から前大脳動脈や中大脳動脈が，後方の分岐から後大脳動脈が形成されるのである．したがって胎生初期において，後大脳動脈は後交通動脈の末梢枝であり，その主な血流は内頸動脈から後交通動脈を経由するものである．このように胎生初期に発生する内頸動脈系は，規則正しく分化して成人型の分枝様式を完成する．一方，胎生後期になって発生する椎骨動脈系，特に後下小脳動脈および前下小脳動脈は，出生までの短期間で分化するため，変異が生じやすいのである（図Ⅱ-34）．後下小脳動脈は一側で欠如する例が10％，両側で欠如する例が2％であると報告されている．このような場合，延髄外側部は，部分的あるいは完全に反対側の後下小脳動脈や同側

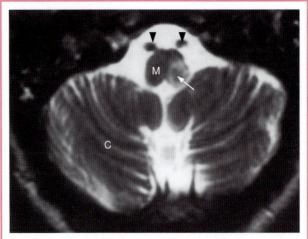

延髄外側部に梗塞巣（矢印）および周辺の広範な浮腫が見られる．
M：延髄　C：小脳　▼：椎骨動脈

図Ⅱ-33 左Wallenberg症候群典型例のMRI
（T2強調画像，水平面）

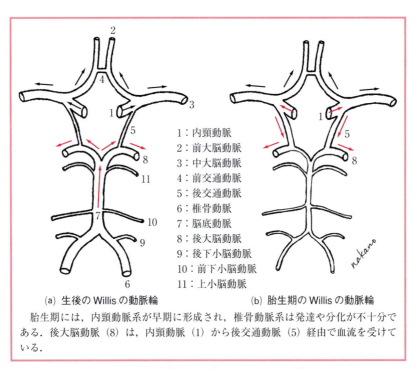

1：内頸動脈
2：前大脳動脈
3：中大脳動脈
4：前交通動脈
5：後交通動脈
6：椎骨動脈
7：脳底動脈
8：後大脳動脈
9：後下小脳動脈
10：前下小脳動脈
11：上小脳動脈

(a) 生後のWillisの動脈輪　　　(b) 胎生期のWillisの動脈輪

胎生期には，内頸動脈系が早期に形成され，椎骨動脈系は発達や分化が不十分である．後大脳動脈（8）は，内頸動脈（1）から後交通動脈（5）経由で血流を受けている．

図Ⅱ-34 生後と胎生期のWillisの動脈輪

の椎骨動脈，前下小脳動脈などから血液の供給を受けている．これらの例では，閉塞による延髄外側部の梗塞を起こしやすいと考えられる．

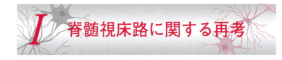

I 脊髄視床路に関する再考

表在覚・非識別型触覚を伝導する脊髄視床路は

脊髄で左右交叉し，反対側の前索・側索を上行する（図Ⅱ-1）．したがって，脊髄の一側半が障害される **Brown-Séquard 症候群**は，病巣レベル以下において，同側の錐体路徴候（図Ⅰ-24）および反対側の表在覚麻痺（図Ⅱ-16）を来す．

ちなみに本症候群は，英国の神経内科医 Charles-Édouard Brown-Séquard の名を冠したものだが，Brown は英語，Séquard は仏語の人名である．Ireland 系米国人の父 Charles Edward Brown と仏国人の母 Charlotte Séquard の間に生まれたことを主張するため，このように名乗ったと伝えられる．

アカゲザルやマカクなど霊長類の一部では，左右交叉することなく，同側の側索を上行する伝導路が存在する．ヒトでは，'非交叉性' の体知覚伝導路は存在しないのだろうか．

かつては癌性疼痛の緩和を目的として，外側脊髄視床路切截術を行うことが多かった．1950年代の文献において，疼痛がある側の外側脊髄視床路の破壊によって疼痛の消失を認めた症例が報告されている．また，**頸椎症性脊髄症** cervical spondylotic myelopathy（変形性頸椎症に伴う脊髄圧迫）において，錐体路徴候と表在覚麻痺が同一側に生じることがあるという．さらに近年，胸髄の血管障害あるいは視神経脊髄炎による脊髄の一側半の障害において，同側に優位の錐体路徴候および表在覚麻痺を来した症例が報告されている．これらの臨床所見は，'非交叉性' の脊髄視床路が存在する可能性を示唆するものである．

文　献

1) 中野隆：上行性伝導路．コメディカルのための臨床解剖学サブノート神経 第4版, 52-60. Orenstein und Koppel（名古屋）, 2006
2) 後藤昇, 後藤潤, 江連博光：マスターの要点 神経解剖学第10回 伝導路（3）知覚伝導路. 理学療法 18(11)：1088-1092, 2001
3) 後藤昇, 後藤潤, 江連博光：マスターの要点 神経解剖学第11回 伝導路（4）知覚伝導路. 理学療法 18：1186-1188, 2001
4) 草間敏夫：痛覚の解剖学．神経進歩 11(1)：24-45, 1967
5) 久留勝：人体脊髄並に脳幹に於ける知覚伝導路．医学綜報第2巻, 第4冊, 1-245. 創元社, 1949
6) Bowsher D：Termination of the central pain pathway in man：The conscious appreciation of pain. *Brain* 80：606-627, 1957
7) 水野昇, 岩堀修明, 中村泰尚訳：図説中枢神経系 第2版, 144-158, 224, 287-288, 322-326. 医学書院, 1994
8) 半田肇監訳：神経局在診断 改訂第4版, 22-28. 文光堂, 2003
9) 安藤一也, 杉村公也：リハビリテーションのための神経内科学 第1版, 44-51, 54-55. 医歯薬出版, 2000
10) 後藤昇, 野中直子：中枢神経系血管の臨床解剖学．解剖誌 73：615-627, 1998
11) 後藤昇, 白石尚基：大前根動脈と大後根動脈の形態について．脊椎脊髄 1：427-433, 1988
12) 磯部正則, 水野順一, 中川洋, 橋詰良夫：実験的外傷性脊髄空洞症モデルの作製と空洞症形成機序に関する組織学的検討．脊髄外科 14：1-9, 2000
13) Brown-Séquard CE：Lectures on the physiology and pathology of the nervous system and on the treatment of organic nervous affections. *Lancet* 1：873-876, 1869
14) Louveau A et al：Structural and functional features of central nervous system lymphatic vessels. *Nature* 523：337-341, 2015
15) 澤田秀幸, 宇高不可思, 亀山正邦：延髄内側症候群．神経内科 47：359-365, 1997
16) Spiller WG：The symptom-complex of a lesion of the uppermost portion of the anterior spinal and adjoining portion of the ventral arteries. *J Nerv Ment Dis* 35：775-778, 1908
17) Dejerine J：Syndromes bulbaires. Sémiologie des affections du systéme nerveux, 226-231. Masson et CIE, Paris, 1914
18) 大橋正洋：痛みの病態生理．リハビリテーション基礎医学 第2版, 180-187. 医学書院, 2000
19) 中村重信：亜急性連合性脊髄変性症．脳の科学 20：861-866, 1998
20) 高橋昭, 伊藤泰広：Nikolaus Friedreich(1825-1882) その生涯と神経学への寄与．神経内科 56(3)：273-291, 2002
21) 矢部一郎, 佐々木秀直：フリードライヒ病．総合リハ 31(5)：445-450, 2003
22) 阿部康二：フリードライヒ失調症．神経進歩 41(3)：478-483, 1997

23) 大西晃生, 納光弘, 岡崎春雄訳：臨床神経学の基礎 第3版, 313-316. メディカル・サイエンス・インターナショナル, 1996
24) 池田修一：家族性アミロイドポリニューロパチー（FAP）その発生機序と新しい治療. 脳の科学 **23**：637-646, 2001
25) 吉岡亮, 廣瀬源二郎：FAP の感覚障害について. 神経内科 **55**：537-540, 2001
26) 水野昇, 岩堀修明, 中村泰尚訳：一般感覚系と味覚系. 図説中枢神経系 第2版, 144-158. 医学書院, 1994
27) 半田肇監訳：三叉神経. 神経局在診断 改訂第4版, 130-136. 文光堂, 2003
28) 森和夫：海綿静脈洞. *Neurol Med Chir* **19**：757-769, 1979
29) 後藤昇, 段俊恵：海綿静脈洞とその周辺構造の解剖. 神経内科 **44**：409-415, 1996
30) 早川俊明, 白水重義：延髄疾患における知覚障碍について. 脳と神経 **7**：200-207, 1955
31) 早川俊明：脳橋, 延髄障害の臨床的研究. 名古屋医学 **76**：381-403, 1958
32) Currier RD, Giles CL, Dejong RN：Some comments on Wallenberg's lateral medullary syndrome. *Neurology* **11**：778-791, 1961
33) Matsumoto S, Okuda B, Kameyama M：A sensory level on the trunk in lower lateral brainstem lesions. *Neurology* **38**：1515-1519, 1988
34) 荒木信夫：延髄外側症候群. 神経内科 **47**：349-358, 1997
35) 高松和弘, 大田恭正：延髄外側梗塞の神経徴候および症状. 神経内科 **43**：87-89, 1995
36) 亀山正邦：脳底部動脈 Variation の臨床病理学的意義. 神経進歩 **5**：758-767, 1961
37) 久留裕, 真柳佳昭訳：画像診断のための脳解剖と機能系 第1版, 191-212. 医学書院, 1995
38) 逢坂麻由子, 園生雅弘：Brown-Séquard 症候群再考. 脊椎脊髄 **30**：127-132, 2017

第Ⅲ章
小脳と非意識型深部覚伝導路の機能解剖

　私たちは，日常生活において無意識のうちに，運動に伴った合目的的な姿勢変化を起こして身体の平衡を保持している．これが姿勢反射であり，内耳からの平衡覚，網膜からの視覚，関節や筋からの非意識型深部覚などの情報が中枢で統合され，その結果が錐体外路系伝導路を介して末梢の運動器に送り返されることによって成り立っている．このような平衡の保持には，小脳が重要な働きを演じている．
　本章では小脳と非意識型深部覚伝導路について述べ，第Ⅳ章および第Ⅴ章への橋渡しにしたい．

A 小 脳

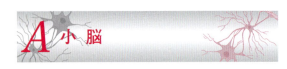

1 小脳の構造と機能

1）形態的区分

小脳 cerebellum は形態的には，左右両側の膨隆した**小脳半球** cerebellar hemisphere，正中部の細い**小脳虫部** vermis，虫部下方の虫部小節とその両側に鉤状に伸びる片葉からなる**片葉小節葉** flocculonodular lobe に区分される（表Ⅲ-1）．また表面の裂隙によって区分すると，第一裂より上部の前葉，第一裂と後外側裂の間の後葉，後外側裂より下部の片葉小節葉に分けられる（図Ⅲ-1）．

小脳の内部構造は，灰白質からなる表層の**小脳皮質** cerebellar cortex と白質からなる内部の**小脳髄質** cerebellar medulla に分かれる．小脳内部の白質中に散在する灰白質塊を**小脳核** cerebellar nuclei と言い，室頂核，球状核，栓状核，歯状核がある．

2）系統発生的区分

系統発生的にみると，小脳の原基は前庭神経核に連なる構造として発生し，魚類の小脳はこの部のみからなる．これを**原小脳** archicerebellum と言う．両生類や爬虫類，鳥類では，これに非意識型深部覚が入力する部が加わる．これを**古小脳** paleocerebellum と言う．哺乳類においては，大脳皮質の発達に伴って，大脳皮質からの入力を橋を経由して受ける部が発達する．これを**新小脳** neocerebellum と言う（表Ⅲ-1）．

3）機能的区分

小脳は，大脳基底核とともに運動制御を司る**錐体外路系** extrapyramidal system の中枢として，随意運動を円滑に遂行する上で重要な役割を果た

表Ⅲ-1 小脳の形態的区分，系統発生的区分，機能的区分の対応

形態的区分	系統発生的区分		機能的区分	小脳症状
	区分1	区分2		
片葉小節葉	原小脳〔原始小脳〕	古小脳	前庭小脳	体幹運動失調
小脳虫部（小脳扁桃を含む）	古小脳	旧小脳	脊髄小脳	
小脳半球（小脳扁桃を除く）	新小脳	新小脳	橋小脳〔大脳小脳，皮質小脳〕	四肢運動失調

系統発生的区分による名称は，文献において相違がある．区分1では古小脳は脊髄小脳を指す．区分2では古小脳は前庭小脳を指す．

解剖学の教科書では区分1が用いられることが多い．しかし，リハビリテーション領域の教育でよく使われる参考文献5,6などでは区分2を用いている．
〔　〕内は別名.

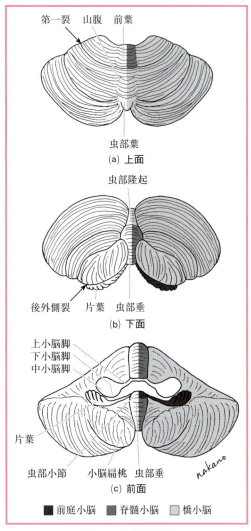

図Ⅲ-1 小脳の区分

している．外界からの情報入力がほとんどない大脳基底核に対し，小脳は，非意識型深部覚や平衡覚，視覚，聴覚など外界から多くの情報入力を受けている（図Ⅴ-1）．小脳は，これらの情報を統合した結果に基づいて，姿勢・平衡の保持や筋緊張の調整を行い，随意運動を円滑に遂行する役目を果たしている．そして平衡覚，非意識型深部覚，錐体外路系は，それぞれが小脳の特定の部位に入出力する．

そのため機能的には，平衡覚に関連する前庭神経核と連絡する**前庭小脳** vestibulocerebellum，非意識型深部覚が脊髄を経由して入力し姿勢や歩行の制御を行う**脊髄小脳** spinocerebellum，錐体外路系伝導路によって橋や大脳皮質と連絡する**橋小脳** pontocerebellum に区分される（表Ⅲ-1，図Ⅲ-1～4）．

小脳核のうち室頂核は前庭小脳，球状核および栓状核は脊髄小脳，歯状核は橋小脳に属する．

4）小脳脚

小脳に入出力する伝導路は，**小脳脚** cerebellar peduncle を通る（図Ⅲ-5，6）．下小脳脚は脊髄や延髄から小脳に入力する伝導路，中小脳脚は橋から小脳に入力する伝導路，上小脳脚は主に小脳から中脳に向けて出力する伝導路からなる．上小脳脚は，中脳の上丘の高さで左右交叉し，これを**上小脳脚交叉** decussation of the superior cerebellar peduncle（Wernekink's decussation）と言

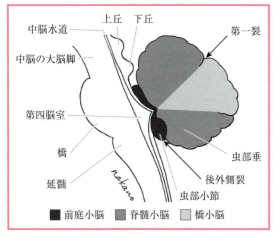

図Ⅲ-2 小脳の区分（正中断）

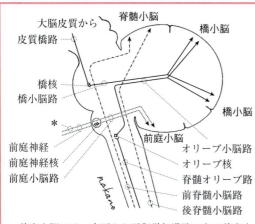

前庭小脳には，内耳から平衡覚伝導路である前庭小脳路が入力する．前庭神経の線維の一部（＊）は，前庭神経核でニューロンを交代することなく，直接，小脳に入力すると言われる．脊髄小脳には，脊髄から非意識型深部覚伝導路である前および後脊髄小脳路が入力する．橋小脳には，反対側の大脳皮質から錐体外路系伝導路である皮質橋小脳路が入力する．皮質橋小脳路は，橋の橋核で中継され，皮質橋路と橋小脳路に分かれる．

図Ⅲ-3 小脳へ入力する伝導路

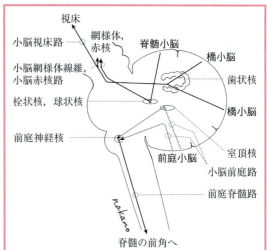

小脳皮質からの出力線維（プルキンエ細胞の軸索）は，小脳核（栓状核，球状核，室頂核，歯状核）で中継される．前庭小脳から出力する小脳前庭路は，前庭神経核に至り，さらに前庭脊髄路として同側の前角へ投射する．脊髄小脳からは，小脳網様体線維が脳幹網様体へ，小脳赤核路が赤核へ出力する．橋小脳からは，小脳視床路が反対側の視床へ出力する．

図Ⅲ-4 小脳から出力する伝導路

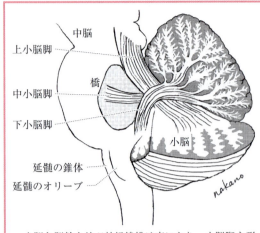

小脳と脳幹を結ぶ神経線維は束になり，小脳脚を形成する．上小脳脚は小脳と中脳，中小脳脚は小脳と橋，下小脳脚は小脳と延髄をそれぞれ結ぶ．

したがって，脳幹において小脳脚が障害されると，小脳に出入りする情報の伝導が妨げられ，小脳症状がみられる．

図Ⅲ-5 小脳脚

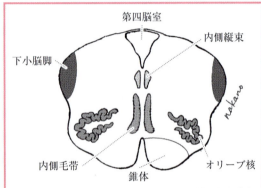

小脳と延髄を連絡する下小脳脚は延髄外側部を走行する．したがって，延髄外側部の梗塞（Wallenberg症候群）では下小脳脚が障害されて小脳症状を来す．

図Ⅲ-6 延髄の横断面

表Ⅲ-2 小脳脚を通る主な伝導路

	伝導路		小脳の入出力部位
	名称	機能	
下小脳脚	前庭小脳路	平衡覚	前庭小脳へ入力
	後脊髄小脳路	非意識型深部覚	脊髄小脳へ入力
	オリーブ小脳路	錐体外路系	橋小脳へ入力
中小脳脚	皮質橋小脳路	錐体外路系	橋小脳へ入力
上小脳脚	小脳赤核路 小脳視床路 小脳網様体線維	錐体外路系	橋小脳，脊髄小脳から出力
	前脊髄小脳路	非意識型深部覚	脊髄小脳へ入力

脊髄や延髄から小脳へ入力する伝導路は，下小脳脚を通る．しかし前脊髄小脳路は，中脳まで上行したのちに，上小脳脚を通って小脳へ向けて下行する（図Ⅲ-12）．

う．表Ⅲ-2は，主な伝導路をまとめたものである．

5) プルキンエ細胞

小脳皮質の**プルキンエ細胞** Purkinje cell は，洋梨型のきわめて大きな神経細胞で，1～2本の樹状突起と1本の軸索を持つ（図Ⅲ-7）．小脳に入力する神経線維は，直接あるいは小脳皮質の顆粒細胞で中継されて，プルキンエ細胞の樹状突起に投射する．一方，プルキンエ細胞の軸索は，小脳皮質から出力する唯一の神経線維であり，小脳核あるいは延髄の前庭神経核に投射する．プルキンエ細胞と小脳核あるいは前庭神経核の間には，明瞭な対応関係が認められる．すなわち，脊髄小脳は球状核および栓状核，橋小脳は歯状核，前庭小脳は室頂核あるいは前庭神経核に向けて，プルキンエ細胞の軸索を投射する．さらに，小脳核あるいは前庭神経核からは，赤核や視床，脳幹網様体を経由して，大脳皮質や脊髄の前角に投射される．このような線維連絡から考えると，前庭神経核は'脳幹に転位した小脳核'とみなすことができる．

プルキンエ細胞を発見したボヘミアの組織学および生理学者 Johannes Evangelista von Purkinje は，心臓の刺激伝導系である'プルキンエ線維'や，視感度が高い光の色が明所と暗所で異なることを示した'プルキンエ現象'にその名を残す．Purkinje を米国語読みにすれば，［パーキンジー］になる．

表Ⅲ-1は，形態的区分，系統発生的区分，機能的区分を概略的に対応させたものである．前庭小脳は片葉小節葉に一致する．脊髄小脳は小脳虫部に，橋小脳は小脳半球にほぼ一致する．ただし，

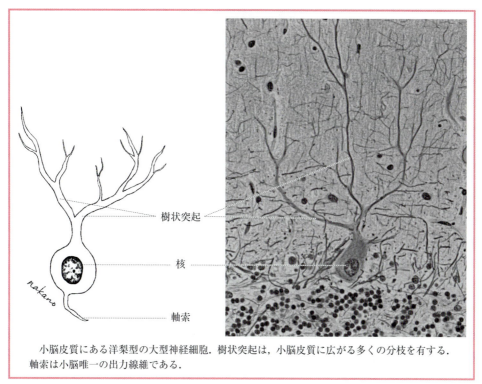

小脳皮質にある洋梨型の大型神経細胞．樹状突起は，小脳皮質に広がる多くの分枝を有する．軸索は小脳唯一の出力線維である．

図Ⅲ-7　プルキンエ細胞

小脳半球の内側部には，脊髄小脳と橋小脳との重複部分が存在する．また，系統発生的区分において，原小脳を古小脳，古小脳を旧小脳と称することがある．すなわち，「古小脳」という名称は，前庭小脳を指す場合と脊髄小脳を指す場合があり，混乱の元になっている．以下の記述においては，機能的名称である「前庭小脳」，「脊髄小脳」，「橋小脳」を用いることにする．

2　小脳症状

小脳は，神経線維束からなる小脳脚によって脳幹と結ばれている（**図Ⅲ-5，6**）．したがって，脳幹の疾患においても，小脳脚を介して小脳に出入りする情報の伝導が妨げられ，小脳症状がみられることがある．例えば，小脳と延髄を連絡する下小脳脚は延髄外側部を走行するため，延髄外側部の梗塞である **Wallenberg 症候群** において小脳症状を伴うのである（**表Ⅱ-3，図Ⅲ-6**）．換言すれば，小脳症状を来す症例では小脳または脳幹の障害を疑うことになる．

小脳症状に関する研究は，1890～1920 年代に大きく進歩した．中でも，仏国の Joseph Babinski および André-Thomas，英国の Gordon Holmes の貢献が大きい．

筋力低下や運動麻痺がないにもかかわらず，運動の調節が障害されることを，**運動失調** ataxia と言う．そのうち運動制御の中枢である小脳の障害によるものを**小脳性運動失調** cerebellar ataxia と言い（**表Ⅲ-3**），体幹運動失調と四肢運動失調に大別される．

1）体幹運動失調

前庭小脳および脊髄小脳，すなわち主に小脳虫部の疾患では，身体全体のコントロールが乱れ**体幹運動失調** truncal ataxia が生じる．

前庭小脳は平衡覚と運動の協調を司る．すなわち，内耳，脳幹網様体，眼球運動を司る脳神経核，脊髄の前角などと共同で，骨格筋に一定の緊張を与えて平衡を保持し，体の動き（加速度）に対応する反射的行動を司っている．具体例を挙げると，前庭小脳から出力する小脳前庭路は前庭神経核で

表Ⅲ-3 運動失調の鑑別

	正常	運動性運動失調	感覚性運動失調	
		小脳性運動失調	脊髄性運動失調	前庭性運動失調
開眼時の動揺	(−)	(+)	(−)	(+)
閉眼時の動揺	(−)	(+) 開眼時と著変なし	(+)	(++) 閉眼で増悪
Romberg 徴候	陰性	陰性	陽性	陽性
体幹運動失調	(−)	(+)	(+)	(+)
四肢運動失調	(−)	(+)	(+)	(−)
意識型深部覚麻痺	(−)	(−)	(+)	(−)
眼振	(−)	(+)	(−)	(+)
構音障害	(−)	(+)	(−)	(−)

閉眼によって身体の動揺が増悪する場合，Romberg 徴候陽性と言う．小脳性運動失調では，視覚情報による補正が効かないため，開眼時の身体の動揺が，閉眼によって増悪することはない．これを Romberg 徴候陰性と言う．

中継され，さらに前庭脊髄路として前角に至り，抗重力筋の協調を調節し平衡の保持を行っている（図Ⅲ-4）．これを**前庭脊髄反射** vestibulospinal reflex と言う．

前庭小脳の障害では身体の動揺が生じるが，小脳前庭路および前庭脊髄路は非交叉性，すなわち同側性支配である．したがって，一側の小脳前庭路や前庭脊髄路の障害では，同側の抗重力筋の協調が乱れ同側（患側）に転倒しやすくなる．そのため，患者は，起立時には脚を大きく拡げ，座る時は患側に手をつくようにするのである．また，平衡覚と連動して眼球の反射的運動が起きるため，前庭小脳の障害では**眼振** nystagmus（律動的に反復する眼球の不随意運動）が生じる（第Ⅳ章参照）．

脊髄小脳には，脊髄から非意識型深部覚伝導路である前および後脊髄小脳路が入力する（図Ⅲ-3）．また，脊髄小脳からの出力は，小脳網様体線維や小脳赤核路として脳幹網様体や中脳の赤核に至り，さらに前角に向けて投射される．このような線維連絡によって，脊髄小脳は，姿勢，歩行の制御や協調運動を司っている．

したがって，脊髄小脳の障害では，**酩酊様歩行** drunken gait や発声筋の協調運動障害による**構音障害**（構語障害）dysarthria が生じる．これらの症状は，飲酒後に一過性にみられる徴候と同様であるが，慢性アルコール中毒では，特に小脳前葉（脊髄小脳の上部）が選択的に萎縮することが知られている．体幹運動失調は起立時などの静止時にも生じるため，一種の static sign である．いわゆる '姿勢' は英語では posture と attitude に分かれる．posture は重力と体感，例えば臥位や坐位を意味し，attitude は身体の相対的位置，例えば関節の肢位を意味する．前庭小脳は posture に，脊髄小脳は attitude に，より強く関連している．

2）四肢運動失調

橋小脳すなわち小脳半球の疾患では，身体の部分的な協調障害，特に四肢の協調障害によって**四肢運動失調**が生じる．

橋小脳には，反対側の大脳皮質から皮質橋小脳路（錐体外路系伝導路の1つ）が入力する（図Ⅲ-3）．橋小脳からの出力は，小脳視床路として上小脳脚交叉を経て反対側の視床に至り，さらに視床皮質路として大脳皮質へ投射される（図Ⅲ-4）．すなわち，橋小脳は，反対側の大脳皮質との間に神経回路（'**小脳大脳連関**' と言う）を形成し，随意運動が正確に行われるように微調整をしているのである．ヒトは誰でも初めから自転車に乗れる訳ではない．しかし，いったん乗れるようにな

ると，しばらく乗っていなくても，練習なしで乗ることができる．パソコンのキーを叩いて単語を入力することやピアノを弾くことも同様に，練習を繰り返すと自然に手指が動くようになる．すなわち，運動のプログラムが脳に保存され，錐体路中枢はそのプログラム通りに筋に命令を出しているのである．これが，いわゆる'**体で覚える記憶**'であり，小脳に保存されている．

　体で覚える記憶が小脳に保存されるメカニズムを考えてみよう．随意運動の命令は錐体路中枢から発せられるが，最初は大脳がフィードバック機構によって，正しく運動が行われたかを自らチェックしている．何度も同じ運動を繰り返し，小脳が運動のプログラムを記憶すると，次回からは大脳のチェックは無用になり，プログラム通りの運動が遂行できるようになる．パソコンで文章を作成することを例にとってみよう．初めは単語のスペルを間違えるのは，まだ小脳に正しいプログラム（すなわち手指を動かしてキーを叩く順序）が記憶されていないからである．練習を繰り返すと，小脳内部のシナプス結合が変化して，正しいプログラムに近づいていく．やがて小脳が正しいプログラムを記憶すると，意識しなくても手指が自然にプログラム通りに動いて，間違いなくキーを叩くことができるようになるのである．すなわち小脳は，大脳皮質錐体路中枢に対して，プログラム通りに運動するよう命令を出しているのである．これは**小脳大脳連関**の機能によって行われる．

　橋小脳の障害では筋収縮が正確に行われなくなり，指鼻試験を行うと**企図振戦** intention tremor が起き，指が行き過ぎたり（overshooting）手前で止まったり（undershooting）する**測定障害** dysmetria がみられる．また，手の回内回外検査や膝うち試験を行うと，作動筋と拮抗筋の運動の切り替えが円滑に行えない**交代運動障害**（変換運動障害，反復運動障害）dysdiadochokinesis がみられる．これらは運動を負荷させた時のみに生じる症状であり，一種の dynamic sign である．交代運動障害の検査法として，「finger wiggle」や「手の回内・回外検査」が挙げられる．前者は，手を机上に置きピアノを弾くように母指から順に小指まで迅速に指で机を叩く運動を繰り返す検査法である．後者は，上肢を前方に挙上して迅速に回内と回外を繰り返す検査法である（図Ⅲ-8）．小脳障害では，これらの動作が拙劣になる．さて，皆さんは「手の回内・回外検査」と聞くと違和感を持たれるのではなかろうか．「回内・回外」は，言うまでもなく上橈尺関節と下橈尺関節の共同運動であるが，'前腕の'運動であり'手の'運動ではない．したがって「手の回内・回外検査」は，本来ならば「前腕の回内・回外検査」と称するべきであろう．

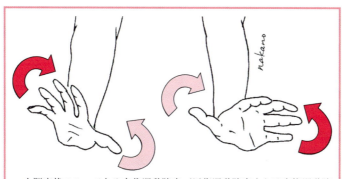

小脳症状の1つである交代運動障害（反復運動障害または変換運動障害とも言う）の検査で，上肢を前方に挙上して素早く回内と回外を繰り返す．小脳障害では拙劣になる．回内・回外は前腕の運動であり手の運動ではないため，本来ならば「前腕の回内・回外検査」と称するべきである．

図Ⅲ-8 手の回内・回外検査

前述のように，小脳視床路は上小脳脚交叉で左右交叉する．また錐体路は，大脳皮質から前角に至る間に錐体交叉で左右交叉する．すなわち，一側の橋小脳からの出力は，視床を介して反対側の大脳皮質に投射され，さらに反対側の大脳皮質から同側の前角に投射される（図Ⅲ-9）．したがって，橋小脳の障害による四肢運動失調は同側（患側）の上下肢に生じる．**構音障害**（構語障害）は橋小脳の障害でも生じる．

四肢運動失調は，小脳疾患の場合だけでなく，脳幹疾患において**皮質橋小脳路** cerebro-ponto-cerebellar tract が障害された場合にも生じる．皮質橋小脳路は，大脳皮質から橋の橋核に至る皮質橋路と，橋核から橋小脳に至る橋小脳路に分けられ，後者は橋のレベルで左右交叉する（図Ⅲ-10）．したがって前者の障害では反対側，交叉後の後者の障害では同側の上下肢に四肢運動失調が生じる．

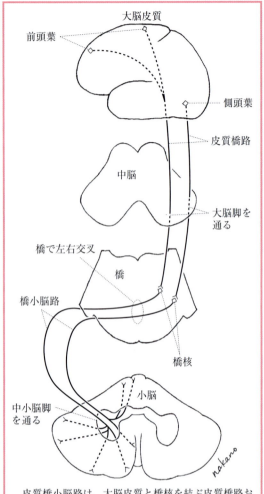

皮質橋小脳路は，大脳皮質と橋核を結ぶ皮質橋路および橋核と小脳皮質を結ぶ橋小脳路からなる．後者は橋で左右交叉する．したがって皮質橋小脳路は，一側の大脳皮質と反対側の小脳皮質を結ぶ．

図Ⅲ-10 皮質橋小脳路

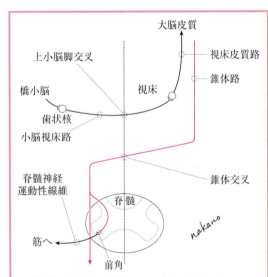

小脳視床路は上小脳脚交叉で左右交叉するため，一側の橋小脳からは反対側の大脳皮質へ出力される．反対側の大脳皮質からの錐体路は，錐体交叉で左右交叉し，同側の前角に至る．すなわち，一側の橋小脳からの出力は，同側の前角に投射される．

視床皮質路は，錐体路中枢のみではなく，大脳皮質の広い範囲に投射される．したがって，大脳皮質からの下行路は，錐体路のみではなく，種々の錐体外路系伝導路を介して前角に至ると考えられる．

中央の縦の点線は，正中線を示す．

図Ⅲ-9 橋小脳・大脳皮質・前角の連絡

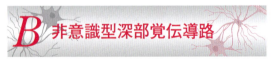

1 非意識型深部覚伝導路の走行

筋や腱などで感受される深部覚のうち意識されないものを**非意識型深部覚**と言い，小脳皮質に伝導される．非意識型深部覚は，筋線維内の伸展受容器である**筋紡錘** muscle spindle および筋線維の終末近傍の腱に存在する**腱紡錘** tendon spindle

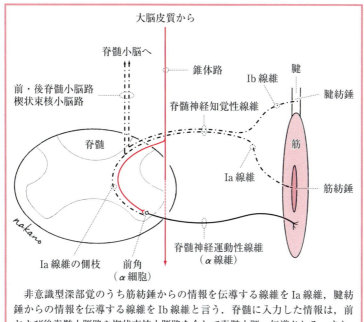

図Ⅲ-11 非意識型深部覚による錐体外路系の制御

で感受される。筋紡錘は筋長を，腱紡錘は腱に加わる張力を感受する。これらの情報は，脊髄神経知覚性線維を通って脊髄の後角へ入力するが，筋紡錘からの情報を伝導する線維を Ia 線維，腱紡錘からの情報を伝導する線維を Ib 線維と言う（図Ⅲ-11）。

下半身（体幹下部および下肢）からの非意識型深部覚を伝導する脊髄神経知覚性線維は，後角に入ったのち同側の後索を上行して，第1～3胸髄の後角の内側に位置する胸髄核（Clarke の柱，背核）に至る。胸髄核で中継されて小脳に至る線維束を**後脊髄小脳路** posterior spinocerebellar tract と言う。後脊髄小脳路は，同側の側索を延髄まで上行し，下小脳脚を通って脊髄小脳に入る（図Ⅲ-12）。末梢神経線維（表Ⅱ-1）とは異なり，中枢内の神経線維の直径については不明な点が多いが，後脊髄小脳路を構成する線維は，中枢神経系では最も太く伝導速度が速いと言われる。随意運動時の筋長の変化や腱の張力を小脳に瞬時に伝導して，運動の制御を行うためであると考えられる。

後角で中継されて小脳に至る線維束を**前脊髄小脳路** anterior spinocerebellar tract と言う。前脊髄小脳路は，左右交叉して反対側に至り，いったん橋まで上行したのち，上小脳脚を通って脊髄小脳に向かって下行する。一部の線維は左右交叉することなく，同側を橋まで上行し，上小脳脚を通って脊髄小脳に入る（図Ⅲ-12）。ヒトにおいて前脊髄小脳路は発達が悪く，その存在を疑う文献もある。

上半身（体幹上部，頸部および上肢）からの非意識型深部覚を伝導する脊髄神経知覚性線維は，後角に入ったのち同側の後索（楔状束）を長後索路として上行し，延髄の副楔状束核に至る。副楔状束核で中継された神経線維束を**楔状束核小脳路** cuneocerebellar tract と言い，下小脳脚を通って脊髄小脳に入る（図Ⅲ-13）。

後脊髄小脳路および楔状束核小脳路は，左右交叉することなく，同側の小脳に至る（図Ⅲ-12, 13）。前脊髄小脳路の大部分は，脊髄で左右交叉したのち，上小脳脚交叉で再び交叉して，同側の脊髄小脳に至る（図Ⅲ-12）。したがって，身体

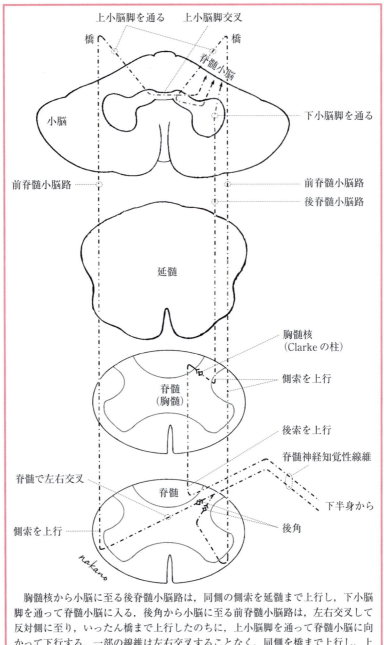

図Ⅲ-12 下半身からの非意識型深部覚伝導路

胸髄核から小脳に至る後脊髄小脳路は，同側の側索を延髄まで上行し，下小脳脚を通って脊髄小脳に入る．後角から小脳に至る前脊髄小脳路は，左右交叉して反対側に至り，いったん橋まで上行したのちに，上小脳脚を通って脊髄小脳に向かって下行する．一部の線維は左右交叉することなく，同側を橋まで上行し，上小脳脚を通って脊髄小脳に入る．

の一側の非意識型深部覚は，同側の脊髄小脳に伝導されることになる．

他の知覚と異なり，非意識型深部覚が意識されないのはなぜだろうか．意識型深部覚や表在覚，視覚，聴覚，味覚などは，**視床** thalamus で中継され，さらに大脳皮質の各知覚中枢に投射されることによって，意識にのぼるようになる．また，意識を司る脳幹網様体からのインパルスは，視床を介して大脳皮質に投射され，大脳皮質を賦活し覚醒させている．すなわち，視床は'知覚と意識

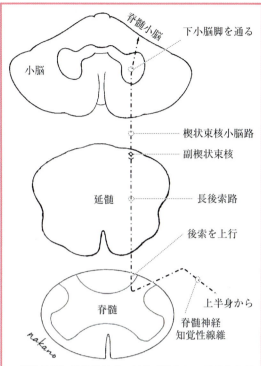

図Ⅲ-13 上半身からの非意識型深部覚伝導路

の接点'である（**第Ⅶ章参照**）．非意識型深部覚伝導路は視床を経由しない．また，大脳皮質ではなく小脳へ入力する．したがって意識されないのである．

2 非意識型深部覚と腱反射

打腱器で腱を叩打することによって筋が伸張されると，それを筋紡錘が感受し，脊髄神経知覚性線維（Ia線維）を通って脊髄に情報が入る．この情報は，前および後脊髄小脳路や楔状束核小脳路を介して小脳に伝導されるが，Ia線維の側枝によって前角のα細胞にも伝導される（図Ⅲ-11）．α細胞から出る命令は，脊髄神経運動性線維（α線維）によって筋に至り，筋が収縮する．これが，腱反射（深部反射）のメカニズムである（図Ⅰ-2〜4）．

腱反射が起こる際には，拮抗筋は抑制されなけ

ればならない．例えば膝蓋腱反射では，大腿四頭筋が収縮することによって膝関節が伸展すると同時に，拮抗筋である大腿屈筋群（hamstring muscles）は弛緩しなければならない．Ia線維から分枝するIa抑制性ニューロンが，拮抗筋を支配するα細胞に抑制的な結合を行い，拮抗筋を弛緩させるのである．このように，筋を興奮させると同時に拮抗筋を抑制する神経機構を**相反神経支配** reciprocal innervation と言う（図Ⅲ-14）．

C 視覚伝導路と小脳

大脳皮質においては，随意運動を円滑に行うために，各知覚中枢に投射された表在覚や意識型深部覚，視覚，聴覚などの情報が連合野で統合処理され，それが錐体路中枢および運動前野に伝達されている．小脳が運動制御を行うには，小脳へ直接入力する非意識型深部覚や平衡覚のみではなく，視覚や聴覚などの情報も得て，随意運動が適切に行われているか否かを感知することが必要である．

小脳への視覚入力について考えてみる．視覚伝導路は，視神経，視索，視放線からなる．網膜の視神経細胞から出る神経線維束が視神経であり，視交叉を経て視床の外側膝状体に至る．外側膝状体で中継を受けた視放線は，内包を経て大脳皮質の一次視覚野（Brodmannのarea 17）に至るが，ここでは，何が見えたかの判断はできない．一次視覚野から視覚連合野（二次視覚野，Brodmannのarea 18, 19）に情報が伝達されると，見たものの動きや色，形態などの意義を解析し，過去の体験による記憶と照合させることによって何を見たかが認識される．また，視神経線維の一部は，外側膝状体ではなく，中脳の上丘および視蓋前域に至り，種々の視覚性反射（対光反射，輻輳反射，調節反射）の求心路になる．

小脳への視覚入力の経路については，明らかではないことが多い．上丘，一次視覚野，視覚連合野から出る遠心性線維が，橋の橋核あるいは延髄のオリーブ核を経由し，小脳の片葉小節葉あるいは小脳虫部に入力するものと考えられている．小

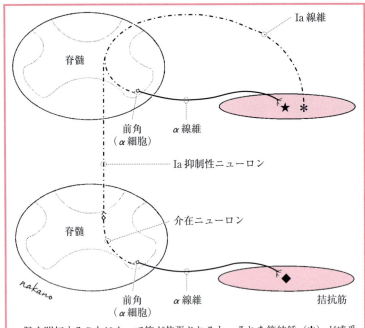

腱を叩打することによって筋が伸張されると，それを筋紡錘（＊）が感受し，脊髄神経知覚性線維（Ia線維）およびその側枝によって前角のα細胞に伝導される．α細胞から出る命令は，脊髄神経運動性線維（α線維）によって筋に至り，筋（★）が収縮する．
　同時に，Ia線維から分枝するIa抑制性ニューロンが介在ニューロンを介して，拮抗筋を支配するα細胞に抑制的な結合を行い，拮抗筋（◆）を弛緩させる．

図Ⅲ-14　腱反射と相反神経支配

脳虫部のうち，視覚入力がある山腹，虫部葉および虫部隆起を特に小脳視覚野と言うことがある．

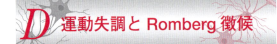

D　運動失調とRomberg徴候

1　運動失調の鑑別

1）小脳性運動失調

　前述のように非意識型深部覚は意識されないため，表在覚や意識型深部覚，視覚などとは異なり，単独で障害されても自覚症状として現れることはない．また，姿勢や平衡の保持には，非意識型深部覚の他に意識型深部覚や平衡覚，視覚が関与している．そのため，非意識型深部覚が障害されても，他の知覚によって姿勢や平衡の保持は可能である．したがって，「非意識型深部覚麻痺」と言う固有の症候はない．小脳疾患によって非意識型深部覚とともに平衡覚や錐体外路系が障害されると，**運動失調** ataxia として症状に現れるのである（図Ⅲ-15）．

　筋力低下や運動麻痺がないにもかかわらず運動の調節が障害されることを運動失調と言い，起立時の身体の動揺や歩行障害などが生じる．片脚立ちを続けていると，身体の動揺が起こる．閉眼して片脚立ちをすると，開眼している時に比べて早期から動揺が始まる．これは，姿勢および平衡保持機構が視覚情報によって補正されているためである．**小脳性運動失調** cerebellar ataxia では，運動制御の中枢である小脳が障害されているため，視覚による補正が効かない．換言すれば，視覚の影響を受けることがないため，開眼時の身体の動揺が閉眼によって増悪することはない．これを **Romberg徴候陰性** と言う．小脳性運動失調は，小脳疾患のみでなく，**Wallenberg症候群** などの

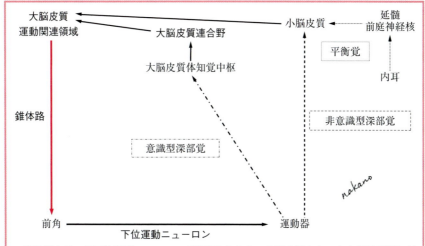

図Ⅲ-15 運動麻痺と運動失調

脳幹疾患で小脳脚が障害された時にもみられる（表Ⅱ-3, 図Ⅲ-6）.

2）脊髄性運動失調

小脳性運動失調と鑑別するために，脊髄性運動失調および前庭性運動失調についても触れておこう（表Ⅲ-3）.

脊髄性運動失調 spinal ataxia は，**亜急性連合性脊髄変性症** subacute combined degeneration of the spinal cord, **Friedreich 失調症** Friedreich ataxia, **脊髄癆** tabes dorsalis あるいは **Dejerine 症候群**などで，脊髄の後索を上行する後索路あるいは延髄の内側部を上行する内側毛帯が障害され，意識型深部覚，特に位置覚が低下することにより，起立時の動揺や歩行障害が生じるものである（図Ⅱ-8）.

開眼時は，身体の動揺が視覚情報として大脳皮質に伝導されるため（外界が動くのを見て身体の動揺に気づくため），大脳皮質からのフィードバックにより動揺が抑えられる．すなわち，視覚補正が効く．閉眼すると，視覚情報が大脳皮質に伝導されなくなるため，動揺が増悪する．これを **Romberg 徴候陽性**と言う．患者は，起立時および歩行時には支持基底を大きくするために両脚を大きく開き，視覚入力によって足の位置を保つために視線を常に足元に注ぐ．そして，残存する意識型深部覚の機能を最大限に利用するため，脚を急速に高く上げ，次いで足底で地面にスタンプを押すように歩く．洗顔などでの閉眼時，あるいは暗所での歩行時は，視覚による補正が消失するため身体の動揺や歩行障害が著明になる．脊髄性運動失調を来す上記の疾患では脊髄視床路は障害されないため，**知覚解離**がみられる（第Ⅱ章参照）.

また，末梢神経疾患である**糖尿病性ニューロパチー** diabetic neuropathy で脊髄神経知覚性線維が侵されると，意識型深部覚が優位に障害されるため，Romberg 徴候が陽性になる（表Ⅸ-2）．このように末梢神経の障害によって脊髄性運動失調を来す場合は，特に**末梢性運動失調** peripheral ataxia と呼ぶことがある．

3）前庭性運動失調

内耳の障害による**前庭性運動失調** vestibular ataxia（迷路性運動失調 labyrinthine ataxia）で

は，平衡覚が障害されるため，また開眼して起立している時にも身体の動揺が見られるため，大きく開脚することによって立位を維持している．そして閉眼することによって，動揺がさらに増悪する．すなわち，**Romberg徴候陽性**である．

2 脊髄小脳変性症

1）脊髄小脳変性症の分類

脊髄小脳変性症 spinocerebellar degeneration は，脊髄の後索および小脳の神経細胞が変性を起こす原因不明の疾患群であり，運動失調を主徴とする．症例の約40％は遺伝性を示す．また，小脳が主に障害される'小脳型'，小脳と脊髄がともに障害される'脊髄小脳型'，脊髄が主に障害される'脊髄型'に分類される（**表Ⅲ-4**）．

'小脳型'に分類される**実質性小脳萎縮症** parenchymatous cerebellar atrophy は，主に脊髄小脳と前庭小脳の障害による疾患群であり，遺伝性のHolmes型と孤発性のMarie-Foix-Alajouanine病に分かれる．後者はアルコール中毒や悪性腫瘍（特に肺癌）に合併することがあり，脊髄小脳変性症の中では，最も外因性要素との関連が深い．

'脊髄小脳型'に分類される**オリーブ橋小脳萎縮症** olivopontocerebellar atrophy は，主に橋小脳と脊髄の障害による疾患群であり，遺伝性のMenzel型と孤発性のDejerine-Thomas型とがあ

表Ⅲ-4 脊髄小脳変性症

		脊髄型	小脳型		脊髄小脳型	
		Frierdreich失調症	実質性小脳萎縮症		オリーブ橋小脳萎縮症	
			Holmes型	Marie-Foix-Alajouanine型	Menzel型	Dejerine-Thomas型
遺伝性		＋ 常染色体劣性	＋	－	＋ 常染色体優性	－
好発年齢（歳）		5〜15	30〜50	50〜70	20〜40	40〜60
変性部位	小脳	－	脊髄小脳 前庭小脳		橋小脳	
	脊髄	後索路 脊髄小脳路 錐体路	－		後索路 脊髄小脳路	
	脳幹	－	下オリーブ核		下オリーブ核 橋核	
症状	脊髄性運動失調	＋＋	－		＋＋	
	小脳性運動失調	＋	＋＋		＋＋	
	Romberg徴候	陽性	陰性		陰性	
	錐体路徴候	＋	－		±	
	錐体外路症状	±	－		＋	
	自律神経症状	±			±	
	その他			アルコール中毒，悪性腫瘍に合併	5〜10年で死亡	

る．

Friedreich 失調症 Friedreich ataxia は '脊髄型' に分類される．'小脳型' の実質性小脳萎縮症および '脊髄小脳型' のオリーブ橋小脳萎縮症では，小脳性運動失調が主であり Romberg 徴候は陰性である．一方，'脊髄型' の Friedreich 失調症では，脊髄性運動失調が主であり Romberg 徴候は陽性である．しかし，いずれの疾患でも，小脳性運動

Coffee Break

独逸医学全盛期の神経学者 Romberg

近世の医学の中心は仏国の Paris，墺国の Wien，英国の Edinburgh であり，独逸は 18 世紀まで医学に関しては後進国であった．独逸医学の発展過程において，Charité 病院と Berlin 大学が果たした役割は大きい．

初代 Preußen 国王 Friedrich I 世は，ペストの大流行への対策として Berlin の王有地に検疫所および病棟を建設することを決定し，1710 年に完成した．さらに Friedrich I 世の子 Friedrich Wilhelm I 世は，市民病院および医療教育施設を増設し，1727 年に Charité 病院と命名した．ちなみに Charité は，語尾の「é」にアクサン・テギュ（アクセント記号）の「´」が付いていることから判るように仏語であり，「博愛，慈悲」を意味する．英語の charity と同様に，ラテン語で「愛情」を意味する caritas に由来する．

Berlin 大学の創立は 1810 年で，欧州の大学の中では歴史が浅い．当時の Preußen 王国は，存亡の危機に直面していた．Napoléon 全盛期の仏国に敗北を喫し，Halle 大学がある Halle を含む領土の大半を失ったのである．敗戦後，Wilhelm von Humboldt を中心とする Halle 大学の教員は，Friedrich Wilhelm III 世に対して Berlin に大学を設置することを懇願し，Berlin 大学が創立されたのである．さらに，Charité 病院は附属病院として編入された．当時，Berlin 大学と Charité 病院の教授ら役職者には，Johann Gottlieb Fichte, Johann Cristian Reil, Christoph Wilhelm Hufeland ら錚々たる面々が名を連ねていた．19 世紀中頃になると世界中から優れた医学者，医師，学生が集まり，独逸医学は全盛期を迎えるのである．現在までのノーベル生理学賞受賞者は 8 名を数える．一方で，仏国にとって 19 世紀中頃は屈辱の時代であった．Napoléon III 世は普仏戦争（Preußen 王国と仏国の戦争）に敗北し，帝政が瓦解する．Preußen 国王 Wilhelm I 世は 1871 年，'仏国の象徴' Versailles 宮殿において，統一独逸帝国の初代皇帝に即位したのである．

Romberg 徴候にその名を残す Moritz Heinrich Romberg は 1811 年，Berlin 大学医学部に入学した．彼は，臨床症候学などで教鞭を執る Christoph Wilhelm Hufeland を信奉していた．Hufeland は，Jena 大学教授や Preußen 王国の宮廷医，Charité 病院長を歴任し，1810 年の Berlin 大学創立と同時に内科学教授に就いた．Hufeland が 1836 年に著した *Enchiridion Medicum*（医学必携）の蘭語版は，杉田成卿（杉田玄白の孫）や緒方洪庵（福澤諭吉の師）らによって『医戒』および『扶氏経験遺訓』として一部が和訳され，幕末の医学にも大きな影響を及ぼした．

Romberg は，Charité 病院において中枢神経疾患患者の剖検を積み重ね，その研究成果を次々と発表した．1840 年，世界最初の神経学の成書とされる *Lehrbuch der Nervenkrankheiten des Menschen* を出版し，その中で，Romberg 徴候として知られる脊髄癆の徴候を記載している．今日，Romberg 徴候の原著として一般に引用されているのは，1851 年発行の改訂第 2 版である．彼の研究手法は剖検による病理解剖学が中心である．さらに生理学的な観点を取り入れ，臨床に応用したことは特筆されよう．仏国の Guillaume Benjamin Amand Duchenne とともに「臨床神経学に真の意味での最初の進歩をもたらした」と称えられる由縁であろう．

ところで Romberg が Hufeland を師と仰いだ理由は，神経学だけではなさそうだ．二人の出身地は，Preußen 王国ではなく，Sachsen 王国の Thüringen 地方である．Hufeland は，同郷の文学者・哲学者 Johann Wolfgang von Goethe や Johann Christoph Friedrich von Schiller らと親交が深く，その思想は Romberg にも影響を及ぼしたと推測される．Romberg は，幼少の頃から線画に非凡な才能を持ち，高等中学校時代はギリシャ語とラテン語を得意としていた．また Berlin 大学在学中は，医学だけでなく，言語学や哲学も聴講していたという．二人とも，今で言う '文化人' の先駆けであろう．

失調と脊髄性運動失調のオーバーラッピングがあると考えられる．例えばFriedreich失調症は，後索路障害（意識型深部覚麻痺）と錐体路徴候に加えて，構音障害や眼振などの小脳症状を高率に伴うため（**第Ⅱ章参照**），'脊髄小脳型' に近い'脊髄型' であるとみなされる．

2）脊髄小脳変性症と多系統萎縮症

脊髄小脳変性症症例では，小脳および後索の障害のみではなく，錐体路や錐体外路系，自律神経系などの変性の合併によって多彩な神経症状を呈することが多い．

特にDejerine-Thomas型オリーブ橋小脳萎縮症は，Parkinson病様の錐体外路症状および自律神経症状（起立性低血圧，膀胱直腸障害など）を高率に合併するため，**多系統萎縮症** multiple system atrophy（MSA）と称せられることがある．さらに，自律神経症状を主症状とする**Shy-Drager症候群**や，錐体路徴候が強い**線条体黒質変性症** striatonigral degeneration（SND）も，他の多くの神経系統の変性を合併する．そのため近年では，これら3疾患を1つのスペクトラムとして捉える疾患概念である**多系統萎縮症**（MSA）が用いられている（図Ⅴ-32）．

Dejerine-Thomas型オリーブ橋小脳萎縮症は，Dejerine症候群にその名を残すJoseph Jules Dejerineと，彼の弟子André-Thomasの名を冠したものである．André-Thomasは，Dejerineが死去する1917年まで，ParisのSalpêtrière病院などにおいてDejerineに師事し，小脳の機能および症状の研究に取り組んだ．彼らは1900年，2例の症例（うち1例は剖検所見を含む）について報告した．その病理所見は，Purkinje細胞の喪失を含む小脳の萎縮，オリーブ核，中小脳脚，橋の萎縮である．脊髄の後索は障害を免れ，かつ，孤発性であることから，彼らはFriedreich失調症やMarie-Foix-Alajouanine型とは異なる疾患とみなしたのである．

文　献

1) 中野隆：小脳．コメディカルのための臨床解剖学サブノート神経 第4版, 23-28. Orenstein und Koppel（名古屋），2006
2) 中野隆：非意識型深部覚伝導路．コメディカルのための臨床解剖学サブノート神経 第4版, 56. Orenstein und Koppel（名古屋），2006
3) 中野隆：反射．コメディカルのための運動学サブノート 第4版, 141-145. Orenstein und Koppel（名古屋），2006
4) 後藤昇，後藤潤：マスターの要点 神経解剖学 第4回 小脳．理学療法 18(5)：542-546, 2001
5) 半田肇監訳：神経局在診断 改訂4版, 207-224. 文光堂, 2003
6) 安藤一也，杉村公也：リハビリテーションのための神経内科学 第2版, 16-21. 医歯薬出版, 2003
7) 井手千束，杉本哲夫，車田正男訳：フィッツジェラルド神経解剖学 第1版, 116-122. 西村書店, 1999
8) 水野昇，岩堀修明，中村泰尚訳：図説中枢神経系 第2版, 210. 医学書院, 1994
9) 大西晃生・他訳：臨床神経学の基礎 第3版, 151-152. メディカル・サイエンス・インターナショナル, 1996
10) 北耕平：本邦脊髄小脳変性症の疫学調査からみた特徴．臨床神経 33(12)：1279-1284, 1993
11) 塩尻俊明，和田義明：脊髄小脳変性症のすべて 第5回 遺伝性の脊髄小脳変性症．難病と在宅ケア 48(7)：46-50, 1998
12) 水澤英洋：改訂脊髄小脳変性症のすべて 第1回 脊髄小脳変性症の種類と全体像．難病と在宅ケア 8(8)：27-31, 2002
13) 岩淵潔，柳下三郎：Menzel型遺伝性運動失調症の再評価．神経研究の進歩 34：134-147, 1990
14) 小長谷正明：多系統萎縮症．医療 57：159-165, 2003
15) 田中章景，土井宏，國井美紗子：本邦でみられる常染色体劣性遺伝性脊髄小脳変性症．臨床神経 56：395-399, 2016
16) 渡辺宏久・他：多系統萎縮症の病態と症候の広がり．臨床神経学 56：457-464, 2016
17) 他田正義，横関明男，小野寺理：本邦における遺伝性脊髄小脳変性症の全体像．神経研究の進歩 69：879-890, 2017
18) Broussolle E：Jules Dejerine, André-Thomas and the pathology of the cerebellum. *Revue Neurol* 173：20-21, 2017

第Ⅳ章
平衡覚伝導路と眼球運動の機能解剖

　私たちは，重力に抗して立位姿勢を保持することができる．これは，小脳のコントロールの下に，内耳の平衡覚受容器で感受された重力の情報によって，抗重力筋の緊張が調整されているためである．内耳と前庭神経は，小脳や運動器系，視運動系（眼球および眼球運動を司る神経回路）とともに前庭系と総称される機能的複合体を構成し，運動制御に重要な役割を果たしている．

A 内耳の構造

内耳 inner ear の**骨迷路** osseous labyrinth は，側頭骨錐体内部の複雑な形態の腔からなり，紀元2世紀ローマ時代の医師 Galenus によって'迷路'と名付けられた．骨迷路中央部にある**前庭** vestibule と，その後上方に位置する**骨半規管** osseous semicircular canals が**平衡覚**に関与する．一方，前庭の前下方にある**蝸牛** cochlea は**聴覚**に関与する．骨半規管は，前半規管，後半規管および外側半規管（水平半規管）と呼ばれる，互いに直交する3つのループからなる（図Ⅳ-1）．前半規管と後半規管は，正中面と約45°の角度をなして交わり，一側の前半規管と反対側の後半規管は平行に位置している．骨迷路は，その内部に同様の形態の**膜迷路** membranous labyrinth を入れている．骨迷路と膜迷路の間隙を外リンパ隙と言い，蝸牛小管によってクモ膜下腔と交通している．そのた

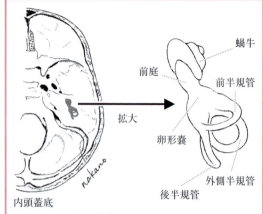

内耳は側頭骨の錐体の内部に位置する．前庭の後上方に平衡覚に関与する骨半規管，前下方に聴覚に関与する蝸牛がある．前半規管，後半規管，外側半規管は，互いに直交する．前半規管および後半規管は，正中面と約45°の角度で交わる．

図Ⅳ-1　内耳の位置

め，外リンパ隙を満たす外リンパは，脳脊髄液に由来すると考えられている．

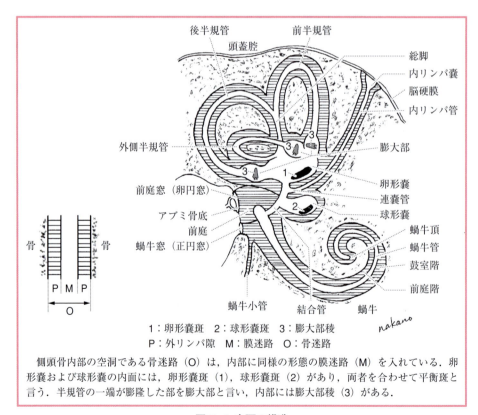

1：卵形嚢斑　2：球形嚢斑　3：膨大部稜
P：外リンパ隙　M：膜迷路　O：骨迷路

側頭骨内部の空洞である骨迷路（O）は，内部に同様の形態の膜迷路（M）を入れている．卵形嚢および球形嚢の内面には，卵形嚢斑（1），球形嚢斑（2）があり，両者を合わせて平衡斑と言う．半規管の一端が膨隆した部を膨大部と言い，内部には膨大部稜（3）がある．

図Ⅳ-2　内耳の構造

前庭の内部には，**卵形嚢** utricle および**球形嚢** saccule という嚢状の膜迷路がある．球形嚢は，結合管によって，蝸牛内部の膜迷路である蝸牛管と交通している．骨半規管の内部には，**半規管** semicircular ducts（膜半規管）というループ状の膜迷路がある（図Ⅳ-2）．半規管は卵形嚢に開口し，その一端は膨隆して膨大部を形成している．前半規管と外側半規管の膨大部は隣接し，後半規管の膨大部は後下方に偏在する．膜迷路の内部は，**内リンパ** endolymph で満たされる．内リンパは通常の細胞外液とは異なり，カリウム濃度が高くナトリウム濃度は低く，細胞内液の電解質組成と類似している．蝸牛管の血管条は毛細血管が豊富で，腎臓の遠位尿細管類似の上皮細胞で被われ，水分や電解質の移動に適した組織構造を有しているため，内リンパを分泌すると推定される．

一方，内リンパの吸収は，膜迷路および内リンパ嚢の粘膜上皮で行われると考えられる．反復する回転性めまい，眼振，難聴，耳鳴，嘔気，嘔吐を主症状とする **Ménière 病**は，内リンパの吸収障害による内リンパ水腫が原因であるとされる．Ménière 病という名称は，1861 年に仏国の Prosper Ménière が，激しいめまい，耳鳴，嘔気を訴えた症例の臨床および病理所見について報告し，「めまいは内耳病変によって生じる」ことを初めて明らかにしたのに由来する．しかしこの症例は半規管内への出血によるものであり，今日の Ménière 病とは原因が異なる．

卵形嚢および球形嚢の内面には**平衡斑** macula と呼ばれる平衡覚受容器があり，直線加速度および頭部の位置を感受している．膨大部の内部には**膨大部稜** ampullary crest と呼ばれる平衡覚受容器があり，回転加速度を感受している（図Ⅳ-2）．

骨迷路と膜迷路は，類似する名称が多く混乱しやすい．特に半規管の名称は，英名では骨迷路の半規管は semicircular canal，膜迷路の半規管は semicircular duct と区別されているにもかかわらず，日本名では骨迷路のものか膜迷路のものかが区別されていない（表Ⅳ-1）．また，骨迷路は膜迷路と外リンパ隙を合わせたものであるが，外

表Ⅳ-1 骨迷路と膜迷路の対応

骨迷路	膜迷路
前庭	
卵形嚢陥凹	卵形嚢
球形嚢陥凹	球形嚢
骨半規管 ★	膜半規管〔半規管〕▲☆
前半規管 ＊★	前半規管 ☆
後半規管 ＊★	後半規管 ☆
外側半規管〔水平半規管〕＊★	外側半規管〔水平半規管〕☆
骨膨大部	膨大部
蝸牛ラセン管	蝸牛管
前庭階	
鼓室階	
骨ラセン板	鼓室階壁（ラセン膜）
外リンパ ◆	内リンパ ◆

　▲膜半規管を半規管と言うことがある．
　＊膜半規管と区別するため，前骨半規管，後骨半規管，外側骨半規管と言うことがある．
　英語では骨迷路の半規管は canal（★），膜迷路の半規管は duct（☆）を用いる．
　◆外リンパと内リンパを合わせて内耳液と言うことがある．

リンパ腔のみを指して骨迷路と言うことがある．

B 平衡覚伝導路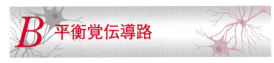

1 前庭神経

前庭神経節の神経細胞は，1本の樹状突起（末梢性突起）と1本の軸索（中枢性突起）を有する双極神経細胞である．平衡斑および膨大部稜の有毛細胞の興奮は，樹状突起によって内耳道に位置する前庭神経節に伝導され，さらに軸索によって中枢へ伝導される．軸索は集束して**前庭神経** vestibular nerve を形成するが，卵形嚢斑と前半規管および外側半規管の膨大部稜からの情報を伝導する上枝と，球形嚢斑と後半規管の膨大部稜からの情報を伝導する下枝に分かれる（**図Ⅳ-3**）．前庭神経は，蝸牛神経および顔面神経とともに内耳道を通って，**小脳橋角部** cerebellopontine angle から脳幹に入り，**前庭神経核** vestibular nucleus に終止する．

前庭神経は，聴覚を司る**蝸牛神経** cochlear nerve とともに**内耳神経**（Ⅷ）を形成している．小脳橋角部では，前庭神経が腹側に，蝸牛神経が背側に位置する．臨床医学で言う'聴神経'は，蝸牛神経のみを指す場合と内耳神経全体を指す場合があるため注意を要する．内耳神経は英語では vestibulocochlear nerve（前庭蝸牛神経の意味），独語では Hörnerv（聴神経の意味）と称する．

小脳橋角部腫瘍 cerebellopontine angle tumor として頻度が高い**聴神経腫瘍** acoustic tumor（この場合の'聴神経'は内耳神経全体を指す）の大部分は，前庭神経の神経鞘から発生する神経鞘腫である．顔面神経（Ⅶ）のうち舌の味覚器に分布する中間神経が前庭神経に接して走行しているため，聴神経腫瘍では，聴覚障害とともに味覚障害が早期から出現する．また，小脳橋角部腫瘍では，その近傍を走行する三叉神経（Ⅴ），外転神経（Ⅵ），舌咽神経（Ⅸ），迷走神経（Ⅹ）が障害されると，顔面の知覚障害，複視，嚥下障害，呼吸障害，構音障害が生じる．脳幹内に入ると，前庭神経と蝸牛神経は別々に走行するため，両者が同時に障害されることは少ない．例えば **Wallenberg 症候群** では，橋および延髄の外側部に位置する縦長の前庭神経核が障害されるため，めまいや眼振を伴う．しかし，橋と延髄の境界部に位置する蝸牛神経核が本症候群で障害されることは少ない．

両側の**前庭神経核**は交連線維によって連絡しているため，一側の平衡覚受容器からの情報は反対側にも伝達される．前庭神経核からは，小脳，大脳皮質，脊髄の前角，視床下部，眼球運動を司る

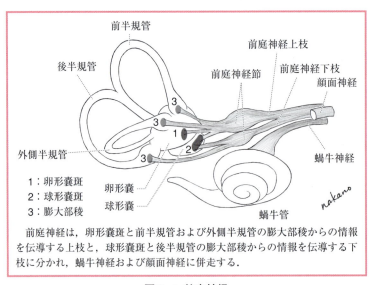

1：卵形嚢斑
2：球形嚢斑
3：膨大部稜

前庭神経は，卵形嚢斑と前半規管および外側半規管の膨大部稜からの情報を伝導する上枝と，球形嚢斑と後半規管の膨大部稜からの情報を伝導する下枝に分かれ，蝸牛神経および顔面神経に併走する．

図Ⅳ-3 前庭神経

脳神経核（動眼神経核，滑車神経核，外転神経核）へ向けて投射する．このうち，脊髄へ投射する**前庭脊髄路** vestibulospinal tract は，姿勢変化における抗重力筋や頸部筋の緊張を調整している（図Ⅲ-4, Ⅴ-27）．これを**前庭脊髄反射** vestibulospinal reflex と言う．自律神経中枢の中枢である視床下部へ投射する線維の存在によって，前庭機能障害に嘔気や嘔吐，冷汗などの自律神経症状を随伴することが理解できる．また，眼球運動を司る脳神経核へ投射する線維によって，頭部の運動に伴う眼球の偏位が起こる．

2 前庭小脳路

平衡覚が特に意識されるのは，乗り物酔いやめまいなどの異常な状況においてであり，他の知覚に比べて意識されることは少ない．これは，非意識型深部覚伝導路（図Ⅲ-12, 13）と同様に，平衡覚伝導路の大部分は，'知覚と意識の接点'である視床を経由せず，大脳ではなく小脳に伝導されるためである．

前庭神経核から出て小脳に至る神経線維束を**前庭小脳路** vestibulocerebellar tract と言い，下小脳脚を経由して両側の**前庭小脳** vestibulocerebellum に入力する．また，前庭神経線維の一部は，前庭神経核で中継されることなく，直接，前庭小脳に入る（図Ⅲ-3）．前庭小脳は，解剖学的部位名では片葉小節葉（小脳片葉と虫部小節）に相当し，視覚情報の入力も受けている．特に小脳片葉は，平衡覚と視覚の情報を統合し，前庭動眼反射や追跡眼球運動に関与していると考えられる．

C 内耳および前庭神経核の動脈支配

内耳に分布する迷路動脈は，脳底動脈の枝である**前下小脳動脈** anterior inferior cerebellar artery（AICA＝アイカと読む）の分枝である．また延髄の前庭神経核は，**後下小脳動脈** posterior inferior cerebellar artery（PICA＝パイカと読む）あるいは**椎骨動脈** vertebral artery の分枝によって栄養されている．椎骨動脈系は変異が多く，前下小脳動脈や後下小脳動脈の低形成や一側の欠損によって，内耳や延髄の血流障害を来すことがある（第Ⅱ章参照）．

椎骨動脈系の血流障害を来すさまざまな疾患のうち，機能解剖学的に興味深い**鎖骨下動脈盗血症候群** subclavian steal syndrome の病態について考えてみよう．一側の鎖骨下動脈に椎骨動脈分岐部よりも心臓側で狭窄が生じると，病側の上肢への血流は減少する．この時，病側の上肢を運動させると，反対側の椎骨動脈からの血流が病側の椎骨動脈を逆流して病側の鎖骨下動脈へ流入する（図Ⅳ-4）．この結果，相対的に椎骨動脈系支配域である内耳や脳幹，小脳の一過性虚血が惹起され，前庭機能障害（めまい，眼振），聴覚障害（耳鳴，難聴），平衡障害，網様体の機能不全による意識障害などの症状が生じる．すなわち本症候群は，盗血の名が示す通り，椎骨動脈系が鎖骨下動脈によって「血液を盗られた」ために生じるのである．したがって，本症候群が **Wallenberg 症候群**の原因疾患になることがある．

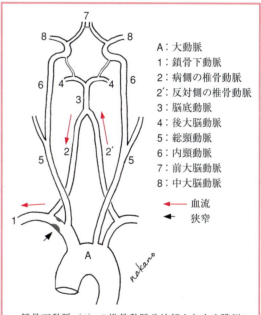

A：大動脈
1：鎖骨下動脈
2：病側の椎骨動脈
2'：反対側の椎骨動脈
3：脳底動脈
4：後大脳動脈
5：総頸動脈
6：内頸動脈
7：前大脳動脈
8：中大脳動脈
← 血流
◄ 狭窄

鎖骨下動脈（1）の椎骨動脈分岐部よりも心臓側に狭窄（◄）が生じると，反対側の椎骨動脈（2'）からの血流が病側の椎骨動脈（2）を逆流して病側の鎖骨下動脈（1）へ流入する．この結果，相対的に椎骨動脈系支配域の一過性虚血が惹起される．

図Ⅳ-4 鎖骨下動脈盗血症候群における血流

D 内耳の機能

私たちは，側頭骨錐体の中に潜む小さな内耳で身体全体の姿勢変化を感受し平衡を保っている．内耳の平衡覚器（平衡斑および膨大部稜）が，どのようにして平衡覚を感受しているのかを機能解剖学的に考察する．

1 有毛細胞

平衡斑および膨大部稜の上皮は，**有毛細胞** hair cell と，それを取り囲む支持細胞からなる．有毛細胞は平衡覚を感受する細胞であり，表面に**平衡毛** otolithic hairs を有する．平衡毛は，1本の長い**動毛** kinocilium と，その後方に数列横隊で並ぶ，数十本の長さが段階的に異なる**不動毛** stereocilia からなる（図Ⅳ-5）．有毛細胞は，平衡毛の傾きに伴う細胞膜の機械的偏位によって興奮および抑制される一種の機械的受容器であり，内リンパの高カリウム濃度がその感度の維持に関係すると言われる．平衡毛は，平衡斑では平衡砂膜の中に，膨大部稜では**膨大部頂**（クプラ cupula）の中に埋もれている（図Ⅳ-6, 7）．平衡砂膜および膨大部頂はゼラチン様物質からなり，その比重は周囲の内リンパに近いため，平衡毛は実質的には膜迷路の内リンパに浮いていることになる．平衡斑では，平衡毛は中央部を'分水嶺'にして配列が反対になる．すなわち，卵形囊斑では動毛が中央側に，球形囊斑では辺縁側に位置している（図Ⅳ-6）．膨大部稜では，平衡毛は同一方向に配列している（図Ⅳ-7）．

姿勢変化に伴って頭部が動くと，膜迷路の内リンパに流れが生じ，有毛細胞の平衡毛が傾く．有毛細胞は，不動毛が動毛の方に傾くと興奮し，逆向きに傾くと抑制される（図Ⅳ-5）．不動毛は，決して'不動'ではなく，内リンパ流に従って傾くのである．有毛細胞の興奮は，前庭神経節細胞の樹状突起（末梢性突起）によって前庭神経節へ伝導される．

Mèniére病では，内リンパ水腫によって膜迷路の内圧が上昇するため，有毛細胞の平衡毛が異常に傾き，めまい発作が生じると考えられている．一方，内リンパ水腫に伴う膜迷路の透過性亢進によって高カリウムの内リンパが外リンパ隙に

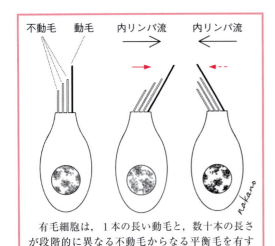

図Ⅳ-5 平衡斑および膨大部稜の有毛細胞

有毛細胞は，1本の長い動毛と，数十本の長さが段階的に異なる不動毛からなる平衡毛を有する．有毛細胞は，不動毛が動毛の方に傾くと興奮し（→），逆向きに傾くと抑制される（◄--）．

Coffee Break

ナマズと地震

「大ナマズが暴れると地震が起こる」という俗信がある．魚類は，体表面に頭尾方向に線状にのびる側線器という感覚器を持ち，水流や振動を感受している．側線器は，内耳の平衡覚器と発生学的に密接な関連があり，組織学的にも類似の構造を呈する．そして，ナマズやウナギの側線器は，コイなどの他の魚類に比べて，地震に関係する地中の電磁波をより敏感に感知することが明らかにされている．ナマズは，確かに地震の前触れを感じ取っているのである．

果たして，南海トラフ地震の発生前にナマズは騒ぐだろうか．

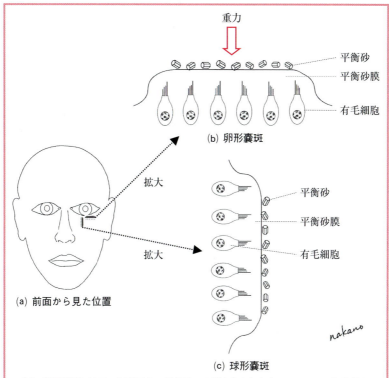

図Ⅳ-6 平衡斑の位置と平衡毛の配列

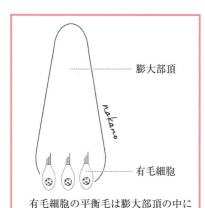

有毛細胞の平衡毛は膨大部頂の中に埋もれている．平衡毛は，平衡斑とは異なり同一方向に配列している．

図Ⅳ-7 膨大部稜と平衡毛の配列

漏出し，神経に対して毒性に作用するため，めまいが生じるという考え方がある．

肺結核などの感染症の治療に用いられるストレプトマイシンやゲンタマイシンは，平衡覚器および聴覚器（内耳のラセン器）に毒性を有し，平衡障害および聴覚障害（耳鳴，難聴）を起こすことがよく知られている．これらの薬物が血中から内リンパに移行すると，有毛細胞は変性を起こし，平衡毛および聴毛（ラセン器の感覚毛）の融合，不整化，脱落が起こる．

2 平衡斑

平衡斑 macula とは，卵形嚢内部の**卵形嚢斑**

macula utriculi と球形嚢内部の**球形嚢斑** macula sacculi の総称である．平衡斑の平衡砂膜の上には，**平衡砂** statoconia（耳石）が載っている（図IV-6）．平衡砂は，支持細胞が分泌した炭酸カルシウムとリン酸カルシウムが結晶化したものである．後述するように，変性した平衡砂が**良性発作性頭位眩暈症** benign paroxysmal positional vertigo（BPPV）の原因になる可能性が示唆されている．

卵形嚢斑は水平面上に位置し，平衡毛は上を向いているため，平衡砂が平衡毛を基底側に向かって押すことによって重力を感受している（図IV-6）．重力は，静止時には意識にのぼることは少ないが，例えばエレベーターの中では明確に感じられる．エレベーターの中で，私たちの卵形嚢斑に何が起こっているのだろうか．下りのエレベーターが動き始めると，体内の卵形嚢斑も下降を始める．しかし，平衡砂は慣性の法則に従って元の位置に留まろうとするため，平衡砂が平衡毛を押す力が減弱し，重力が減じて身体が浮くように感じるのである．一方，下りのエレベーターが停止するために減速を始める時は，平衡砂は慣性の法則によってさらに下降しようとするため，平衡砂が平衡毛を押す力が増強し，重力が増して身体が沈むように感じるのである．

重力に抗して直立位を保持するためには，抗重力筋の緊張を高めなければならない．卵形嚢斑で感受され前庭神経核に伝導された重力に関する情報は，どのようにして抗重力筋の緊張に影響を及ぼしているのであろうか．前庭神経核から出て同側の前索を仙髄まで下行する**前庭脊髄路** vestibulospinal tract（図III-4，V-27）は，脊髄の各レベルにおいて前角のα細胞とγ細胞に投射し，両者を興奮させることによって抗重力筋の緊張を高めている．この神経回路によって，起立時には身体全体，特に抗重力筋の筋緊張が高まり，起立位が保持される．これが**前庭脊髄反射**である．また歩行時には，立脚側の下肢伸筋の緊張が高められる．したがって，一側の内耳が障害されると障害側の筋緊張が低下するため，起立あるいは歩行時に障害側へ転倒しやすくなる．

卵形嚢斑と球形嚢斑は互いに直交し，前者は主に水平方向の，後者は主に垂直方向の直線加速度を感受する．また，体幹に対する頭部の位置も感受する．頭部を前屈あるいは後屈させた姿勢を続けている時は卵形嚢斑が，側臥位で臥床している時は球形嚢斑が頭部の位置情報を感受している．前述のように，平衡斑の平衡毛は，中央部を'分水嶺'にして配列が反対になっている（図IV-6）．このような配列の機能的意義は，何であろうか．頭部が傾斜すると，平衡砂がずれて平衡毛が傾くが，平衡斑の一側半の有毛細胞が興奮し，他側半は抑制される．例えば，頭部を前屈させた姿勢を続けていると，卵形嚢斑の後半部の有毛細胞が興奮し，前半部の有毛細胞は抑制される（図IV-5，8）．頭部を後屈させている時は前半部の有毛細胞が興奮し，後半部の有毛細胞は抑制される．したがって，すべての方向への頭部の傾斜に対応でき

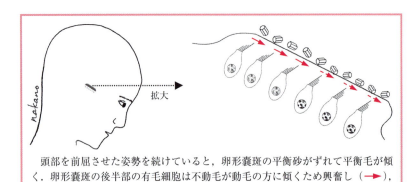

頭部を前屈させた姿勢を続けていると，卵形嚢斑の平衡砂がずれて平衡毛が傾く．卵形嚢斑の後半部の有毛細胞は不動毛が動毛の方に傾くため興奮し（→），前半部では逆向きに傾くため抑制される（--→）．

図IV-8 平衡斑の機能

るのである．同様に，すべての方向の直線加速度にも対応できる．

頭部の位置を保持するためには，頸部筋の緊張を高めなければならない．平衡斑で感受され前庭神経核に伝導された頭部の位置に関する情報は，どのようにして頸部筋の緊張の調節に影響を及ぼしているのであろうか．前庭神経核から出る**前庭脊髄路**の一部は，内側縦束（MLF）を通って両側の頸髄の前角へ至り，頸部筋の緊張を高め，頭部の位置を保持している．このように，平衡斑から前庭神経核に伝導された重力や頭部の位置に関する情報を基にして，前庭脊髄路を介して抗重力筋や頸部筋の緊張が調整されているのである．この神経回路は，運動制御の中枢である**小脳**のコントロールを受けている．すなわち，筋からの非意識型深部覚の情報を得た前庭小脳は，小脳前庭路を介して前庭神経核に向けて出力することによって前庭脊髄路をコントロールしているのである（第Ⅲ章参照）．

3 膨大部稜

膨大部稜は，回転加速度を感受する．**外側半規管**（水平半規管）では，その前方端が膨大部であり，卵形嚢に接続している．膨大部稜の有毛細胞の平衡毛は，動毛が卵形嚢側に位置する．すなわち外側半規管では，膨大部稜に向かう内リンパ流が，有毛細胞に対する刺激になる．水平面上で頭部を回旋させた時は，一側の外側半規管に対する刺激は，反対側の外側半規管に対する抑制になる．頭部を右方向に回旋させると，右の外側半規管の内リンパは慣性の法則によって左向き，すなわち膨大部稜に向かって流れる．したがって平衡毛が動毛側に傾くため，有毛細胞は興奮する．一方，左の外側半規管では，内リンパは左向き，すなわち膨大部稜から遠ざかる向きに流れる．したがって平衡毛が動毛とは逆の向きに傾くため，有毛細胞は抑制される（図Ⅳ-9）．外側半規管は，水平面に対して後下方に約30°傾斜している．そのため，頭部を約30°前傾（頸部を約30°前屈）させた姿勢で頭部を回旋すると回転加速度が最大になり，最も刺激効果が高い（図Ⅳ-10）．

立位で身体を右方向に数回回転させたのち，急に停止すると，まだ回転し続けているように感じ，右に転倒しやすくなる．この時，私たちの膨大部稜では何が起こっているのだろうか．身体を右方向に回転させると，内リンパは慣性の法則に従って元の位置に留まろうとするため，左方向への相対的な内リンパ流が生じる．やがて内リンパは，身体の回転に従って右方向へ動くようになる．急に回転を停止しても，内リンパはしばらくの間は右方向に流れ続ける．したがって，回転を停止したにもかかわらず，まだ回転し続けているように感じられ，転倒しやすくなるのである．

前半規管では前方端が，後半規管では後方端が膨大部であり，卵形嚢に接続している．膨大部稜では，有毛細胞の平衡毛は，動毛が卵形嚢から遠い側に位置する．すなわち，前および後半規管では，膨大部稜から遠ざかる内リンパ流が有毛細胞に対する刺激になる．頭部を前屈させると，前半規管の内リンパは慣性の法則によって膨大部稜から遠ざかる方向に流れるため，平衡毛が動毛側に傾き，有毛細胞は興奮する．後半規管の内リンパは膨大部稜に向かって流れるため，平衡毛が動毛とは逆の向きに傾き，有毛細胞は抑制される（図Ⅳ-11）．頭部を後屈させると，前半規管の有毛細胞が抑制され，後半規管の有毛細胞が興奮する．

前および後半規管は正中面および前額面に対して45°の角度をなし，一側の前半規管は反対側の後半規管と平行に位置している（図Ⅳ-12）．そのため，頭部を回旋させた時は，一側の前半規管に対する刺激は，反対側の後半規管に対する抑制になる．同様に，一側の後半規管に対する刺激は，反対側の前半規管に対する抑制になる．

半規管は3つ存在し，互いに直交している．この機能的意味は何であろうか．あらゆる方向の動きは，三次元座標の3面に分けて解析することができる．3つの半規管が互いに直角で，おのおのが三次元座標の3面のうちの1面上でループを描くため，どのような向きの運動でも感受することができるのである．

良性発作性頭位眩暈症（BPPV）は，寝返りや前屈，背伸び，上方を見上げるなどの体位変換に

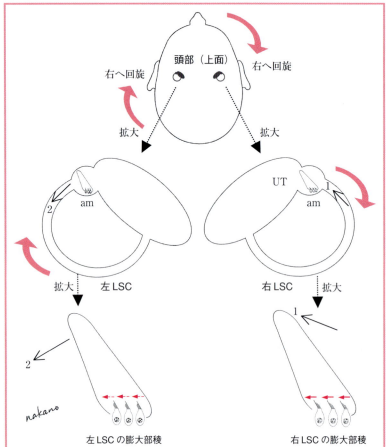

有毛細胞の動毛が卵形嚢（UT）側に位置するため，膨大部稜に向かう内リンパ流（1）が，有毛細胞に対する刺激になる．頭部を右へ回旋させると，右の外側半規管（右LSC）の内リンパは左向きに膨大部稜（am）に向かって流れ（1），平衡毛が動毛側に傾くため（◀），有毛細胞は興奮する．左の外側半規管（左LSC）の内リンパは左向きに膨大部稜（am）から遠ざかる向きに流れ（2），平衡毛は動毛とは逆の向きに傾くため（◀--），有毛細胞は抑制される．

図Ⅳ-9 外側半規管の機能

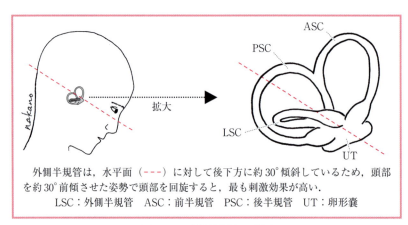

外側半規管は，水平面（---）に対して後下方に約30°傾斜しているため，頭部を約30°前傾させた姿勢で頭部を回旋すると，最も刺激効果が高い．
LSC：外側半規管　ASC：前半規管　PSC：後半規管　UT：卵形嚢

図Ⅳ-10 外側半規管の位置

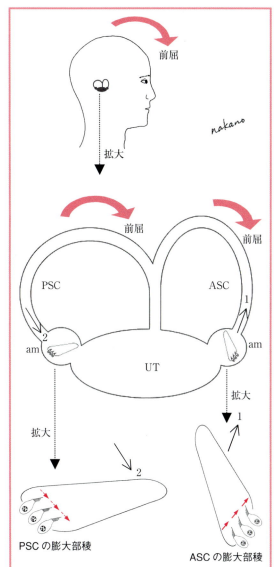

図Ⅳ-11 前および後半規管の機能

有毛細胞の動毛が卵形嚢（UT）から遠い側に位置するため、膨大部稜（am）から遠ざかる内リンパ流（1）が、有毛細胞に対する刺激になる。頭部を前屈させると、前半規管（ASC）の内リンパはamから遠ざかる方向に流れ（1）、平衡毛は動毛側に傾くため（↗）、有毛細胞は興奮する。後半規管（PSC）の内リンパはamに向かって流れ（2）、平衡毛は動毛とは逆の向きに傾くため（↘）、有毛細胞は抑制される。

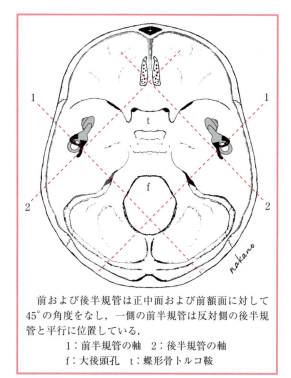

前および後半規管は正中面および前額面に対して45°の角度をなし、一側の前半規管は反対側の後半規管と平行に位置している。
1：前半規管の軸　2：後半規管の軸
f：大後頭孔　t：蝶形骨トルコ鞍

図Ⅳ-12 内頭蓋底における前および後半規管の位置

が体位変換に伴って半規管内を移動して膨大部稜を偏位させ、有毛細胞の興奮性を変化させるという。特に仰臥位で最も低位になる後半規管に平衡砂が集まりやすい。半規管内の平衡砂を卵形嚢内へ移動させる目的で行う頭位変換療法が著効を示すことや、術中に半規管内に平衡砂が見つかることは、平衡砂が本症に関与することの傍証になるであろう。

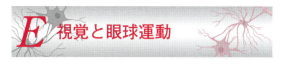

E 視覚と眼球運動

1 視覚入力

私たちは、日常生活においてどのような姿勢をとっていても、無意識のうちに身体の平衡を保持することができる。また、身体を動かしても、対象物に視線を向け続けることができる。これは、平衡覚を司る前庭系と眼球運動を司る視運動系、および関節覚や位置覚を司る深部覚系が、**小脳**のコントロールの下で三位一体となって機能してい

よって誘発されるめまいを主徴とし、末梢性めまいの原因疾患として最も頻度が高い。本症の原因として、平衡斑から遊離して半規管内に迷入した平衡砂の関与が示唆されている。迷入した平衡砂

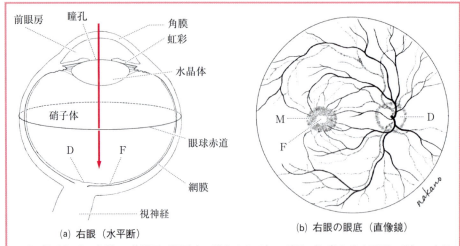

光（矢印）は，角膜 ⇒ 前眼房（眼房水で満たされる）⇒ 瞳孔（虹彩を貫く円形の孔）⇒ 水晶体 ⇒ 硝子体を通り，網膜に至る．

視神経は，視神経円板（D）から眼球を出る．網膜中心動脈および静脈は，視神経円板（D）から眼底に拡がる．黄斑（M）の中心窩（F）は最も解像力が高い部である．

図Ⅳ-13 眼球の水平断と眼底所見

るためである．平衡覚と眼球運動との関連を考える前に，視覚と眼球運動について復習してみよう．

眼球に入射する光量は，虹彩の内部にある瞳孔括約筋（動眼神経副交感性線維支配）および瞳孔散大筋（交感神経支配）が瞳孔の大きさを変化させることによって調節されている．光は水晶体および硝子体を通過し，網膜を貫いて，その外層部に位置する視細胞で感受される．視細胞は錐状体視細胞と桿状体視細胞の2種に分類され，前者は細かいものを鮮明に見る視力や色の識別を，後者は明暗の識別を司っている．視細胞で感受された視覚情報は，網膜の内層部に位置する視神経細胞に伝導される．

検眼鏡を用いて瞳孔から眼球内部を見ると，網膜の内面が観察できる．これを**眼底** ocular fundus と言う（**図Ⅳ-13**）．眼底は，網膜色素上皮（メラニン色素の一種であるフスチンを含む）の色や光源の色などが混合し，日本人では黄褐色，白人では淡赤色を呈する．後極（眼球後面の中央点）近くにある卵円形の部を**黄斑** macula rerinae と言い，その中心の小陥凹を**中心窩** fovea centralis と言う．中心窩は錐状体視細胞が豊富であり，網膜の中で最も解像力が高い部である．視神経細胞

の軸索である視神経線維は，**視神経円板** optic disc（視神経乳頭 optic papilla）に集まり，ここで眼球壁を貫いて眼球外へ出る．視神経線維は有髄線維であり，髄鞘が光を強く反射するため，眼底所見において視神経円板は白色調を呈する．視神経円板は，視細胞を欠如する部位，すなわち視力がない部位である．本書を手に持ち眼から約20cm離した位置で，右眼を閉じて，左眼で図Ⅳ-14の王冠を注視していただこう．王冠と十字架が見える．左眼で王冠を注視したまま，本書をゆっくりと眼に近づけると，十字架が消える．これが視神経円板に相当する視野欠損部であり，**マリオット盲点** Mariotte spot と言われる．しかし，

右眼を閉じて，左眼で王冠を注視する．左眼で王冠を注視したまま，ゆっくりと眼に近づけると，十字架が消える．

図Ⅳ-14 マリオット盲点の観察法

日常生活において視野欠損部が自覚されることはない．通常は両眼視の状態であり，両眼の視野が重なっているからである．

眼底所見では，網膜を栄養する網膜中心動脈および静脈が視神経円板から網膜に広がる様子を観察することができる．**糖尿病** diabetes mellitus (DM) や**高血圧** hypertension などの全身性疾患では，他部位の細動脈と同様に，眼底の細動脈にも変化が現れる．検眼鏡を用いることによって，外科的侵襲を加えることなく細動脈の状態を観察することができるため，眼底所見は糖尿病や高血圧の進行状況を判定する指標になる．眼底は，網膜疾患だけでなく，種々の全身性疾患の診断においても重要な情報源になるのである．また，網膜中心動脈は脳に分布する内頸動脈の分枝である．したがって，眼底所見によって脳動脈の硬化の状態を推定することもできる．

2 外眼筋

1）外眼筋の神経支配

眼球運動の目的は，視野の中の対象物を'よく見る'ために，①対象物に視線を向け，②対象物を網膜の中で最も解像力の高い中心窩に結像することである．眼球運動は6個の外眼筋が司り，上直筋，下直筋，下斜筋，内側直筋は動眼神経支配，上斜筋は滑車神経支配，外側直筋は外転神経支配である．

中脳の動眼神経核から出る**動眼神経**（Ⅲ）のうち，上直筋を支配する線維だけは左右交叉する．したがって，中脳が一側性に障害される **Weber 症候群**や **Benedikt 症候群**では，同側の下直筋，下斜筋，内側直筋の麻痺と，反対側の上直筋の麻痺が生じる（図Ⅰ-20，表Ⅰ-5，図Ⅴ-24）．動眼神経線維は，中脳内部では広範囲に分かれて走行するため，障害されると部分性麻痺になりやすい（図Ⅳ-15，16）．これを髄内末梢性麻痺と言う．

一方，中脳を出て眼球に至るまでの間は神経線維がまとまって走行するため，障害されると全麻痺になりやすい（図Ⅳ-15，16）．これを髄外末梢性麻痺と言い，眼球運動障害および上眼瞼挙筋麻痺による眼瞼下垂に加えて，副交感性線維の障害による散瞳や対光反射の消失を伴う．動眼神経は，蝶形骨トルコ鞍の外側で，内頸動脈−後交通動脈分岐部（Ic-Pc 部）の近傍を走行する（図Ⅳ-15）．そのため，**Ic-Pc 部の脳動脈瘤**が外方に拡張すると，動眼神経麻痺を合併することがある．

滑車神経（Ⅳ）は，滑車神経核から出て背側に向かい，中脳内部で左右交叉し，下丘の下方から出る．滑車神経は，脳幹から出る脳神経（Ⅲ〜Ⅻ）のうち，脳幹の'背側'から出る唯一の神経である（図Ⅳ-15，16）．

外転神経（Ⅵ）は，橋と延髄の境界部から出て内頭蓋底の斜台に沿って上行し，頭蓋腔内の走行距離が比較的長い（図Ⅳ-16）．そのため，外転神経麻痺は眼筋麻痺のうちで最も頻度が高い．しかし，占拠性病変が頭蓋腔内のどの部位に生じても，脳圧亢進によって外転神経麻痺が起こるため，局所診断的な意義は小さい．動眼神経，滑車神経，

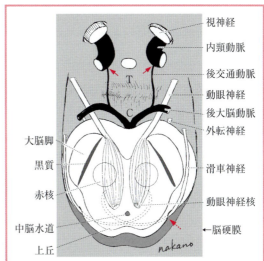

動眼神経は，中脳内部では線維が広範囲に分かれ，中脳から出るとまとまって走行する．動眼神経は，トルコ鞍（T）の外方で内頸動脈−後交通動脈分岐部（Ic-Pc 部 ↗ ）の近傍を走行する．滑車神経（下丘の高さに位置するため中脳内部は点線で示す）は，中脳内部で左右交叉し，中脳の背側から出る（↘）．動眼神経，滑車神経，外転神経は，内頭蓋底を被う脳硬膜（淡い灰色で示す）を貫いて，海綿静脈洞（トルコ鞍周囲で脳硬膜の下方に位置する）に入る．
C：斜台

図Ⅳ-15 中脳の水平断（上丘の高さ）とトルコ鞍の周辺部（上方から見る）

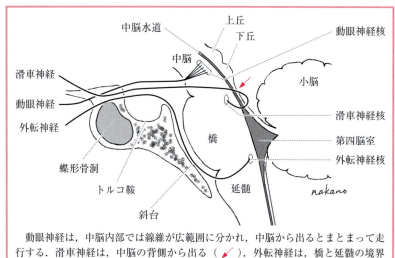

動眼神経は，中脳内部では線維が広範囲に分かれ，中脳から出るとまとまって走行する．滑車神経は，中脳の背側から出る（ ）．外転神経は，橋と延髄の境界部から出て，内頭蓋底の斜台に沿って上行するため，頭蓋腔内の走行距離が比較的長い．

図Ⅳ-16 脳幹とトルコ鞍（正中断）の周辺部

外転神経は，三叉神経第1枝および第2枝とともに，海綿静脈洞の内部を貫く．頸動脈-海綿静脈洞瘻や海綿静脈洞症候群によって眼球運動障害が生じる（図Ⅱ-25，26）．

動眼神経，滑車神経，外転神経のいずれが障害されても，外眼筋麻痺による眼球の偏位すなわち**麻痺性斜視** paralytic strabismus が生じる．麻痺筋の緊張が低下して拮抗筋が優位になるため，拮抗筋の作用方向に眼球が偏位する．また，眼球運動の異常に伴い，視野の対象物が二重に見える**複視** diplopia を来す．正常では対象物は，両眼の網膜において対応する点に正しく結像される．しかし，麻痺側眼では対象物に視線を向けることができないため，対象物が網膜の正しい点に結像されない．すなわち，対象物が両眼の網膜の非対応点に同時に結像されるため，二重に見えるのである．

2) 外眼筋の単独作用 （図Ⅳ-17）

眼球が真正面を向いた位置でおのおのの外眼筋が単独で作用すると仮定した場合，眼球は**図Ⅳ-17**(a)のように動く．内側直筋と外側直筋は眼球側面に付着し，垂直軸を運動軸として眼球を内方あるいは外方へ動かす．したがって**動眼神経麻痺**

Coffee Break

動体視力

俗に言う'動体視力'とは，対象物に視線を向け，それを最も解像力の高い中心窩に結像する能力，すなわち，前庭動眼反射と追跡眼球運動によって眼球運動の目的を遂行する能力である．プロ野球のバッターは，0.2秒（ボールがピッチャーの手を離れてキャッチャーミットに収まるまでの0.4秒から，スイングに要する0.2秒を引いた時間）の間にコースや球種を見極める．

動体視力が優れているメジャーリーグのイチロー選手は，脳幹の中にどのような神経回路を張り巡らせているのであろうか．'がんばろう神戸'を合言葉にイチロー選手らの大活躍でオリックスが日本一に輝いたのを私が一日遅れで知ったのは，中華人民共和国吉林省長春市の白求恩医科大学から帰国の途の機中であったことを，ふと思い出した．多くのファンの視線がメジャーリーグに向いてしまっている現況を目の当たりにすると，時の流れを痛感することの頃である．

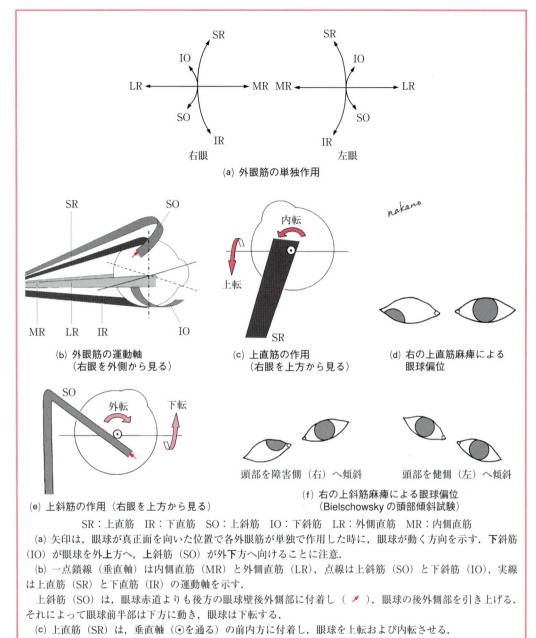

図Ⅳ-17 外眼筋の単独作用

oculomotor paralysis では，内側直筋の緊張低下により眼球の内転障害が生じ，かつ内側直筋の拮抗筋である外側直筋が優位になるため**外斜視** exotropia を起こす．一方，**外転神経麻痺** abducens paralysis では，外側直筋の緊張低下により眼球の外転障害が生じ，かつ外側直筋の拮抗筋である内側直筋が優位になるため**内斜視** esotropia を起こす．

上直筋と下直筋は，眼球赤道よりも前方の眼球壁上部あるいは下部に付着している．上直筋は眼球を上転，下直筋は下転させる作用がある．さらに，両筋の付着部位が眼球垂直軸よりも前内方に位置するため，眼球を内転させる作用も有する．すなわち，眼球が真正面を向いた位置において上直筋が単独で作用すれば，眼球は内上方へ動く．したがって，上直筋麻痺では眼球は外下方に偏位する．一方，下直筋が単独で作用すれば，眼球は内下方へ動く．したがって，下直筋麻痺では眼球は外上方に偏位する．

上斜筋と下斜筋は，眼球壁の後外側部に付着している．上斜筋は，眼球の後外側部を引き上げ，眼球を下転させる作用がある．下斜筋は，眼球の後外側部を引き下げ，眼球を上転させる作用がある．さらに，両筋の付着部位は眼球垂直軸よりも後外方に位置するため，眼球を外転させる作用も有する．すなわち，眼球が真正面を向いた位置において上斜筋が単独で作用すれば，眼球は外下方へ動く．したがって，**滑車神経麻痺** trochlear paralysis による上斜筋麻痺では眼球は内上方へ偏位する．障害側に頭部を傾斜させると眼球偏位が増悪し，健側に傾斜させると正常眼位になる．これを **Bielschowsky の頭部傾斜試験** と言う．患者は眼球偏位による複視を代償するため，健側に頭部を傾斜させ頤を引いた特異な頭位をとる．

3) 共同注視運動 (図Ⅳ-18)

正常では，視線を移動させると，両眼は同方向に共同運動する．これを**共同注視運動** conjugate gaze と言い，3対に分かれた外眼筋が共同筋あるいは拮抗筋として作用することによって行われる．

水平方向の共同注視運動（側方注視）は，一側の外側直筋と反対側の内側直筋の協調によって行

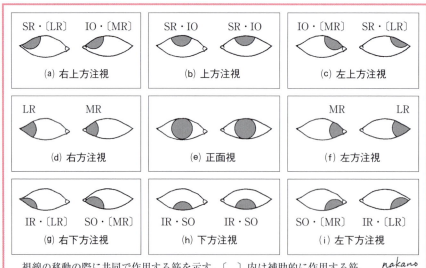

視線の移動の際に共同で作用する筋を示す．〔 〕内は補助的に作用する筋．
(d)(f) 水平方向の共同注視運動（側方注視）は，一側の外側直筋 (LR) と反対側の内側直筋 (MR) の協調によって行われる．
(b)(h) 垂直方向の共同注視運動は，上直筋 (SR) と下斜筋 (IO)，下直筋 (IR) と上斜筋 (SO) の協調によって行われる．
斜め方向の共同注視運動は，水平運動系と垂直運動系の共同作用によって行われる．
(a)(c) 斜め上方を向く時は，同側眼では上直筋 (SR) と外側直筋〔LR〕が，反対側眼では下斜筋 (IO) と内側直筋〔MR〕が共同で作用する．
(g)(i) 斜め下方を向く時は，同側眼では下直筋 (IR) と外側直筋〔LR〕が，反対側眼では上斜筋 (SO) と内側直筋〔MR〕が共同で作用する．
図Ⅳ-17で示す単独作用と混乱しないように注意していただきたい．

図Ⅳ-18 共同注視運動

垂直方向の共同注視運動は，上直筋と下斜筋，下直筋と上斜筋の2対の協調によって行われる．上方への運動では，上直筋と下斜筋が収縮し，拮抗筋である下直筋と上斜筋は弛緩する．下方への運動では，下直筋と上斜筋が収縮し，拮抗筋である上直筋と下斜筋は弛緩する．

共同注視運動は，大脳皮質と眼球運動を司る脳神経核（動眼神経核，滑車神経核，外転神経核）などを連絡する神経回路の存在によって可能になる．このような中枢内の神経回路には水平運動系と垂直運動系があり，前者には側方注視中枢および**内側縦束** medial longitudinal fasciculus（MLF）が関与している．側方注視中枢は**橋傍正中網様体** paramedian pontine reticular formation（PPRF）に位置する．右のPPRFからは，右の外転神経核へ命令が伝導されると同時に，左のMLFを介して左の動眼神経核にも命令が伝導される．したがって，右方注視時には右眼の外転と左眼の内転が生じる（図IV-19）．左のMLFが障害されると，右方注視時に左眼の内転ができなくなる．これが**MLF症候群**である（図IV-20）．垂直運動系の中枢内神経回路については未だ明らかでないことが多いが，上方注視中枢は，中脳背側部の上丘あるいは視蓋前域，後交連に存在すると考えられている．松果体腫瘍によって中脳が背側部から障害されると上方注視麻痺が生じる．これを**Parinaud徴候**と言う．下方注視中枢の位置は明確ではなく，かつ下方注視だけが障害される症例は稀である．

斜め方向の共同注視運動は，水平運動系と垂直運動系の共同作用によって行われる．眼球が真正面を向いた位置では，上直筋，下直筋，下斜筋，上斜筋の走行は，視軸とは一致していない．そのため，眼球の位置によって筋の作用効果が異なる．上直筋および下直筋の走行は，眼球が23°外転した位置で視軸と一致し，作用が最も強くなる．下斜筋および上斜筋の走行は，51°内転した位置で視軸と一致し，作用が最も強くなる（図IV-21）．したがって，右上方を見る時は，右眼は外転位で上方へ向くことになるため，外側直筋と上直筋が共同で作用する．また左眼は内転位で上方を向く

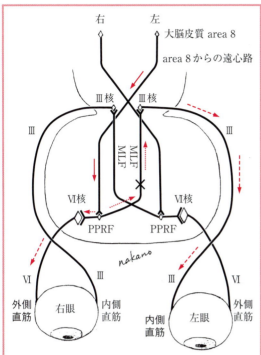

眼球運動を司る脳神経運動核は，橋に位置するPPRF（側方注視中枢）を介して大脳皮質area 8からの命令を受けている．すなわち，大脳皮質area 4からの錐体路を介する直接投射はない．

脳幹において，眼球運動を司る脳神経運動核同士が連絡しているため，眼球運動に関与する外眼筋は，神経支配が異なっても共同運動が可能になる．

右方注視の時は，右眼は外方へ，左眼は内方へ向く．すなわち，右の外側直筋と左の内側直筋に同時に命令が伝導される．

① 命令は，左の大脳皮質area 8から発せられ，右のPPRFへ伝導される．（図中の ——▶）

② 右のPPRFから右の外転神経核（VI核）へ命令が伝導される．同時に，MLFを経由して左の動眼神経核（III核）へ命令が伝導される．（図中の ·······▶）

③ 右の外転神経核からの命令が，外転神経（VI）を経由して右の外側直筋に伝導され，右眼は外方に向く．左の動眼神経核からの命令が，動眼神経（III）を経由して左の内側直筋に伝導され，左眼は内方に向く．（図中の ----▶）

左のMLFが障害された場合（図中の✗），PPRFから左の動眼神経核への命令が伝導されないため，右方注視時に左眼の内転が起こらない．これがMLF症候群（核間性眼筋麻痺）である．

図IV-19 側方注視のメカニズムとMLF症候群

われる．その際，拮抗筋である同側の内側直筋と反対側の外側直筋は弛緩する．

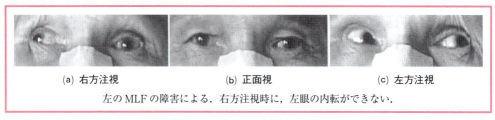

(a) 右方注視　　　　(b) 正面視　　　　(c) 左方注視

左のMLFの障害による．右方注視時に，左眼の内転ができない．

図Ⅳ-20 左MLF症候群の症例

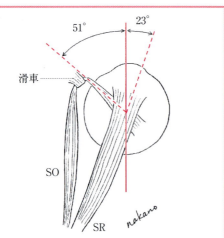

上直筋（SR）および下直筋の走行は，眼球が真正面を向いた時の視軸より約23°外方を向く．したがって，眼球が23°外転した位置で作用が最も強くなる．

上斜筋（SO）および下斜筋の走行は，眼球が真正面を向いた時の視軸より約51°内方を向く．したがって，眼球が51°内転した位置で作用が最も強くなる．

上斜筋（SO）は，線維軟骨からなる滑車によって眼窩の内側壁に支持され，走行が変わる．

図では，眼球の下面に位置する下直筋および下斜筋は描かれていない．

図Ⅳ-21 外眼筋の走行（右眼を上方から見る）

ことになるため，内側直筋と下斜筋が共同で作用する（**図Ⅳ-18**）．

ここで，**図Ⅳ-17**と**図Ⅳ-18**をよく見比べていただこう．外眼筋の単独作用（**図Ⅳ-17**）では，下斜筋は眼球を外上方へ向け，上直筋は内上方へ向ける．しかし共同注視運動（**図Ⅳ-18**）においては，眼球を外上方へ向けるのは上直筋と外側直筋，内上方へ向けるのは下斜筋と内側直筋の共同作用である．同様に，単独作用（**図Ⅳ-17**）では，上斜筋は眼球を外下方へ向け，下直筋は内下方へ向ける．しかし共同注視運動（**図Ⅳ-18**）において

ては，眼球を外下方へ向けるのは下直筋と外側直筋，内下方へ向けるのは上斜筋と内側直筋の共同作用である．

F 平衡覚と眼球運動

作用方向から考えると，6個の外眼筋は，①内側直筋と外側直筋，②上直筋と下斜筋，③下直筋と上斜筋の3対に分けることができる．そして，内耳の3対の半規管が位置する面が，これらの3対の外眼筋の作用方向とほぼ対応している（**図Ⅳ-22**）．すなわち，一側の外側半規管（水平半規管）の面は，同側の内側直筋と反対側の外側直筋の作用方向にほぼ対応する．一側の前半規管の面は同側の上直筋と反対側の下斜筋の作用方向に，一側の後半規管の面は同側の上斜筋と反対側の下直筋の作用方向にほぼ対応する．このことからも，前庭系と視運動系との密接な関係が裏付けられる．

1 頭部の運動と眼球運動

公共交通機関の中や道路を歩行中に携帯電話のメールをやり取りする人の姿を，よく見かける．乗り物の中や歩行中に身体が揺れているにもかかわらず，メールを読むことができるのはなぜだろうか．その謎解きに挑んでみよう．

眼球運動の目的は，視野の中の対象物を'よく見る'ために，①対象物に視線を向け，②対象物を網膜の中で最も解像力の高い中心窩に結像することである．しかし頭部を動かせば，視線は対象物から外れてしまう．これを防ぐための代償作用として，頭部の動きとは反対方向に眼球を動かす機構を**前庭動眼反射** vestibulo-oculogyric reflex と言う（**図Ⅳ-23**）．さらに中心窩が発達してい

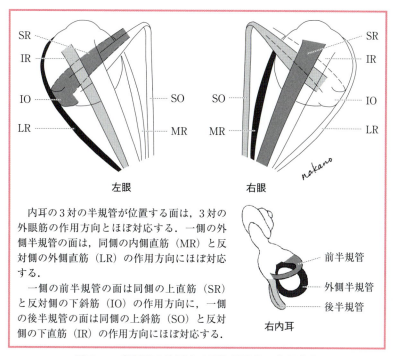

図Ⅳ-22 半規管の位置する面と外眼筋の作用方向

内耳の3対の半規管が位置する面は，3対の外眼筋の作用方向とほぼ対応する．一側の外側半規管の面は，同側の内側直筋（MR）と反対側の外側直筋（LR）の作用方向にほぼ対応する．
　一側の前半規管の面は同側の上直筋（SR）と反対側の下斜筋（IO）の作用方向に，一側の後半規管の面は同側の上斜筋（SO）と反対側の下直筋（IR）の作用方向にほぼ対応する．

るヒトやサルは，動く対象物を中心窩でとらえると，視線で滑らかに追跡することができる．これを**追跡眼球運動** pursuit eye movement（smooth pursuit）と言う．

眼前に指を立て，指を注視しながら，頭部を素早く左右に回旋させてみよう．指は静止して見える．これが前庭動眼反射の作用である（図Ⅳ-24）．今度は，眼前の指を素早く左右に動かし，頭部は固定して眼で指の動きを追ってみよう．指は，ぼやけて見える（図Ⅳ-24）．追跡眼球運動は，速い動きを追うことができないためである．前庭動眼反射と追跡眼球運動の共同作用によって，私たちは揺れる乗り物の中でも本やメールを読むことができるのである．

1）前庭動眼反射

頭部を動かせば，網膜に投影された像も動くはずである．しかし私たちは，頭部を動かしても，外界を静止像として認識することができる．これは，頭部の動きを感受する平衡覚系（半規管，膨大部稜）および頸部筋の緊張を感受する深部覚系からの情報が中枢に伝導されると，それらの情報を基にして，反射的に頭部の動きとは反対方向に向かう眼球運動が誘発されるためである．すなわち，頭部の動きを代償して，対象物を網膜の中心窩に安定させる眼球運動が起こるのである．これが前庭動眼反射である．

水平面上で頭部を回旋すると，外側半規管（水平半規管）が刺激されて両眼の反対方向への偏位が誘発される．頭部を右方向に回旋させた時を例にして，そのメカニズムを，①前庭神経核の活動性，②外転神経核の活動性，③動眼神経核の活動性の3ステージに分けて探ってみよう（図Ⅳ-23）．

① **前庭神経核の活動性**：頭部の右方向への回旋によって，膨大部稜の有毛細胞は右の外側半規管では興奮し，左の外側半規管では抑制される（図Ⅳ-9）ため，右前庭神経核の活動性は亢進し，左前庭神経核の活動性は低下する．また，左右の前庭神経核間には交連性抑制性ニューロンが存在し，右前庭神経核の活動性亢進は左前庭神経核の活動性低下を惹起する．すなわち，いずれの神経回路を介しても，前庭神経核の活動性は右で亢進

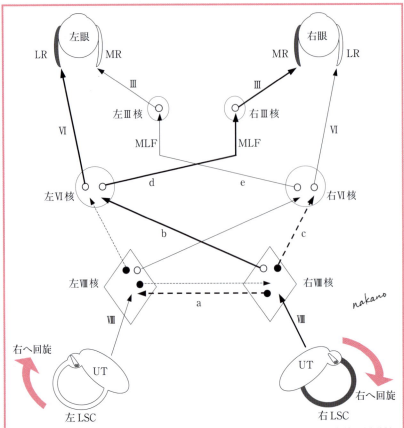

実線の矢印は興奮性ニューロン，点線の矢印は抑制性ニューロン，太線は活動性亢進，細線は活動性低下を示す．

① 頭部を右方向へ回旋することによって，前庭神経核の活動性は右で亢進し，左で低下する．右前庭神経核の活動性亢進は，交連性抑制性ニューロン（a）を介して，左前庭神経核の活動性低下を惹起する．

② 右前庭神経核の活動性亢進は，興奮性ニューロン（b）を介して左外転神経核の活動性亢進と，抑制性ニューロン（c）を介して右外転神経核の活動性低下を惹起する．そのため，左外側直筋（LR）は収縮し，右外側直筋（LR）は弛緩する．

③ 左外転神経核の活動性亢進は，興奮性介在ニューロン（d）によって，右動眼神経核の活動性亢進を惹起し，右内側直筋（MR）が収縮する．右外転神経核の活動性低下は，興奮性介在ニューロン（e）の抑制によって，左動眼神経核の活動性低下を惹起し，左内側直筋（MR）が弛緩する．

図Ⅳ-23 前庭動眼反射(1)：頭部の回旋による眼球の偏位

図中の略語（図Ⅳ-23，25～27共通）
LSC：外側半規管　ASC：前半規管　PSC：後半規管　UT：卵形嚢
Ⅷ核：前庭神経核　Ⅲ核：動眼神経核　Ⅳ核：滑車神経核　Ⅵ核：外転神経核
Ⅷ：前庭神経　Ⅲ：動眼神経　Ⅳ：滑車神経　Ⅵ：外転神経
MLF：内側縦束　SR：上直筋　IR：下直筋　SO：上斜筋　IO：下斜筋
LR：外側直筋　MR：内側直筋

し，左で低下する．

② **外転神経核の活動性**：前庭神経核は，反対側の外転神経核に興奮性ニューロンを，同側の外転神経核に抑制性ニューロンを投射している．そのため，右前庭神経核の活動性亢進によって，興奮性ニューロンを介して左外転神経核の活動性は

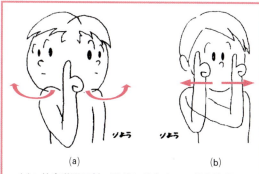

(a): **前庭動眼反射**. 眼前に指を立て，指を注視しながら頭部を素早く左右に回旋させると，指は静止して見える．
(b): **追跡眼球運動**. 眼前の指を素早く左右に動かし，頭部を固定して眼で指の動きを追うと，指は，ぼやけて見える．

図Ⅳ-24 前庭動眼反射と追跡眼球運動

亢進し，抑制性ニューロンを介して右外転神経核の活動性は低下する．一方，左前庭神経核の活動性低下によって，左外転神経核に至る抑制性ニューロンおよび右外転神経核に至る興奮性ニューロンは，ともに活動性が低下する．そのため，左外転神経核の活動性は亢進し，右外転神経核の活動性は低下する．すなわち，いずれの神経回路を介しても，左外転神経核の活動性が亢進するため左外側直筋は収縮し，右外転神経核の活動性が低下するため右外側直筋は弛緩する．

③ **動眼神経核の活動性**：外転神経核は，MLFを介して反対側の動眼神経核に興奮性介在ニューロンを投射している．したがって，左外転神経核の活動性亢進によって右動眼神経核の活動性は亢進する．一方，右外転神経核の活動性低下によって左動眼神経核の活動性は低下する．すなわち，右内側直筋は収縮し，左内側直筋は弛緩する．

このように①〜③の3ステージを経て，左外側直筋と右内側直筋の収縮，およびその拮抗筋である左内側直筋と右外側直筋の弛緩が起こり，両眼の左方への緩徐な偏位が誘発されるのである（図Ⅳ-23）．

外側半規管は水平面に対して後下方に約30°傾斜している（図Ⅳ-10）．したがって，眼球の偏位は，厳密には水平面上ではなく，外側半規管の面上で起こる．

頭部を前屈すると，両眼の上方への偏位が誘発される．頭部の前屈によって両側の前半規管で膨大部稜の有毛細胞が興奮し（図Ⅳ-11），両側の前庭神経核の活動性が亢進する．さらに，前庭神経核はMLFを介して反対側の動眼神経核に興奮性ニューロンを投射しているため，両側の動眼神経核の活動性亢進が惹起される．動眼神経（Ⅲ）のうち上直筋を支配する線維のみが左右交叉している．したがって，右の前半規管刺激によって右の上直筋と左の下斜筋が収縮し，左の前半規管刺激によって左の上直筋と右の下斜筋が収縮する．すなわち，両眼において上直筋と下斜筋が共同運動し，上方への偏位が誘発されるのである（図Ⅳ-25）．

頭部を後屈すると，両眼の下方への偏位が誘発される．頭部の後屈によって両側の後半規管で膨大部稜の有毛細胞が興奮し，両側の前庭神経核の活動性が亢進する．さらに，前庭神経核はMLFを介して反対側の動眼神経核および滑車神経核に興奮性ニューロンを投射しているため，両側の動眼神経核および滑車神経核の活動性亢進が惹起される．滑車神経（Ⅳ）は中脳内部において左右交叉している（図Ⅳ-15）．したがって，右の後半規管刺激によって右の上斜筋と左の下直筋が収縮し，左の後半規管刺激によって左の上斜筋と右の下直筋が収縮する．すなわち，両眼において上斜筋と下直筋が共同運動し，下方への偏位が惹起されるのである（図Ⅳ-26）．

眼球を随意的に前額面上で回旋させることはできない．しかし，頭部を側屈すると，側屈した側（同側）の前半規管および後半規管が刺激され，矢状軸を中心にして反対方向への眼球回旋が起こる．頭部を右に側屈すると，右の前半規管が刺激されて右の上直筋と左の下斜筋が収縮し（図Ⅳ-25），右の後半規管が刺激されて右の上斜筋と左の下直筋が収縮する（図Ⅳ-26）．すなわち，右眼は上直筋と上斜筋の作用によって内旋し，左眼は下斜筋と下直筋の作用によって外旋する．これによって，検者から見て時計回りの回旋性の偏位が惹起されるのである．

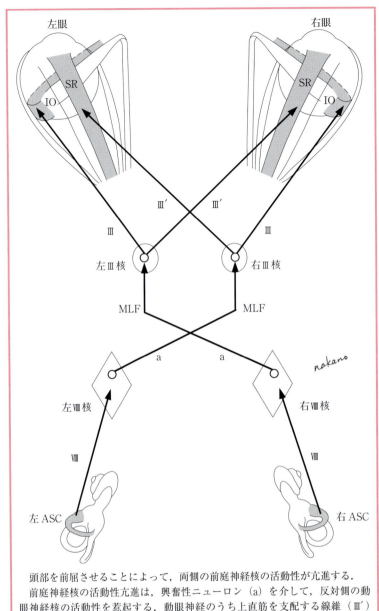

頭部を前屈させることによって，両側の前庭神経核の活動性が亢進する．前庭神経核の活動性亢進は，興奮性ニューロン（a）を介して，反対側の動眼神経核の活動性を惹起する．動眼神経のうち上直筋を支配する線維（Ⅲ′）は左右交叉している．右の前半規管刺激によって右の上直筋と左の下斜筋が収縮し，左の前半規管刺激によって左の上直筋と右の下斜筋が収縮する．

図Ⅳ-25 前庭動眼反射(2)：頭部の前屈による眼球の偏位

小脳片葉は，内耳の平衡覚器からの情報入力を受け，それを基にして眼球運動をコントロールしている．前庭動眼反射において，一側の前庭神経核の活動性亢進は，同側の内側直筋の収縮および同側の外側直筋の弛緩を引き起こす（図Ⅳ-23）．小脳片葉のプルキンエ細胞の軸索は，前庭神経核に同側性かつ抑制性に投射することによって，前庭動眼反射を抑制しているのである．

前庭動眼反射の検査は，眼球運動障害を示す症例において，その病変部位の推定に有用である．すなわち，随意的な眼球運動はできないが前庭動眼反射が正常である場合，核上性の麻痺（大脳皮

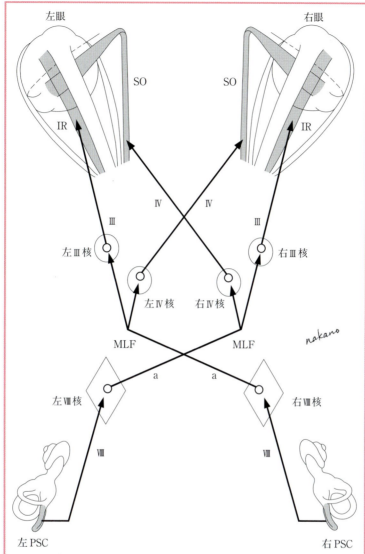

頭部を後屈させることによって，両側の前庭神経核の活動性が亢進する．前庭神経核は反対側の動眼神経核および滑車神経核に興奮性ニューロン（a）を投射しているため，反対側の動眼神経核および滑車神経核の活動性を惹起する．滑車神経（Ⅳ）は左右交叉している．右の後半規管刺激によって右の上斜筋と左の下直筋が収縮し，左の後半規管刺激によって左の上斜筋と右の下直筋が収縮する．

図Ⅳ-26 前庭動眼反射(3)：頭部の後屈による眼球の偏位

質～動眼・滑車・外転神経核の間の障害）が疑われる（**図Ⅳ-27**）．錐体外路系疾患である**進行性核上性麻痺** progressive supranuclear palsy（PSP）は，パーキンソニズム（無動，筋固縮，姿勢反射障害），仮性球麻痺に加えて，垂直注視，特に下方注視麻痺を主徴とする．しかし，前庭動眼反射による眼球の下転が起こるため，本症の注視麻痺は核上性の麻痺であると考えられる．一方，末梢性麻痺では，随意的な眼球運動と前庭動眼反射がともに障害される（**図Ⅳ-27**）．

前述のように，前庭動眼反射の神経回路は脳幹内に存在する．したがって，脳幹網様体の障害で

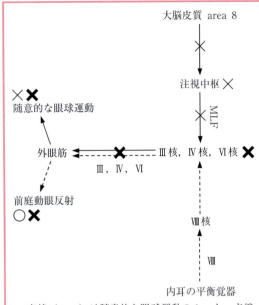

実線（───→）は随意的な眼球運動のルート，点線（--→）は前庭動眼反射のルートを示す．

動眼・滑車・外転神経核より上位（大脳皮質area 8〜MLF）の障害による核上性麻痺（✗）では，随意的な眼球運動は障害（✗）されるが，前庭動眼反射は正常（○）である．上方注視中枢の障害によるParinaud徴候は，核上性麻痺の一型である．

動眼・滑車・外転神経核（✗）あるいは動眼・滑車・外転神経（✗）の障害による末梢性の麻痺では，随意的な眼球運動（✗）とともに，前庭動眼反射（✗）も障害される．

図Ⅳ-27　随意的な眼球運動と前庭動眼反射のルート（イメージ図）

昏睡状態に陥った患者における前庭動眼反射の消失は，脳幹の広範かつ重度の障害を意味するため，**脳死**判定基準の1つに加えられている．被検者の頭部を他動的に回旋させることによって前庭動眼反射を検査する場合は，特に**頭位変換眼球反射** oculocephalic reflexと言うことがある．

2）頸眼反射

頭部を体幹に対して相対的に右方向に回旋させると，左側の頸部筋は伸張される．左頸部筋の筋紡錘からの深部覚情報は，脊髄を上行して右前庭神経核に至り，左外転神経核に投射する興奮性ニューロンおよび右外転神経核に投射する抑制性ニューロンの活動性を亢進させる．したがって眼球の左方偏位が誘発され，前庭動眼反射を促進する

ことになる．このように頸部筋の伸張によって眼球運動が惹起されることを，**頸眼反射** cervico-ocular reflexと言う．頭部と体幹を一緒に回旋した場合に起こる眼球運動は，純粋に前庭動眼反射によるものであり，頸眼反射は関与しない．

被検者の眼前に立てた検者の手指を凝視させ，被検者の頭部を他動的に前屈させると，正常では前庭動眼反射と頸眼反射によって眼球の上転が起こる．これを眼の動く人形に喩えて**人形の眼試験** doll's eyes test陽性と言う．**Parinaud徴候**（上方注視麻痺）は，中脳の上方注視中枢の障害によって起こる核上性の麻痺である．そのため，随意的な眼球の上転は障害されるが，前庭動眼反射と頸眼反射は正常であり，人形の眼試験は陽性である（図Ⅳ-27）．

3）眼球反対回旋

緩徐に頭部を側屈した時は，**卵形嚢**の刺激によって反対方向への回旋性の眼球偏位が誘発される（図Ⅳ-28）．これを**眼球反対回旋** counter-rollingと言うが，その神経機構については明確ではない．

4）追跡眼球運動（滑動性眼球運動）

私たちは，視野の中をゆっくり動く対象物を視線で追跡することができる．これを**追跡眼球運動** pursuit eye movement（smooth pursuit）と言う．

追跡眼球運動のメカニズムは明らかではないが，動物実験からは次のように推定されている．対象物が網膜に結像されると，その情報は大脳皮質の視覚連合野から小脳片葉およびその近傍に送られ，ここで対象物を追跡するための眼球運動の速度が決定される．小脳は，前庭神経核を介して眼球運動を司る脳神経核（動眼神経核，滑車神経核，外転神経核）に命令を伝達し，決定した速度で眼球を運動させる．すなわち，追跡眼球運動は網膜上の対象物の位置情報によって引き起こさ

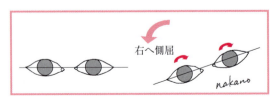

図Ⅳ-28　眼球反対回旋

れ，対象物を網膜の中で最も解像力の高い中心窩で捉え続けるための眼球運動である．

5）胸鎖乳突筋の運動と眼球運動

随意的に側方を見る際には，眼球と頭部の同方向への共同運動が起こる．例えば右側方を見る時は，私たちは右方注視と頭部の右方回旋を行う．この共同運動の命令を発する大脳皮質は，右か左かどちらであろう．側方注視のメカニズムを思い出してみよう．右方注視の命令は左の大脳皮質から発せられる（図Ⅳ-19）．一方，頭部を右方回旋させる胸鎖乳突筋は右であろうか，左であろうか．左の胸鎖乳突筋が収縮すると，その停止である左の乳様突起は起始である胸骨に近づき，頭部は右方回旋する．では，左の胸鎖乳突筋は左右どちらの大脳皮質から命令を受けるのであろうか．脳神経支配の筋は，左右両側の大脳皮質からの命令を受けるものが多い．しかし，胸鎖乳突筋は主に同側性支配であるため，左の胸鎖乳突筋には左大脳皮質から命令が伝達される（表Ⅰ-3）．したがって右方注視と頭部の右方回旋は，ともに左大脳皮質からの命令によって起こるのである．

絵画などの芸術作品を神経学的に洞察および解釈された豊倉康夫先生のエッセイによれば，'モナリザの微笑'のモナリザは，左方を注視し右の胸鎖乳突筋を収縮させて顔を左方に向けているという．皆さんも美術書で確認されては如何．

2 歩行と眼球運動

前庭動眼反射は，回転加速度を感受する膨大部稜からの平衡覚情報によって起こる．では，直線加速度を感受する平衡斑（卵形嚢斑と球形嚢斑）は眼球運動に関わっているのであろうか．

歩行時には重心の上下移動と左右移動が起こるため，眼球が頭部と同時に動いて網膜上で像が動揺し，物がぼやけて見えるはずである．しかし私たちは，歩行時にも，視野が揺れることなく対象物を固視することができる．これは，重心の移動方向とは反対の方向に眼球が偏位するためである．重心が高くなる立脚中期には眼球は下方へ，低くなる踵接地期には上方へそれぞれ偏位する．また，立脚肢側に重心が側方移動する立脚中期には，眼球は遊脚肢側へ偏位する．歩行時の重心移動は，回転を伴わない直線的な動きである．したがって，膨大部稜ではなく平衡斑で感受され，その情報が中枢に伝導されると考えられる．実験的には，卵形嚢斑を刺激すると内側直筋および外側直筋が，球形嚢斑を刺激すると上直筋および下直筋がそれぞれ活動するという．さらに上斜筋および下斜筋は，卵形嚢斑と球形嚢斑の両者からの入力を受けるという．しかし，その神経回路については未だ明らかではない．

G 眼 振

不意の出来事に驚くことの喩えで「寝耳に水」という言葉がある．寝ている時に不意に冷水をかけられれば，誰しも驚くことは想像に難くない．しかし，「寝顔に水」あるいは「寝鼻に水」ではなく，先人たちはあえて「寝耳に水」と言ったのである．この言葉を医学的に解釈すれば，「外耳道に水を注入すると，平衡覚が刺激されて眼振やめまいが起こるため驚くこと」の意味になろう．眼振のメカニズムについて考える．

1 眼振の緩徐相と急速相

内耳の半規管に回転刺激や温度刺激を加えると内リンパ流が生じ，両眼の反射的な偏位が誘発される．しかし，眼球偏位が一定の限度を超えると，両眼は急速に元の位置に戻る．半規管に対する刺激が持続すれば，反対方向への偏位と急速な復元運動が繰り返される．これが**眼振** nystagmus である．

頭部を右方向に回旋する場合を例にして，眼振のメカニズムを探ってみよう．頭部の回旋によって外側半規管（水平半規管）の内リンパに対流が生じ，膨大部稜の有毛細胞は右では興奮し，左では抑制される（図Ⅳ-9）．そして頭部の回旋を代償するために，**前庭動眼反射**によって両眼の左方への緩徐な偏位が誘発される（図Ⅳ-23）．このように頭部の動きとは反対方向に向かう両眼の緩徐な偏位を，眼振の**緩徐相**と言う．

次いで，脳幹網様体のバーストニューロン

burst neuronの作用によって，両眼は急速に右方向に動いて元の位置に戻る．これを眼振の**急速相**と言う．burstを直訳すれば'爆発'，'炸裂'，'激発'などの意になり，バーストニューロンとは短期間に高頻度に興奮するニューロンのことである．眼振の急速相が認められない症例では，脳幹網様体が障害されていると判断できる．急速相のメカニズムを，①バーストニューロンの活動性，②外転神経核の活動性，③動眼神経核の活動性の3ステージに分けて考えてみる（図Ⅳ-29）．

① **バーストニューロンの活動性**：頭部の右方向への回旋によって，外側半規管膨大部稜の有毛細胞は，右で興奮し左で抑制される．そのため，バーストニューロンの活動性は，右で亢進し，左で低下する．

② **外転神経核の活動性**：バーストニューロンには興奮性のものと抑制性のものがあり，前者は同側の外転神経核へ，後者は反対側の外転神経核へ投射する．したがって，右の興奮性バーストニューロンの活動性亢進によって右外転神経核の活動性は亢進し，抑制性バーストニューロンの活動性亢進によって左外転神経核の活動性は低下する．一方，左の興奮性バーストニューロンの活動性低下によって左外転神経核の活動性は低下し，抑制性バーストニューロンの活動性低下によって右外転神経核の活動性は亢進する．すなわち，いずれの神経回路を介しても，右外転神経核の活動性が亢進するため右外側直筋は収縮し，左外転神経核の活動性が低下するため左外側直筋は弛緩する．

Coffee Break

寝耳に水

「寝耳に水」という言葉は，外耳道に冷水を注入すれば平衡覚が刺激されて眼振やめまいが起こることを知って，先人たちが考え付いたのであろうか．執筆にあたり語源を調べてみたところ，その答えは否であった．「寝耳に水」の由来は，かつては'治水'が不十分で河川の氾濫が頻繁に起こったために「就寝中に河川の濁流音を聞いて驚くこと」であるという．すなわち，平衡覚ではなく聴覚刺激によって驚く様子を表しているのである．ただし，大洪水が起これば，聴覚だけでなく平衡覚も刺激されるであろう．

さて，近代日本の医学と治水技術の間には意外な共通点がある．それは，ともに阿蘭陀（オランダ）の影響を強く受けていることである．近代医学だけでなく近代科学の源典とさえ言われる『解体新書』は，杉田玄白が前野良沢や中川淳庵らと協同で蘭語の解剖学書（原本は独語）を翻訳したものであり，'神経'という用語はこの書で初めて使われた．また，江戸時代に長崎出島の阿蘭陀商館医であったPhilipp Franz von Sieboldは，わが国初の女医である実娘イネをはじめ多くの医師や薬学者を育てた．一方，明治初期における内務省直轄の治水工事は，阿蘭陀人技師であるJohannis de Rijke（デレーケ）の指導によるところが大である．ところで，Sieboldは独逸人である．したがって，［シーボルト］ではなく［ジーボルト］の方が正しい発音に近い．

caloric testによって眼振が誘発される原理については，温度変化によって内リンパの密度が変化して対流が生じることによると考えられてきた．これが'重力説'であり，Robert Báránは1914年にこの学説によりノーベル医学生理学賞を受賞した．「未熟な理論も，時には他の科学者に意欲を起こさせ，飛躍的な進歩をもたらす」—これはBárányが残した言葉である．ちなみに，この年に候補者の最終選考まで残ったのが野口英世である．Bárányの重力説に従えば，無重力下では対流が生じないため，caloric testを行っても眼振は誘発されないはずである．しかし，時は流れ1986年，宇宙船Spacelab内でまさしく「寝耳に水」の出来事が起こった．'無重力下'で乗組員にcaloric testを試みたところ，眼振が起こってしまったのである．現在では，caloric testの原理について，「温度変化によって半規管の容量あるいは内圧が変化するため内リンパ流が生じる」などの諸説が発表されている．

ところで，Báránはノーベル賞を受賞したにもかかわらず，遂に母校Wien大学の教授に就くことはなかった．いつの世も，また洋の東西を問わず，「白い巨塔」は内耳の迷路のように複雑怪奇である．

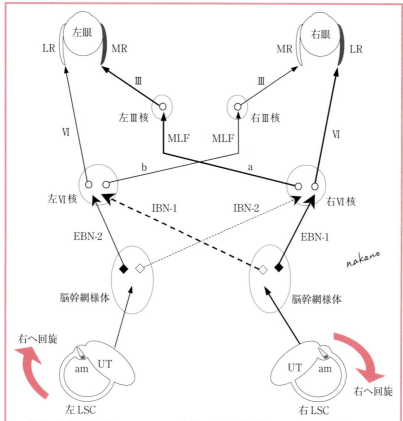

実線の矢印は興奮性ニューロン，点線の矢印は抑制性ニューロン，太線は活動性亢進，細線は活動性低下をそれぞれ示す．

① 頭部を右方向へ回旋することによって，脳幹網様体のバーストニューロンの活動性は，右で亢進し，左で低下する．

② 右の興奮性バーストニューロン（EBN-1）の活動性亢進は右外転神経核の活動性亢進を，抑制性バーストニューロン（IBN-1）の活動性亢進は左外転神経核の活動性低下をそれぞれ惹起する．左の抑制性バーストニューロン（IBN-2）の活動性低下は右外転神経核の活動性亢進を，興奮性バーストニューロン（EBN-2）の活動性低下は左外転神経核の活動性低下をそれぞれ惹起する．そのため，右外側直筋（LR）は収縮し，左外側直筋（LR）は弛緩する．

③ 右外転神経核の活動性亢進は，興奮性介在ニューロン（a）によって左動眼神経核の活動性亢進を惹起するため，左内側直筋（MR）が収縮する．左外転神経核の活動性低下は，興奮性介在ニューロン（b）によって右動眼神経核の活動性低下を惹起するため，右内側直筋（MR）が弛緩する．

図Ⅳ-29 眼振の急速相

図中の略語（図Ⅳ-29，30，32，33共通）
LSC：外側半規管　UT：卵形嚢　am：膨大部稜
Ⅷ核：前庭神経核　Ⅲ核：動眼神経核　Ⅵ核：外転神経核
Ⅱ：視神経　Ⅲ：動眼神経　Ⅵ：外転神経
MLF：内側縦束　LR：外側直筋　MR：内側直筋
EBN：興奮性バーストニューロン　IBN：抑制性バーストニューロン

③ **動眼神経核の活動性**：外転神経核は，MLFを介して反対側の動眼神経核に興奮性介在ニューロンを投射している．したがって，右外転神経核の活動性亢進によって左動眼神経核の活動性が亢

進し，左内側直筋は収縮する．一方，左外転神経核の活動性低下によって右動眼神経核の活動性が低下し，右内側直筋は弛緩する．

このように①〜③の3ステージを経て右外側直筋と左内側直筋の収縮，およびその拮抗筋である右内側直筋と左外側直筋の弛緩が起こり，両眼の右方への急速な復元運動が誘発されるのである（**図Ⅳ-29**）．すなわち，前庭動眼反射によって左に偏位した両眼は，バーストニューロンの作用によって元の正面の位置にリセットされることになる．

眼振の方向は急速相の方向と定められている．しかし，急速相は反射的な復元運動に過ぎない．

緩徐相の方向，すなわち頭部の動きとは反対方向への偏位が，半規管刺激によって誘発される本来の眼球運動の方向である．

2 生理的眼振

半規管に対する回転刺激や温度刺激によって生じる眼振を**生理的眼振** physiological nystagmus と言う．一方，回転刺激や温度刺激を加えなくてもみられる**自発性眼振** spontaneous nystagmus の存在は，病的状態を意味する．

1）視運動性眼振

走行中の電車の車窓から景色を眺めている時のように，連続的に視野に入り視野から去っていく

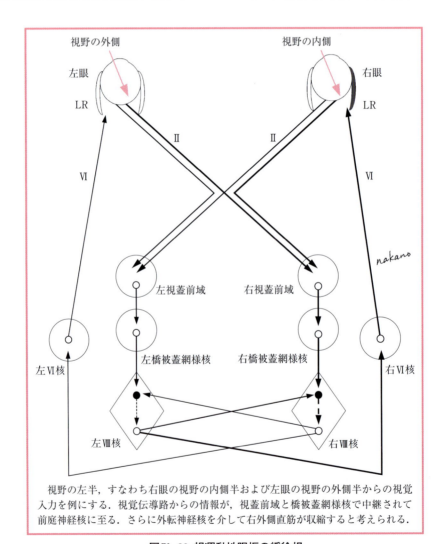

視野の左半，すなわち右眼の視野の内側半および左眼の視野の外側半からの視覚入力を例にする．視覚伝導路からの情報が，視蓋前域と橋被蓋網様核で中継されて前庭神経核に至る．さらに外転神経核を介して右外側直筋が収縮すると考えられる．

図Ⅳ-30 視運動性眼振の緩徐相

対象物を見ていると，眼振が起こる．すなわち，近づいてくる景色に合わせて電車の進行方向とは反対方向へ眼球の偏位が起こり（緩徐相），眼球が極位まで動くと急速に進行方向に戻り（急速相），再び景色を追って反対方向に動く（緩徐相）．これを**視運動性眼振** optokinetic nystagmus と言い，視覚伝導路と前庭神経核との連携によって起こると考えられる．視運動性眼振の**急速相**は，バーストニューロンによって惹起される（図Ⅳ-29）．一方，**緩徐相**が生じるメカニズムの詳細は未だ明らかではない．視覚伝導路からの情報は，中脳の視蓋前域および橋被蓋網様核で中継されて前庭神経核に至り，さらに外転神経核に投射されると考えられている（図Ⅳ-30）．また，小脳あるいは後頭葉の疾患で視運動性眼振の緩徐相が障害されることから，小脳による調節および後頭葉の視覚中枢から外転神経核に投射する神経回路の存在が示唆されている．

通常のエレベーターでは，動き始めと停まる直前を除き，昇降している感覚は感じられない．しかし，壁面がガラス張りで外界を眺めることができるエレベーターでは，昇降している感覚を感じる．また，動き始めた電車から，隣の線路に停止している電車を見ると，自分の乗っている電車が停止していて，隣の電車が動いているように錯覚することがある．これらの現象も，視覚伝導路と前庭神経核との連携によって惹起されると考えられる．

2）温度眼振

外耳道に温水または冷水を注入すると，眼振を誘発することができる．これが caloric test（温度刺激検査，温度眼振検査）であり，1906年に墺国生まれのハンガリー人 Robert Bárány によって考案された．外側半規管は水平面に対して後下方に約30°傾斜しているため，仰臥位で頭部を水平面から30°挙上すると垂直になり，眼振が誘発されやすくなる（図Ⅳ-31）．注入する水は，体温±約7℃，すなわち44℃の温水と30℃の冷水を用いる．温水は44℃より大幅に温度を上昇させることはできないため，刺激が弱い．冷水は0℃まで使用することができるため，刺激を強く

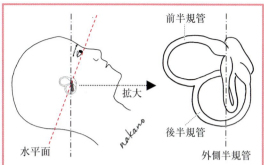

外側半規管は水平面（---）に対して後下方に約30°傾斜しているため，仰臥位で頭部を水平面から30°挙上すると垂直になり，caloric test で眼振が誘発されやすくなる．

図Ⅳ-31 caloric test を行う時の頭位

することが可能である．したがって，前庭機能低下の検査には冷水刺激が用いられることが多い．被検者は強いめまいを訴える．

仰臥位で右の外耳道に冷水を注入してみよう（図Ⅳ-32，33）．

3つの半規管のうち最も鼓膜の近くに位置する外側半規管（水平半規管）の内リンパは冷却され，熱運動（分子の振動）が低下して体積が減少するため密度（体積あたりの重量）が増大し，下方へ向かう内リンパ流が生じる．すなわち反膨大部稜性の内リンパ流が生じることになり，平衡毛が動毛とは逆の向きに傾くため，膨大部稜の有毛細胞は抑制される（図Ⅳ-32）．

これによって右前庭神経核の活動性が低下し，右外転神経核に至る抑制性ニューロンおよび左外転神経核に至る興奮性ニューロンはともに活動性が低下する．さらに，右前庭神経核の活動性低下は，交連性抑制性ニューロンの抑制によって，左前庭神経核の活動性亢進を惹起するため，右外転神経核に至る興奮性ニューロンおよび左外転神経核に至る抑制性ニューロンはともに活動性が亢進する．すなわち，いずれの神経回路を介しても，右外転神経核の活動性が亢進するため右外側直筋は収縮し，左外転神経核の活動性が低下するため左外側直筋は弛緩する．外転神経核は，MLFを介して反対側の動眼神経核に興奮性介在ニューロンを投射している．したがって，右外転神経核の

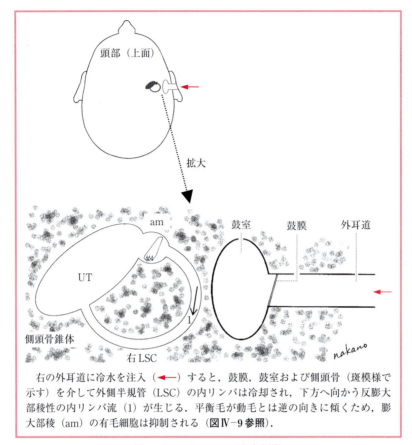

右の外耳道に冷水を注入（←）すると，鼓膜，鼓室および側頭骨（斑模様で示す）を介して外側半規管（LSC）の内リンパは冷却され，下方へ向かう反膨大部稜性の内リンパ流（1）が生じる．平衡毛が動毛とは逆の向きに傾くため，膨大部稜（am）の有毛細胞は抑制される（図Ⅳ-9参照）．

図Ⅳ-32 caloric test 冷水刺激

活動性亢進によって左動眼神経核の活動性は亢進するため，左内側直筋は収縮する．一方，左外転神経核の活動性低下によって右動眼神経核の活動性は低下するため，右内側直筋は弛緩する．このようなメカニズムによって，両眼の右方向への偏位（**緩徐相**）が誘発される（図Ⅳ-33）．

次いで両眼は，バーストニューロンの作用によって急速に左方向に動き，元の位置に戻る（**急速相**）．前述のように眼振の方向は急速相の方向と定められている．したがって，右の外耳道への冷水注入によって，反対側（左方向）への水平性眼振が惹起されることになる．「カロリックさんは，冷たくすると去っていく」と記憶していただこう．水泳中に眼振を経験することはない．これは，両側の外側半規管が同時に刺激されるため，両眼において外側直筋と内側直筋の作用が拮抗するからである．

右の外耳道に温水を注入すると，右の外側半規管の内リンパは加温され，熱運動が増加して体積が増大するために密度が減少し，上方へ向かう内リンパ流が生じる．すなわち向膨大部稜性の内リンパ流が生じることになり，両眼の左方向への偏位が誘発される（図Ⅳ-9, 23）．次いで両眼は，バーストニューロンの作用によって急速に右方向に動き，元の位置に戻る（図Ⅳ-29）．したがって，右の外耳道への温水注入によって，同側（右方向）への水平性眼振が惹起されることになる．

caloric test で一側の眼振持続時間が極度に延長または短縮している時，あるいは左右差が著しい時は，**片側半規管機能異常** canal paresis（CP）とみなされる．意識障害があっても caloric test によって眼振が生じる症例では，脳幹の機能はある程度保たれていると判断できる．一方，**脳死**患者では caloric test は陰性であり，前庭動眼反射

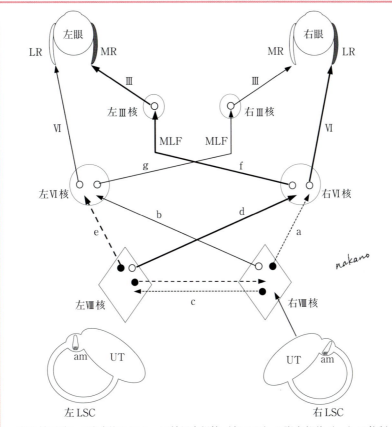

右の外耳道への冷水注入によって外側半規管（右 LSC）の膨大部稜（am）は抑制され，右前庭神経核の活動性は低下する．そのため，右外転神経核に至る抑制性ニューロン（a）および左外転神経核に至る興奮性ニューロン（b）はともに活動性が低下する．さらに，右前庭神経核の活動性低下は，交連性抑制性ニューロン（c）の抑制によって左前庭神経核の活動性亢進を惹起し，右外転神経核に至る興奮性ニューロン（d）および左外転神経核に至る抑制性ニューロン（e）はともに活動性が亢進する．すなわち，右外転神経核の活動性が亢進するため右外側直筋（LR）は収縮し，左外転神経核の活動性が低下するため左外側直筋（LR）は弛緩する．

右外転神経核の活動性亢進は，興奮性介在ニューロン（f）によって左動眼神経核の活動性亢進を惹起するため，左内側直筋（MR）は収縮する．左外転神経核の活動性低下は，興奮性介在ニューロン（g）によって右動眼神経核の活動性低下を惹起するため，右内側直筋（MR）は弛緩する．

図Ⅳ-33 caloric test 冷水刺激による眼振の緩徐相

も起こらない．臨床的には脳死状態と判定された患者が，鼓膜損傷のために脳死判定基準に定められている caloric test を行うことができず，臓器提供が実施されなかったことがある．

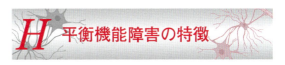

H 平衡機能障害の特徴

1 平衡機能を司る3系統

平衡機能を司るには，①内耳の平衡覚器（平衡斑および膨大部稜）で感受された**平衡覚系**，②眼球の網膜で感受された**視覚系**，③関節や筋紡錘で

感受された**深部覚系**の3系統の知覚情報が，小脳を中心とする中枢神経系で統合されることが必要である．これらの3系統の知覚情報を統合した結果は抗重力筋および外眼筋に向けて出力され，姿勢や平衡の保持および頭部の動きを代償する眼球運動が遂行される．前者を**前庭脊髄反射**，後者を**前庭動眼反射**と呼ぶことは既に述べた．すなわち，平衡機能は反射的に遂行されているため，正常では平衡覚はほとんど意識にのぼることがない．

3系統の知覚情報に不均衡が生じると，異常な知覚であるめまい（眩暈）として意識されるようになる．また，**自発性眼振**が生じ，**前庭性運動失調** vestibular ataxia によって身体が動揺し立位保持や歩行が困難になる．しかし，平衡機能は，3系統のうち1つが障害されても，他の2系統によってある程度は補正されるという特徴を有している．したがって，平衡覚系の障害があっても視覚系によって代償されるため，平衡機能障害は比較的表面に現れにくい．換言すれば，暗所開眼，遮眼，閉眼などの条件下で視覚情報を遮断すれば，視覚系による補正が効かなくなるため，症状が著明になる．

内耳の平衡覚器で感受された平衡覚は，脳幹の前庭神経核を経由して小脳へ伝導される．両側の前庭神経核は交連線維によって連絡され，かつ前庭神経核から小脳への投射は両側性である．そのため，両側の平衡覚系は同調して機能する．一側の平衡覚系の機能低下あるいは機能亢進によって同調が障害されて左右差が生じると，めまい，自発性眼振，前庭性運動失調などの平衡機能障害の症状が出現する．しかし，両側の平衡覚系の機能が廃絶した症例では左右差が生じないため，これらの症状は起こらない．

2 末梢前庭性障害と中枢前庭性障害

内耳の平衡覚器は，前庭神経核を介して脳幹，小脳，脊髄の前角，大脳皮質と連絡し，**前庭系** vestibular system と総称される機能的複合体を構成する．平衡機能障害は，前庭系のいずれかの部位の障害あるいは異常刺激によって生じ，その責任病巣によって，**末梢前庭性**と**中枢前庭性**に分

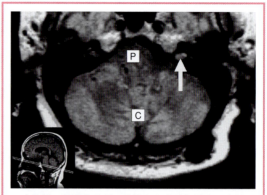

突発性の難聴を主訴に来院した聴神経腫瘍の症例．左聴神経（矢印）が太く，白く強調されている．近年，脳幹の圧迫や内耳道の骨破壊を来す前に，このように腫瘍が小さい段階で発見される症例が増加している．
P：橋　C：小脳

図Ⅳ-34　聴神経腫瘍のMRI（T1強調画像，水平面）

けられる．前者は，内耳の平衡覚器から脳幹の前庭神経核までの間の障害，すなわち核下性の障害である．後者は，前庭神経核より上位の脳幹や小脳の障害，すなわち核性および核上性の障害である．

小脳橋角部腫瘍のうちで最も頻度が高い**聴神経腫瘍** acoustic tumor による平衡機能障害は，原発巣から考えれば末梢前庭性であるが，腫瘍によって脳幹や小脳が圧迫されると中枢前庭性障害がオーバーラッピングする（図Ⅳ-34）．また，末梢前庭（内耳，前庭神経，前庭神経節）と中枢前庭（前庭神経核，小脳，脳幹）は，ともに椎骨動脈系によって栄養されている．したがって，**椎骨動脈系の循環不全**による平衡機能障害は，末梢前庭性と中枢前庭性の両者の可能性が考えられる．このように，平衡機能障害を末梢前庭性と中枢前庭性に明確に区別できないことがある．

末梢前庭性障害は，小脳や脳幹などの中枢前庭性機構によって徐々に代償されるという特徴がある．例えば**聴神経腫瘍**は，前庭神経に由来するにもかかわらず初発症状は難聴であることが多く，めまいを自覚する症例は少ない（図Ⅳ-34）．これは，腫瘍の進行が緩徐なため，前庭神経の障害が中枢前庭性機構によって代償されるからである．

3 めまい（眩暈）

真性のめまいは，「自分自身および外界は静止しているにもかかわらず，自分自身あるいは外界が動いているように感じる感覚」と定義される．実際に身体が動揺する場合は，めまいではなく，起立歩行障害である．

真性のめまいは，その性質から**回転性めまい** vertigo と**非回転性めまい** dizziness (giddiness) に分類される．vertigo の語源は，ラテン語で「回転する」を意味する vertere である．回転性めまいと非回転性めまいの相違を，日常における例を挙げて説明してみよう．立位で身体を速く回転させて急に停止すると，まだ自分が回転しているように感じて転倒しやすくなる．これは，回転を停止しても，外側半規管の内リンパが慣性の法則によって回転を続けるためであり，めまいの方向は外側半規管の走行に一致して水平面上である．これが，回転性めまいである．一方，酩酊時に血中アルコール濃度の上昇によって，中枢神経系，特に脳幹や小脳の機能が障害されると，運動制御機構が破綻してめまいが生じる．これが非回転性めまいであり，方向は一定ではない．したがって，末梢前庭性障害ではめまいの方向性が分化しているため回転性めまいを生じやすく，中枢前庭性障害では未分化であるため非回転性めまいを起こしやすいということができる．

英語の dizziness の形容詞である dizzy は口語では「うわついた」，「浅はかな」，「おろかな」という意味がある．一方，独語ではめまいのことを Schwindel（回転性めまいは Drehschwindel）と言い，「詐欺」，「ペテン」，「くわせもの」の意味もある．英語民族と独語民族のめまいに対するイメージの相違が表われているようで，興味深い．

1）回転性めまい

回転性めまいは，「自分が動いていないにもかかわらず，外界が回っているように感じる」ものであり，めまいの方向は眼振の急速相の方向に一致していることが多い．

末梢前庭は神経回路が左右に分離しているため，健側による代償作用が効かない．したがって，急性の一側性障害によって回転性めまいを起こしやすい．すなわち，回転性めまいは内耳疾患で起こることが多く，めまいが激烈で嘔吐などの自律神経症状も伴うため，患者の苦痛は大きいが，生命予後に関わることは少ない．主要な末梢前庭性疾患である **Ménière 病**，**良性発作性頭位眩暈症**（BPPV），めまいを伴う**突発性難聴** sudden deafness，**前庭神経炎** vestibular neuronitis の鑑別を表Ⅳ-2 に示す．

中枢内では両側の前庭神経核が交連線維によって連絡しており，前庭神経核から小脳への投射も

表Ⅳ-2 主な末梢前庭性疾患の鑑別

	Ménière 病	良性発作性頭位眩暈症	突発性難聴	前庭神経炎
前駆症状	−	−	上気道炎	上気道炎
めまい	回転性 自発性 反復性 数十分以上持続	回転性 誘発性 頭位変換で誘発される 反復性 数分以内で寛解	回転性 自発性 単発性 数十分以上持続	回転性 自発性 単発性 数十分以上持続
眼振	自発性眼振 頭位眼振 頭位変換眼振 水平回旋混合性	頭位眼振 頭位変換眼振 純回旋性	自発性眼振 頭位眼振 頭位変換眼振 水平回旋混合性	自発性眼振 頭位眼振 頭位変換眼振 水平回旋混合性
聴覚症状 （耳鳴，難聴）	＋	−	＋	−

両側性である．したがって，中枢前庭性疾患では健側による代償作用が効くために回転性めまいは生じにくい．しかし，椎骨動脈系の**一過性脳虚血発作** transient cerebral ischemic attack（TIA），**Wallenberg 症候群**，**鎖骨下動脈盗血症候群**（図Ⅳ-4）などで脳幹や小脳に急性の循環障害が生じた場合は，回転性めまいを起こすことがあるため注意が必要である．

2）非回転性めまい

非回転性めまいは，「自分が動いていないにもかかわらず，前後左右上下に揺れているように感じるもの」であり，'浮遊感' や '動揺感' として訴えられる．内耳疾患において回転性めまいで発症した症例が，中枢前庭性機構の代償作用によって軽症化し非回転性めまいを呈するようになることが多い．また，軽度の内耳障害，あるいはストレプトマイシン，カナマイシン，ゲンタマイシンなどの aminoglycoside 剤中毒による慢性両側性の内耳障害では，非回転性めまいを起こす．

非回転性めまいや眼振に加えて種々の脳神経症状や中枢神経症状を伴う症例では，脳幹や小脳の疾患が疑われる．

3）仮性めまい

めまいは，他覚的所見ではなく，自覚症状である．したがって患者は，'立ちくらみ' や，眼前が暗くなる '眼前暗黒感'，気が遠くなる '失神感' もめまいとして訴えることがある．しかし，これらの感覚は，起立性低血圧や Shy-Drager 症候群などの**自律神経系疾患**，あるいは Adams-Stokes 症候群，心臓弁膜疾患，大動脈縮窄症などの**心血管系疾患**において脳虚血によって惹起されるものである．したがって，**仮性めまい** pseudo-vertigo と呼ばれる．仮性めまいは非回転性めまいの範疇に含めて述べられることが多いが，平衡機能と直接の関係はない．

4 自発性眼振

回転刺激や温度刺激を加えなくても生じる眼振を**自発性眼振** spontaneous nystagmus と言い，めまいに随伴して生じることが多い．自発性眼振はめまいの客観的指標であり，心因性めまいが疑われる症例で自発性眼振が認められれば，末梢前庭か中枢前庭に病変が存在することの傍証になる．

狭義の自発性眼振は，正面視で生じる眼振のことである．一方，広義の自発性眼振には，ある方向を注視した際にみられる**注視眼振** gaze nystagmus が含まれる．注視眼振の緩徐相は，ある方向を注視する機能が障害された時に，両眼がその眼位を保持できず，眼窩内組織の弾性によって正中位に引き戻されて惹起される．

1）末梢前庭性障害による眼振

Ménière 病，めまいを伴う**突発性難聴**，**前庭神経炎**，**内耳炎**などの末梢前庭性疾患では，水平性と回旋性の混合性眼振を呈する頻度が高く，純水平性あるいは純回旋性眼振は稀である．これは，なぜであろうか．3つの半規管が位置する面は，3対（①内側直筋と外側直筋，②上直筋と下斜筋，③下直筋と上斜筋）の外眼筋の作用方向とほぼ対応している（図Ⅳ-22）．

一側の外側半規管の面は，①「同側の内側直筋と反対側の外側直筋の作用方向」に対応する．したがって，右の外側半規管のみが障害されたと仮定すると，緩徐相で右向きの純水平性眼振が惹起されることになる（図Ⅳ-35）．

一側の前半規管の面は，②「同側の上直筋と反対側の下斜筋の作用方向」に対応する．したがって，右の前半規管のみが障害されたと仮定すると，右の上直筋と左の下斜筋の作用が障害され，緩徐相で右回り（検者から見て反時計回り）の純回旋性眼振が惹起されることになる（図Ⅳ-36）．

一側の後半規管の面は，③「同側の上斜筋と反対側の下直筋の作用方向」に対応する．したがって，右の後半規管のみが障害されたと仮定すると，右の上斜筋と左の下直筋の作用が障害され，緩徐相で右回り（検者から見て反時計回り）の純回旋性眼振が惹起されることになる（図Ⅳ-37）．

このように，3つの半規管のうちいずれか1つが障害されると，純水平性あるいは純回旋性の眼振が生じるはずである．しかし，末梢前庭性疾患においては，1つの半規管のみが障害される可能性は低く，一側の3つの半規管すべてが同時に障

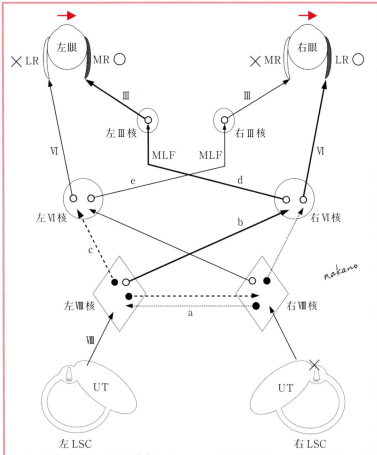

右の外側半規管の障害（✕）によって，交連性抑制性ニューロン（a）の活動性が低下するため，右外転神経核に至る興奮性ニューロン（b）および左外転神経核に至る抑制性ニューロン（c）はともに活動性が亢進する．すなわち，右外転神経核の活動性は亢進するため右外側直筋（○）は収縮し，左外転神経核の活動性は低下するため左外側直筋（✕）は弛緩する．右外転神経核の活動性亢進は，興奮性介在ニューロン（d）を介して左動眼神経核の活動性亢進を惹起するため，左内側直筋（○）は収縮する．左外転神経核の活動性低下は，興奮性介在ニューロン（e）を介して右動眼神経核の活動性低下を惹起するため，右内側直筋（✕）は弛緩する．このように，右の外側半規管の障害では右方向，すなわち同側（病巣側）に向かう眼振の緩徐相が誘発される．

眼振の方向は急速相の方向と定められているため，「末梢前庭性疾患では反対側（健側）へ向かう眼振が生じる」ことになる．

図Ⅳ-35 自発性眼振の緩徐相

図中の略語（図Ⅳ-35～38 共通）
LSC：外側半規管　UT：卵形嚢
Ⅷ核：前庭神経核　Ⅲ核：動眼神経核　Ⅳ核：滑車神経核　Ⅵ核：外転神経核
Ⅲ：動眼神経　Ⅳ：滑車神経　Ⅵ：外転神経
MLF：内側縦束　SR：上直筋　IR：下直筋　SO：上斜筋　IO：下斜筋
LR：外側直筋　MR：内側直筋

害されることが多い．そのため，水平性と回旋性が合併して混合性眼振を呈するのである．

良性発作性頭位眩暈症（BPPV）でみられる眼振は，例外的に純回旋性である．本症の眼振は，

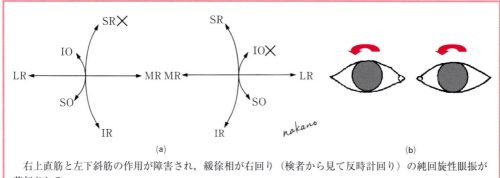

右上直筋と左下斜筋の作用が障害され，緩徐相が右回り（検者から見て反時計回り）の純回旋性眼振が惹起される．

図Ⅳ-36 右の前半規管のみが障害されたと仮定した場合の眼振

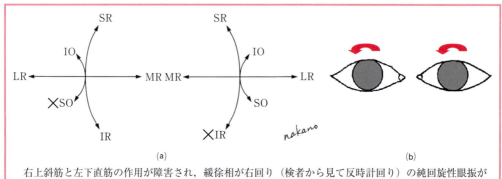

右上斜筋と左下直筋の作用が障害され，緩徐相が右回り（検者から見て反時計回り）の純回旋性眼振が惹起される．

図Ⅳ-37 右の後半規管のみが障害されたと仮定した場合の眼振

仰臥位で最も低位になる後半規管内に迷入した平衡砂が体位変換に伴って移動するために惹起されるものであり，後半規管のみが眼振の発現に関与しているからである．本症に関する報告も1921年のBárányによるものが嚆矢であり，「特定の頭位によって激しいめまいと眼振が観察される疾患」として記載され，「内耳迷路の平衡覚系の障害により生じる」ことが示唆されている．なお，良性発作性頭位眩暈症の命名は，1952年のDixとHallpikeによるものである．

末梢前庭性疾患では純垂直性眼振は生じない．これは，なぜであろうか．正常の上方注視は②「上直筋と下斜筋」，下方注視は③「下直筋と上斜筋」の2対の協調によって行われる（図Ⅳ-18）．前述のように，右の前半規管が障害されたと仮定すると，右の上直筋と左の下斜筋の作用が障害される．また，左の前半規管が障害されたと仮定すると，左の上直筋と右の下斜筋の作用が障害されることになる．すなわち，両側の上直筋と下斜筋の作用が障害され，緩徐相で下眼瞼向きの眼振が生じるとすれば，両眼の前半規管が同時かつ同程度に障害されていることになる．同様に，両眼の下直筋と上斜筋の作用が障害され，緩徐相で上眼瞼向きの眼振が生じるとすれば，両側の後半規管が同時かつ同程度に障害されていることになる．両側の前半規管あるいは後半規管が同時かつ同程度に障害されることは病態的にあり得ないため，末梢前庭性疾患では純垂直性眼振は起こらないのである．

ここまで述べた眼振は，主に回転加速度を感受する半規管の障害あるいは刺激によって生じるものである．直線加速度を感受する平衡斑（卵形嚢斑および球形嚢斑）は，眼振に関与しないのであろうか．ヒトは，眼振を生じるほどの強い直線加

速度に曝されることはない．しかし，歩行時の重心の上下移動および左右移動に伴う眼球運動は直線加速度によって惹起されるため，理論的には平衡斑の障害あるいは刺激によって眼振が生じるはずである．宇宙飛行士が強い直線加速度に曝されることを考えると，この分野の研究の必要性が高まるであろう．

自発性眼振が認められない症例において，頭位を変化させることによって眼振を誘発することができる．頭位を緩徐に変化させて平衡斑を刺激することによって誘発される眼振を**頭位眼振** positional nystagmus，急速に変化させて半規管の膨大部稜を刺激することによって誘発される眼振を**頭位変換眼振** positioning nystagmus と言う．頭位眼振および頭位変換眼振が生じるメカニズムは，視覚系と深部覚系，あるいは中枢前庭系の作用で補正されていた潜在性の平衡機能障害が，頭位の変化に伴う平衡斑あるいは膨大部稜の刺激によって顕在化したものと考えられる．

2）中枢前庭性障害による眼振

両眼の共同注視運動は，小脳や脳幹の制御の下で，大脳皮質と，眼球運動を司る脳神経核（動眼神経核，滑車神経核，外転神経核）を連絡する神経回路が司る（図Ⅳ-19）．神経回路には水平運動系（PPRF）と垂直運動系があり，斜め方向の共同注視運動は両者の共同作用によって行われる．中枢前庭性疾患では，これらの神経回路の障害によって，純水平性，純回旋性，純垂直性あるいは混合性などあらゆる眼振が生じる可能性がある．また，眼振のリズムが一定しない時は中枢前庭性疾患が疑われ，注意を要する．しかし，解剖学的および生理学的理論と実際の臨床所見との解離が大きいため，眼振の方向と病巣部位を明確に対応させることは困難であり，中枢前庭性疾患における自発性眼振の発生機序には未だに謎が多い．

純回旋性眼振は，**延髄空洞症** syringobulbia や **Wallenberg症候群**などの延髄疾患の特徴的症状と言われている．しかし，3つの半規管からの情報が入力する脳幹の前庭神経核が障害されれば，回旋性だけでなく水平性の眼振も起こるはずである．臨床上は，Wallenberg症候群の症例で純回旋性以外の眼振が生じることも稀ではない．本症候群の責任血管は椎骨動脈あるいは後下小脳動脈である．一方，前庭神経核の大部分は，脳底動脈の分枝の上小脳動脈によって栄養されている．したがって，本症候群でみられるめまいや眼振は，前庭神経核だけに起因するものではなく，椎骨動脈あるいは後下小脳動脈支配域を走行する平衡覚系神経回路の障害がオーバーラッピングしている

鉄道眼振

視運動性眼振は，caloric testを考案したRobert Bárányが1907年にEisenbahn Nystagmus（独語で鉄道眼振の意味）と命名し発表したものである．私の書棚の耳鼻咽喉科学や神経内科学の成書を紐解いてみると，'鉄道眼振'ではなく'鉄路眼振'と書いてあるものが多い．日本語の'鉄路'は，一般的には鉄道全体ではなく線路のみを指す言葉である．一方，鉄道のことを中国語では'鉄路'と言う．医学よりも（？）戦前の中国大陸の鉄道に興味がある私には，'鉄路眼振'という名称に違和感はない．しかし，読者の皆さんは，「鉄路＝鉄道」とすぐにお判りになるだろうか．

Bárányの平衡神経学，特に鉄道眼振や前庭自律神経反射の研究において，鉄道が大きな意味を持つことは言うまでもない．彼がWien大学で研究に没頭していた20世紀初頭は，欧州各国で機関車の大型化，近代化が進み，蒸気機関車史において興味深い時代である．墺国では，世界的に著名な鉄道技術者Karl Gölsdorfの下で性能的にも形態的にも個性の強い機関車が続々と開発されていた．Bárányが鉄道眼振を発見したのが，果たしてGölsdorf設計の蒸気機関車が牽引する列車内であったのか，私にとっては，caloric testの原理解明よりも大きな関心事である．

と考えられる．

　垂直運動系は上方注視と下方注視を制御する部位が異なるため，上眼瞼向き眼振と下眼瞼向き眼振を生じる責任病巣は異なると推測される．下眼瞼向き眼振は，小脳扁桃が大後頭孔を通って脊柱管内に脱出するArnold-Chiari奇形でみられることが多い．

5 生理的眼振反応の低下

　正常では，温度刺激や回転刺激を加えることによって生理的眼振が誘発される．caloric testにおいて一側の眼振反応が低下したものを**片側半規管機能異常** canal paresis（CP）と言い，末梢前庭性障害と判定される．

　回転刺激椅子に座らせた被検者を回転させ，急に回転を停止して眼振反応を検査する方法を**回転眼振検査** rotation testと言う．本法では両側の外側半規管が同時に刺激されるため，障害側を決定することはできない．したがって，末梢前庭性障害に対する中枢前庭性機構の代償の程度を判定する際に用いられる．

　視運動性眼振（鉄道眼振）は，等間隔に縦線条を描いた円筒の中心に被検者を座らせ，円筒を回転させることによって検査する．視運動性眼振は，末梢前庭からの平衡覚刺激ではなく，視覚刺激によって誘発される（図Ⅳ-30）．したがって，末梢前庭性障害では異常所見は認められない．一方，小脳は視運動性眼振の緩徐相を調節しているため，小脳疾患では緩徐相の発現が障害される．また，上方注視中枢が存在する中脳の障害では上方向の，PPRF（側方注視中枢）が存在する橋の障害では水平方向の視運動性眼振が，それぞれ著明に障害される．

6 自律神経症状

　Ménière病や**良性発作性頭位眩暈症**（BPPV）などの内耳疾患では，嘔気や嘔吐，発汗，顔面蒼白，唾液分泌亢進などの自律神経症状が随伴して生じることが多い．これらの症状は，前庭神経核と，自律神経中枢である脳幹網様体あるいは脳幹の脳神経副交感性核を結ぶ神経回路によって引き起こされるものであり，**前庭自律神経反射** vestibulo-autonomic reflexと呼ばれる．

　乗り物酔いでは，内耳疾患と同様の自律神経症状が生じる．これを**動揺病** motion sicknessと言う．ジェットコースターなどの絶叫マシンは，水平方向の急回旋ではなく，急降下や垂直方向の回転を繰り返す．私たちは，垂直方向の動きや振幅の大きな動き，加速度の変化にスリルを感じ，時には自律神経症状を起こすのである．これは，なぜであろうか．日常生活における私たちの運動は，歩行のような水平方向の動きが多い．日常経験しない急降下のような刺激を半規管が感受すると，異常知覚として強く意識されるのである．スリルは快感を伴い，自律神経症状は不快感をもたらす．これは，前庭自律神経反射の神経回路が，情動を司る大脳辺縁系にも側枝を送っているためである．動揺病は，個人差が著しい．また，慣れによって症状が抑制されるため，自動車や電車など日常的な乗り物で酔いやすいのは学童期から思春期までであり，成人は慣れていない船やジェットコースター以外では酔うことは少ない．このような個人差や慣れは，平衡覚系ではなく自律神経系に依存すると言われる．動揺病は，身体的因子や情緒的心理的因子によっても左右される．前者としては，睡眠不足や疲労による体調不良，血糖値，車内の換気不良による酸素不足など中枢神経系機能に影響を及ぼす因子が挙げられる．後者には，乗り物酔いを起こすのではないかという不安感や，満員状態など車内環境に対する不快感が含まれよう．

　宇宙空間のような無重力環境下でも，乗り物酔いと同様の自律神経症状が生じる．これを**宇宙酔い** space motion sicknessと言う．宇宙酔いのメカニズムについては，重力による卵形嚢斑への刺激がなくなり中枢へ入力される情報が地球上とは変化するため，あるいは，無重力環境下では体液が頭部に移動し脳浮腫を起こすため，などの仮説が挙げられている．スペースシャトルの宇宙飛行士は，初回の搭乗に比べて2回目以降では宇宙酔いを訴える頻度が減少し，かつ搭乗3日目以降は症状が軽減するという．

I 平衡覚伝導路のまとめ

平衡覚に関与する神経伝導路についてまとめたものが，**図Ⅳ-38**と**表Ⅳ-3, 4**である．内耳の平衡覚器で感受された平衡覚は，前庭神経を介して脳幹の前庭神経核へ伝導される．前庭神経核からは，①同側の前庭小脳，①′反対側の前庭小脳，②大脳皮質，③脊髄の前角，④眼球運動を司る脳神経核，⑤自律神経系，⑥反対側の前庭神経核，に向けて出力される．

①①′：前庭小脳へは**前庭小脳路**を介して出力され，非意識型深部覚と統合されて，小脳の運動制御機構における情報になる．

②：平衡覚は，大脳皮質ではなく小脳へ伝導されるため，他の知覚に比べて意識されることは少

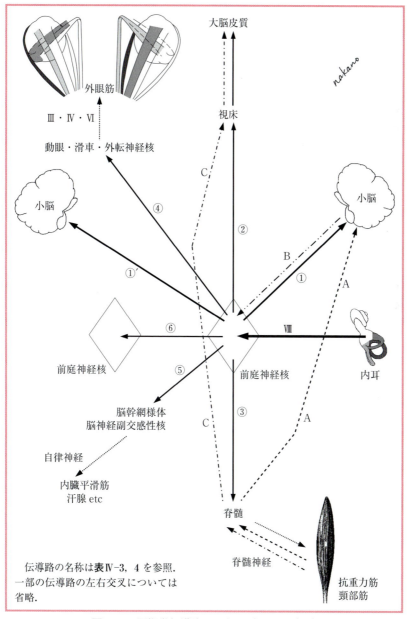

図Ⅳ-38 平衡覚伝導路のまとめ（イメージ図）

表Ⅳ-3 前庭神経核からの平衡覚情報の出力（図Ⅳ-38参照）

◆	出力部位	伝導路	主な機能	参照*
①	同側の前庭小脳	前庭小脳路	姿勢，運動の制御	第Ⅲ章A 第Ⅳ章B
①	反対側の前庭小脳	前庭小脳路	両側の平衡覚系の同調	第Ⅳ章B
②	視床 大脳皮質	前庭視床路	平衡覚の意識 身体の位置の把握	第Ⅳ章I
③	脊髄の前角	前庭脊髄路	前庭脊髄反射 前庭頸反射	第Ⅲ章A 第Ⅳ章B, D
④	動眼・滑車・外転神経核	内側縦束 etc	前庭動眼反射	第Ⅳ章B, F
⑤	脳幹網様体 脳神経副交感性核		前庭自律神経反射	第Ⅳ章E
⑥	反対側の前庭神経核	交連線維	両側の平衡覚系の同調	第Ⅳ章I

◆ 図Ⅳ-38中の番号．
＊ 参照する章を示す．

表Ⅳ-4 平衡覚伝導路と関連の深い伝導路（図Ⅳ-38参照）

◆	伝導路	主な機能	参照*
A	前脊髄小脳路 後脊髄小脳路	非意識型深部覚	図Ⅲ-12
A	楔状束核小脳路		図Ⅲ-13
B	小脳前庭核線維	両側の平衡覚系の同調	
C	後索路 内側毛帯	意識型深部覚	図Ⅱ-6

◆ 図Ⅳ-38中の記号（アルファベット）．
＊ 参照する図を示す．

ない．しかし平衡覚伝導路の一部は，**前庭視床路**によって視床経由で大脳皮質へ出力され，意識型深部覚と統合されて，身体の位置情報になる．その詳細な経路は未だ明らかではない．前庭神経核は，少数の線維を視床のVPL核（後外側腹側核）に送っている．これらの線維には，外側毛帯を上行し左右交叉して反対側に至るものと，同側の内側縦束の近傍を上行するものがある．すなわち，一側の前庭神経核からは，両側の視床に情報が伝導される．

大脳皮質において平衡覚が投射する部位は，体知覚中枢，島皮質，側頭葉と頭頂葉の移行部，海馬などに複数存在する．これらの部位では，頭部の位置や動きの直接的な認知，平衡覚と視覚や体知覚（表在覚，意識型深部覚）の統合，空間識（空間における自己の位置や方向，姿勢の認識）の形成が行われると推測される．例えば，体知覚中枢の顔面支配域より後方の部位に位置する大脳皮質細胞は，平衡覚だけでなく，意識型深部覚（関節覚，位置覚など）にも反応する．したがって，平衡覚と意識型深部覚を統合して身体の位置を把握する機能を担っていると考えられる．

③：脊髄の前角へは**前庭脊髄路**を介して出力され，抗重力筋や頸部筋の緊張を調節し，起立位や頭部の位置を保持する前庭脊髄反射を司る．

前庭小脳から**小脳前庭核線維**が，前庭神経核に

Coffee Break

滑車

滑車 trochlea は，腱の走行を変える，あるいは腱を固定する線維性結合組織や線維軟骨であり，上斜筋の他に顎二腹筋などにも見られる．滑車神経という名称は，支配する上斜筋が滑車によって走行を変えるために付けられたものであり，神経自体が滑車を有するということではない．滑車は骨の部位名にも用いられ，上腕骨滑車や距骨滑車のように，中央に溝状の陥凹を有する関節面を指す．

一般名詞の滑車は，「ロープなどをかけて回す，周囲に溝がある車のこと」である．腱の滑車は，「ロープなどを掛けて走行を変える機能」から名付けられたものである．一方，骨の滑車は，「溝がある形態」から名付けられたものである．

ところで外眼筋は，眼球運動を司る上直筋，下直筋，上斜筋，下斜筋，内側直筋，外側直筋，および眼瞼運動を司る上眼瞼挙筋の総称である．これらの大部分は動眼神経支配で，例外は滑車神経支配の上斜筋と外転神経支配の外側直筋である．「滑車→車に乗る＝乗車＝上斜」，「外側直筋は外転神経→外は外」と記憶していただこう．

入力する．すなわち，前庭神経核⇒①前庭小脳路⇒前庭小脳⇒小脳前庭核線維⇒前庭神経核⇒②前庭脊髄路を介した神経回路が形成され，平衡覚情報に基づく反射的な筋緊張の調整および姿勢の保持がなされている．

④：眼球運動を司る脳神経核へは内側縦束（MLF）を介して出力され，前庭動眼反射を司る．

⑤：脳幹網様体あるいは脳幹の脳神経副交感性核へ出力され，前庭自律神経反射を司る．

⑥①′：反対側の前庭神経核（⑥）および前庭小脳（①′）へ出力されることによって，両側の平衡覚系の同調が図られている．

近年，MRIによる画像解析において，前庭神経核から大脳皮質に至る神経回路には左右差があると報告されている．右利きのヒトは，橋と中脳を連絡する線維は左側から右側へ交叉するものが多いため，大脳皮質に至る神経回路は右側が優位である．これは，身体の空間における位置情報の把握などによって，運動機能の左右差に関係すると考えられる．一方，前庭動眼反射の神経回路（図Ⅳ-23, 25, 26）には左右差がないため，反射による眼球の偏位は左右同等である．

文　献

1) 中野隆：小脳. コメディカルのための臨床解剖学サブノート 神経 第4版, 23-28, 85-97. Orenstein und Koppel（名古屋），2006
2) 中野隆：平衡覚器系の正常構造. コメディカルのための臨床解剖学サブノート 感覚 第4版, 13-15, 26-28. Orenstein und Koppel（名古屋），2006
3) 後藤昇, 後藤潤, 江連博光：マスターの要点 神経解剖学第12回 伝導路(5) 視覚伝導路と聴覚伝導路. 理学療法 19(2)：356-361, 2002
4) 小松崎篤, 篠田義一, 丸尾敏夫：眼球運動の神経学 第1版, 27-34, 42-59, 119-129, 227-230. 医学書院, 1985
5) 井手千束, 杉本哲夫, 車田正男訳：フィッツジェラルド神経解剖学 第1版, 160-172. 西村書店, 1999
6) Brandt T, Steddin S：Current view of the mechanism of benign paroxysmal positioning vertigo. Cupulolithiasis or canalolithiasis? *J Vestib Research* 3：373-382, 1993
7) 内野善生：半規管・耳石器. CLIENT 21 21世紀耳鼻咽喉科領域の臨床8 めまい・平衡障害 第1版, 1-2, 1-105. 中山書店, 1999
8) 竹田泰三：メニエール病. CLIENT 21 21世紀耳鼻咽喉科領域の臨床8 めまい・平衡障害 第1版, 365-376. 中山書店, 1999
9) 鈴木衞：良性発作性頭位眩暈症. CLIENT 21 21世紀耳鼻咽喉科領域の臨床8 めまい・平衡障害 第1版, 385-391. 中山書店, 1999
10) Lawrence ML, McCabe BF：Inner ear mechanics and deafness. Special consideration of Ménière's syndrome. *J Am Med Ass* 171：1927-1932, 1959
11) Asano M, Hanyu I：Certification of the small pit organ to be the electroreceptor in a Japanese

catfish. *Bull Tohoku Reg Fish Res Lab* **49**：73-82, 1987
12) 石川友衛：マスターの要点 神経生理学第6回 眼球運動と視覚. 理学療法 **16**(6)：490-493, 1999
13) 後藤文男, 天野隆弘：臨床のための神経機能解剖学 第1版, 8-17, 32-33. 中外医学社, 2003
14) 猪俣孟監訳：眼の臨床解剖学 第1版, 217-256. 医学書院, 1993
15) 所敬, 金井淳編：現代の眼科学 第6版, 297-318. 金原出版, 1996
16) Bron AJ, Tripathi RC, Tripathi BJ：Wolff's Anatomy of the Eye and Orbit, 8th ed, 134-138. Chapman & Hall Medical, 1997
17) Williams PL：Gray's Anatomy, 38th ed, 1353-1359. Churchill Livingstone, 1995
18) 酒田英夫, 外山敬介編：現代医学の基礎7 脳・神経の科学Ⅱ脳の高次機能 第1版, 114-119. 岩波書店, 1999
19) 水野昇, 岩堀修明, 中村泰尚：図説中枢神経系 第2版, 159-165. 医学書院, 1991
20) 飯塚高浩, 鈴木則宏：主な反射の検査法とその解釈—頭位変換眼球反射, 頭位眼反射. *Clin Neurosci* **22**：940-942, 2004
21) 柏井聰：眼筋とその支配神経. *Clin Neurosci* **13**：1141-1143, 1995
22) 小宮山純, 長谷川修：律動性運動と滑動性追従運動の障害. *Clin Neurosci* **13**：1224-1226, 1995
23) 永雄総一：小脳による眼球運動の適応. 神経進歩 **44**：748-759, 2000
24) 豊倉康夫：芸術と文学にみられる神経学的作品, 52-55. ノバルティスファーマ, 2004
25) 加我君孝：SCOM・003 めまいの構造 第1版, 11-38. 金原出版, 1997
26) von Baumgarten RJ：European vestibular experiments on the Spacelab-1 mission：1. Overview. *Exp Brain Res* **64**：239-246, 1986
27) Scherer H, Brandt U, Clarke AH, Merbold U, Parker R：European vestibular experiments on the Spacelab-1 mission：3. Caloric nystagmus in microgravity. *Exp Brain Res* **64**：255-263, 1986
28) 檜學：バランスとめまい研究の辿ってきた道. めまいを考える—過去・現在・未来(檜學監修) 第1版, 1-12. 金原出版, 1997
29) 野村恭也：前庭神経節・前庭神経と前庭系の血管支配. CLIENT 21 21世紀耳鼻咽喉科領域の臨床8 めまい・平衡障害 第1版, 34-41. 中山書店, 1999
30) 武田憲昭：前庭自律神経系. CLIENT 21 21世紀耳鼻咽喉科領域の臨床8 めまい・平衡障害 第1版, 122-128. 中山書店, 1999
31) 吉本裕：めまい患者の問診. CLIENT 21 21世紀耳鼻咽喉科領域の臨床8 めまい・平衡障害 第1版, 173-180. 中山書店, 1999
32) 伊藤彰紀, 水野正浩：自発眼振・注視眼振・頭位眼振・頭位変換眼振検査. CLIENT 21 21世紀耳鼻咽喉科領域の臨床8 めまい・平衡障害 第1版, 215-224. 中山書店, 1999
33) 高橋昭：椎骨脳底動脈不全. CLIENT 21 21世紀耳鼻咽喉科領域の臨床8 めまい・平衡障害 第1版, 432-442. 中山書店, 1999
34) 二木隆：めまいの医学. 中央書院, 1990
35) 肥塚泉：宇宙酔い. 脳の科学 **25**(7)：703-706, 2003
36) 高谷美成, 林正高：眼振. *Clin Neurosci* **13**(10)：1211-1213, 1995
37) 長谷川一子：水平眼振と垂直眼振. *Clin Neurosci* **16**(3)：262-264, 1998
38) 黒岩保美：外国形蒸機礼讃5—オーストリア国鉄1-C-2 310形. とれいん **117**：52-55, 1984
39) Navé H：Dampflokomotiven in Österreich. Franckh, 1973
40) 支那の鐵道建設と航空路の現状. 東洋協會調査部, 1936
41) Day BL & Fitzpatrick RC：The vestibular system. *Curr Biol* **15**：583-586, 2005
42) 内藤泰：ヒトの前庭皮質. 臨床神経 **51**：1096, 2011
43) Lopez C & Blanke O：The thalamocortical vestibular system in animals and humans. *Brain Res Rev* **67**：119-146, 2011
44) Lopez C & Blanke O：Nobel Prize centenary - Robert Bárány and the vestibular system. *Curr Biol* **24**：1026-1028, 2014
45) Robert Bárány - Nobel Lecture：Some New Methods for Functional Testing of the Vestibular Apparatus and the Cerebellum. Nobelprize.org. Nobel Media AB 2014. Nobelprize.org. http://www.nobelprize.org/nobel_prizes/medicine/laureates/1914/barany-lecture.html.
46) Dietrich M, Kirsh V, Brandt T：Right-sided dominance of the bilateral vestibular system in the upper brainstem and thalamus. *J Neurol* **264**：Suppl 1 55-62, 2017

第Ⅴ章
錐体外路系伝導路の機能解剖

　日常の随意運動は，多くの骨格筋が共同して合目的的に働くことによって遂行される．そのためには，個々の筋を円滑に収縮あるいは弛緩させる統制システムと，運動の実行状況をモニタリングして不適切な箇所を修正する監視システムが用意されていなければならない．このシステムが錐体外路系であり，小脳と大脳基底核が中核的な役割を担っている．

　随意運動を'走る自動車'にたとえるとすれば，小脳は'ハンドル'に相当し，大脳基底核は'アクセルとブレーキ'に相当するであろう．この小脳と大脳基底核の2つの役割の視点から錐体外路系伝導路を機能解剖学的に考える．

A 小脳と大脳基底核

1 小脳と大脳基底核の機能的相違

1) 小脳の機能

錐体外路系には，大脳皮質から発して大脳皮質に回帰する2つの神経回路が存在し，随意運動の制御に重要な役割を果たしている．**小脳大脳連関**（大脳皮質 ⇒ 小脳 ⇒ 視床 ⇒ 大脳皮質）と**大脳皮質−基底核ループ**（大脳皮質 ⇒ 大脳基底核 ⇒ 視床 ⇒ 大脳皮質）である（図V-1）．すなわち小脳と大脳基底核は，ともに大脳皮質の運動関連領域（錐体路中枢，運動前野，補足運動野）からの入力を受け，視床を介して大脳皮質の運動関連領域へ出力を送り返すことによって運動制御の役割を担っている．

運動制御における小脳と大脳基底核の役割は，どのように違うのであろうか．**小脳** cerebellum は，平衡覚や視覚など外部からの知覚情報の入力および骨格筋からの非意識型深部覚のフィードバックを受け，随意運動の状況を連続的にモニタリングしている．そして，モニタリングの結果を基にして大脳皮質から伝達された運動プログラムに補正を加え，大脳皮質へ出力を送り返している（図V-1(a)）．すなわち，小脳は，種々の知覚情報によって身体各部の空間的位置や動きをモニタリングすることによって随意運動を微妙にコントロールしているのである．

箸を使って食事をしている場面を例に考えてみることにしよう．小脳は，箸で食べ物を摘む時，網膜からの視覚情報の入力および上肢からの非意識型深部覚情報（位置覚や筋緊張の程度）のフィードバックを基にして適切な手の位置および摘む力を算出し，大脳皮質へ出力を送り返している．'ハンドル役' である小脳は，'正確な' 運動をプログラムして大脳皮質へ送り返すことによって，逐次変化する運動の制御を担っているのである．したがって小脳疾患では，**測定障害** dysmetria（随意運動を目的の位置で止めることができない）によって箸を持つ手の位置が定まらず，**企図振戦** intention tremor（随意運動時に振戦が生じる）によって手が震えるため，箸を使って食べ物をうまく摘むことができなくなる．これが，**小脳性運動失調** cerebellar ataxia による協調運動（多くの筋が調和を保って働くこと）の障害である．

2) 大脳基底核の機能

大脳基底核 cerebral basal ganglia には外部からの直接的な情報入力はほとんどなく，大脳皮質の前頭連合野，特に前頭前野に由来する記憶や予測など中枢神経系内部からの情報入力が主体である．大脳基底核は，これらの情報によって運動をシミュレートして，その中から合目的的な運動を選択し，かつ不適切な運動を抑制したのちに，大

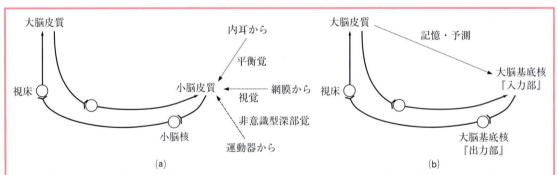

(a) 小脳大脳連関：小脳は，大脳皮質から伝達された運動プログラムに対して，視覚や平衡覚，非意識型深部覚の情報を基にして補正を加え，大脳皮質へ送り返す．
(b) 大脳皮質−基底核ループ：大脳基底核は，前頭連合野からの記憶や予測の情報を基にして，大脳皮質から伝達された運動情報の中から適切な運動を選択して，大脳皮質へ送り返す．

図V-1 小脳と大脳基底核を中心とする錐体外路系

脳皮質へ出力を送り返している（図V-1(b)）．したがって，大脳皮質-基底核ループは，実際に運動を発現させる前に運動のリハーサルを行っていると考えられる．箸で食べ物を摘めば，無意識のうちに開口するであろう．これは，大脳皮質の前頭連合野から記憶や予測の情報を受けた大脳基底核が，'合目的的な'開口運動を選択して大脳皮質へ向け出力したためである．'アクセルとブレーキ役'の大脳基底核は，記憶や予測に基づき'適切な'運動を選択し，'不適切な'運動を抑制する役目を担っているのである．したがって，大脳基底核疾患により'ブレーキ'が利きすぎると「動かなさすぎる」状態になり**寡動** bradykinesia（無動 akinesia）が生じ，'アクセル'が強すぎると「動きすぎる」状態になり，**舞踏病** chorea や**バリズム** ballism，**アテトーシス** athetosis などの**不随意運動** involuntary movement が起こる．

運動制御における小脳と大脳基底核の役割を，視点を変えて眺めてみよう．肘関節を伸展位から次第に屈曲する時は，上腕屈筋群が収縮すると同時に，上腕伸筋群は弛緩する．このように逐次変化する運動の制御は，主に'ハンドル役'である小脳によって行われる．したがって，小脳疾患では随意運動時に制御が乱れ，屈筋群と伸筋群の収縮力の差が**企図振戦**として現れる．一方，肘関節を伸展位に保持している時は，上腕伸筋群を収縮させると同時に上腕屈筋群を弛緩させることによって一定の肢位を保持している．換言すれば，必要な運動（伸筋群の収縮）を発現し，不必要な運動（屈筋群の収縮）を抑制している．このように運動の選択を行っているのは，'アクセルとブレーキ役'の大脳基底核である．

2 小脳を中心とする錐体外路系伝導路

小脳は，錐体外路系伝導路により，大脳皮質の運動関連領域，延髄のオリーブ核，脊髄の前角，大脳基底核，視床下核（Luys体），中脳の赤核および黒質，脳幹網様体，内側縦束（MLF）などと結ばれ，これらの部位と共同で，逐次変化する運動の制御を行っている．

小脳に入出力する錐体外路系伝導路を，1)小脳大脳連関，2)オリーブ小脳系，3)前角制御系に大別し，小脳の運動制御機構について考えてみよう（図V-2, 3）．小脳皮質へ入力する伝導路のうち，オリーブ核に由来するものは小脳内で登上線維になり直接的に，他部位に由来するものは苔状線維になり顆粒細胞を介して間接的に，それぞれ**プルキンエ細胞** Purkinje cell の樹状突起に終止する．一方，小脳皮質からの出力は，プルキンエ細胞の軸索によって小脳核あるいは延髄の前庭神経核に投射する（図V-3）．

1) 小脳大脳連関

大脳皮質は，錐体路によって前角に命令を伝達して運動を発現させると同時に，**皮質橋小脳路** cerebro-ponto-cerebellar tract を介して反対側の小脳（橋小脳）に運動プログラムを伝える．運動プログラムは，いわゆる'体で覚える記憶'として小脳のプルキンエ細胞に保存される（図V-2, 3）．プルキンエ細胞からの出力は，小脳核（歯状核）でニューロンを変えて小脳視床路として反対側の視床に至り，さらに視床皮質路を介して大脳皮質へ投射され，プログラムに沿った随意運動が発現する（図V-1, 2）．これを**小脳大脳連関**と言う．

このような小脳大脳連関の作用によって，自転車に一度乗れるようになると，小脳にその運動プログラムが記憶されているため，しばらく乗っていなくても練習なしで乗ることができるのである．

2) オリーブ小脳系

前述のように，小脳に記憶された運動プログラム（'体で覚える記憶'）が大脳皮質へ伝達され，そのプログラムに沿った運動が行われる．しかし，運動プログラムは最初から適切ではない．自転車に初めて乗った時のことを思い出してみよう．上肢に力が入りすぎ，ペダルを踏む下肢の動きも円滑ではなく，すぐバランスを崩して足を地面についてしまった．何回も練習を繰り返すうちに，上肢の力が抜け下肢の動きも円滑になり，うまく乗れるようになったはずである．これは，自転車にうまく乗れなかった結果が小脳へフィードバックされ，運動プログラムに補正が重ねられて，適切

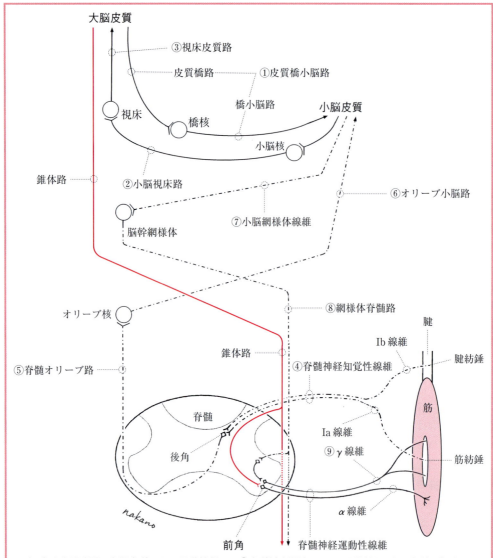

図V-2 非意識型深部覚による錐体外路系の制御

1) 小脳大脳連関：大脳皮質からの運動情報は，①皮質橋小脳路によって反対側の小脳皮質へ伝達され，運動のプログラムとして保存される．小脳からは，②小脳視床路および③視床皮質路によって大脳皮質へ投射され，錐体路を介してプログラムに沿った運動が発現する．
2) オリーブ小脳系：随意運動により筋が収縮した結果は，④脊髄神経知覚性線維および⑤脊髄オリーブ路によってオリーブ核に伝達される．オリーブ核からは，⑥オリーブ小脳路によって小脳へフィードバックされ，運動のプログラムに補正が加えられる．
3) 前角制御系：小脳は，⑦小脳網様体線維および⑧網様体脊髄路によって前角のγ細胞に投射し，さらに，⑨γ線維によって筋紡錘に至り，筋緊張が調節される．

な運動プログラムが完成したためである．
　では，どのようなメカニズムによって運動プログラムの補正が行われるのであろうか．実際に運動を行った結果，すなわち筋緊張の状態は，骨格筋から脊髄神経知覚性線維および脊髄オリーブ路を介して延髄の**オリーブ核** olivary nucleus に伝達される（図V-2）．オリーブ核から出るオリーブ小脳路は，小脳（橋小脳）のプルキンエ細胞と

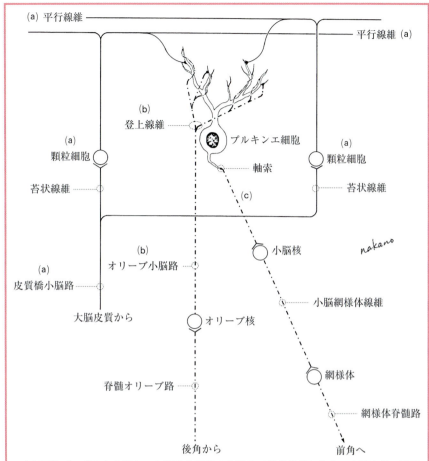

(a) 運動プログラムの保存：皮質橋小脳路は小脳内で苔状線維になり，小脳皮質の顆粒細胞に終止する．顆粒細胞の軸索はT字状に分枝して小脳表面に沿って平行する平行線維になり，プルキンエ細胞の樹状突起とシナプスを形成する．これによって，運動のプログラムが小脳に保存される．同様に非意識型深部覚および平衡覚の入力線維も，苔状線維 ⇒ 顆粒細胞 ⇒ 平行線維を介してプルキンエ細胞の樹状突起とシナプスを形成する（図では省略）．
(b) 運動プログラムの補正：オリーブ小脳路は登上線維になり，プルキンエ細胞の樹状突起に'よじ登るように'伴走しながら多数のシナプスを形成する．平行線維とプルキンエ細胞間のシナプス結合を変化させ，運動のプログラムに補正を加える．
(c) 小脳からの出力：プルキンエ細胞の軸索から小脳核へ出力される．

図V-3 小脳内部の神経回路

シナプスを形成する（図V-3）．この神経回路によって，運動を行った結果がオリーブ核を経由して小脳へフィードバックされ，小脳大脳連関のシナプス結合（平行線維とプルキンエ細胞の間のシナプス結合）が変化する．運動を繰り返すにつれて補正が重ねられ，次第に適切なプログラムに近づいていくのである．換言すれば，小脳のシナプス結合は可変性を有している．これを神経可塑性と言う．オリーブ核は，運動プログラムに補正を加える過程において，小脳に対する'ナビゲーター役'を務めているのである．

話を自転車に戻そう．最初は，力が入りすぎてスムースに自転車に乗ることができなかった．しかし，何回も練習を繰り返すうちに，すなわち，オリーブ核が小脳に対する'ナビゲーター役'を繰り返すうちに，余分な力が抜けてバランス良く

乗ることができるようになった．すなわち，小脳大脳連関に対するオリーブ核の作用は，「余分な力を抜く」抑制型である．このように，オリーブ核と小脳は1つの機能単位を構成している．これを**オリーブ小脳系** olivocerebellar system と言う．

小脳には，オリーブ小脳系による骨格筋からのフィードバック情報だけでなく，平衡覚や視覚など外部からの知覚情報も入力する（図V-1(a)）．自転車に乗った時のバランスの崩れや，それに伴う視野の揺れの情報も小脳に伝達され，運動プログラムの補正に役立っている．

3）前角制御系

小脳は，小脳大脳連関によって大脳皮質の錐体路中枢へ出力するだけでなく，脊髄の前角に向けて出力して下位運動ニューロン（脊髄神経運動性線維）の制御に関わっている．これを**前角制御系**と言う．

筋紡錘および腱紡錘で感受された情報は，非意識型深部覚伝導路によって小脳（脊髄小脳）のプルキンエ細胞に入力する（図Ⅲ-11～13）．プルキンエ細胞は，適切な筋緊張を算出して，小脳核（球状核および栓状核），脳幹網様体，さらに網様体脊髄路を経由して前角のγ細胞へ投射する（図V-2, 3）．γ細胞から出るγ線維が筋紡錘に至り，筋緊張を調節しているのである．小脳障害ではγ線維への出力が低下するため，筋緊張の低下が起こる．小脳障害の患者に立位姿勢をとらせて，検者が患者の体幹に手を当てて左右に揺すると，患側の上肢は筋緊張が低下しているために時計の振り子のように大きく左右に揺れる．これを**振り子様運動** pendulousness と言う．

前角制御系は，立位姿勢の保持にも関与している．内耳の平衡覚器で感受された平衡覚情報は，前庭神経および前庭小脳路によって小脳（前庭小脳）のプルキンエ細胞に入力する．プルキンエ細胞からの出力は，小脳核（室頂核），前庭神経核に至り，さらに前庭脊髄路を介して前角へ投射する．これにより，抗重力筋の協調が行われ立位姿勢が保持されるのである（図Ⅲ-3, 4）．これが**前庭脊髄反射** vestibulospinal reflex である．

3 大脳基底核を中心とする錐体外路系伝導路

随意運動を'走る自動車'にたとえれば，大脳基底核が'アクセル役'と'ブレーキ役'を演じていることは冒頭で述べた通りである．大脳基底核疾患において，**Parkinson病**では hypokinetic（運動過少）で hypertonic（筋緊張亢進）な病態が，**Huntington舞踏病**では hyperkinetic（運動過多）で hypotonic（筋緊張低下）な病態が生じる．同じ大脳基底核の疾患でありながら，なぜ相反する症状が生じるのであろうか．そのメカニズムを'アクセル'と'ブレーキ'の作用から解明してみよう．

1）大脳基底核の構成要素

狭義の**大脳基底核**あるいは**基底核** basal ganglia は**大脳核** cerebral nuclei とも呼ばれ，大脳半球の基底部に存在する神経核（神経細胞の集合体）を意味し，尾状核，レンズ核，扁桃体，前障が含まれる（図V-4～7）．**尾状核** caudate nucleus は側脳室の外縁に沿って勾玉のような形態を呈し，前方から尾状核頭，尾状核体，尾状核尾と命名されている（図V-7）．**レンズ核** lenticular nucleus は，外側部の**被殻** putamen と内側部の**淡蒼球** globus pallidus からなり，さらに淡蒼球は外節と内節に区分される．尾状核および被殻は，大脳皮質や黒質からの運動情報を受け入れる部位，すなわち大脳基底核の『入力部』であり，両者を合わせて**新線条体** neostriatum と言う．また，尾状核とレンズ核（被殻および淡蒼球）を合わせて**線条体** striate body と言うことがある（図V-4）．淡蒼球内節は，黒質網様部とともに視床へ向けて情報を投射する部位，すなわち大脳基底核の『出力部』である．淡蒼球外節は，視床下核とともに，『入力部』と『出力部』の間の『中継点』の役目を果たしている．

内包レベルでの大脳の水平断では，尾状核頭とレンズ核の間に内包前脚が，視床とレンズ核の間に内包後脚が位置する（図V-5）．被殻は，視床や内包と並び**脳内出血** intracerebral hemorrhage（高血圧性脳出血 hypertensive encephalorrhagia）の好発部位として臨床的に重要である．被殻およ

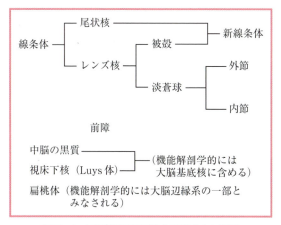

図V-4 大脳基底核の構成要素(1)：概要

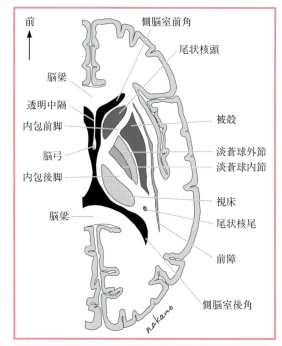

図V-5 大脳基底核の構成要素(2)：大脳の水平断

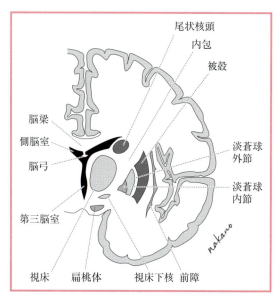

図V-6 大脳基底核の構成要素(3)：大脳の前額断

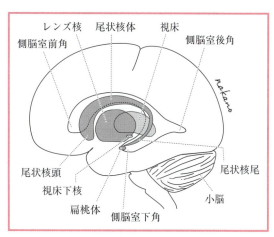

図V-7 大脳基底核の構成要素(4)：脳の外表面への投影

び内包の脳内出血の責任血管は，中大脳動脈中心枝の**レンズ核線条体動脈** lenticulostriate artery である．被殻の脳内出血は外側型，視床のそれは内側型と呼ばれる．

扁桃体 amygdaloid body は本能や情動を司るため，機能解剖学的には大脳基底核から除外して大脳辺縁系に含めた方が理解しやすい．一般名詞の'扁桃'はアーモンドのことであり，江戸時代にポルトガルから伝来した際に，その形状が扁平であったことから，扁桃と名付けられた．解剖学用語では，扁桃体のほかに小脳扁桃や咽頭扁桃などアーモンドに似た形状のものに扁桃の名が付いている．**前障** claustrum の機能は，未だ不詳である．

広義の大脳基底核には黒質と視床下核が含まれる．中脳の**黒質** substantia nigra は被蓋と大脳脚の境界部に位置し，細胞の分布密度の相違によって網様部と緻密部とに分かれる（**図V-8**）．黒質緻密部にはドパミン産生細胞が豊富に存在し，ド

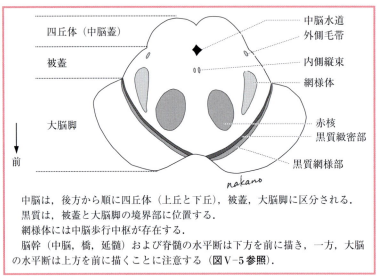

図V-8 大脳基底核の構成要素(5)：中脳の水平断

パミン作動性ニューロンである**黒質線条体線維** nigrostriatal fibers を新線条体に向けて投射している．黒質はメラニン色素の含有量が多く，肉眼的に黒色調を呈する．メラニン色素が欠如するため表皮が白色調を呈する albino 患者においても，黒質のメラニン含有量は正常である．なぜ黒質の神経細胞は，メラニン含有量が多いのであろうか．メラニン色素は表皮や虹彩に多く含まれ，紫外線を遮断する作用がある．しかし黒質のメラニンは，表皮や虹彩のそれとは構造が相違し，*in vitro* でカテコールアミン（ドパミン，ノルアドレナリン，アドレナリンの総称）から生成されるメラニンと類似している．すなわち黒質のメラニンは，*in vivo* においてフェニルアラニンからドパミンが生成される際の中間体，換言すれば副産物であると思われる．Parkinson 病患者の黒質は，ドパミン生成の低下に伴ってメラニン含有量が減少するため，色調が淡い．

間脳の**視床下核** subthalamic nucleus は視床の下方に位置する神経核であり，別名 **Luys 体** Luys body あるいは **Luys 核** nucleus of Luys とも呼ばれる（図V-6, 7）．Luys 体の名は，最初に記載した仏国の神経学者 Jules Bernard Luys に由来する．なお，Luys の発音は［ルイス］ではなく［ルイ］である．視床下核の障害では，粗野で激しい不随意運動である**バリズム** ballism が生じる．

2）運動系ループ

大脳基底核は，大脳皮質からの情報入力を受け，視床を介して大脳皮質へ出力を送り返している．この神経回路を**大脳皮質－基底核ループ** cortico-basal ganglia loop と呼び，機能的に異なるいくつかのループの存在が推定されている（図V-1(b)）．そのうち**運動系ループ** motor loop について考える（図V-9, 10）．

大脳基底核の『入力部』である新線条体（尾状核および被殻）は，大脳皮質の運動関連領域（錐体路中枢，運動前野，補足運動野）から興奮性の入力を受ける．『出力部』である淡蒼球内節および黒質網様部は，視床に向けて抑制性の出力を投射する．視床はさらに，大脳皮質の運動関連領域へ興奮性に出力し，随意運動を発現させるように作用する（図V-10）．すなわち，『出力部』を抑制して視床への抑制性の投射スイッチを OFF にすれば，視床の機能は亢進し随意運動が発現する．一方，『出力部』を促進して視床への抑制性の投射スイッチを ON にすれば，視床の機能は低下し随意運動が抑制されることになる．このスイッチの切り替えが，随意運動に対する'アクセル'あるいは'ブレーキ'として作用するのである．

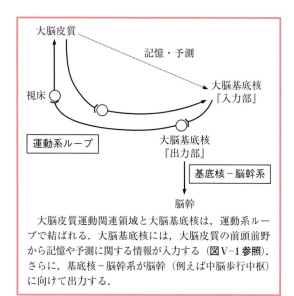

大脳皮質運動関連領域と大脳基底核は，運動系ループで結ばれる．大脳基底核には，大脳皮質の前頭前野から記憶や予測に関する情報が入力する（図V-1参照）．さらに，基底核-脳幹系が脳幹（例えば中脳歩行中枢）に向けて出力する．

図V-9 運動系ループと基底核-脳幹系

3) 直接路と間接路

大脳基底核の『入力部』と『出力部』は2つの神経回路で結ばれている．一方は『入力部』と『出力部』を1つのニューロンで結ぶ回路であり，**直接路** direct pathway と呼ばれる．他方は，淡蒼球外節と視床下核で中継して『入力部』と『出力部』を3つのニューロンで結ぶ回路であり，**間接路** indirect pathway と呼ばれる（図V-10）．

『入力部』と『出力部』の間には，なぜ2つの神経回路が並列的に存在するのであろうか．**直接路**のニューロンは抑制性である．直接路は，『出力部』を抑制するため，視床への抑制性の投射スイッチをOFFにして随意運動を発現させる作用，すなわち随意運動に対して'アクセル'をかける作用がある．一方，間接路を形成する3つのニューロンのうち，①新線条体ニューロンおよび②淡蒼球外節ニューロンは抑制性，③視床下核ニューロンは興奮性である．間接路は「抑制⇒抑制⇒興奮」の二重抑制であり，結果的に『出力部』を促進する．したがって，視床への抑制性の投射スイッチをONにして随意運動を抑制する作用，すなわち随意運動に対して'ブレーキ'をかける作用がある．直接路と間接路は，随意運動に対して'アクセル'と'ブレーキ'という拮抗する作用

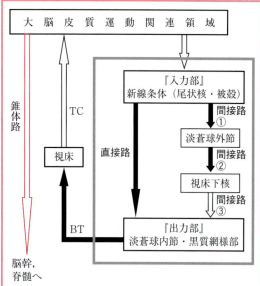

白の矢印は興奮性，黒の矢印は抑制性のニューロンを示す．

大脳基底核の『入力部』と『出力部』の間には，直接路と間接路が並列して存在する．『出力部』から視床への投射（BT）は抑制性，視床から大脳皮質への投射（TC）は興奮性である．大脳皮質からは錐体路を介して脳幹および脊髄の前角に命令が伝達され，随意運動が発現する．直接路は，『出力部』を抑制して随意運動を発現させる（アクセルをかける）作用がある．間接路は3つのニューロン（①～③）からなり，『出力部』を促進して随意運動を抑制する（ブレーキをかける）作用がある．

図V-10 運動系ループ

を有しているのである．換言すれば，大脳基底核は，大脳皮質から入力された運動情報のうち必要なものを直接路を介して選択的に発現させ，不必要なものを間接路を介して抑制することにより，適切な運動情報だけを視床を経由して大脳皮質へ投射する機能を担っていると考えられる．大脳基底核は，直接路と間接路という拮抗的に作用する並列回路を内蔵することにより，随意運動に対する'アクセル役'と'ブレーキ役'を見事に演じ分けているのである．

大脳基底核疾患では，'アクセル役'の直接路と'ブレーキ役'の間接路の機能的平衡関係が崩壊する．'アクセル'が故障して必要な運動も抑制されると，**Parkinson病**でみられる**無動**のように hypokinetic な病態が生じる．一方，'ブレーキ'

が利かなくなって不必要な運動が発現すると，hyperkinetic な病態になり**舞踏病**や**バリズム**などの不随意運動が生じる．直接路と間接路を機能解剖学的に考えれば，大脳基底核疾患において相反する症状が生じるメカニズムは容易に理解できるであろう．

『出力部』である淡蒼球内節には，直接路と間接路の両者が投射する．淡蒼球内節への投射領域を比較すると，随意運動を発現させる直接路が比較的限局した領域に投射するのに対して，随意運動を抑制する間接路は広い範囲に投射している．このような投射様式は，直接路が必要な運動だけを限定的に発現させ，間接路が他の多くの不必要な運動を抑制するのに適していると考えられる．例えば右手で文字を書く場合，直接路が淡蒼球内節の右上肢領域だけに投射して右上肢の運動を発現させ，間接路が右上肢領域を除く広い範囲に投射して他の3肢や体幹の運動を抑制していると考えられる．

4）黒質線条体線維

黒質緻密部で産生されるドパミン dopamine は，黒質線条体線維（ドパミン作動性ニューロン）により，『入力部』である新線条体に放出される（図V-11）．ドパミンは，随意運動を発現する直接路のドパミン受容体（D1受容体）に対しては興奮性に作用する．一方，随意運動を抑制する間接路のドパミン受容体（D2受容体）に対しては抑制性に作用する．すなわちドパミンは，直接路と間接路の両回路を介して随意運動を発現させる作用がある．したがって **Parkinson 病**では，黒質の変性に伴って新線条体内のドパミンが不足するため，随意運動が抑制されて無動を起こすのである．

5）基底核−脳幹系

私たちは，歩行時，無意識的に上肢や下肢の各関節を規則正しく運動させている．瞬目（まばたき）や咀嚼，嚥下も，特に意識して行う場合以外は，自動的に遂行されている．すなわち，歩行や瞬目，咀嚼，嚥下などの運動は，随意運動であるにもかかわらず，日常的には私たちの意思とは関係なく行われているのである．

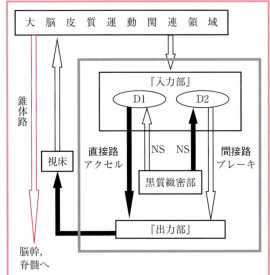

白の矢印は興奮性，黒の矢印は抑制性のニューロンを示す．

ドパミン作動性の黒質線条体線維（NS）は，'アクセル役' である直接路の受容体（D1）に対しては興奮性に，'ブレーキ役' である間接路の受容体（D2）に対しては抑制性に作用する．すなわち，ドパミンは随意運動のアクセルを強め，かつブレーキを弱め，随意運動を発現させる作用がある．

図V-11 運動系ループと黒質線条体線維

大脳基底核からの出力ルートには，運動系ループ以外に，脳幹に向けて直接的に出力しその活動を調節するルートがある．これを**基底核−脳幹系** basal ganglia-brainstem system と言い，随意運動の '無意識的な' 遂行に関与している（図V-9）．歩行運動を例にすれば，歩行開始や停止，歩行中の障害物の回避，行進する時の上肢や下肢の機械的な動きなどは，運動系ループによって随意的に調整される．一方，歩行時の各関節の円滑な運動（特に上肢の振り）や筋緊張，姿勢などは，基底核−脳幹系によって無意識的（自動的）に制御されている．中脳の網様体には，中脳歩行中枢あるいは中脳歩行誘発野と呼ばれる領域があり，歩行のリズムや速度などの調節を司っている（図V-8, 9）．大脳基底核は，運動系ループを介して歩行運動を随意的に発現させると同時に，基底核−脳幹系を介して中脳歩行中枢に向けて出力することによって，歩行の無意識的な制御を行って

いるのである．換言すれば，大脳基底核は運動の'随意性と自動性の接点'である．

Parkinson病では歩行時の上肢の振りが小さくなり瞬目が少なくなる．これは基底核−脳幹系の障害によると考えられる．すなわち，Parkinson病などの大脳基底核疾患でみられる運動症状の背景には，'随意的な'運動系ループと'無意識的な'基底核−脳幹系の異常が共存していると思われる．Parkinson病患者は，無動や動作緩慢を来すにもかかわらず，火事や地震などの際には素早く行動することができるという．これは，「特殊な状況や刺激の下で無動が改善して正常な運動が可能になる」**逆説動作** kinesie paradoxale の一症候であろう．逆説動作が生じるメカニズムは未だ不詳であるが，基底核−脳幹系が関与しているのかもしれない．

B Parkinson病

亡くなられたローマ法王ヨハネ・パウロ2世（John Paul II）が Parkinson 病に罹患していたことは，よく知られている．本症に関する報告は，英国 London の開業医 James Parkinson が 1817 年に，緩徐に進行する安静時振戦，前傾姿勢，突進現象を主徴とする症例を **shaking palsy**（振戦麻痺）として小冊子に著したものを嚆矢とする．しかし当時は注目されることはなく，約70年後に仏国の Jean Martin Charcot によって評価され，Parkinson 病と呼ばれるようになった．

Parkinson 病は，本邦においても Alzheimer 病に次いで高い発症率を示す神経変性疾患である．その症状は多彩であり，運動症状のみならず，精神症状および自律神経系症状も呈する．

1 Parkinson病とパーキンソニズム

Parkinson 病（特発性パーキンソン病）は，黒質の神経細胞におけるドパミン産生が障害され，ドパミン作動性の黒質線条体線維が変性脱落する原因不明の疾患である．

一方，**パーキンソニズム** Parkinsonism という用語は **Parkinson 症候群**と同義語であり，多系統萎縮症 multiple system atrophy（MSA）や進行性核上性麻痺 progressive supranuclear palsy（PSP）など Parkinson 病に類似するが，一部異なった症状を呈する変性疾患および脳血管障害や脳腫瘍などに続発して Parkinson 病様症状を呈す

  Coffee Break

Parkinson と恐竜

James Parkinson は，6名の患者（うち2名は路傍で偶然に見かけた患者）の症状と自然経過の詳細な観察から，今日でも通用する概念で本症の病態について纏め上げた．振戦，前傾姿勢，突進現象，仮面様顔貌のような主要症状だけでなく，逆説動作や精神症状（抑うつ）に至るまで詳細に記載しているのである．

彼の優れた観察力と旺盛な好奇心は，他の領域でも発揮されている．ご存知のように，恐竜の名前は「○○サウルス」が多い．最初に「○○サウルス」と名付けたのが Parkinson である．開業医であると同時に地質学者でもある彼は 1822 年に歯列がオオトカゲに似た下顎骨の化石を発見し，*Megalosaurus*（巨大なトカゲという意味）と命名したのである．

恐竜の仲間には「△△ドン」を名乗るものもいる．

「△△ドン」の第一号は，同じく英国の開業医兼地質学者である Mantell が，同じく 1822 年に妻が発見したイグアナの歯に似た化石を基に研究を続け，3年後に *Iguanodon*（イグアナの歯という意味）と命名したものである．Parkinson による *Megalosaurus* 命名は Mantell による *Iguanodon* 命名よりも早いが，残念ながら（？）発掘されたのは *Iguanodon* の方が2カ月早い．したがって，学術的に報告された世界最初の恐竜は，Mantell 夫妻による *Iguanodon* とされている．

世界共通の学名は，解剖学用語に限らずラテン語である．恐竜は絶滅した生物であるために一般名を持っていない．「○○サウルス」あるいは「△△ドン」は，ラテン語の学名をカタカナ表記したものである．

表V-1 パーキンソニズム

変性疾患	進行性核上性麻痺	
	多系統萎縮症	線条体黒質変性症，Shy-Drager症候群，オリーブ橋小脳萎縮症
	Lewy小体病	Lewy小体型認知症，自律神経機能不全症
	線条体黒質変性症	
症候性パーキンソニズム	医原性（薬剤性）	向精神薬 ベンズアミド系の鎮吐剤・胃腸薬 降圧剤（レセルピン）
	中毒性	MRTP，マンガン，一酸化炭素，メチルアルコール
	血管障害性	大脳基底核領域の多発性小梗塞
	代謝性	Wilson病
	腫瘍性	部位的には，前頭葉下面に好発する． 病理組織的には，髄膜腫が多い．
	脳炎後	嗜眠性脳炎（Economo脳炎）
	外傷性	慢性硬膜下血腫

る**症候性パーキンソニズム**の総称として用いられる（表V-1）．また，**Parkinson徴候**，すなわちParkinson病の典型的な症状を総称して，あるいは運動症状のみを指して，パーキンソニズムと言うことがある．

2 Parkinson病の運動症状

無動，筋固縮，安静時振戦は，Parkinson病の三大主徴（Trias）と言われる主要症状である．姿勢反射障害を加えて四大主徴と言うこともある．

Parkinson病は錐体外路系疾患であり，錐体路あるいは下位運動ニューロンの障害ではない．したがって，運動麻痺は起こらない．Charcotは，Parkinsonが用いたpalsy（麻痺）という用語は不的確であることを指摘し，Parkinson病と呼ぶことを提唱したのである．

1）無動（寡動）

前述のように，大脳基底核の『入力部』である新線条体（尾状核および被殻）と『出力部』である淡蒼球内節および黒質網様部との間は，直接路と間接路によって結ばれている．黒質で産生されたドパミンは，黒質線条体線維によって『入力部』へ向けて放出され，随意運動の'アクセル役'で

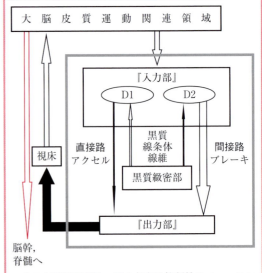

白の矢印は興奮性，黒の矢印は抑制性のニューロンを示す．

ドパミン作動性の黒質線条体線維は，随意運動の'アクセル役'である直接路のD1受容体には興奮性に，'ブレーキ役'である間接路のD2受容体には抑制性に作用する．Parkinson病では，ドパミン不足によって，直接路に対する興奮および間接路に対する抑制が減弱する．したがって，'アクセル役'の直接路の作用は減弱し，'ブレーキ役'の間接路の作用は増強するため，両回路を介して随意運動が抑制される．図V-11と比較すること．

図V-12 無動のメカニズム

ある直接路のドパミン受容体（D1受容体）に対しては興奮性に作用する．一方，随意運動の'ブレーキ役'である間接路のドパミン受容体（D2受容体）に対しては抑制性に作用する．すなわちドパミンは，直接路と間接路の両回路を介して随意運動を発現させる作用がある．したがってParkinson病では，ドパミンが不足することによって全身の筋の運動性低下が惹起される．これが**無動** akinesia のメカニズムである（図V-12）．また筋固縮や注意力障害（精神症状の1つ）も，無動の誘因になる．

寡動 hypokinesia および**動作緩慢** bradykinesia は無動の類語である．「寡」は「少ない」という意味であり，「重症の寡動」のことを無動と表現する．また，運動開始の障害を無動，運動速度の低下を寡動として，本態を区別することもある．

Parkinson病患者は，顔面筋の無動のため表情に乏しい**仮面様顔貌** mask-like face を呈し，うつ状態と診断されることがある．前額に皺を寄せて大きく開眼し，瞬目（まばたき）が少なく一点を凝視した「緊張した表情」を示すのが特徴である（図V-13）．また，唾液の無意識的な嚥下が障害されるため，**流涎** sialorrhea（よだれを垂らすこと）が起こる．これらの症状は，瞬目や嚥下などの自動的な運動を制御する基底核-脳幹系の障害によると考えられる（図V-9）．また，発声筋の無動のため，話し方が単調で口ごもるような**言語緩慢** bradylalia が生じる．

本症における書字障害は**小字症** micrographia であり，小脳機能障害による大字症とは対照的である．小字症は，上肢遠位筋の無動と制御障害によって生じると考えられている．表V-2のように，Parkinson病と小脳機能障害の症状を対比させると，知識の整理に役立つであろう．

2）筋固縮（筋強剛）

筋固縮または**筋強剛** muscular rigidity は筋緊張の亢進状態である．Parkinson は筋固縮については言及しなかった．筋固縮を運動障害の原因として重視したのはCharcotである．臨床的には，「被検者の関節を検者が他動的に屈曲または伸展させた時に，検者が抵抗を感じる現象」として捉えられる．手関節に最も早期に出現し，頸部の回旋，肘関節，手関節，手指関節の屈曲および伸展，前腕の回旋の際によくみられる．筋固縮は，運動の速度に影響を受けることはない．したがって，患者の関節を他動的に運動させると，鉛の管を曲げる時のような一様の抵抗があり，**鉛管現象** lead pipe phenomenon と称される．規則的に'ガク・ガク・ガク'と歯車を回転させるような抵抗がある時は**歯車現象** cogwheel rigidity と言い，筋固縮に振戦の要素が加味されて生じると考えられる．**head dropping test**（仰臥位で閉眼させた患者の頭部を検者が手で持ち上げ，急に手を離す）を行うと，項部筋の固縮がある場合は，頭部がゆっくり落下する．

筋緊張の亢進は，**錐体路徴候**の1つである**痙縮** spasticity によっても生じる（第I章参照）．したがって，筋固縮と痙縮の鑑別が必要である．痙縮

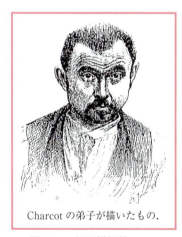

図V-13 仮面様顔貌
（文献31より引用）

表V-2 Parkinson病と小脳機能障害の症状の比較

	Parkinson病	小脳機能障害
不随意運動	安静時振戦	企図振戦
筋緊張	亢進（筋固縮）	低下
書字障害	小字症	大字症
異常歩行	小刻み歩行 すり足歩行 加速歩行	酩酊様歩行

の場合は、患者の関節を他動的に運動させると、その速度によって抵抗が変化し、速く動かすほど抵抗が強くなる。また、他動的な運動の途中で抵抗が消失する**折りたたみナイフ現象** clasp-knife phenomenon がみられる。

筋固縮が生じるメカニズムは明らかではない。大脳基底核の『出力部』である淡蒼球内節を高周波、化学物質、冷凍などによって外科的に破壊すると筋固縮が改善することから、その責任病巣として淡蒼球内節の関与が示唆されている。

3）異常歩行

Parkinson病が進行すると、**Parkinson歩行**と言われる異常歩行が生じる。狭い歩幅で小刻みに歩く**小刻み歩行** small steppage gait や、指先から踵まで足底全体が同時に接地する**すり足歩行** shuffling gait が特徴的である。また、前傾姿勢であるために歩行速度が次第に速くなる**加速歩行** festinating gait や、急に停止することができなくなる**突進現象** pulsion phenomenon が生じる。正常歩行を制御する高次機構は、大脳皮質の錐体路中枢および補足運動野、大脳基底核、小脳などに広範に存在すると考えられる（**図V-14**）。その中で、補足運動野の機能障害が本症の異常歩行に関与していると推定されている。基底核－脳幹系は、歩行時の関節の円滑な運動、特に上肢の振りを無意識的に制御している（**図V-14**）。本症では、基底核－脳幹系の障害により歩行時の上肢の振りが小さくなる。

Parkinson病患者に視覚情報を与えると、スムースな歩行ができる。例えば歩幅に合わせて進行

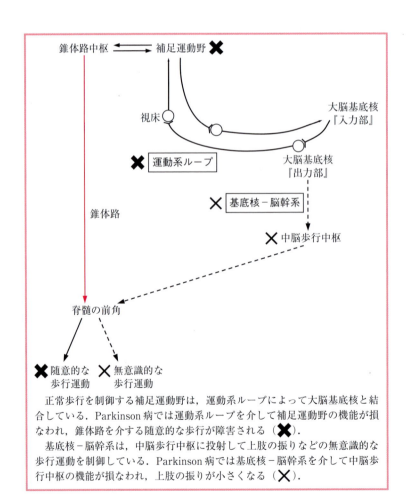

図V-14 異常歩行のメカニズム

正常歩行を制御する補足運動野は、運動系ループによって大脳基底核と結合している。Parkinson病では運動系ループを介して補足運動野の機能が損なわれ、錐体路を介する随意的な歩行が障害される（✗）。

基底核－脳幹系は、中脳歩行中枢に投射して上肢の振りなどの無意識的な歩行運動を制御している。Parkinson病では基底核－脳幹系を介して中脳歩行中枢の機能が損なわれ、上肢の振りが小さくなる（✗）。

方向に直角に引かれた線が床面にあると，線を踏み越えてスムースに歩くことができる．これを**奇異性歩行**または**矛盾歩行** paradoxical gait と言い，**逆説動作** kinesie paradoxale の一症候である．逆説動作は，「特殊な状況や刺激の下で無動が改善し，正常な運動が可能になること」と定義される．大脳基底核は，大脳皮質の前頭連合野，特に前頭前野から記憶や予測の情報入力を受け，次の運動を予測して発現させる機能を司っている．一方，小脳は，外部から視覚などの知覚情報の入力を受けて運動制御を行っている．奇異性歩行は，大脳基底核の機能低下によって運動の予測ができなくなるため，視覚情報に依存して随意運動を遂行していることの表象であると考えられる．

4）すくみ足

Parkinson病患者は歩行開始時に足底が地面に凍りついたようになり，第一歩が踏み出せない．これを**すくみ足** frozen gait と言う．加速歩行中や方向転換時，駅の改札口や家の門など狭い場所に入った時に，突然すくみ足になることもある．

Parkinson病では，中脳の黒質だけでなく，橋の背側部に位置する**青斑核** locus coeruleus にも変性や脱色がみられる．青斑核は，中枢神経系の広範な部位から種々の知覚情報の入力を受けて統合処理し，広範な部位に向けてノルアドレナリン作動性ニューロンを投射している（図V-15，16）．しかし，大脳皮質からの入力は，前頭前野からのものに限られる．前頭前野は，大脳皮質の各中枢に伝導された種々の情報を統合して行動のプログラミングを行う部位である．青斑核の作用から，すくみ足のメカニズムを探ってみよう．正常者でも，凄惨な場面を目のあたりにしたり，大音響を聞いたり，激痛に見舞われたりすると，不安や恐怖で'足がすくむ'ことがある．同時に意識レベルが高まり，冷汗，心拍数増加，血圧上昇，顔面蒼白などの自律神経性反応が随伴して生じる．これは危険を回避するための一種の生体防御反応であり，青斑核の作用によると考えられている．前頭前野から生体にとって重要な知覚情報の入力を受けた青斑核は，大脳辺縁系から入力された情動に関する情報と統合し，その結果を大脳基底核へ投射し，すくみ足を発現させて危険を回避する．さらに，青斑核から脳幹網様体および自律神経系へ投射する（図V-16）．すなわち青斑核は，危険な情報を察知すると，意識レベルを高め自律神経性反応を発現させる'警報システム'の役目を担っていると考えられる．

Parkinson病のすくみ足はノルアドレナリン前

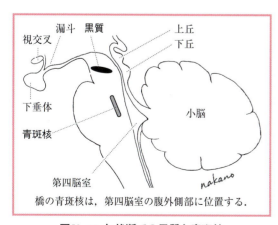

図V-15 矢状断での黒質と青斑核

橋の青斑核は，第四脳室の腹外側部に位置する．

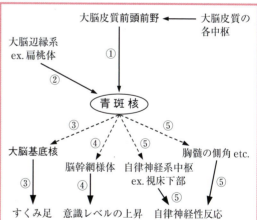

図V-16 青斑核の機能

大脳皮質の各中枢に伝導された種々の知覚情報を統合した前頭前野は，生体にとって重要な情報を選択して青斑核へ伝える（①）．大脳辺縁系の特に扁桃体は，情動に関する情報を青斑核へ伝える（②）．青斑核は，これらを統合処理する．

青斑核から大脳基底核への投射によって，すくみ足が生じる（③）．さらに，脳幹網様体への投射によって意識レベルが上昇し（④），自律神経系への投射によって自律神経性反応が発現する（⑤）．

駆物質の投与によって改善がみられることから，責任病巣として青斑核の関与が推定されている．

5）安静時振戦

本症の振戦は安静時に起こり，随意運動時には減弱し，睡眠中は消失することから，**安静時振戦** resting tremor と言われる．上肢，特に手に顕著である．手指の振戦は，薬職人が丸薬を丸めるような動きが特徴的であり，**pill rolling tremor** と言われる．Charcot など医学史上の神経学者によれば，Parkinson 病の症状，特に安静時振戦は，一側の手に初発し次いで同側の下肢に広がり反対側の手に及ぶ Ⅳ 型あるいは N 型の進展様式を示すという．

安静時振戦が生じるメカニズムには諸説がある．大脳基底核の『入力部』と『出力部』を結ぶ2つの回路のうち，随意運動に対する'ブレーキ役'である間接路の機能障害によるという説がある．すなわち，ドパミン不足によって間接路の negative feedback 機構が破綻し，間接路が過度に興奮するために振戦が発現するという．その責任病巣として，間接路の『中継点』である視床下核および淡蒼球外節が推定されている．また，『出力部』から視床への持続的な抑制性出力が低下するため，拮抗筋が交互に収縮して振戦が生じるという説もある．

6）姿勢反射障害

正常では，直立姿勢をとると，重心線は支持基底（両足底とその間の部分を合わせた面積）の中心付近を通過する．重心線がずれると，平衡覚，視覚，深部覚などの情報によって抗重力筋の緊張が調節され，平衡が保たれる．これを**姿勢反射** postural reflex と言う．平衡の乱れが強く重心線の移動が著しい場合は，足を踏み出して立位姿勢を保つ．これを**立ち直り反射** righting reflex と言う．

Parkinson 病患者は，姿勢反射（立ち直り反射を含む）の障害によって易転倒性を示す．正常者は，立位時に背後から突然両肩を後方へ引かれても，1歩後退して立ち止まることができる．すなわち，Parkinson 病患者は軽く引かれただけで後方への**突進現象** pulsion phenomenon を起こし，

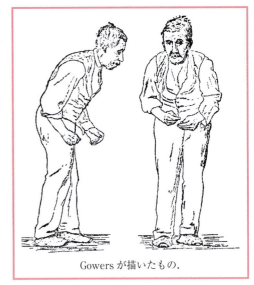

Gowers が描いたもの．

図Ⅴ-17 前傾姿勢（文献 26 より引用）

重症例では電柱が倒れるように転倒する．これは，刺激（肩を引く）から運動開始（1歩後退）までの時間の延長，すなわち**動作緩慢**によるものであり，基底核－脳幹系の異常によって脳幹の姿勢反射機構が障害されるためと考えられる．

Parkinson 病患者の異常姿勢は，立位で強調される．**筋固縮**が屈筋群優位に生じるため**前傾姿勢** stooped posture になり，肩関節は軽度内転，肘関節は軽度屈曲回内，股関節と膝関節は軽度屈曲を呈する．頸部のみは伸展（後屈）を呈するため，頤を前方に突き出した特有の姿勢になる（図Ⅴ-17）．また，重心線が背側に移動する傾向があり，それを代償するために前傾姿勢をとるという考え方もある．

C その他の大脳基底核疾患

島田荘司の『御手洗潔シリーズ』をご存じであろうか．名探偵の御手洗潔［みたらいきよし］と作家兼助手である石岡の名コンビが，シャーロック・ホームズとワトソンのように数々の難事件を解決する推理小説である．作者の島田は，シリーズの1作『御手洗潔のダンス』の中で，舞踏病の症状を次のように表現している．「上体を前後に振り，異様に体をくねくねさせて歩いた．足つき

も，阿波踊りのステップを極端にしたようである．大きく高く，膝を振り上げる．体はタコのようにくねくねと蠕動する．しかし何よりすごいのは，その表情だった．口を，横方向に大きくかっと開き，次の瞬間，しゅっとおちょぼ口のように閉じる．」―この一節を読むだけでも，大脳基底核の神秘を垣間見ることができるであろう．大脳基底核障害によって不随意運動が生じるメカニズムを推理して，神秘のベールを剝がしてみよう．

1 舞踏病

大脳基底核の『入力部』である新線条体（尾状核および被殻）と『出力部』である淡蒼球内節および黒質網様部は，直接路と間接路という拮抗作用を有する2つの神経回路によって連絡されている．随意運動に対して直接路は'アクセル役'として，間接路は'ブレーキ役'としてそれぞれ作用する（図V-11）．したがって，'ブレーキ役'である間接路が障害されるとhyperkinetic（運動過多）な病態になり，舞踏病，バリズム，アテトーゼ，ミオクローヌスなどの不随意運動が生じる．

舞踏病 chorea は，四肢をくねらせて踊るような動作の大きい不随意運動であり，遠位筋優位に発現する．正常の随意運動と同様の速度および動作を示すため，軽症の場合は単に「落ち着かない様子」に見えることがある．「落ち着かない様子」をスペイン語では'tener el baile de San Vito（聖ビトの踊りの様）'とたとえるが，聖ビトは，痙攣などを起こした際に祈願する守護聖人（加護神）である．chorea の語源はギリシャ語で'舞踊'という意味であり，ラテン語では舞踏病のことを'chorea sancti Viti（聖ビトの舞踊）'と言う．傷病の治癒や予防のために祈願する守護聖人の数が280を超えるブラジルでは，専門分野の細分化が進んでおり（？），聖ビトは舞踏病専門の守護聖人とされている．

米国 Long Island の George Huntington が1872年に，中年期以降に発症する舞踏病様の不随意運動 choreatic movement および進行性の認知症 dementia を主徴とする遺伝性疾患を見出し，彼の名にちなみ，**Huntington 舞踏病** Huntington's chorea と命名された．Long Island に居住する約1,000人の本症患者のルーツを辿ると，そのすべてが17世紀に英国から移民した兄弟に達するという．常染色体優性の遺伝形式をとるため，両親の一方が遺伝子異常を有する場合，その子に伝わる確率は2分の1である．また，遺伝子異常を有する者の発病率は100%である．本邦では100万人に4人程度の稀な疾患であるが，欧米では10万人に4〜10人と比較的頻度が高い．そのためか，2000年に英国政府は保険会社が加入希望者に対して遺伝子診断を行うことを認可したが，最初に認可した疾患が Huntington 舞踏病であった．

本症では，**尾状核**が萎縮して間接路の新線条体ニューロンが選択的に変性脱落する（図V-18）．

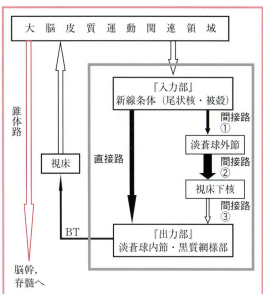

図V-18 Huntington 舞踏病のメカニズム

尾状核の萎縮によって側脳室前角は拡大する（図V-19）．新線条体におけるドパミン濃度の上昇が認められるため，本症は黒質線条体線維（ドパミン作動性ニューロン）の機能亢進状態にあると考えられる．すなわち，Huntington舞踏病症状はParkinson病症状とは相反するものである（表V-3）．

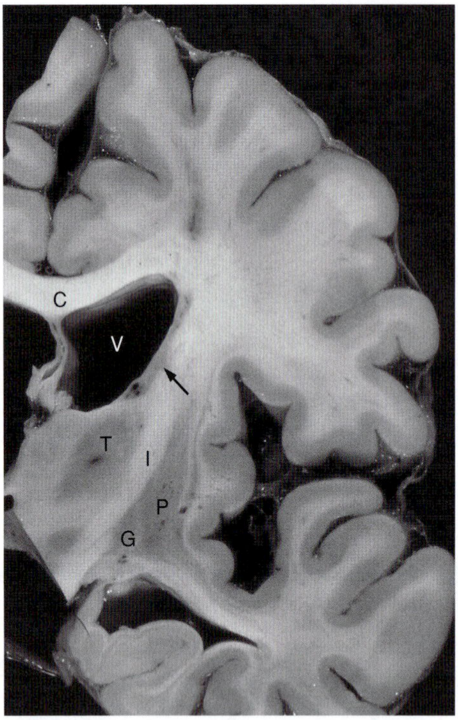

2 バリズム

バリズム ballism は，物を投げたり蹴ったりするような，あるいはベッドから転げ落ちるような，一過性に経過する速く激しい不随意運動である．その語源は，ギリシャ語の'投げる'に由来する．近位筋優位に出現し，覚醒中は絶え間なく起こり同じパターンを繰り返す．症状と反対側の**視床下核**（Luys体）に限局する脳内出血あるいは動脈硬化性小梗塞によることが多く，その責任血管は内頸動脈系の前脈絡叢動脈あるいは椎骨動脈系の後脈絡叢動脈である．出血あるいは梗塞が同時に両側性に生じることは稀である．すなわち，バリズムは基本的には片側性に生じ，**ヘミバリズム**（片側バリズム）hemiballism と呼ばれる．随意運動の'ブレーキ役'である間接路のうち，視

尾状核（矢印）は側脳室前角（V）の外側に位置する．Huntington病では尾状核が萎縮するため側脳室前角は拡大する．図V-6と比較すること．
C：脳梁　T：視床　I：内包
P：被殻　G：淡蒼球
（写真提供：愛知医科大学医学部加齢医科学研究所　橋詰良夫名誉教授）

図V-19 Huntington病の大脳の前額断

表V-3 Parkinson病とHuntington舞踏病の対比

	Parkinson病	Huntington舞踏病
主病巣	黒質，青斑核	新線条体（尾状核）
病態	hypokinetic, hypertonic	hyperkinetic, hypotonic
不随意運動	安静時振戦	舞踏病
筋緊張	亢進（筋固縮）	低下
精神症状	認知症	認知症

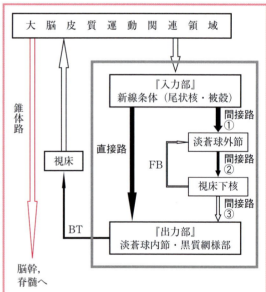

白の矢印は興奮性，黒の矢印は抑制性のニューロンを示す．

視床下核の障害によって出力部に対する興奮性の投射（間接路③）が減弱するため，出力部から視床への抑制性の投射（BT）は減弱する．したがって，舞踏病と同様にhyperkineticな状態になる（図V-18参照）．

FB：視床下核から淡蒼球外節へのフィードバック

図V-20 バリズムのメカニズム

床下核ニューロンは，不必要な運動の抑制と，既に起こった運動の終止に重要な役割を果たしている．したがって，視床下核が障害されると『出力部』が過度に抑制され，hyperkineticな病態になる（図V-20）．視床下核の脳内出血に伴って反対側のParkinson病症状が軽快した症例が報告されていることからも判るように，舞踏病と同様にバリズムはParkinson病症状とは相反する現象である．しかし，舞踏病とバリズムの相違が如何にして生じるかについては，明らかではない．

近年，大脳皮質から視床下核へ直接投射する**ハイパー直接路** hyperdirect pathwayの存在が示唆されている（図V-21）．そして，情報の伝導速度は，ハイパー直接路，直接路，間接路の順に速いとされる．この仮説に従えば，視床下核は，間接路の『中継点』としてだけでなく，ハイパー直接路の『入力部』としても機能していることになる．さらに，大脳皮質から大脳基底核に入力した運動情報は，ハイパー直接路を介して『出力部』を広範囲に促進することによって視床および大脳皮質を広範に抑制し，次いで直接路を介して『出力部』を限局性に抑制することによって視床および大脳皮質の限局した領域を興奮させ，最後に間接路を介して再び『出力部』を広範囲に促進して視床および大脳皮質を広範に抑制することになる．すなわち，視床下核を経由するハイパー直接路および間接路によって不必要な運動が抑制され，直接路によって必要な運動が適切な時期に発現すると考えられている．

バリズムは，ハイパー直接路および間接路を介して抑制されるべき不必要な運動が，視床下核の障害によって抑制されることなく発現してしまうために起こると推定される．

3 アテトーシス（アテトーゼ）

アテトーシス athetosisの語源はギリシャ語で，'without fixed position'を意味し，共同筋あるいは拮抗筋の協調運動が困難で一定の肢位を維持することができなくなった病態である．独語のAthetoseをカタカナ表記すれば**アテトーゼ**になる．くねるようなゆっくりした不随意運動で，「虫が這うような動き」あるいは「タコの足のような動き」と表現される．四肢の特に遠位部に優位で，手指の緩徐な屈曲と伸展あるいは外転と内転が持続する．筋緊張は亢進することが多い．大部分は先天性であり，周産期の虚血，低酸素，核黄疸などによる脳性麻痺に伴うことが多い．責任病巣として被殻と視床が'容疑者'と目されているが，'真犯人'は未だ特定されていない．

舞踏病かアテトーシスかの鑑別が困難な場合は，**舞踏病アテトーシス** choreo-athetosisと言う．このように教科書的な分類に合致しない移行型と言うべき不随意運動に遭遇することは，臨床的に稀ではない．

4 羽ばたき振戦

羽ばたき振戦 flapping tremor（wing-beating tremor）は，鳥が羽ばたくように手関節を上下に振る不随意運動であり，伸展した上肢を挙上して水平位に保持させると著明になる．重力に抗して等尺性収縮を行っている筋の収縮が不随意的に

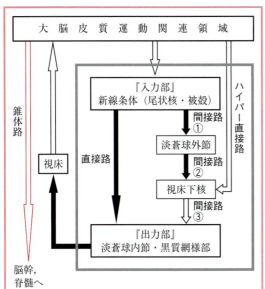

図V-21 ハイパー直接路

中断するため，一定の肢位を保持することができなくなる asterixis（定位維持不能）な病態である．すなわち羽ばたき振戦は，ミオクローヌス（1つあるいは複数の筋が瞬間的に収縮する）とは反対の病態であり，**陰性ミオクローヌス** negative myoclonus と言われる．

典型的な羽ばたき振戦は，**Wilson 病**（肝レンズ核変性症 hepatolenticular degeneration）でみられる．本症は，常染色体劣性の遺伝形式をとる先天性銅代謝異常症である．体内に微量に含有される銅，鉄，亜鉛などの金属元素は，中枢神経系においても種々の作用を担っていると考えられ，これらの過剰あるいは欠乏によって中枢神経症状が発現することがある．正常では，体内の銅の大部分は血清蛋白であるグロブリンと結合し，セルロプラスミンとして存在している．本症では血中セルロプラスミンが減少するため，相対的に遊離銅が増加して，大脳基底核，肝臓，角膜，腎臓の尿細管などの細胞に沈着する．大脳基底核症状（羽ばたき振戦，Parkinson 病様の筋固縮）に加えて，肝機能障害，Kayser-Fleischer 角膜輪（角膜に銅が沈着して緑褐色に着色する），腎機能障害（アミノ酸尿）などを呈する．

D 赤核を中心とする錐体外路系伝導路

赤核 red nucleus は，中脳被蓋の中央部で動眼神経核の前方に位置する卵円形の神経核である．鉄の含有量が多いため生体では文字通り赤色調を呈するが，死後の時間が経過すると退色し，肉眼的に周囲の白質と区別することが困難になる．金属元素は中枢神経系においても種々の作用を担っていると考えられ，鉄は黒質や淡蒼球にも含まれている．赤核は錐体外路系伝導路の中継核であり，大脳皮質，小脳，延髄のオリーブ核，脊髄の前角と連絡して運動制御を司っている．したがって，赤核の障害では錐体外路系症状（不随意運動および筋緊張の異常）が生じる．

1 Benedikt 症候群

中脳の大脳脚の病変では，錐体路および動眼神経が障害され交代性片麻痺（反対側の片麻痺と同側の動眼神経麻痺）が生じる．これが，1863 年に独系英国人の Herman David Weber が報告し，1900 年に仏国の Joseph Grasset によって命名された **Weber 症候群**である（表Ⅰ-5）．病変が大脳脚より後方の被蓋に拡がると，反対側の不全麻

Coffee Break

'赤'―医学と民俗学の接点―

赤核にちなんで「赤」にまつわる話をしよう．民俗学的には「赤」は最も疾病に関係の深い色である．郷土玩具をご存知であろうか．年賀切手の意匠に取り上げられている干支にちなんだ民芸品の類で，元来は神社仏閣の門前市や縁日で売られたものであり，厄病よけや家内安全，子孫繁栄などの信仰に結びつくものが多い．

お土産の語源は'御宮笥（神社の祭器）'と言われ，郷土玩具は参拝の土産として求められたのである．土人形の祖と称される伏見人形は，今日でも京都の伏見稲荷の参道でわずかに見ることができる．郷土玩具には赤色のものが多く，'赤もの'と呼ばれる．道教では「赤」は呪術力を有し病魔や災厄を退散させるとされるが，わが国でも「赤」は厄病神を払う色であると古来信じられてきたのである．

例えば，高松張り子（香川県）の'奉公さん'は，「お姫様が熱病を患った時，病をわが身に移して身代わりになって島に流された娘」をかたどった赤い張り子人形であり，子供が病気になると，これを求めて海に流し平癒を祈願したのである．倉吉張り子（鳥取県）の'はこた人形'や，廿日市張り子（広島県）の'おぼこ'も同様のものである．その他，今日に残る'赤もの'には，鴻巣（埼玉県）の練り物（桐材家具を作製する際に生じる大鋸屑を糊で固めて作った人形）がある．伝承的な郷土玩具は，後継者がいないために廃絶の道を歩むものが大部分である．

皆さんも学会出張の折などに捜されては如何．

D 赤核を中心とする錐体外路系伝導路

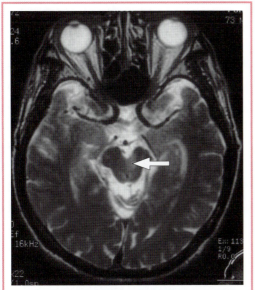

入院時は右の片麻痺および小脳症状と左の動眼神経麻痺を来しWeber症候群とみなされた．これは1年後のMRI所見であり，左中脳の大脳脚および被蓋の内側部に梗塞巣および周辺の浮腫がみられる（矢印）．臨床的には安静時においても振戦が生じ，Benedikt症候群と診断された．
（画像提供：愛知医科大学医学部神経内科 中尾直樹教授）

図V-22 左中脳内側部梗塞のMRI
（T2強調画像，水平面）

痺および不随意運動（振戦あるいは舞踏病アテトーシス）と同側の動眼神経麻痺が生じる．このような症例は墺国のMoritz Benediktによる1874年の報告が嚆矢であり，1893年に仏国のJean Martin CharcotによってBenedikt症候群と命名された．原因疾患は結核腫が多く，血管性病変によることは少ない（図V-22）．

赤核あるいは上小脳脚の障害で振戦が起こることは1903年に英国のGordon Holmesが推測しているが，Benedikt症候群と赤核の関連についての初めての記載は，Charcot門下のPierre MarieとGeorge Guillainによる同年の報告である．さらに，1962年にDenny-Brownは，本症候群で生じる振戦が赤核の障害によることを指摘して**赤核振戦** ruber tremor（red nucleus tremor）と名付け，その特徴を「きわめてゆっくりした振戦で安静時にもみられる」と記した．現在では臨床所見および動物実験の結果から，「赤核に限局する病変により振戦が生じることはなく，上小脳脚など赤核周辺の神経回路の障害による」と考えられている．したがって，**中脳振戦** midbrain tremor，あるいは，英国のGordon Holmesの名を冠して**Holmes振戦** Holmes' tremorと記載されること

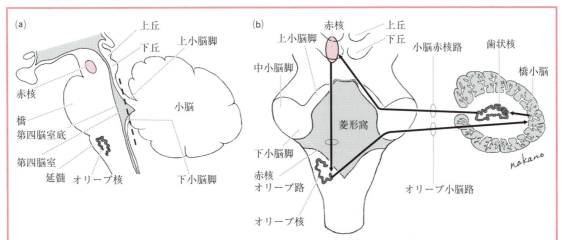

(a) 脳幹および小脳の矢状断：点線の部で小脳脚を切断して小脳を除去すると(b)の左図になる．
(b) Guillain-Mollaret三角：左図は脳幹の背側面への赤核とオリーブ核の投影，右図は小脳の矢状断を示す．Guillain-Mollaret三角は，「反対側の小脳 ⇒ 赤核 ⇒ 同側のオリーブ核 ⇒ 反対側の小脳」を結ぶ閉鎖回路である．第四脳室底は菱形窩と呼ばれる．

図V-23 赤核周辺の構造(1)：Guillain-Mollaret三角

もある．一方，赤核振戦は「不規則な動揺」であり，「拮抗筋が交互に規則正しく収縮する」という'真の振戦'の定義からは外れるとする考え方もある．

2 Guillain-Mollaret 三角

反対側の小脳皮質から起始する小脳赤核路は，上小脳脚を通り，**上小脳脚交叉** decussation of the superior cerebellar peduncle（Wernekink's decussation）で左右交叉したのち赤核へ投射する．赤核からは赤核オリーブ路が同側のオリーブ核へ投射し，さらにオリーブ核からは下小脳脚を経由して反対側の小脳皮質へオリーブ小脳路が投射する．すなわち，「反対側の小脳 ⇒ 上小脳脚 ⇒ 赤核 ⇒ 同側のオリーブ核 ⇒ 下小脳脚 ⇒ 反対側の小脳」を結ぶ閉鎖回路が形成されることになる（図V-23）．仏国の George Guillain と Pierre Mollaret は 1930 年代，軟口蓋あるいは骨格筋に**ミオクローヌス** myoclonus を発生させる神経機構として，この閉鎖回路に注目していた．これは運動パターンの誤りを正す回路と考えられ，両者の名にちなんで **Guillain-Mollaret 三角**と呼ばれる．

現在では，Guillain-Mollaret 三角に関して以下の①〜③の疑問点が指摘されている．①ミオクローヌスは「発作性かつ反復性に生じる不規則で素早い電撃的な不随意運動」と定義されているが，Guillain と Mollaret が報告した口蓋ミオクローヌス palatal myoclonus あるいは骨格筋ミオクローヌス skeletal myoclonus は「持続する律動的な不随意運動」である．②中脳振戦と骨格筋ミオクローヌスとの異同については議論が分かれる．③口蓋ミオクローヌスは，赤核を経由しない歯状核オリーブ路（歯状核 ⇒ 上小脳脚 ⇒ 上小脳脚交叉 ⇒ オリーブ核）の障害によると考えられる．

3 Claude 症候群

小脳赤核路は，上小脳脚交叉で左右交叉したのちに，下方（尾側）から赤核に入る（図V-23, 24）．また，動眼神経の一部は赤核の下部を貫通する（図V-24）．したがって，赤核の下部が障害されると，反対側の小脳症状（小脳性運動失調，協調運動障害，交代運動障害など）および同側の動眼神経麻痺が生じる．これが，1912 年に仏国

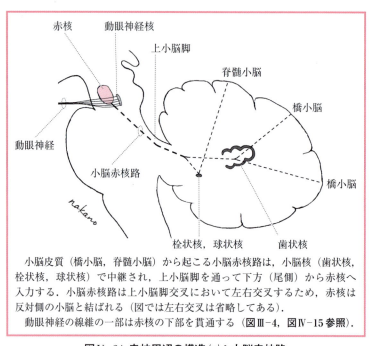

小脳皮質（橋小脳，脊髄小脳）から起こる小脳赤核路は，小脳核（歯状核，栓状核，球状核）で中継され，上小脳脚を通って下方（尾側）から赤核へ入力する．小脳赤核路は上小脳脚交叉において左右交叉するため，赤核は反対側の小脳と結ばれる（図では左右交叉は省略してある）．動眼神経の線維の一部は赤核の下部を貫通する（図Ⅲ-4，図Ⅳ-15参照）．

図V-24 赤核周辺の構造(2)：小脳赤核路

の Henri Charles Claude によって報告された **Claude 症候群**である．視床穿通動脈（図Ⅶ-3）の閉塞による梗塞が原因であることが多い．

4 赤核と外側運動系

錐体路（皮質脊髄路）は，教科書的には大脳皮質錐体路中枢（Brodmann の area 4）から起こり脊髄の前角に至るとされている．しかし，錐体路を構成する神経線維の一部は補足運動野および運動前野（area 6）に由来し，錐体外路系の中継核である大脳基底核，赤核，小脳，網様体などへ投射している（図Ⅰ-8）．すなわち錐体路は，運動に関する情報を錐体外路系へ伝達し，正確な運動を遂行できるように調整する作用も担っているのである．換言すれば，錐体路のみの作用では随意運動は成立せず，錐体外路系が『錐体路の側副路』として機能することが必要である．従来から言われている'いわゆる錐体路徴候'は，錐体路のみの障害によって生じるのではなく，錐体外路系の障害がオーバーラッピングしているのである．したがって，錐体路と錐体外路系が独立して作用するという考え方は改変を迫られている（**第Ⅰ章参照**）．このような観点から運動性伝導路（錐体路と錐体外路系伝導路）を**外側運動系** lateral motor system と**内側運動系** medial motor system に大別する考え方があり，赤核は前者に属する神経核とみなされる．

Benedikt 症候群で生じる反対側の**不全麻痺** paresis は，錐体路徴候ではなく，「筋緊張が亢進するために不全麻痺様の運動障害が生じたもの」とされている．赤核の障害によって筋緊張亢進および不全麻痺が生じるメカニズムを，どのように解釈すればよいのであろうか．赤核は，大脳皮質 area 6 に由来する皮質赤核路の投射を受けている．赤核から起こる赤核脊髄路は，中脳内で左右交叉したのち，錐体路（皮質脊髄路）と交錯するように反対側の側索を下行し，頚膨大の前角外側部に至る（図Ⅴ-25）．すなわち，大脳皮質 ⇒ 赤核 ⇒ 反対側の前角外側部を結ぶ『錐体路の側副路』が存在することになり，これが外側運動系の本態である．赤核の障害である Benedikt 症候群

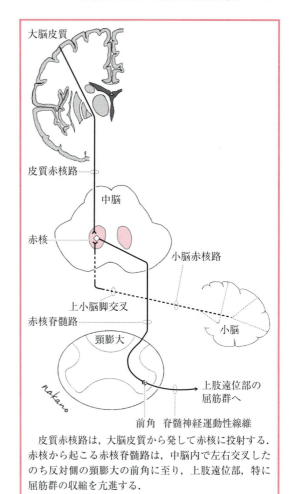

皮質赤核路は，大脳皮質から発して赤核に投射する．赤核から起こる赤核脊髄路は，中脳内で左右交叉したのち反対側の頚膨大の前角に至り，上肢遠位部，特に屈筋群の収縮を亢進する．

図Ⅴ-25 皮質赤核路と赤核脊髄路

でみられる筋緊張亢進および不全麻痺は，外側運動系の障害によるものであり，'いわゆる錐体路徴候'の一徴候とみなすことができる．

赤核と直接の関連はないが，参考のために内側運動系について触れておく．内側運動系は，前角内側部とそれを支配するニューロンや網様体脊髄路からなり，体幹や四肢近位部などの筋を支配している．

5 Wernicke-Mann 肢位と除脳硬直

延髄の**前庭神経核** vestibular nucleus は平衡覚伝導路の中継点であり，内耳および小脳から身体の平衡に関する情報が入力され，また，大脳皮質 area 6 に由来する皮質前庭路の投射を受けてい

上に位置する.

1)「錐体路の側副路」の作用

Wernicke-Mann肢位および除脳硬直肢位が生じるメカニズムについて考える前に,「錐体路の側副路」の作用について整理してみよう.

① **赤核脊髄路の作用**：赤核脊髄路を構成する神経線維の大部分は, 頸膨大の前角外側部に終止して上肢筋を支配する下位運動ニューロン（脊髄神経運動性線維）とシナプスを形成し, 胸髄以下には到達しない（図Ⅴ-25, 27）. また, 前角の外側部に位置する下位運動ニューロンは, 遠位部

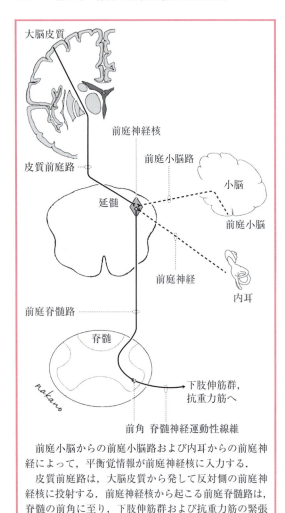

前庭小脳からの前庭小脳路および内耳からの前庭神経によって, 平衡覚情報が前庭神経核に入力する.

皮質前庭路は, 大脳皮質から発して反対側の前庭神経核に投射する. 前庭神経核から起こる前庭脊髄路は, 脊髄の前角に至り, 下肢伸筋群および抗重力筋の緊張を高める.

図Ⅴ-26 皮質前庭路と前庭脊髄路

る. 前庭神経核から起こる前庭脊髄路は, 同側の前索を仙髄まで下行して脊髄の前角に至る（図Ⅴ-26）. 前庭神経核は, 大脳皮質⇒前庭神経核⇒反対側の前角を結ぶ『錐体路の側副路』と平衡覚伝導路の'接点'として機能することになり, この回路によって主に下肢伸筋群と抗重力筋の緊張が制御され, 重力に抗して立位姿勢が保持される（図Ⅲ-3, 4, 図Ⅳ-38）.

内包の脳内出血による片麻痺患者や除脳硬直患者は特有な肢位を示す. 前者が示すWernicke-Mann肢位と, 後者が示す除脳硬直肢位の相違は障害レベルに起因し, 赤核がそのボーダーライン

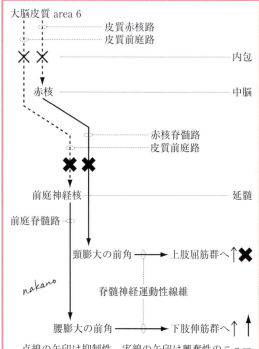

点線の矢印は抑制性, 実線の矢印は興奮性のニューロンを示す.

赤核より上位の病変（✕）では皮質赤核路および皮質前庭路が障害されるため, 上肢屈筋群および下肢伸筋群に対する抑制は解除され, 両筋群の活動性が亢進する（↑）. したがって, 上肢は屈曲位, 下肢は伸展位のWernicke-Mann肢位を呈する.

赤核と前庭神経核の間の病変（✖）では, 赤核脊髄路および皮質前庭路が障害されるため, 上肢遠位部の屈筋群の活動性は低下（✖）し, 下肢伸筋群の活動性は亢進する（↑）. したがって, 肘関節伸展位, 下肢伸展位の除脳硬直肢位を呈する.

図Ⅴ-27 Wernicke-Mann肢位および除脳硬直肢位発現のメカニズム（イメージ図）

の筋を支配している．すなわち赤核脊髄路は，上肢遠位部の筋の特に屈筋群に対して興奮性に作用する．

② **皮質赤核路の作用**：大脳皮質 area 6 に由来する皮質赤核路は，赤核脊髄路に対して抑制性に作用する（図V-25，27）．

③ **前庭脊髄路の作用**：前庭脊髄路は主に，腰膨大の前角に終止して下肢筋を支配する下位運動ニューロンとシナプスを形成する（図V-26，27）．すなわち前庭脊髄路は，下肢筋の特に伸筋群に対して興奮性に作用する．

④ **皮質前庭路の作用**：大脳皮質 area 6 に由来する皮質前庭路は，前庭脊髄路に対して抑制性に作用する（図V-26，27）．

2) Wernicke-Mann 肢位

赤核より上位の病変（例えば内包の脳内出血）では皮質赤核路が障害されるため，上肢遠位部の屈筋群に対する抑制が解除され，肘関節や手関節，手指関節は屈曲位をとる．また，皮質前庭路が障害されるため下肢伸筋群に対する抑制が解除され，下肢は伸展位をとる（図V-27）．これが片麻痺患者にみられる **Wernicke-Mann 肢位** である（図V-28）．すなわち，'いわゆる錐体路徴候'

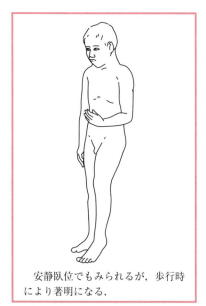

安静臥位でもみられるが，歩行時により著明になる．

図V-28 Wernicke-Mann 肢位
（文献44より改変して引用）

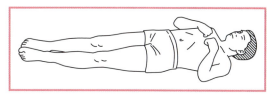

図V-29 除皮質硬直に特有な肢位
（文献45より改変して引用）

である片麻痺は主に『錐体路の側副路』の障害によって生じるのである．

大脳の広範な病変により皮質赤核路および皮質前庭路が両側性に障害された場合は，Wernicke-Mann 肢位が両側性にみられる．これが，**除皮質硬直（除皮質強直）** decorticate rigidity に特有な肢位である（図V-29）．換言すれば，Wernicke-Mann 肢位は「除皮質硬直が一側性に発現したもの」と解釈することができる．除皮質硬直は，大脳皮質の広範な病変による **植物状態** vegetative state の患者でみられることが多い．

3) 除脳硬直に特有な肢位

赤核脊髄路は赤核から，前庭脊髄路は前庭神経核からそれぞれ起こる．赤核より下位かつ前庭神経核より上位の病変（すなわち中脳や橋の病変）では，赤核あるいは赤核脊髄路が障害されるため，上肢遠位部の屈筋群に対する興奮性が低下し，肘関節は伸展位をとる．一方，前庭脊髄路に対して抑制性に作用する皮質前庭路が障害されるため，下肢伸筋群に対する抑制が解除され，下肢は伸展位をとる（図V-27）．中脳あるいは橋が両側性に障害されると，四肢は伸展位をとる．これが，**除脳硬直（除脳強直）** decerebrate rigidity に特有な肢位である（図V-30）．

除脳硬直は，**テント切痕ヘルニア** incisural herniation に起因することが多い．すなわち，腫

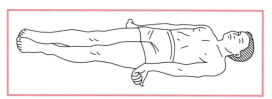

図V-30 除脳硬直に特有な肢位
（文献45より改変して引用）

瘍，出血，浮腫などの頭蓋内占拠性病変によって頭蓋内圧が亢進し，小脳テント上の側頭葉の一部がテント切痕に陥入するため中脳が強く圧迫され，赤核脊髄路および皮質前庭路が障害されるのである．

前述のようにヒトの赤核脊髄路は頸髄の前角に終止し，胸髄以下には到達しない．しかしネコなどの実験動物では脊髄の全レベルに到達し，全身の屈筋群の収縮を増強している．したがって，赤核脊髄路が障害されると，四肢だけでなく頸部や体幹も過伸展位をとり，身体を弓状に反らせた著明な**後弓反張** opisthotonus を呈する．

除脳硬直は，1896 年に英国の生理学者 Charles Scott Sherrington がネコの中脳を上丘と下丘の間で切断して観察した現象であり，今日でも生理学の教科書には除脳ネコの写真や図が掲載されていることが多い．除脳ネコよりも除脳硬直患者の方が，医学を目指す学生にとっては印象深くモチベーションも高まると思う基礎医学者は，私だけであろうか．

E Parkinson 病の病態生理

Parkinson 病および類縁疾患の発症メカニズムを，病理組織学的および生理学的観点から考えてみる．さらに，Parkinson 病の薬物治療を考える上で重要な血液脳関門について触れる．

1 病理組織学的にみた錐体外路系疾患

1）Lewy 小体

Parkinson 病は，中脳の**黒質** substantia nigra や橋の**青斑核** locus coeruleus の神経細胞における **Lewy 小体** Lewy body の出現を特徴とする．換言すれば，Lewy 小体は Parkinson 病の病理組織学的マーカーである．Lewy 小体は，過剰に発現した α-synuclein 蛋白が小球状に凝集した封入体であり，独国の Friedreich Lewy によって 1912 年に発見された．Lewy は欧米では［ルイ］と呼ばれることもあるが，［レビー］が正しい発音に近い．単一遺伝子異常に起因する家族性 Parkinson 病のごく一部では，分子生物学的に α-synuclein 遺伝子の異常が確認されている．しかし，Parkinson 病の大部分は特発性（孤発性）であり，Lewy 小体形成のメカニズムは明らかではない．また，Lewy 小体の病態的意義については，神経細胞変性の原因ではなく，変性に至る一過程を示すという考え方が有力である．さらに，正常な神経細胞における α-synuclein 蛋白の機能も明らかではない．

Parkinson 病における神経細胞変性は，遺伝的素因および種々の環境因子の相乗作用によって生じると考えられている．前者としては，薬物代謝に関与する酵素，ドパミン受容体，神経栄養因子などをコードする遺伝子との関連が示唆されている．後者としては，黒質線条体線維（ドパミン作動性ニューロン）に親和性の高い神経毒素の存在が考えられている．1980 年代前半，鎮痛剤のメペリジンからヘロイン類似の覚醒剤を合成し乱用していた米国の大学生が，それに含まれている MRTP（1-methyl-4-phenyl-1,2,3,6-tetrahydropyridine）という物質によって Parkinson 病類似の症状を呈し，さらに死後の剖検によって黒質線条体線維の減少が明らかにされた．そのため，自然界に存在あるいは食品中に含有される MRTP 類似物質が，黒質の神経細胞に神経毒素として作用して Parkinson 病を発症させると推定される．しかし，原因物質は特定されていない．また，植物由来化合物であるロテノンを含む農薬は，黒質の神経細胞においてミトコンドリアの機能障害を惹起し，その細胞内には Lewy 小体が出現することが証明されている．

Parkinson 病患者は，運動症状に加え，しばしば認知症などの高次脳機能障害および自律神経症状を呈する．1984 年に小阪憲司らは，進行性の認知症と Parkinson 病様の運動症状を主徴とするが大脳皮質や扁桃体にも Lewy 小体が多数出現する症例を見出し，**瀰漫性 Lewy 小体病** diffuse Lewy body disease（DLBD）と命名し，Parkinson 病の延長線上に位置するものと考えた．さらに，Lewy 小体は，Parkinson 病および**純粋自律神経不全症** pure autonomic failure（PAF）症例の視床下部，胸髄側角，交感神経節，迷走神経背側核，

それに Auerbach 神経叢，心臓神経叢など中枢および末梢の自律神経系に広く分布することが明らかにされた．一方，瀰漫性 Lewy 小体病は Alzheimer 型認知症と同様の病理組織学的変化を合併するため，Alzheimer 型認知症の一亜型とする考え方もある．これらの概念をまとめて，**Lewy 小体型認知症** dementia with Lewy body（DLB）という疾患名が提唱されている．

2）Lewy 小体病と多系統萎縮症

Parkinson 病，Lewy 小体型認知症，純粋自律神経機能不全症の 3 疾患を総称し，**Lewy 小体病** Lewy body disease と称することがある．この概念に従えば Parkinson 病は，Lewy 小体病のうち脳幹が病変の中心で安静時振戦や筋固縮などの運動症状を主体とする疾患群とみなされる．一方，Lewy 小体型認知症は主に大脳皮質や大脳辺縁系が侵されるため精神症状が前面に現れる疾患であり，純粋自律神経機能不全症は自律神経系が中心に障害される疾患である．3 疾患は互いにオーバーラッピングするため，Lewy 小体病という 1 つのスペクトラムとして捉えられているのである（図 V-31）．したがって，Parkinson 病では精神症状や自律神経症状は必発ではない．一方，Lewy 小体型認知症あるいは純粋自律神経機能不全症では，運動症状は必発ではない．

Lewy 小体病と同様に 3 疾患を 1 つのスペクトラムで捉える疾患概念として**多系統萎縮症** multiple system atrophy（MSA）を思い浮かべる読者も多いだろう．多系統萎縮症は，Parkinson 病様の運動症状を主徴とする**線条体黒質変性症** striatonigral degeneration（SND），起立性低血圧などの自律神経症状で初発する **Shy-Drager 症候群**，脊髄小脳変性症の範疇に含まれる Dejerine-Thomas 型**オリーブ橋小脳萎縮症** olivopontocerebellar atrophy（OPCA）の 3 疾患を総称する名称である（図 V-32）．多系統萎縮症では，錐体外路系（被殻，黒質），自律神経系（迷走神経背側核，胸髄の側角），小脳および橋などの白質の神経膠（稀突起膠細胞）に，glial cytoplasmic inclusion（GCI）と呼ばれる封入体が特異的に出現する．

GCI は，Lewy 小体と同様，α-synuclein 蛋白

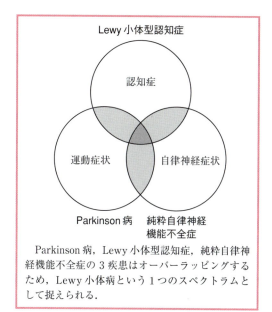

図 V-31 Lewy 小体病
Parkinson 病，Lewy 小体型認知症，純粋自律神経機能不全症の 3 疾患はオーバーラッピングするため，Lewy 小体病という 1 つのスペクトラムとして捉えられる．

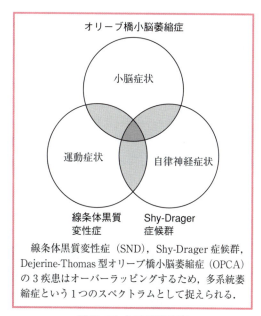

図 V-32 多系統萎縮症
線条体黒質変性症（SND），Shy-Drager 症候群，Dejerine-Thomas 型オリーブ橋小脳萎縮症（OPCA）の 3 疾患はオーバーラッピングするため，多系統萎縮症という 1 つのスペクトラムとして捉えられる．

を構成成分とする点で興味深い．Lewy 小体病と多系統萎縮症は，不溶化した α-synuclein 蛋白が細胞内封入体を形成するという病理組織学的な共通点を有していることから，**α-synuclein 異常症** α-synucleinopathies としてまとめることができる．

3）Lewy 小体の出現パターン

James Parkinson が 1817 年，**shaking palsy**（振

戦麻痺）として Parkinson 病を初めて報告した際，「知性と知覚は保たれる」と記している．しかし現在では，**高次脳機能障害**を高率に合併すること，運動症状に先行して**嗅覚低下** hyposmia が高率に認められることから，本症における「知性と知覚の障害」が注目されている．

独国 Johann Wolfgang Goethe 大学の Braak らのグループは 2003 年，抗 α-synuclein 抗体を用いて本症における Lewy 小体の出現パターンを観察し，興味深い説を提唱した．それによれば，Lewy 小体は最初に嗅球に出現し，脳幹の迷走神経背側核，青斑核，黒質へ上行性に進展して運動症状や自律神経症状を発現させる．さらに扁桃体を経て，大脳皮質連合野へ上行性に進展し，認知症などの高次脳機能障害を発現させると言う．

4）Lewy 小体と心筋シンチグラフィ

近年，Parkinson 病や Lewy 小体型認知症の画像診断において，**MIBG 心筋シンチグラフィ**が広く用いられている．MIBG (*meta*-iodobenzylguanidine) は，ノルアドレナリンと同様に交感神経節後線維の終末において貯蔵・放出される．そのため ^{123}I で標識した MIBG を静注し，シンチグラフィによって心筋の MIBG 集積を調べると，心臓交感神経の機能を評価することができる．心疾患に伴う局所的な交感神経障害，神経変性疾患に伴う自律神経障害などの診断に用いられる．

Parkinson 病や Lewy 小体型認知症では，交感神経節に Lewy 小体が出現して節後線維が変性するため，心筋の MIBG 集積が低下する．他のパーキンソニズム（表Ⅴ-1）や Alzheimer 型認知症，前頭側頭型認知症では MIBG 集積の低下を認めないことから，鑑別診断に有用であると指摘されている．

2 生理学的にみた錐体外路系疾患

あるニューロンの興奮は，その末端のシナプスにおいて神経伝達物質が放出され次のニューロンの**受容体** receptor に作用することによって，次のニューロンに伝達される．Parkinson 病および舞踏病のメカニズムを，大脳基底核内の神経伝達物質およびその受容体の観点から考えてみよう．

1）ドパミン

Parkinson 病は，黒質の変性に伴う大脳基底核『入力部』のドパミン不足によって生じる（図Ⅴ-12）．ドパミン含有量は加齢に伴い減少することから，理論上は 120 歳を超えると必ず Parkinson 病を発症することになる．Parkinson 病の責任病巣が黒質であることは，既に 1900 年代初頭に推測されていた．さらに，その病態が黒質の変性に伴う新線条体内のドパミン不足であることが明らかにされたのは，1960 年代のことである．前述のように，黒質の神経細胞に含有されるメラニンは，ドパミンを生成する際に生じるいわゆる副産物である．Parkinson 病患者の黒質は，ドパミン

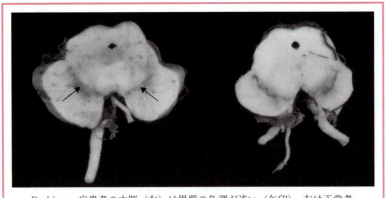

Parkinson 病患者の中脳（左）は黒質の色調が淡い（矢印）．右は正常者．
（写真提供：愛知医科大学医学部加齢医科学研究所　橋詰良夫名誉教授）

図Ⅴ-33　中脳の横断面

表V-4 血液脳関門（blood-brain barrier）

通過しやすいもの	通過しにくいもの
酸素, ブドウ糖, アルコール, 一酸化炭素, 向精神薬, 脂溶性で低分子量の物質	ドパミン, ビリルビン, 抗生剤の大部分

ドパミンやビリルビンは，血液脳関門を通過しにくい．血中ビリルビン濃度が上昇しても，ビリルビンは脳へ移行しない．しかし，新生児は血液脳関門が未熟であるため，黄疸になるとビリルビンが脳へ移行し，神経症状が生じる．これが核黄疸である．

生成障害に伴ってメラニン含有量が低下するため，色調が淡くなる（図V-33）．

Parkinson病の病態はドパミン不足であり，大脳基底核内の直接路あるいは間接路自体の障害ではない．したがって，薬物治療の基本はドパミン補充である．ドパミンは血液脳関門を通過できないため，その前駆物質である **L-Dopa** が使用される（表V-4）．パーキンソニズム Parkinsonism（Parkinson病類似の症状を呈する変性疾患および脳血管障害や脳腫瘍などに続発する症候性パーキンソニズム）では黒質だけでなく新線条体も障害されていることが多く，L-Dopa は効きにくい．Parkinson病の薬物治療の第二はドパミン受容体賦活（ドパミン受容体に対してドパミンと同様の刺激を与えること）であり，ドパミンアゴニストを用いる．

近年，**ES細胞** embryonic stem cell（胚性幹細胞）や **iPS細胞** induced pluripotent stem cells を用いた Parkinson 病の再生医療が試みられている．ヒトの ES 細胞や iPS 細胞から作製したドパミン産生細胞を，Parkinson病モデルの霊長類（カニクイザル）の脳に移植することによって運動症状が改善し，さらに，ドパミンの増加が画像解析によって確認されたとしている．このような細胞移植治療は，L-Dopaのような症状改善薬による治療とは基本的なコンセプトが異なり，新たな神経回路の形成を促す再生医療である．

舞踏病 chorea は，Parkinson 病と相反する現象を示す．したがって，治療方法も Parkinson 病とは対照的であり，ドパミン受容体拮抗薬が用いられる．また，舞踏病治療薬の副作用で医原性パーキンソニズムを起こすことがある．このように L-Dopa 製剤や向精神薬などの薬剤の副作用で誘発される種々の不随意運動は，**ジスキネジア** dyskinesia と総称される．妊娠中に胎盤から分泌され，また経口避妊薬に含有される卵胞ホルモン estrogen は，新線条体のドパミン感受性を亢進させる作用を有している．したがって，分娩（胎盤の娩出）あるいは経口避妊薬の服用中止によって血中のestrogen濃度が低下すると，舞踏病症状は軽快する．

2）アセチルコリン

大脳基底核の『入力部』である新線条体（尾状核および被殻）の神経細胞は，黒質線条体線維（ドパミン作動性ニューロン）の投射を受けると同時に，新線条体内部の介在細胞から**アセチルコリン作動性ニューロン**の投射を受けている．

正常の場合には新線条体内部のドパミンとアセチルコリンの機能的平衡が保たれており，平衡が崩れると不随意運動や筋緊張異常が起こる．**Parkinson病**の病態を生化学的に分析すれば，ドパミン作動性ニューロンの機能低下によって相対的にアセチルコリンの作用が優位になった状態と言うことができる（図V-34）．したがって，アセチルコリンの作用を抑制する抗コリン剤がParkinson病治療に用いられる．

一方，L-Dopa製剤を Parkinson 病患者に用いると副作用として**舞踏病**が生じることがある．したがって舞踏病の病態は，Parkinson病とは対照的に，アセチルコリンに対するドパミンの相対的

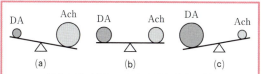

DA：ドパミン　Ach：アセチルコリン
正常では，(b)のように新線条体内部のドパミンとアセチルコリンの機能的平衡が保たれている．
Parkinson病は，(a)のようにドパミンよりもアセチルコリンが優位の状態である．
舞踏病は，(c)のようにアセチルコリンよりもドパミンが優位の状態である．

図V-34 ドパミンとアセチルコリン

優位性によって惹起されることが示唆される．

3）ニコチン性受容体

タバコ（*Nicotiana tabacum*）の葉に含まれる有害物質であるニコチンは，「ニコチン性受容体」や「ニコチン様作用」の語源になっている．自律神経系や神経筋接合部だけでなく中枢神経系においても，神経伝達物質として機能するアセチルコリンの受容体には，ムスカリン性受容体とニコチン性受容体がある．ニコチンは，体内に入るとニコチン性受容体を介して神経系に作用する．これが「ニコチン性」あるいは「ニコチン様」の由縁である．

大脳基底核疾患は，喫煙によって寛解あるいは増悪することが知られている．例えば **Parkinson病** の運動症状（特に異常歩行）や精神症状は，喫煙により寛解する．また，疫学的には Parkinson 病の発生率と喫煙率の間に負の相関関係がみられる．なぜ，喫煙が大脳基底核疾患に影響を及ぼすのであろうか．Parkinson 病は，黒質のドパミン作動性ニューロンの変性によって生じる．黒質の神経細胞はニコチン性受容体を有し，ニコチンによって活性化されてドパミンの放出が促進されるため，喫煙により Parkinson 病症状が寛解すると考えられる．一方，若年からの多量の喫煙が Parkinson 病の危険因子になるという報告もある．前述のように，**舞踏病**は Parkinson 病とは対照的な病態を示す（図V-34）．したがって，喫煙によって増悪することがある．

脳内には Parkinson 病症状を抑制する 1-MeT1Q という物質が存在することが知られている．この物質は白ワインにも含まれ，脂溶性であるために血液脳関門を通過することができる（表V-4）．抗酸化作用のあるポリフェノールを多く含むとして人気が高い赤ワイン（実はポリフェノールは大部分の野菜や果物にも含まれているのであるが）に比べ，最近は旗色の悪い（？）白ワインが，Parkinson 病予防を'錦の御旗'にして人気を挽回する日がくるかもしれない．

なお，コーヒーやアルコールはタバコと同様に Parkinson 病の発症率を低下させるという疫学的データが報告されている．健康に悪いことが好きなヒトは Parkinson 病には罹患しにくいようである．一方，無趣味で仕事中心のヒトは Parkinson 病に罹患しやすいと言われる．数杯のコーヒーを飲みながらこの原稿を書き，晩酌の冷酒と食後の白ワインを楽しみにしている多趣味で仕事は二の次の私は，タバコは吸わないが，Parkinson 病を患うことはなさそうである．

3 血液脳関門

通常の組織においては，毛細血管の内皮細胞は小孔（'窓'と言う）を有し，内皮細胞間には細

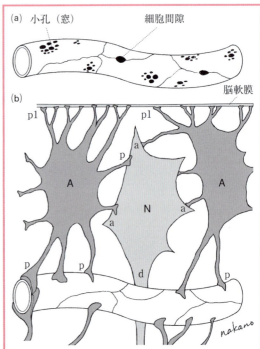

(a) 通常の組織の毛細血管：内皮細胞は小孔（窓）を有し，細胞間には間隙がある．小孔を有するものを有窓性毛細血管，小孔および細胞間隙を有するものを非連続性毛細血管と言う．前者は内分泌器，小腸の絨毛，脈絡叢，腎臓（糸球体および尿細管周囲毛細血管網）にみられる．後者は，肝臓の類洞，骨髄の洞様血管，脾臓の脾洞などである．
(b) 脳の毛細血管：毛細血管の内皮細胞には小孔や細胞間隙がない．星状膠細胞（A）は，毛細血管壁を包むように小足（p）を伸ばす（実際には毛細血管壁を隙間なく包む）．脳表面の近傍に位置する星状膠細胞の小足（p1）は，脳軟膜の内面に並ぶ．
N：神経細胞　a：軸索　d：樹状突起

図V-35 毛細血管と血液脳関門

胞間隙がある（図V-35）．これらの小孔および細胞間隙を介して，血液と細胞の間の物質交換が行われる．例えば，内分泌器におけるホルモンの分泌，骨髄の洞様血管における血球の移動，腎臓の糸球体や尿細管周囲毛細血管網における原尿の濾過や尿の分泌・再吸収，肝臓の類洞での栄養素やビリルビンの移動は，小孔や細胞間隙を介して行われるのである．

脳の毛細血管壁は特異的であり，種々の物質の透過を許さない（表V-4）．すなわち，毛細血管と神経細胞の間にはバリアがあり，特定の物質のみが血中から神経細胞内へ移行するように調節されている．これが**血液脳関門** blood-brain barrier であり，脳内環境の恒常性保持に重要な役割を果たしている．もしドパミンのような神経伝達物質が容易に血中から神経細胞内に移行してしまうならば，中枢神経機能は混乱を来すであろう．

血液脳関門の本態について，毛細血管壁の**内皮細胞** endothelial cell および**星状膠細胞** astrocyte の機能が重要視されている．内皮細胞は小孔を欠き，隣接する細胞間が，**タイトジャンクション** tight junction と呼ばれる接着装置によって強く結合している．タイトジャンクションは細胞膜の外層が癒合した構造であり，単なるバリアではなく，物質の透過性を制御している．また，星状膠細胞は，毛細血管壁を包むように細胞質突起（'小足' と言う）を伸ばし，血液脳関門の一端を担っている（図V-35）．一方，脳の神経細胞に必要な酸素や栄養素は血液脳関門を通過し，星状膠細胞の小足を介して神経細胞の樹状突起に輸送されると考えられる．

近年，**周皮細胞** pericyte や**稀突起膠細胞** oligodendroglia（図I-25）などを含めた neurovascular unit という概念が提唱されている．周皮細胞は，内皮細胞を被覆して毛細血管壁を安定化させ，血液脳関門の維持にも重要な役割を担っている．種々の中枢神経系疾患の病態把握や治療においても，neurovascular unit を構成する細胞の相互作用が重視されている．

F 大脳基底核の諸機能

Parkinson 病などの大脳基底核疾患では，運動症状に加え，眼球運動の異常や高次脳機能障害，自律神経症状など多彩な神経症状がみられる．これは，大脳基底核が運動制御を行うだけでなく，眼球運動系や大脳辺縁系，さらには自律神経系にも影響を及ぼすことを意味している．大脳基底核の'マルチプレーヤー'ぶりを探る．

1 錐体外路系と定位行動

1）定位行動のメカニズム

私たちは，視野の中の対象物に視線を合わせる時，'無意識的' に眼球および頭部を対象物の方へ向けている．この運動を**定位行動** orienting response と言う．定位行動では，対象物を網膜の中で最も解像力が高い中心窩に結像するために，**サッケード** saccade（衝動性眼球運動）と呼ばれる急速な眼球運動が起こる．例えば，皆さんがこの文章を読んでいる時，眼は活字を追って'無意識的' に左から右へ素早く動いている．このような '無意識的' な眼球運動の大部分は，サッケードによる．したがってサッケードは，身体の他の運動に比べて，きわめて高頻度かつ高速度の運動である．サッケードの語源は，仏語で「ぐっと引く」（航海用語では「帆をぐっと引く」）を意味する saquer である．

サッケードを遂行するためには，視覚情報によって対象物の位置を算出し，それを運動情報に変換して外眼筋へ伝導しなければならない．また，急速な運動であるサッケードは遂行途中で修正や停止ができないため，正確なプログラムが必要である．その役割を担っているのが，中脳の**上丘** superior colliculus である．サッケードを誘発する視覚情報は，網膜から視覚伝導路を介して上丘に入力する．さらに，視覚情報は大脳皮質の視覚中枢および眼球運動関連領域（頭頂連合野，前頭眼野，補足眼野），小脳へ伝導され，サッケードを起こす運動情報に変換されて上丘へ投射される．上丘には，サッケードを引き起こす情報が収

視蓋脊髄路を投射する（図V-36）．この回路によって，上丘からの命令が，下位運動ニューロン（脊髄神経運動性線維）を経由して頸部筋へ伝導され，頭部が対象物の方へ向く．すなわち上丘は，定位行動，換言すれば眼球と頭部の共同運動の遂行に重要な役割を果たしているのである．なお，**視蓋** tectum opticum は上丘の比較解剖学的名称である．

2) 大脳基底核と定位行動

Parkinson病でみられる**仮面様顔貌**は，大きく開眼して瞬目が少なく'一点を凝視する'緊張した表情が特徴的である．すなわち，サッケードが抑制されているのである．サッケードに対する大脳基底核の作用について考えてみよう．大脳基底核は，大脳皮質から運動情報の入力を受け，それを修飾した結果を大脳皮質へ送り返すことによって，運動の発現と制御を司っている（図V-1）．しかし，大脳皮質へ回帰することなく，大脳基底核から脳幹へ向けて直接投射する線維が存在する．その1つが，上丘に向けて投射する線維である．すなわち大脳基底核は，大脳皮質（前頭眼野，補足眼野）からサッケードに関する情報の入力を受け，その中から選択した必要な情報を上丘へ投射する機能も司っている（図V-37）．

前述のように，上丘にはサッケードに関連する情報が収束する．このうち，網膜や大脳皮質，小脳から上丘への投射は興奮性であり，サッケードの発現を促進する．一方，大脳基底核から上丘への投射は，抑制性である．したがって大脳基底核からの投射は，網膜や大脳，小脳からの興奮性の情報を定常的に抑制して，サッケードの発現を抑えている（図V-37）．大脳基底核からの定常的抑制が一時的に低下すると，上丘が抑制から解放されてサッケードが発現するのである．しかし，大脳基底核からの抑制低下のメカニズムは明らかではない．

サッケード発現の神経回路は，眼振の急速相を発現させる回路と同様であると考えられている．視野の右半からの情報は，左の上丘へ伝導される（図V-36）．左の上丘からは，右のPPRF（側方注視中枢）へ命令が伝導され，右に向かう水平方

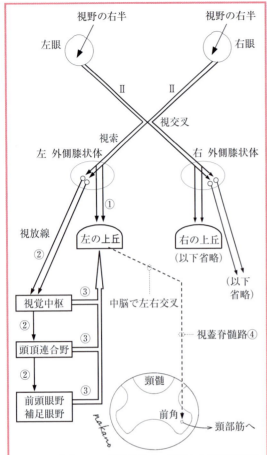

視野の右半からの視覚情報は，網膜から視覚伝導路を介して左の上丘に入力する（①）．視覚情報は大脳皮質の視覚中枢および眼球運動関連領域へ伝導され（②），サッケードを起こす運動情報に変換されて左の上丘へ投射される（③）．したがって，上丘にはサッケードを引き起こす情報が収束する．

左の上丘は右の頸髄前角へ視蓋脊髄路を投射し（④），右の頸部筋が収縮して頭部が右方に向く．

図V-36 サッケードのメカニズム

束するのである（図V-36，37）．上丘は，これらの情報を統合して対象物の正確な位置を算出し，その結果を，注視中枢（側方注視中枢＝PPRF，上方注視中枢，下方注視中枢）を介して外眼筋へ伝導しサッケードを発現させる（図V-38）．

定位行動においては，頸部筋を収縮させて頭部を対象物へ向けなければならない．サッケードを惹起する情報を得た上丘は，反対側の頸髄前角へ

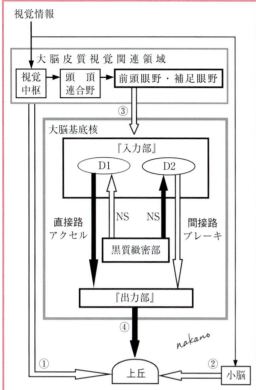

図Ⅴ-37 サッケードと大脳基底核

白の矢印は興奮性，黒の太い矢印は抑制性のニューロンを示す．

大脳皮質および小脳へ伝導された視覚情報は，サッケードを起こす運動情報に変換されて，上丘へ興奮性に投射する（①，②）．

大脳皮質から大脳基底核『入力部』へ伝導された視覚情報（③）は，直接路および間接路を経由し，『出力部』から上丘へ抑制性に投射する（④）．直接路は，『出力部』を抑制してサッケードを発現させる（アクセルをかける）作用がある．間接路は，『出力部』を促進してサッケードを抑制する（ブレーキをかける）作用がある．

ドパミン作動性の黒質線条体線維（NS）は，'アクセル役'である直接路の受容体（D1）に対しては興奮性に，'ブレーキ役'である間接路の受容体（D2）に対しては抑制性に作用する．すなわちドパミンは，サッケードのアクセルを強め，かつブレーキを弱め，サッケードを発現させる作用がある．

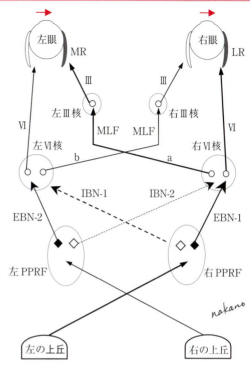

図Ⅴ-38 サッケードとPPRF

Ⅲ：動眼神経　Ⅵ：外転神経　Ⅲ核：動眼神経核
Ⅵ核：外転神経核　MLF：内側縦束

実線の矢印は興奮性ニューロン，点線の矢印は抑制性ニューロン，太線は活動性亢進，細線は活動性低下をそれぞれ示す．

視野の右半からのサッケードに関する情報は，左の上丘に入力する（図Ⅴ-36参照）．左の上丘からは，右のPPRF（橋傍正中網様体＝側方注視中枢）へ命令が伝導される．右の興奮性バーストニューロン（EBN-1）の活動性亢進は右外転神経核の活動性亢進を，抑制性バーストニューロン（IBN-1）の活動性亢進は左外転神経核の活動性低下を惹起する．そのため，右外側直筋（LR）は収縮する．右外転神経核の活動性亢進は，興奮性介在ニューロン（a）によって左動眼神経核の活動性亢進を惹起するため，左内側直筋（MR）は収縮する．したがって，右に向かう水平方向のサッケードが発現し，眼球は対象物に向く．

側方注視中枢（PPRF）については，図Ⅳ-19および**第Ⅳ章のEを参照**．

向のサッケードが発現する（**図Ⅴ-38**）．すなわち，上丘は反対側へ向かうサッケードを支配している．垂直方向のサッケードを発現する注視中枢は内側縦束に位置する．

Parkinson病において眼球運動が抑制されるの

は，なぜであろうか．大脳基底核の『入力部』である新線条体（尾状核および被殻）と『出力部』である淡蒼球内節・黒質網様部とは，直接路と間接路という拮抗する2つの並列回路で結ばれている（**図Ⅴ-10**）．直接路は，『出力部』を抑制して

上丘への抑制性投射を低下させ，上丘を抑制から解除（脱抑制）する．したがって，直接路はサッケードを発現するように作用する．間接路は，『出力部』を興奮させて上丘への抑制性投射を増強し，上丘を抑制する．したがって，間接路はサッケードを抑制するように作用する．すなわち，随意運動に対する作用と同様に，眼球運動に対しても直接路は'アクセル役'，間接路は'ブレーキ役'として作用するのである（図V-37）．黒質線条体線維（ドパミン作動性ニューロン）によって『入力部』である新線条体に放出されるドパミンは，'アクセル役'である直接路に対しては興奮性に，'ブレーキ役'である間接路に対しては抑制性に作用する．すなわちドパミンは，直接路と間接路の両回路を介してサッケードを発現させる作用がある（図V-37）．Parkinson病では黒質の変性に伴って新線条体のドパミンが不足するため，サッケードが抑制されるのである．

3）小脳と定位行動

視覚情報の一部は小脳へ伝導される（図V-1）．小脳は，その情報をサッケードに関する運動情報に変換し，上丘へ投射する（図V-37）．換言すれば，視野の中の対象物に視線を合わせる時，小脳は視覚情報のフィードバックを基に適切な眼球の位置を算出して上丘へ運動情報を投射し，サッケードを発現させる．小脳は，随意運動に対する作用と同様に，サッケードに対しても'ハンドル役'として作用しているのである．

小脳の虫部を破壊するとサッケードはhypometricになり，室頂核を破壊するとhypermetricになると言われるが，小脳のサッケードに対する作用機序の詳細は明らかではない．

2 錐体外路系と高次脳機能

大脳皮質の広範な変性を来す**Alzheimer型認知症**では，記憶障害（新しい情報を習得する〈記銘〉および以前に習得した情報を検索する〈想起〉の障害）および失語，失行，失認が起こる．これらの症状は，従来の痴呆の診断基準にほぼ一致し，**皮質性認知症** cortical dementia と呼ばれる（表V-5）．

大脳皮質下の神経核が責任病巣の**Parkinson病**や，**Huntington舞踏病**，**進行性核上性麻痺**（PSP）などの大脳基底核疾患においても認知症が起こることがあり，**皮質下性認知症** subcortical dementia と呼ばれる（表V-5）．その後の研究の進歩により，これらの疾患においては大脳基底核だけでなく前頭前野の機能も低下していることが明らかになり，大脳基底核の高次脳機能への関与が注目されている．前頭葉皮質の特に**前頭前野** prefrontal area（Brodmannのarea 9-12, 45-47）は，系統発生学的に最も新しい領域であり，ヒトにおいて著しく発達している．前頭葉は，大脳皮質の'中央監視システム'として管理機能（目的に応じた目標を設定し，企画施行し，結果を評価して利用する機能）を担っている．換言すれば，各連合野が司る言語や記憶などの高次機能を統合して，より高度な思考，意欲，感情などに結び付ける機能を司っている．

皮質下性認知症は，失念（記憶想起の緩慢），知識の有効利用の障害，思考過程および情報処理過程の緩慢化，人格および感情の障害（無気力，無感情，集中力低下，注意力低下）が特徴的である．すなわち，真の能力喪失ではなく能力発揮の障害であり，その背景には前頭葉の管理機能の障害がある．一方，大脳皮質の特定領域の障害で生じる巣症状である失語，失行，失認はみられない．皮質下性認知症は，前頭葉の機能低下を反映しているのである．

なぜ，大脳基底核疾患で皮質下性認知症，すなわち前頭葉の機能低下が起こるのであろうか．前頭葉の特に前頭前野は，皮質下の大脳基底核，脳幹，視床などとの間に線維連絡を有し，運動機能の調整も行っている．Parkinson病では，黒質線条体線維だけでなく，中脳の腹側被蓋野から大脳辺縁系を介して前頭前野に投射するドパミン作動性ニューロンも障害されるため，前頭葉の機能低下が起こると考えられる（図V-39）．

多系統萎縮症（MSA）において，前頭葉に，α-synuclein蛋白を構成成分とする glial cytoplasmic inclusion（GCI）が多数出現するが，認知機能との関連は明らかではない．前述のようにGCI

表V-5 皮質性認知症と皮質下性認知症

	皮質性認知症	皮質下性認知症
障害部位	大脳皮質	大脳基底核 前頭前野
主な疾患	Alzheimer 型認知症 脳血管性認知症 瀰漫性 Lewy 小体病	Parkinson 病 Huntington 舞踏病 進行性核上性麻痺
病理組織学的変化	神経原線維変化 アミロイド沈着	Lewy 小体
失語，失行，失認	＋	－
記憶障害＊	エピソード記憶の障害 意味記憶の障害	手続き記憶の障害 作動記憶の障害
	記銘の障害 想起の障害	想起の障害 知識の有効利用の障害
感情	無気力 無感情	抑うつ 人格の変化
その他		思考過程，情報処理過程の緩慢，幻覚，妄想

両者がオーバーラッピングすることも稀ではない．また，病理組織学的に両者の中間型も存在するため，両者の境界は不明確である．
＊記憶障害については第Ⅵ章で解説する．

は，稀突起膠細胞に出現する封入体である．さらに近年，神経細胞にも，α-synuclein 蛋白を構成成分とする封入体が出現することが明らかにされた．そのため，稀突起膠細胞と神経細胞の両者に α-synuclein 蛋白が出現し，神経系の障害を相乗的に加速している可能性も示唆されている．

私たちはサッケードによって視野の中の対象物を捉えると，'注意を集中させて' それを見ることができる．換言すれば，サッケードは認知機能と密接に関連しているのである．前述のように，Parkinson 病ではサッケードが抑制される．したがって，Parkinson 病の高次脳機能障害（注意や記憶などの障害）には，前頭前野の機能低下に加えて，サッケード抑制が関わっていることが示唆される．

'蝶のように舞い蜂のように刺す' と形容された，ボクシング元世界ヘビー級王者の故 Muhammad Ali が Parkinson 病に侵されていたことは，よくご存じであろう．1974 年にアフリカの Zaire（現 Congo 共和国）の首都 Kinshasa において大逆転 KO で George Foreman を下して王座に返

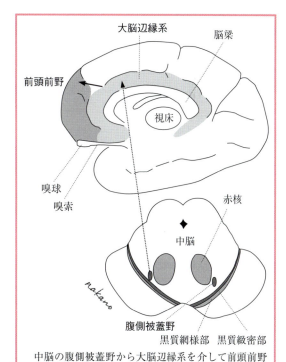

中脳の腹側被蓋野から大脳辺縁系を介して前頭前野に投射するドパミン作動性ニューロンは，高次脳機能に関与している．

図V-39 腹側被蓋野と前頭前野

り咲いた'キンシャサの奇跡'と,翌々年の日本武道館におけるNWF世界ヘビー級王者アントニオ猪木との'格闘技世界一決定戦'が脳裏に焼き付いている私にとって,近年のAliの震える手と一点を凝視した無表情な顔貌は衝撃的でさえあり,大脳基底核の神秘性と重要性がより印象付けられる.

文　献

1) 中野隆：小脳.コメディカルのための臨床解剖学サブノート神経 第4版, 23-28. Orenstein und Koppel（名古屋）, 2006
2) 後藤昇,後藤潤,江連博光：マスターの要点神経解剖学 第8回 伝導路（1）.錐体路と小脳系以外の錐体外路.理学療法 18(9)：912-917, 2001
3) 後藤昇,後藤潤,江連博光：マスターの要点神経解剖学 第9回 伝導路（2）.小脳系錐体外路と脊髄小脳路.理学療法 18(10)：1000-1005, 2001
4) 真野行生,豊島英徳：中枢性運動制御の生理.リハビリテーション基礎医学 第2版, 45-58. 医学書院, 2000
5) 虫明元：基底核,小脳と大脳皮質の機能連関.神経進歩 39(2)：277-289, 1995
6) 彦坂興秀：運動のシステム.岩波講座 現代医学の基礎7 脳・神経の科学Ⅱ 脳の高次機能（酒田英夫, 外山敬介編）第1版, 111-130. 岩波書店, 1999
7) 立花隆：脳を究める.脳研究最前線 第1版, 35-48. 朝日新聞社, 1996
8) 井手千束,杉本哲夫,車田正男訳：フィッツジェラルド神経解剖学 第1版, 207-216. 西村書店, 1999
9) 外山敬介：運動発現のメカニズム—反射性運動の発現メカニズム. Clin Neurosci 20(11)：1233-1235, 2002
10) 南部篤：大脳基底核をめぐる運動系ループの構造と機能.脳の科学 23：1033-1040, 2001
11) 南部篤：大脳基底核の機能—パーキンソン病の理解のために. J Clin Reha 11：1095-1101, 2002
12) 加藤誠：大脳基底核による運動制御の機構.神経進歩 39：233-245, 1995
13) 中野勝磨：大脳基底核の解剖と神経化学—大脳基底核のinputとoutput. Clin Neurosci 16：490-492, 1998
14) 大野忠雄：大脳基底核の解剖と神経化学—Feedback loop. Clin Neurosci 16：493-494, 1998
15) 木村實：大脳基底核の機能—運動のplanningと調節における基底核の役割. Clin Neurosci 16：500-503, 1998
16) 高田昌彦：大脳基底核の機能解剖学.脳の科学 26(増刊)：35-45, 2004
17) 中野今治：大脳辺縁系とは—大脳辺縁系の線維連絡. Clin Neurosci 23：17-19, 2005
18) 磯尾綾子, K Cheng, 田中啓治：大脳辺縁系をめぐる最近の進歩—大脳辺縁系のイメージング. Clin Neurosci 23：46-48, 2005
19) 柳澤信夫：パーキンソン病—概念と治療の歴史.脳の科学 26(増刊)：8-20, 2004
20) 岩田誠：パーキンソン病の症候と自然経過.脳の科学 26(増刊)：63-67, 2004
21) 橋本隆男：パーキンソン病症候の運動学・病態生理学.脳の科学 26(増刊)：69-74, 2004
22) 小川紀雄：パーキンソン病の病因と病態.日本内科学会誌 92：1394-1399, 2003
23) 中島健二,野村哲志,安井建一：パーキンソン病の臨床と画像.日本内科学会誌 92：1400-1405, 2003
24) 高草木薫：大脳基底核の機能—パーキンソン病との関連において.日本生理誌 65：113-129, 2003
25) 高草木薫：大脳基底核による運動の制御.臨床神経学 49：325-334, 2009
26) 今井壽正：臨床症状とその病態生理—四大徴候. Clin Neurosci 12：986-989, 1994
27) 中村利生,今井壽正：Parkinson歩行と小刻み歩行とすくみ足歩行. Clin Neurosci 16：103-105, 1998
28) 萩原宏毅,作田学：鉛管様筋固縮と歯車様筋固縮. Clin Neurosci 16：300, 1998
29) 藤本健一：姿勢反射,立ち直り反射. Clin Neurosci 22：964-966, 2004
30) 作田学：錐体外路性不随意運動の鑑別診断と発現メカニズム. Clin Neurosci 20(11)：1280-1281, 2002
31) 豊倉康夫：芸術と文学にみられる神経学的作品, 6-9. ノバルティスファーマ, 2004
32) 吉澤利弘：錐体外路性不随意運動の鑑別診断と発現メカニズム—舞踏運動. Clin Neurosci 20(11)：1262-1266, 2004
33) 天野隆弘：錐体外路性不随意運動の鑑別診断と発現メカニズム—バリズム. Clin Neurosci 20(11)：1268-1270, 2004

34) 高田昌彦, 南部篤:皮質―視床下核投射の機能的意義. 脳の科学 24:437-444, 2002
35) 山田浩, 藤本健一, 吉田充男:大脳基底核の機能―最近の概念. Clin Neurosci 12:970-973, 1994
36) 山田淳夫, 竹内博明, 三木均:視床下核出血により筋固縮の改善をみたパーキンソニズムの1例. 臨床神経 32:887, 1992
37) 松村賢, 大江千廣:異常運動のメカニズム―実験動物モデルでの研究から. Clin Neurosci 16:524-527, 1998
38) 島田荘司:御手洗潔のダンス. 講談社文庫, 2003
39) 森田洋:小脳・脳幹・脊髄性不随意運動の鑑別診断と発現メカニズム―中脳振戦. Clin Neurosci 20:1298-1299, 2002
40) 金澤章:小脳・脳幹・脊髄性不随意運動の鑑別診断と発現メカニズム―骨格筋ミオクローヌス. Clin Neurosci 20:1300-1301, 2002
41) 福武敏夫:小脳・脳幹・脊髄性不随意運動の鑑別診断と発現メカニズム―口蓋振戦(口蓋ミオクローヌス). Clin Neurosci 20:1302-1304, 2002
42) Kuypers HGJM:A new look at the organization of the motor system. Prog Brain Res 57:381-403, 1982
43) 冨安斉, 山口亜紀, 吉井文均:脳幹と脳神経. ダイナミック神経診断学(柴崎浩, 田川皓一, 湯浅龍彦編), 139-147. 西村書店, 2001
44) 水野昇, 岩堀修明, 中村泰尚訳:図説中枢神経系 第2版, 228-239. 医学書院, 1994
45) 田崎義昭, 斎藤佳雄:ベッドサイドの神経の診かた 第11版, 31. 南山堂, 1980
46) 平井俊策:意識障害の診かた. 臨床神経内科学 第4版(平山惠造編), 15-26. 南山堂, 2000
47) 小阪憲司:びまん性Lewy小体病. 脳の科学 26(増刊):249-253, 2004
48) 若林孝一:パーキンソン病の全身病理. パーキンソン病―病理学, 自律神経系研究の進歩(山本光利編), 2-16. 2004
49) 村山繁雄:加齢におけるパーキンソン病関連病理の発現―高齢者連続剖検例を用いた全身病理的検討. パーキンソン病―病理学, 自律神経系研究の進歩(山本光利編), 34-45. 2004
50) 山下拓史:パーキンソン病の病態解明. 日本臨床 62(9):1594-1596, 2004
51) 三明裕和, 水澤英洋:パーキンソニズムを呈する疾患の診断と治療―多系統萎縮症. 日本内科学会誌 92:1479-1484, 2003
52) 安東潔:ニコチンの精神薬理. 脳の科学 22:947-950, 2000
53) 中山均:神経細胞型ニコチン性アセチルコリン受容体を介した細胞内シグナル伝達. 脳の科学 22:951-956, 2000
54) 酒田英夫, 外山敬介編:現代医学の基礎7 脳・神経の科学Ⅱ 脳の高次機能 第1版, 111-130. 岩波書店, 1999
55) 高田昌彦:大脳基底核の視蓋投射系. 神経進歩 39:223-232, 1995
56) 宮下暢夫:ドーパミン不全による眼球運動と注意の障害. 神経進歩 39:246-257, 1995
57) 小宮山純, 長谷川修:律動性運動と滑動性追従運動の障害. Clin Neurosci 13:1224-1226, 1995
58) Noda H, Fujioka T:Topography of the oculomotor area of the cerebellar vermis in Macaques as determined by microstimulation. J Neurophysiol 58:1247-1261, 1987
59) Sato H, Noda H:Saccadic dysmetria induced by transiet functional decortication of the cerebellar vermis. Exp Brain Res 88:455-458, 1992
60) 永雄総一:小脳による眼球運動の適応. 神経進歩 44:748-759, 2000
61) 福島順子, 福島菊郎:サッケードと滑動性追跡眼球運動. Clin Neurosci 22:1391-1397, 2004
62) 田丸冬彦:大脳基底核病変と知的機能障害. 神経進歩 39:305-310, 1995
63) 堀口淳:臨床症状とその病態生理―精神症状. Clin Neurosci 12:990-992, 1994
64) 丸山哲弘, 柳澤信夫:臨床症状とその病態生理―高次脳機能障害. Clin Neurosci 12:996-1001, 1994
65) 渡辺克成, 木村實:大脳基底核の機能―記憶と基底核. Clin Neurosci 16:504-505, 1998
66) 下村辰雄, 森悦朗:高次脳機能―前頭葉機能. ダイナミック神経診断学(柴崎浩, 田川皓一, 湯浅龍彦編), 99-104. 西村書店, 2001
67) 小長谷正明:多系統萎縮症. 医療 57:159-165, 2003
68) Hakusui S et al:A radiological analysis of heart sympathetic functions with meta-[^{123}I] iodobenzylguanidine in neurological patients with autonomic failure. J Auton Ner Syst 49:81-84, 1994
69) Courbon F et al:Cardiac MIBG scintigraphy is a sensitive tool for detecting cardiac sympathetic denervation in Parkinson's disease. Mov Disord 18:890-897, 2003
70) Orimo S et al:^{123}I-MIBG myocardial scintigraphy for differentiating Parkinson's disease from

70) other neurodegenerative parkinsonism-A systematic review and meta-analysis. *Parkinsonism Relat Disord* **18**：949-950, 2012
71) 渡辺宏久・他：多系統萎縮症の病態と症候の広がり．臨床神経学 **56**：457-464, 2016
72) 織茂智之：パーキンソン病の診断と治療の新たな展開．臨床神経 **57**：259-273, 2017
73) Braak H et al：Staging of brain pathology related to sporadic Parkinson's disease. *Neurobiol Aging* **24**：197-211, 2003
74) Hely MA et al：The Sydney multicenter study of Parkinson's disease-The inevitability of dementia at 20 years. *Mov Disord* **23**：837-844, 2008
75) Wakabayashi K et al：Involvement of the peripheral nervous system in synucleinopathies, tauopathies and other neurodegenerative proteinopathies of the brain. *Acta Neuropathol* **120**：1-12, 2010
76) Doi D et al：Prolonged maturation culture favors a reduction in the tumorigenicity and the dopaminergic function of human ESC-derived neural cells in a primate model of Parkinson's disease. *Stem Cells* **30**：935-945, 2012
77) Kikuchi T et al：Human iPS cell-derived dopaminergic neurons function in a primate Parkinson's disease model. *Nature* **548**：592-596, 2017
78) 榎本博之：パーキンソン病とはなにか．臨整外 **52**：819-824, 2017
79) Armulik A, Abramsson A, Betsholtz C：Endothelial/pericyte interactions. *Circ Res* **97**：512-523, 2005
80) del Zoppo GJ：Stroke and neurovascular protection. *N Engl J Med* **354**：553-555, 2006
81) Kamouchi M, Ago T, Kitazono T：Brain pericytes-emerging concepts and functional roles in brain homeostasis. *Cell Mol Neurobiol* **31**：175-193, 2011
82) 岩本典子, 古瀬幹夫：上皮バリアと血液脳関門—タイトジャンクションがバリアを形成する分子メカニズム．*Drug Delivery System* **28**：279-286, 2013
83) 中川慎介, 丹羽正美：脳毛細血管の in vitro での再現 血液脳関門（BBB）構成細胞の単離と in vitro BBB モデルの再構築．日薬理誌 **143**：137-143, 2014
84) 中村晋之, 吾郷哲朗：脳血管ペリサイトの生理的役割と脳虚血応答．脳循環代謝 **25**：109-115, 2014
85) 渡辺宏久・他：多系統萎縮症の病態と症候の広がり．臨床神経 **56**：457-464, 2016
86) Yoshida M：Multiple system atrophy-alpha-synuclein and neuronal degeneration. *Neuropathol* **27**：484-493, 2007
87) 吉田眞理：多系統萎縮症—シヌクレインと神経細胞変性．臨床神経 **51**：838-842, 2011
88) Aoki N et al：Atypical multiple system atrophy is a new subtype of frontotemporal lobar degeneration-Frontotemporal lobar degeneration associated with alpha-synuclein. *Acta Neuropathol* **130**：93-105, 2015
89) 西沢笛畝：大東亜玩具史．大雅堂, 1943
90) 中村美佐雄：郷土玩具の研究 再版．旅行文化社出版部, 1944

第VI章
大脳辺縁系の機能解剖

　大脳辺縁系は，系統発生学的に「古い部分」とみなされ，嗅覚を司る嗅脳との関連が深い．しかし海馬や扁桃体は，高等な動物ほど発達し，機能解剖学的には決して「古い部分」ではない．

　本章では，情動や記憶などの高次脳機能および運動制御機能と結びつけながら大脳辺縁系の機能を探る．したがって，タイトルは「大脳辺縁系の機能解剖」であるが，前章「錐体外路系の機能解剖」の続編と考えてお読みいただければ幸いである．

A 大脳辺縁系の構成要素

　大脳半球内側面において脳梁および間脳の周囲を取り囲む領域を**大脳辺縁系** limbic system と言い，MacLean によって 1952 年に命名された．ヒトのような高等動物では，大脳皮質のうち『新しい部分』である新皮質が大きくなったために，系統発生的に『古い部分』である大脳辺縁系は脳の底部に偏在している．大脳縦裂に面する**帯状回** cingulate gyrus，側頭葉の内側面にある**海馬傍回** parahippocampal gyrus，側頭葉の深部にある**海馬** hippocampus，海馬傍回前端の海馬鈎内部に埋まっている**扁桃体** amygdaloid body（amygdala），視床下部の底にある**乳頭体** mamillary body が，大脳辺縁系の主な構成要素である（図Ⅵ-1，2）．大脳辺縁系の前方には，**嗅脳** rhinencephalon が隣接している（図Ⅵ-3）．すなわち，大脳辺縁系は形態的に新皮質と視床下部，嗅脳の中間に位置する．

　海馬と乳頭体は，新皮質と連絡することによって記憶の〈保持〉および〈想起〉に重要な役割を果たしている．扁桃体は，**情動**（感情）および**本能行動**（食欲，性欲，集団欲）の制御を司り，嗅球からは嗅覚の情報入力を受けている．また，大脳辺縁系は内分泌機能や自律神経機能を司る視床下部と連絡を有するため，記憶および情動によっ

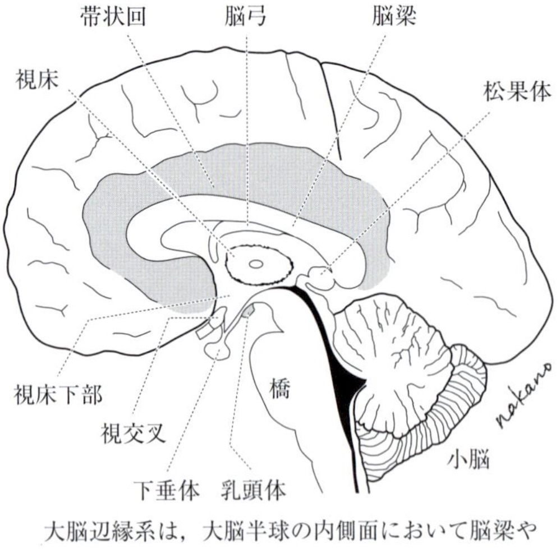

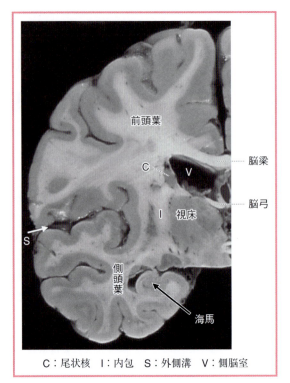

C：尾状核　I：内包　S：外側溝　V：側脳室

図Ⅵ-2　海馬：脳の前額断

図Ⅵ-1　大脳辺縁系は，大脳半球の内側面において脳梁や間脳（視床，視床下部）を取り囲む領域である．

図Ⅵ-1　大脳辺縁系の構成要素(1)：脳の正中断

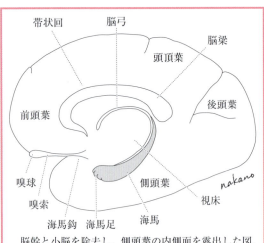

脳幹と小脳を除去し，側頭葉の内側面を露出した図．側頭葉内部にある海馬は，側頭葉内側面に投影させてある．

　海馬傍回の前端を海馬鈎と言う．脳弓の前下部が海馬に連絡している．大脳辺縁系の前端は，嗅脳（嗅球および嗅索）に連なる．

図Ⅵ-3　大脳辺縁系の構成要素(2)：大脳の内側面

て内分泌系や自律神経系の活動を調整する役割も担っている．すなわち大脳辺縁系は，機能的に大脳皮質（新皮質）と内分泌系，自律神経系，嗅覚系を中継する要衝である．

B 海馬と記憶系

1 海馬

　海馬 hippocampus は，側頭葉の深部で側脳室の下角および後角の下面に沿う隆起部であり，弓状の神経線維束である**脳弓** fornix によって乳頭体と結ばれている．さらに，乳頭体から，**視床** thalamus の前部，帯状回，海馬傍回を経て海馬に回帰する神経回路がある．すなわち，海馬⇒脳弓⇒乳頭体⇒視床⇒帯状回⇒海馬傍回⇒海馬を結ぶ閉鎖回路が存在することになる（図Ⅵ-4）．これが，記憶を司る **Papez の回路** circuit of Papez である．

　海馬 hippocampus とは不思議な名称である．hippocampus の語源は，ギリシャ語の「馬」と「曲がる」という意味の単語の合成語であり，2 つの意味を有している．1 つはギリシャ神話の海神 Poseidon またはローマ神話の海神 Neptune が乗る車を引く空想上の動物で，前半身は「馬」，後半身は魚の姿をした 'Hippocampus' である．

もう 1 つは 'タツノオトシゴ' の学名（ラテン語）であり，その「曲がった」尾の形態から *hippocampus* の名が付いたのである．脳の海馬 hippocampus の由来は，'Hippocampus' か，タツノオトシゴか，どちらであろうか．

　海馬の前端には数個の隆起があり，海馬足（海馬趾）と呼ばれている（**図Ⅵ-3**）．海馬足の形態が 'Hippocampus' の弓状に「曲がった」前肢に似ているため，*hippocampus* という学名（英名も同じ）が付いたという．一方，海馬の前額断の形態あるいは全体像が 'タツノオトシゴ' に似ているためという説もある．では，日本名の海馬の由来は何であろうか．医学史に詳しい諸先輩の考察によれば，'タツノオトシゴ' の独名 Seepferd（英名は sea horse ＝ 海の馬）の直訳であるという．どうやら '八百万［やおよろず］の神々の国' には，ローマやギリシャの神様が降臨する隙はなかったようだ．

　海馬は，前額断では羊の角のように巻き込まれた形に見えるため，**アンモン角** Ammon's horn と呼ばれることがある．アンモンとは羊の頭を持つ古代エジプトの神 Ammon-Ra のことであり，古生代および中生代に棲息していた *ammonite* の語源も同様である．ところで，*ammonite* は巻き貝のように見えるが，貝類ではない．タコやイカと同じく軟体動物の仲間である．

2 記憶系

　記憶についてまとめてみよう．記憶過程を段階的に区分すると，新しい情報を習得する〈記銘〉，それを貯蔵する〈保持〉，以前に習得した情報を取り出す〈想起〉に分けることができる．記憶は，〈記銘〉から〈想起〉までの時間的特性から，秒単位の**即時記憶** immediate memory，数分から数カ月単位の**近時記憶** recent memory，年単位の**遠隔記憶** remote memory に分類される．また，〈保持〉される部位および記憶過程のメカニズムの相違から，①短期記憶，②エピソード記憶，③意味記憶，④手続き記憶の 4 つの系に分類され，それぞれが異なる神経回路に依存していると考えられる（**図Ⅵ-5**）．また，エピソード記憶，意味

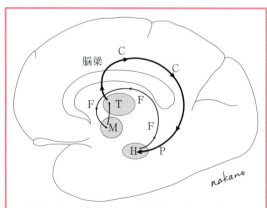

海馬（H）⇒脳弓（F）⇒乳頭体（M）⇒視床（T）の前部（視床前核）⇒帯状回（C）⇒海馬傍回（P）⇒海馬（H）を結ぶ閉鎖回路を Papez の回路と言う．

図Ⅵ-4 **Papez の回路**

記憶，手続き記憶は，**長期記憶** long term memory と総称される．一般に'記憶'と呼んでいるものは，長期記憶である．

私たちの記憶は，どのように形成されるのであろうか．大脳皮質の一次知覚野および知覚連合野において処理された知覚情報は，側頭葉連合野に送られて，他の知覚情報あるいは言語中枢や大脳辺縁系などから側頭葉連合野に送られてきた情報と統合処理されることによって**認知** cognition される．認知された情報の一部が，長期記憶として大脳皮質連合野に〈保持〉されるのである．**短期記憶**は，認知された情報を長期記憶として〈保持〉するまでの'中間処理過程'と考えられている（図Ⅵ-6）．4つの記憶系について概説する．

1）短期記憶

短期記憶 short term memory は，例えば電話番号を暗唱してダイヤルする際に用いられる記憶である．検者が数個の数字を言い，被検者に復唱させることによって検査できる．短期記憶で記憶できる数字の個数は個体差が少なく，正常では7個程度である．しかし，電話番号のようにハイフンを挿入して数字をグループ化すると，記憶容量を増すことができる．

作動記憶 working memory は，短期記憶の概念を発展させ，注意力や集中力を組み合わせたものである．すなわち，短期記憶を操作して，会話や計算，推理など複雑な認知を必要とする行動に用いる能力である．作動記憶には，短期記憶を司る側頭葉，大脳皮質の'中央監視システム'である前頭前野，および両者を結ぶ神経回路が関与する．大脳皮質が広範に侵される **Alzheimer型認知症** Alzheimer-type dementia や **Lewy小体型認知症** dementia with Lewy body において作動記憶が障害される．また，大脳基底核は前頭前野と線維連絡を有している（図Ⅴ-39）．したがって，**大脳基底核疾患**（Parkinson病，Huntington舞踏病，進行性核上性麻痺）による皮質下性認知症において作動記憶の障害が生じる．

2）エピソード記憶

エピソード記憶 episodic memory は，「いつ，どこで，何があり，どう思ったか」という個人的な体験に関する記憶であり，いわゆる'思い出'に相当する．Papezの回路を含む側頭葉と前頭葉の内側面が関与する．**健忘** amnesia とは，一般的にはエピソード記憶の障害を指す．**Alzheimer型認知症**では海馬が萎縮するため，初期からエピソード記憶が障害される．

3）意味記憶

意味記憶 semantic memory は，個人的な体験に左右されない記憶であり，「解剖学用語」や「歴史上の出来事」などの'知識'に相当する．側頭

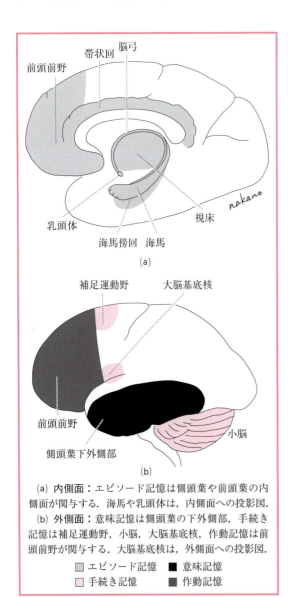

(a) 内側面：エピソード記憶は側頭葉や前頭葉の内側面が関与する．海馬や乳頭体は，内側面への投影図．
(b) 外側面：意味記憶は側頭葉の下外側部，手続き記憶は補足運動野，小脳，大脳基底核，作動記憶は前頭前野が関与する．大脳基底核は，外側面への投影図．

図Ⅵ-5 記憶系（文献2より改変して引用）

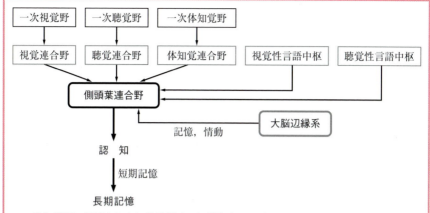

図Ⅵ-6 記憶形成のメカニズム（イメージ図）

葉の下外側部が関与する．初老期に発症し側頭葉下外側部と前頭葉が限局性に萎縮する **Pick 病** では，意味記憶が早期から選択的に障害されることがある．

4）手続き記憶

手続き記憶 procedural memory は，日常生活における動作（例：箸の使い方，衣服の着方）や操作手順（例：自動車の運転，パソコンのキーの blind touch）の記憶であり，'習慣'に相当する．いわゆる'体で覚える記憶'であり，大脳基底核，補足運動野，小脳が関与する．したがって，**大脳基底核疾患**による皮質下性認知症や**小脳疾患**（オリーブ橋小脳萎縮症）において手続き記憶が障害される．

3 海馬と記憶

話題の韓流映画『私の頭の中の消しゴム』をご覧になったであろうか．物忘れがひどいお嬢様育ちの主人公スジンは，愛に懐疑的な青年チョルスと出会い恋に落ち，やがて結婚する．自分が若年性 Alzheimer 病に侵されている事実を知ったスジンは，記憶が次第に失われる中で，「私の頭の中に消しゴムがあるんだって．だから，もう優しくしてくれなくていいのよ．どうせ，忘れちゃうんだから……」とチョルスに告げる．涙なくしては見ることができない珠玉のラブ・ストーリーである．『頭の中の消しゴム』を機能解剖学的に考えてみよう．

ところで，日本痴呆学会が日本認知症学会に改称されたが，旧来からの医学用語については「痴呆」という名称が引き続き使用されているため混乱を招いている．本章においては，医学用語も含めて便宜上「認知症」と記すことにする．

前述のように，短期記憶は認知された情報を長期記憶として〈保持〉するまでの'中間処理過程'であり，長くても数分程度で消失する．短期記憶の中から必要な情報を選択して長期記憶に変換する機能は，海馬が担っていると考えられる．したがって，海馬が両側性に損傷されると，短期記憶は保たれるが，**記銘力低下**および**前行性健忘**

anterograde amnesia（発症以後の出来事を〈保持〉できない状態）が生じる．また，長期記憶のうち障害されるものは**エピソード記憶**であり，海馬に依存しない意味記憶および手続き記憶は保たれる．

海馬は，長期記憶の中から必要な情報を〈想起〉する機能も担っている．しかし，〈記銘〉後に十分な時間が経過すると〈想起〉に海馬の関与は不要になる．したがって，海馬の障害では**逆行性健忘** retrograde amnesia（発症以前の出来事を〈想起〉できない状態）を起こすが，遠隔記憶は近時記憶に比べて〈想起〉しやすい．

意味記憶とエピソード記憶との相違について考えてみよう．意味記憶は，「Babinski 徴候は錐体路徴候である」というような自分の体験が関与しない'知識'であり，「質問される」あるいは「試験に出題される」など特別なきっかけがなければ〈想起〉することができない．例えば，食事中に唐突に「Babinski 徴候は錐体路徴候である」と思い出すことはない．したがって，潜在記憶と呼ばれる．一方，エピソード記憶は，「講義中に自分が Babinski 徴候の被検者にされた」というような過去の体験や出来事に関する'思い出'である．エピソード記憶は，「よく覚えていることは何か」と聞かれて「講義中に自分が Babinski 徴候の被検者にされた」ことを思い出すように，意識して〈想起〉することができる．すなわち，エピソード記憶は自分の体験に付随して〈想起〉される記憶であり，顕在記憶と呼ばれる．「Babinski 徴候が錐体路徴候であることは，解剖学の講義で中野に習った」と〈想起〉した場合は，エピソード記憶である．しかし，「解剖学の講義で中野に習った」ことが忘却され，「Babinski 徴候は錐体路徴候である」ことだけが〈保持〉されている場合は，意味記憶である．このように，意味記憶とエピソード記憶は関係が深く，互いに移行することもある．

記憶を成長過程と対照させて考えると，最も早期から発達するのが手続き記憶，次いで意味記憶と短期記憶，最も遅れて思春期頃に発達するのが海馬に依存するエピソード記憶である．意味記憶は小学生頃に能力を発揮するが，加齢に伴ってその能力は低下する．「Babinski 徴候は錐体路徴候である」と単純に意味記憶として暗記するのではなく，「講義中に○○君が Babinski 徴候の被検者にされて面白かった」ことを思い浮かべながらエピソード記憶として記憶すれば，解剖学の成績も向上するであろう．

記憶力低下は，成長過程に伴う記憶力発達と逆の順序で進行する．そのため，海馬に萎縮が生じる **Alzheimer 型認知症**の初期には，エピソード記憶の障害（健忘）が特徴的である．本症の進行例あるいは **Lewy 小体型認知症**による皮質性認知症では，エピソード記憶だけでなく意味記憶や作動記憶も障害される．しかし，海馬や大脳皮質に依存しない手続き記憶は，比較的保たれる．『頭の中の消しゴム』によって最も消えやすいのがエピソード記憶，すなわち'思い出'である．

最近，認知症を伴う **Parkinson 病**症例においては，認知症を伴わない同疾患症例に比べて，有意に海馬が縮小していることが MRI 所見によって明らかにされた．海馬の縮小は，病理組織学的には，Parkinson 病の変化（Lewy 小体）および Alzheimer 型認知症の変化（老人斑および神経原線維変化）の両者に起因すると考えられている．すなわち，海馬の所見からも，認知症を伴う Parkinson 病と Alzheimer 型認知症の関連が裏付けられるのである．

4 Alzheimer 型認知症

認知症においては，中核症状である認知障害（記憶障害，失見当識，思考・判断力の低下）以外に，種々の周辺症状（徘徊，せん妄，意欲低下・抑うつ，妄想，幻覚，睡眠障害，食行動の異常）を伴う．本邦の認知症患者数は 400 万人にのぼり，2016 年に徘徊中に行方不明になった高齢者は 15,000 人を超えるという．特に Alzheimer 型認知症が急速に増加し，医療のみならず介護や社会の面からも大きな課題になっている．

1）Alzheimer 型認知症の医学史

本症の第 1 例は，夫への病的嫉妬と記憶力低下により発症し独国 Frankfurt am Main 市立精神

病院に入院した51歳の女性である．同病院の精神科医であると同時に神経解剖学者でもあった Alois Alzheimer は，初老期に発症した背景には遺伝的素因があると考え，自身が München の Ludwig Maximilian 王立精神病院に異動した後も，第1例患者の臨床経過を詳細に報告させ，さらに褥瘡が原因で死亡した彼女の脳を精査した．その結果は，臨床的には「初老期に発症して進行が早く，高度の認知症と言語障害を伴い」，神経解剖学的には「高度の大脳皮質萎縮がみられる」特異な疾患として，1906年に学会発表された．この報告は全く注目されることがなかったが，Alzheimer はその後も初老期認知症症例を包括的に発表し続けた．そして，彼の上司であり'精神医学の法王'と称されていた Emil Kräpelin が，1910年に著した臨床精神医学の教科書においてこれらの症例を，**Alzheimer 病** Alzheimersche Krankheit と命名し，「神経解剖学的所見からは老年性認知症の最重症型であると推測できるが，発症時期および臨床症状は老年性認知症とは異なる特異な一群」と記したのである．

Alzheimer 病の名称については，今日においても混乱がある．これは，Alzheimer 病と**老年性認知症** senile dementia を，独立した疾患とみなすか，同一疾患とみなすかという問題に起因する．既に Alzheimer 自身が Alzheimer 病について，「老年性認知症と区別し得る臨床的および病理組織学的特徴を有しているか疑問である」と 1911 年に発表した論文の中で記しているのである．近年，特に欧米諸国においては，「Alzheimer 病と老年性認知症は，臨床的にも病理組織学的にも根本的な相違はなく，発症年齢が異なる同一疾患である」との考え方が主流になり，Alzheimer 病は老年性認知症を含む疾患単位とみなされている．

2) **Alzheimer 病と Alzheimer 型老年性認知症**

本邦では，初老期発症の **Alzheimer 病**と高齢

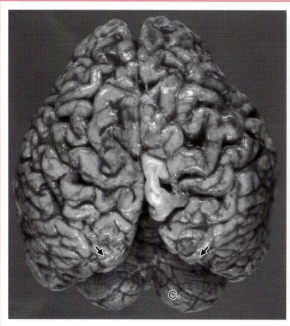 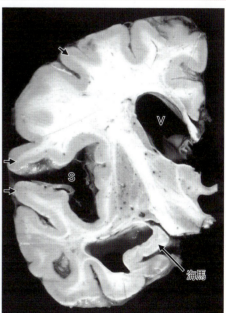

(a) 上面　　　　　　　　　　　　　(b) 前額断

(a)：頭頂葉の萎縮が著明であり（➡），小脳（C）の上面が露出している．
(b)：外側溝（S）の開大および側脳室（V）の拡張が著明であり，大脳回は丸みを帯びて萎縮している（➡）．海馬の萎縮が著明である．

(写真提供：愛知医科大学医学部加齢医科学研究所　橋詰良夫名誉教授)

図Ⅵ-7 Alzheimer 型認知症の大脳

期発症の **Alzheimer 型老年性認知症**（老年性認知症）に分け，両者を合わせて **Alzheimer 型認知症** Alzheimer type dementia と呼ぶことが多い．本章でも，この分類に従うことにする．

Alzheimer 病 Alzheimer's disease は初老期（45〜65 歳）に発症し，海馬の萎縮による記銘力低下，エピソード記憶障害，近時記憶障害が初期から著明である．比較的急速に進行し，高次脳機能障害（失見当識，失語，失行，失認，言語機能の崩壊）や異常行動（徘徊，多動，不潔行為）を呈し，末期には寝たきり状態になる．平均 7 年の経過で，呼吸器感染症や尿路感染症などの合併症で死亡することが多い．大脳後部（側頭葉後部，頭頂葉）および大脳辺縁系（海馬，海馬傍回，扁桃体，乳頭体など）の萎縮が顕著であり，末期には大脳が広範かつ高度に萎縮する（図Ⅵ-7）．

Alzheimer 型老年性認知症 senile dementia of Alzheimer type は，高齢期（65 歳以降の特に 75 歳以降）に発症し進行が緩徐であるため，生理的な老化との鑑別が困難なことがある．初期から大脳辺縁系，特に海馬の萎縮がみられ，広範な萎縮へ進行するが，Alzheimer 病に比べ軽度である．

3) Alzheimer 型認知症の病理組織

Alzheimer 型認知症における大脳皮質の萎縮は，神経細胞の変性脱落によって生じる．大脳回は丸みを帯びて萎縮し，大脳溝は開大し脳室は拡

Alzheimer を巡る人物絵巻

Alzheimer を巡る人物絵巻である．Alzheimer は，Kräpelin とともに精神症状を中枢神経系の神経解剖学的変化に関連づけて考えていた．この学説が，Brodmann による大脳皮質の機能局在論に繋がるのである．また，Alzheimer は神経解剖学研究室を主宰して数多くの有能な医学者を育てたが，その中には，Parkinson 病の病理組織学的マーカーである Lewy 小体を発見した Friedreich Lewy や，症候性パーキンソニズムを起こす Economo 脳炎にその名を残す Economo 男爵がいる．Alzheimer 病の名は 1910 年に出版された Kräpelin の著書によって広く知れわたり，Alzheimer はその 2 年後に，Pick ら有力な候補者を退けて Breslau（現在の Poland 領 Wrocław）の Schlesien Friedrich Wilhelm 大学精神科教授および王立精神・神経病院 4 代目院長に就いたのである．Pick 病の報告は Alzheimer 病より 14 年早いが，Pick 病の命名は Alzheimer 病より 16 年遅く，教授選の 14 年後である．もし Pick 病の名が既に知れわたっていたならば，教授に選ばれたのは Alzheimer か Pick か，果たしてどちらであっただろうか．

Wernicke 脳症を報告した Wernicke は Breslau 王立精神・神経病院 2 代目院長として，'Breslau 精神学派' の代表と称された．彼は感覚性失語症の概念を提唱し，Wernicke の中枢（聴覚性言語中枢）にもその名を残している．また，片麻痺の研究者としても知られ，Wernicke-Mann 肢位は，彼と弟子の Ludwig Mann の名を冠したものである．Wernicke は Alzheimer の前任者であり，Mann は Wernicke の弟子であると同時に Alzheimer の同僚であった．

第Ⅴ章『錐体外路系の機能解剖』および第Ⅵ章『大脳辺縁系の機能解剖』に登場する精神神経医学者の多くは，1900 年代初頭の独逸医学の発展期に華々しく開花したのである．当時の独逸帝国の隆盛が偲ばれると同時に，列強に挟まれた小国 Poland の悲哀を筆者は感じる．18 世紀から第二次世界大戦終了まで，独国や露国などの列強によって分割統治されていたため，地図上に Poland という国名あるいは Poland 語表記の都市名を見出すことはできない．また Schlesien Friedrich Wilhelm 大学の 'Friedrich Wilhelm' とは，独逸帝国成立前の Preußen 国王の名である．すなわち，Poland の大学に独逸の王の名が冠されていたのである．

Alzheimer 病という病名が世界的に容認されつつあった 1979 年，学生時代の筆者は，独逸帝国時代に製造された蒸気機関車の残党を求めて Poland を訪れた．当時，'Berlin の壁' を越えて共産主義体制下の東欧諸国を旅することは，今日では想像できない困難を伴い，決して消えることがないエピソード記憶として筆者の脳裏に焼きついている．さて，久しぶりに東欧紀行のアルバムを紐解いてみようか．

張する（図Ⅵ-6）．Alzheimer は本疾患第1例の学会発表において，病理組織学的には神経細胞間に老人斑が沈着し，神経細胞内に神経原線維変化がみられることを報告している．その約90年後，所在不明であった第1例の脳標本が München 近郊の研究所で発見された．その標本には老人斑と神経原線維変化が認められ，脳血管性認知症を示す病理学的変化（梗塞巣，動脈硬化，血栓など）は認められなかったという．改めて Alzheimer の診断が正しかったことが証明されたのである．

老人斑はアミロイドβ蛋白（脳血管壁に沈着するアミロイドの主成分）で構成され，神経原線維変化は異常にリン酸化されたタウ蛋白（微小管結合蛋白の1つ）からなる細線維の集合である．老人斑および神経原線維変化は正常老人脳にも認められるが，本症では高度に出現する．近年の研究の結果，遺伝子異常によって Alzheimer 型認知症が発症することが明らかにされつつある．本症のごく一部は，常染色体優性遺伝を示す家族性 Alzheimer 病であり，その原因遺伝子の変異はアミロイドβ蛋白の凝集性を亢進させることが明らかにされている．一方，孤発性の Alzheimer 型認知症においては，星状膠細胞が分泌するアポリポ蛋白 E の遺伝子多型がアミロイドβ蛋白の蓄積に関与することが示唆されている．すなわち，アミロイドβ蛋白の沈着が引き金になって神経原線維変化が惹起され，神経細胞の変性脱落に至ると考えられている．神経原線維変化が『頭の中の消しゴム』になるのである．

リン酸化タウ蛋白は，その大脳内部における拡がりが認知症の発症と直接的に関連する．また，脳脊髄液および血液においても正常対象者に比べて有意に増加することから，Alzheimer 型認知症の診断に有用である．しかし，脳脊髄液の検査は侵襲を伴うため普及していない．一方で血液中のリン酸化タウ蛋白はごく微量なため，定量化が困難であった．近年，血液バイオマーカーを用いて血漿リン酸化タウ蛋白を非侵襲的かつ効率的に定量化できる診断法が開発され，臨床応用が期待されている．

5 脳血管性認知症

海馬の神経細胞は虚血に対する抵抗性が小さいため，脳梗塞において障害されやすい．**脳血管性認知症** vascular dementia は，脳動脈の動脈硬化や心臓弁膜症による塞栓など種々の血管性病変によって脳梗塞を起こして生じる．したがって，発症が急激であり，高血圧症の既往があることが多い．梗塞巣の部位によって症状は多彩であり，精神症状以外に種々の神経症状（錐体路徴候，大脳皮質局在症状など）を伴う．

脳血管性認知症の一亜型である **Binswanger 型脳血管性認知症**（Binswanger 病）は，1894年に独国の Otto Binswanger によって報告されたものであり，大脳髄質（白質）の瀰漫性萎縮と多発性梗塞（ラクナ梗塞）を特徴とする．成因は不明であるが，病理学的に小動脈壁の変性がみられることから，血液脳関門の障害による局所性の浮腫が関与すると考えられている．種々の神経症状を伴い，末期には高度の認知症が生じる．本症の病巣は大脳皮質下の大脳髄質である．したがって，皮質下性認知症を呈する．

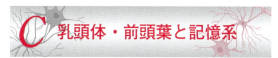

C 乳頭体・前頭葉と記憶系

1 乳頭体

乳頭体 mamillary body は，視床下部の底に位置する一対の半球状の隆起部であり，記憶を司る Papez の回路で海馬と視床の中継点として機能している．乳頭体が注目されたのは，慢性アルコール中毒に伴う精神神経症状との関連からである．独国の Carl Wernicke は1881年に，慢性アルコール中毒症あるいは自殺目的の硫酸飲用による幽門狭窄症に随伴して意識障害および運動失調，眼球運動障害を呈した症例について報告した．これが **Wernicke 脳症** Wernicke encephalopathy である．一方，露国の Sergei Sergeyvich Korsakoff は1890年に，慢性アルコール中毒症患者に生じた特異な精神症状について報告し，それはのちに **Korsakoff 症候群**と命名された．両者の原因はと

もにビタミンB_1（サイアミン）欠乏であることが明らかになり病理学的にも同一であるとみなされたため，両者を合わせて**Wernicke-Korsakoff症候群**と呼ぶこともある．換言すればKorsakoff症候群は，Wernicke脳症の慢性期に出現する精神症状群であると定義することができる．また，ビタミンB_1欠乏以外に，脳腫瘍や脳外傷，脳血管障害，脳炎などの器質性疾患でも起こり得る．

Korsakoff症候群の精神症状（記銘力低下，健忘，作話，失見当識，病識の欠如，人格の変化）を機能解剖学的に考察してみよう．記銘力低下や逆行性健忘（特に近時記憶の障害）が生じるメカニズムは，海馬を含むPapezの回路の障害によるものと解釈できる．また，時間や場所，状況を認識できない**失見当識** disorientation は，記銘力低下や逆行性健忘によって生じると考えられる．

しかし，次の①～③に記す症状は，海馬の障害のみでは説明がつかない．①記憶障害がよく保持されている状態が'斑状'に散在し，記憶欠損部を埋めるような**作話** confabulation がみられる．作話は，故意ではなく無意識的な反応であり，海馬のみの障害では生じない．②本症候群でみられる失見当識は，「出鱈目な日時や場所を答える」など，記銘力障害あるいは逆行性健忘の結果としては説明できない．③病識の欠如や人格の変化は単なる記憶障害ではない．

海馬のみの障害ではないとすれば，本症候群の責任病巣はどこであろうか．病理解剖学的あるいは画像診断学的検索からは，両側の**乳頭体**および**視床の背内側部**の障害が重要視されている．乳頭体はPapezの回路に含まれ，記憶を司る．一方，視床の背内側部は，情動を司るYakovlevの回路（扁桃体⇒視床⇒帯状回⇒扁桃体）に含まれ，**前頭前野** prefrontal area に向けて出力している．前頭葉の特に前頭前野は，言語や記憶などの高次機能を統合し，より高度な思考，意欲，感情などを司る大脳皮質の'中央監視システム'である．近年，本症候群における前頭前野の機能低下が注目されている．

前述のようにWernicke-Korsakoff症候群の原因はビタミンB_1欠乏でありアルコール過飲者に生じやすい．これは，偏食による摂取不足，消化管障害による吸収不良，肝機能障害による貯蔵減少によってビタミンB_1欠乏が惹起されるためである．非アルコール性原因として，消化管摘除術後のビタミンB_1吸収不良および尿毒症や妊娠悪阻などに伴う激しい嘔吐によるビタミンB_1喪失が挙げられる．ビタミンB_1欠乏は神経細胞のエネルギー産生障害を惹起し，乳頭体，視床の背内側部，中脳水道周囲の灰白質，小脳虫部の神経細胞壊死を起こすと考えられる．しかし，なぜ，これらの部位が特異的に障害されるかは明らかでない．Wernickeはその原著の中で，眼振，運動失調および眼球運動障害について言及している．これらの症状は，小脳虫部のプルキンエ細胞あるいは中脳水道周囲に位置する前庭神経核および眼球運動に関与する脳神経核の障害によって起こる．

また，ビタミンB_1欠乏では**多発ニューロパチー** polyneuropathy が生じる（表Ⅸ-1）．したがって，中枢神経系障害であるWernicke-Korsakoff症候群と，末梢神経障害である多発ニューロパチー（脚気）が同一患者で合併することも稀ではない．

2 Pick病

Pick病 Pick's disease はPraha大学のArnold Pickにより1892年に報告された．本症は初老期に発症する進行性の疾患であり，満洲医科大学の大成潔と独国のHugo Spatzによって1926年にPick病と命名された．**前頭葉**および**側頭葉**の限局性葉性萎縮が特徴的であり，大脳回が高度に萎縮してナイフの刃のように鋭くなり，knife-edged atrophyと呼ばれる．特に，前頭葉では**前頭前野**の一部である穹窿部（Brodmannのarea 9, 10）および眼窩面（下面= area 11），側頭葉では下外側部（area 20, 21）および側頭極（area 38）の萎縮が著明である（図Ⅵ-8）．前頭前野は系統発生学的に『最も新しい部分』であり，各知覚連合野からの知覚情報および大脳辺縁系からの記憶・情動に関する情報を統合し，大脳皮質運動関連領域へ出力して行動を発現させる機能を司る．一方，側頭葉の下外側部および側頭極は，感情や道徳・

C 乳頭体・前頭葉と記憶系　181

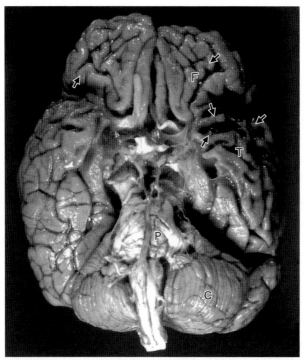

(a) 脳底面（下面）

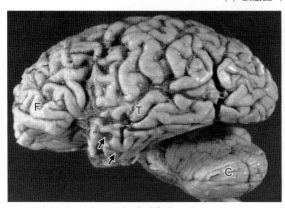

(b) 左外側面

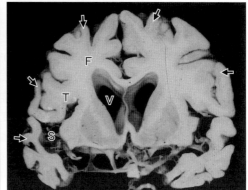

(c) 前額断

前頭葉（F）の眼窩面および側頭葉（T）の下外側部および側頭極の萎縮が著明であり，大脳回の先端が細く鋭くなっている（→）．

C：小脳　P：橋　V：側脳室　S：外側溝
（写真提供：愛知医科大学医学部加齢医科学研究所　橋詰良夫名誉教授）

図 Ⅵ-8　Pick 病の大脳

倫理面の抑制に関与すると考えられている．したがって本症の初期症状は，人格の変化，具体的には自発性の低下（無気力，無関心，寡言・無言，感情鈍麻）および抑制の欠如（粗暴，窃盗などの反社会的行動，徘徊，無視や非協力など異常な対人的態度，多幸性）である．本症の言語機能障害には，自発性の低下による寡言・無言に加えて，運動性言語中枢（Broca の中枢＝優位半球の area 44）および感覚性言語中枢（Wernicke の中枢＝優位半球の area 22）の障害による運動性失語症

や感覚性失語症がオーバーラッピングしている．また，滞続言語（何を聞かれても同じ受け答えをすること）が特徴的である．

本症では，大脳辺縁系の特に情動を司る**扁桃体**にも変性が生じる．したがって，人格の変化には大脳辺縁系の障害が関与していると考えられる．一方，初期には海馬は比較的保たれるため記憶障害や失見当識が軽度であり，認知症と気づかれにくい．末期には全般的な認知症を呈し，5〜10年の経過で合併症により死亡することが多い．

病理組織学的には，Alzheimer が 1911 年に報告したように，本症では，嗜銀性の細胞内封入体である Pick 小体（Pick 球）が出現する．近年の生化学的解析によって Pick 球は，Alzheimer 型認知症や進行性核上性麻痺でみられる神経原線維変化と同様に，異常にリン酸化されたタウ蛋白で構成されることが明らかにされた．Pick 病と Alzheimer 型認知症，進行性核上性麻痺は，タウ蛋白が細胞内封入体を形成するという共通点を有していることから，tauopathy としてまとめることができる．タウ蛋白が『頭の中の消しゴム』の正体なのであろうか．しかし従来，Pick 病と診断された症例の中には，Pick 球を欠くものが少なくない．したがって，Pick 病とその類縁疾患を含めた疾患概念として，**前頭側頭型認知症** frontotemporal dementia あるいは**前頭側頭葉変性症** frontotemporal lobar degeneration という名称が提唱されている．

D 大脳辺縁系と錐体外路系・自律神経系

ヒトを含む動物は，接近，逃避，攻撃などの行動を起こす際，種々の知覚情報によって状況判断を行う．そして，その状況が自分にとって'快か不快か'を価値判断し（すなわち知覚情報に情動を付加し），これから起こす行動が'有益か有害か'を過去の体験の記憶によって価値判断した上で，実際に行動を起こす．また，行動に伴って心拍数の変化や発汗などの自律神経性反応が発現する．これは，大脳辺縁系が，情動と記憶によって知覚情報を修飾し，その結果を，運動制御を司る大脳基底核および自律神経機能を司る視床下部へ向けて出力したためである．換言すれば，大脳辺縁系は錐体外路系（大脳基底核）および自律神経系と密接に関連しているのである．

1 扁桃体と情動

扁桃体 amygdaloid body（amygdala）は，側頭葉の下面において海馬傍回の前端部に位置する神経核であり，解剖学的には大脳基底核に分類されている．しかし，情動および本能行動を司る **Yakovlev の回路** circuit of Yakovlev の中心的役割を担い'情動の座'と呼ばれるため，機能解剖学的には大脳辺縁系の一部とみなした方が理解しやすい（図Ⅵ-9）．情動とは「一過性の感情の変動」であり，自律神経性反応を伴う．系統発生的に『古い部分』である扁桃体で惹起されるのは原始的な喜怒哀楽の情動であり，罪悪感や羞恥心，自尊心などヒト固有の主観的な情動は，『新しい部分』である大脳皮質連合野が司る記憶や思考と結びつくことによって惹起される．

「綺麗に盛り付けた料理は，より美味しく感じる」ように，私たちの情動は種々の知覚情報によって影響を受ける．これは，①視覚および聴覚，

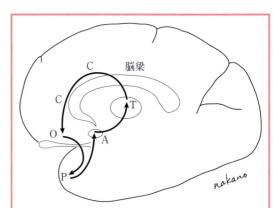

扁桃体（A）⇒ 視床（T）の背内側部（背内側核）⇒ 帯状回（C）⇒ 前頭葉の眼窩面（O）⇒ 側頭葉の側頭極（P）⇒ 扁桃体（A）を結ぶ閉鎖回路を Yakovlev の回路と言う．扁桃体は，Yakovlev の回路の中心的役割を担っている．

眼窩面（area 11）は前頭葉の下面で眼窩の上方に，側頭極（area 38）は側頭葉の前端にそれぞれ位置する．

図Ⅵ-9 Yakovlev の回路

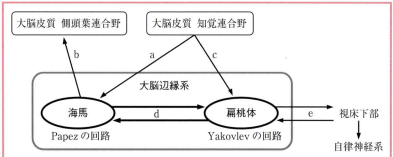

記憶を司る海馬は，大脳皮質知覚連合野から知覚情報の入力を受けて一時保管する（a）．そのうち必要なものが選択されて側頭葉連合野に送られ，『長期記憶』として保存される（b）．

情動を司る扁桃体は，大脳皮質知覚連合野から知覚情報の入力を受けて，知覚情報を情動によって修飾する（c）．

海馬を中心とするPapezの回路と情動を司るYakovlevの回路の間には，相互の連絡がある（d）．したがって，強い情動を伴う体験は，鮮明に記憶される．

扁桃体は，自律神経系の最高中枢である視床下部と連絡している（e）．したがって，知覚情報や情動に伴って自律神経性反応が発現する．

図Ⅵ-10 大脳辺縁系を巡る神経回路(1)：海馬と扁桃体

②味覚，③嗅覚などの知覚情報がYakovlevの回路に入力し，情動によって修飾されるためである（図Ⅵ-10）．①の視覚および聴覚の入力は，主に大脳皮質の視覚連合野（Brodmannのarea 18, 19）および聴覚連合野（area 22, 42）に由来する．すなわち，扁桃体に入力する視覚および聴覚情報は知覚連合野で統合された高度な情報である．②の味覚情報は島皮質に由来する．さらに，食欲，性欲，集団欲などの本能行動は，③の嗅覚によって刺激される．これは，扁桃体が**嗅球** olfactory

表Ⅵ-1 初老期認知症性疾患の鑑別

Alzheimer病では，海馬が高度に萎縮するため，初期から記憶障害が著明である．
Pick病では，前頭葉および側頭葉が限局性に萎縮するため，人格の変化が初期から高度である．また，扁桃体が高度に変性するため，人格の変化やKlüver-Bucy症候群が著明である．

	Alzheimer病	Pick病
発症年齢	40〜60歳代	40〜60歳代
病理解剖所見，画像診断所見	全般的な大脳皮質萎縮 海馬の萎縮が高度	前頭葉，側頭葉の限局性萎縮（特に前頭前野，側頭葉外側面）扁桃体の萎縮が高度
大脳回の変化	丸みを帯びた萎縮	先端が鋭く萎縮（knife-edged atrophy）
病理組織所見	神経原線維変化 老人斑	Pick小体
記憶障害	記銘力低下 エピソード記憶の障害が著明	初期には軽度 意味記憶の障害
失見当識	著明	初期には軽度
人格の変化	軽度	著明
Klüver-Bucy症候群	末期に発現	初期から発現

bulb から情報入力を受けているためである．

種々の知覚情報の入力を受けた扁桃体は，島，帯状回，前頭前野と結びつくことにより，知覚情報の情動的意味の同定，情緒的な反応の発現，情動の調節に重要な役割を果たしていることが示唆されている．したがって，他人の表情を読み取る際には扁桃体の機能が不可欠である．最近の研究により，**心的外傷後ストレス障害** posttraumatic stress disorder（PTSD）患者は，情動的な不安あるいは恐れや怒りの表情に対して扁桃体が過剰反応を示すことが明らかにされている．

扁桃体や帯状回を含む側頭葉が両側性に障害されると，種々の知覚情報の価値判断と意味認識ができなくなり，情動反応の異常が起こる．視覚的に食物と他の物を区別できない**精神盲** psychic blindness，周囲の物を舐めたり噛んだりする**口唇傾向** oral tendency，大食や異食など食習慣の変化，怖いものに恐怖心を感じなくなる情動性の変化，眼に入るものは何でも手で触れようとする視覚性過敏反応，性行動の異常亢進などの症状を来す．これを **Klüver-Bucy 症候群** と言う．本症候群は，米国 Chicago 大学の心理学者 Heinrich Klüver と脳神経外科医 Paul Clancy Bucy が 1937 年に，両側側頭葉切除を施したアカゲザルにおいて報告したものであり，その後，ヒトにおいても確認された．

Pick 病では，前頭葉および側頭葉の萎縮に加えて，扁桃体が高度に変性していることが多い．したがって，本症でみられる人格変化には扁桃体の変性が関わっていることが考えられ，初期から Klüver-Bucy 症候群を伴う．一方，**Alzheimer 型認知症**では Klüver-Bucy 症候群は末期に発現する（表 Ⅵ-1）．

2 海馬と扁桃体

私たちは，大きな喜び，深い悲しみ，激しい怒りなどの強い情動を伴う体験ほど鮮明に記憶している．学問においても，「面白い（興味深い）」あるいは「楽しい」ことは記憶に残りやすい．これは，なぜだろうか．前述のように，大脳辺縁系の内部には記憶を司る Papez の回路と情動を司る Yakovlev の回路が並列して存在している．そして，前者の中心である海馬と，後者の中心である扁桃体の間には，相互の連絡があると考えられている（図 Ⅵ-10）．すなわち，海馬と扁桃体が結びつくことによって，記憶は情動で修飾されるのである．

また，Papez の回路と Yakovlev の回路は，視床において接近する．したがって，視床疾患で両回路が同時に障害されると強度の健忘が生じる．これを**視床性健忘** thalamic amnesia と言う．

自閉症スペクトラム障害 autism spectrum disorder（ASD）は，自閉症やアスペルガー症候群，広汎性発達障害を統合した診断名であり，コミュニケーションの困難，限定的な行動・興味・反復行動を主徴とする．近年，本症患者の海馬や扁桃体に器質的な異常が認められ，エピソード記憶が定型発達者とは異なることが指摘されている．す

Coffee Break

脳と能

「脳」ならぬ「能」の話である．ご存知のように，華美な歌舞伎とは異なり，能はゆったりとした異次元空間の中で行われる舞台芸術である．能の主役 'シテ' は神や精霊，亡霊，怨霊であり，能面を付けているため表情で感情を表すことはできない（相手役の 'ワキ' は現実の人間であるため面は付けない）．私たちは，地謡の声や囃子の拍子に合わせた 'シテ' の微妙な顔の角度，手の動き，足の運びや能装束を脳の中で味わい，能面の下に隠された情動を感じ取る．また，能楽では音と音の間の空白である「間」が芸術的に大きな意味を持っている．「間」は，時計では測ることができない感覚的な時間である．能は，まさしく私たちの扁桃体に訴えかけるものであろう．時には日々のストレスから逃れ，かつ，原稿の締め切りも忘れて，柔和で優雅な '幽玄の美' を愛でたいものである．

なわち，自己の感情の認識に問題があり，特別な出来事の意味付けや自己との関連付けが困難であるとされている．

3 大脳辺縁系と錐体外路系

「美味しそうな料理には思わず手が伸びる」あるいは「怖いものを見ると，思わず後ずさりする」ように，情動に伴って接近あるいは逃避などの行動が発現する．また，怒りや喜び，哀しみなどの情動に伴う顔面の表情は，随意的に「口をとがらせる」あるいは「前額に皺を寄せる」場合とは異なるメカニズムによって発現すると考えられる．そのメカニズムを探ってみよう．尾状核頭の下内側部にある**側坐核** nucleus accumbens からレンズ核（被殻および淡蒼球）の下方に沿って広がる領域は，大脳基底核の中でも，尾状核や被殻とは異なる機能単位とみなされ，**腹側線条体** ventral striatum と呼ばれる（図Ⅵ-11）．前述のように，**扁桃体**は，種々の知覚情報や記憶情報を情動によって修飾する機能を担っている．その結果は，腹側線条体にも入力するのである．腹側線条体からの出力は，補足運動野や中脳歩行中枢，脳幹の顔面神経核へ向けて投射する．さらに，腹側線条体から黒質緻密部に向けて投射するニューロンは，黒質線条体線維とシナプスを形成することによって，大脳基底核の『入力部』である尾状核および被殻に影響を及ぼしている（図Ⅵ-12）．これらの神経回路によって，情動に伴う接近あるいは逃避，身振り，表情などの行動が発現すると考えられている．換言すれば，腹側線条体は『大脳辺縁系と錐体外路系の接点』の役目を果たしているのである．

中脳の**腹側被蓋野** ventral tegmental area は，興奮性のドパミン作動性ニューロンを側坐核に向けて投射し，情動に伴う顔面筋の運動を制御していると考えられる．**Parkinson病**では，黒質だけでなく腹側被蓋野の神経細胞も変性するため，側坐核が抑制されて表情に乏しい**仮面様顔貌** mask-like face が生じる．換言すれば，仮面様顔貌は，顔面筋の固縮だけでなく，情動障害の要素も加わって生じるのである．

4 大脳辺縁系と自律神経系

「美味しそうな料理を見れば，唾液が分泌される」ように，知覚情報に伴って自律神経性反応が惹起される．そして，「空腹時には，より一層唾液が分泌される」ように，知覚情報は自己の状態に応じて価値判断がなされる．また，「好きな食べ物を見れば，より一層唾液が分泌される」ように，自律神経性反応は過去の体験や記憶によって左右される．ヒトを含む動物は，種々の知覚情報を得ると，それが自分にとって有益か有害か，快か不快かを価値判断し（すなわち知覚情報に情動を付加し），自律神経性反応を発現するのである．これは，**扁桃体**が知覚情報および記憶情報を情動によって修飾し，その結果を自律神経系の最高中枢である**視床下部** hypothalamus へ向けて出力したためである（図Ⅵ-10）．

発汗は交感神経系の支配を受け，温熱性発汗と精神性発汗に分けられる．**精神性発汗** emotional sweating は，精神的緊張，情緒刺激，痛覚刺激によって手掌や足底などに生じる発汗（いわゆる冷や汗）であり，温熱性発汗とは異なり体温調節には関与しない．精神性発汗の中枢として，視床

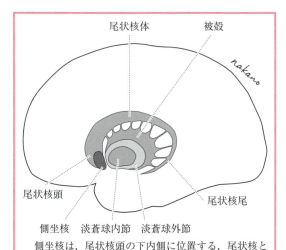

図Ⅵ-11 側坐核と大脳基底核：大脳半球内側面への投影

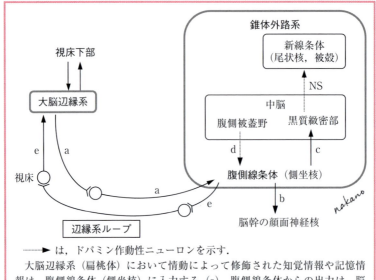

図Ⅵ-12 大脳辺縁系を巡る神経回路(2)：大脳辺縁系と錐体外路系

下部に加えて，情動を司る**大脳辺縁系**および，高度の思考，意欲，感情を司る**前頭前野**が挙げられる．したがって，高度の精神活動時など大脳辺縁系および前頭前野が機能している際には，精神性発汗が促進される．犯罪捜査に使われるポリグラフ（ウソ発見器）は，精神性発汗によって手掌の水分が増加すると電気抵抗が低下し電流が流れやすくなることを応用した装置である．また，精神性発汗が多い人は，汗の蒸発による気化熱の喪失のため手掌の皮膚温が低下する．「相手を思いやる心暖かい人は手が冷たい」という俗信も，まんざらウソではなさそうだ．心優しい恋人同士が仲良く手を繋いでも，相手の手の冷たさは感じられないが．

5 大脳辺縁系と嗅覚

大脳辺縁系は嗅覚との関連が深い．これは，嗅脳と大脳辺縁系が隣接する位置関係にあること，および情動や本能行動が嗅覚に影響を受けることからも，容易に想像ができる．

第Ⅴ章で述べたようにParkinson病では，黒質や青斑核だけでなく，嗅脳や自律神経系，大脳辺縁系，大脳皮質などに広範な病変が生じる．そのため，運動症状に加えて，嗅覚低下や自律神経症状，高次脳機能障害など，多彩な臨床症状を呈する．特に**嗅覚低下** hyposmia は，運動症状に先行して高頻度に認められ，他のパーキンソニズム（表Ⅴ-1）との鑑別診断に有用である．また，**Alzheimer型認知症**など他の神経変性疾患においても嗅覚低下は初期から認められる．

嗅細胞（嗅覚受容細胞）は鼻腔の嗅粘膜に存在し，その軸索が嗅神経（第Ⅰ脳神経）として嗅球に至る．嗅覚情報は，嗅球を経て扁桃体などへ伝導され，さらに視床や視床下部，島皮質を経由して眼窩前頭野（前頭葉の下部で眼窩の上方に位置する皮質）に至り，そこで認知されると考えられる．嗅細胞は，中枢神経系の神経細胞とは大きく異なり，生涯を通じて再生を繰り返し，損傷を受けても速やかに再生する．したがって，病理学的変化も生じやすいと推測される．

Parkinson 病における嗅覚低下の責任病巣は明らかではないが，扁桃体や海馬など大脳辺縁系の関与が推測されている．したがって，嗅覚検査で嗅覚低下の程度を定量的に評価することによって，将来の認知症発症の予測や早期診断が可能になる可能性が示唆されている．

文　献

1) 中野隆：大脳辺縁系．コメディカルのための臨床解剖学サブノート神経 第4版, 33. Orenstein und Koppel（名古屋），2006
2) 小林靖：辺縁系の構造と線維連絡．神経内科 79：559-569, 2013
3) 福武敏夫：辺縁系の機能と徴候．神経内科 79：570-581, 2013
4) Budson AE, Price BH：Memory dysfunction. *New Eng J Med* 352：692-699, 2005
5) 中野今治：大脳辺縁系とは―大脳辺縁系の線維連絡．*Clin Neurosci* 23：17-19, 2005
6) 磯尾綾子, Kang Cheng, 田中啓治：大脳辺縁系をめぐる最近の進歩―大脳辺縁系のイメージング．*Clin Neurosci* 23：46-48, 2005
7) 小川鼎三：神話に由来する術語(3)海馬．医学用語の起り 第1版, 100-102. 東京書籍, 1990
8) 佐野圭司：海馬の名の起原．*Clin Neurosci* 12：26-27, 1994
9) 石野博志：海馬と痴呆．*Clin Neurosci* 12：94-96, 1994
10) 池谷裕二：記憶力を強くする 最新脳科学が語る記憶のしくみと鍛え方．講談社ブルーブックス, 2001
11) 祖父江元, 荒井啓行：認知症の周辺症状と抑肝散―精神神経症状・日常生活動作の改善． Medical Asahi, 2005, Aug
12) 田口晴保：大脳辺縁系を侵す主な疾患―アルツハイマー型痴呆と大脳辺縁系．*Clin Neurosci* 23：84-85, 2005
13) 仙波浩幸：理学療法関連用語―正しい意味がわかりますか？痴呆．PT ジャーナル 38(5)：391, 2005
14) 古川哲雄：原典・古典の紹介―Alzheimer 病．神経内科 54：81-85, 2001
15) 松下定明：痴呆を主徴とする疾患．臨床神経内科学 第4版（平山惠造編），15-26, 213-227. 南山堂, 2000
16) 道川誠, 柳澤勝彦：痴呆治療：診断と治療の進歩 I. 概説 2. Alzheimer 病の病因, 病態．日本内科学会誌 94(8)：1473-1481, 2005
17) 葛原茂樹：痴呆治療：診断と治療の進歩 I. 概説 3. 老年期痴呆の診断．日本内科学会誌 94(8)：1482-1488, 2005
18) 井関栄三：痴呆治療：診断と治療の進歩 I. 概説 4. 鑑別診断．日本内科学会誌 94(8)：1489-1497, 2005
19) 新井公人監訳：アルツハイマー―その生涯とアルツハイマー病発見の軌跡．保健同人社, 2004
20) 柳澤勝彦：アミロイドβ蛋白の重合機構．神経進歩 49(3)：329-337, 2005
21) 道川誠：アルツハイマー病とアポリポ蛋白 E．神経進歩 49(3)：367-378, 2005
22) 高島明彦：神経原線維変化の意義．神経進歩 49(3)：379-393, 2005
23) Tatebe H et al：Quantification of plasma phosphorylated tau to use as a biomarker for brain Alzheimer pathology–Pilot case-control studies including patients with Alzheimer's disease and Down syndrome. *Molecular Neurodegeneration* 12：63, 2017
24) 廣瀬和徳・他：Wernicke-Korsakoff 症候群．神経内科 62(5)：422-428, 2005
25) 古川哲雄：原典・古典の紹介― Wernicke-Korsakoff 症候群．神経内科 58：330-335, 2003
26) 土谷邦秋：Pick 病の歴史と概念の変遷．神経内科 50：321-328, 1999
27) 宮崎弘：Pick 病の臨床像―神経内科の立場より．神経内科 50：329-334, 1999
28) 池田研二：Pick 病の臨床像―精神科の立場より．神経内科 50：335-341, 1999
29) 内原俊記：Pick 病の病理像．神経内科 50：342-348, 1999
30) 有馬邦正：Pick 病の病理像― Pick 小体を中心に．神経内科 50：349-356, 1999
31) 高田昌彦, 宮地重弘：前頭前野の神経回路．神経進歩 49(4)：482-490, 2005
32) 福島徹也, 宮下保司：記憶処理と前頭前野．神経進歩 49(4)：539-545, 2005
33) 鉾石和彦・他：前頭葉型痴呆の臨床．神経進歩 49(4)：627-635, 2005
34) 池田研二：前方型痴呆の病理．神経進歩 49(4)：637-645, 2005
35) 西条寿夫：大脳辺縁系と情動のメカニズム．神経進歩 41：511-531, 1997
36) 扇谷明：側頭葉てんかんの情動・感情発作と情動・感情障害．神経進歩 41：648-657, 1997
37) Shin LM et al：A functional magnetic resonance imaging study of amygdale and medial

prefrontal cortex responses to overtly presented fearful faces in posttraumatic stress disorder. *Arch Gen Psychiatry* **62**：273-281, 2005

38) Paulus MP et al：Dose-dependent decrease of activation in bilateral amygdale and insula by lorazepam during emotion processing. *Arch Gen Psychiatry* **62**：282-288, 2005

39) 原田俊英，石崎文子，村田芳夫，十河正典，中村重信：Parkinson病の自律神経障害．最新医学 **52**：1564-1570，1997

40) Roynet JP, Plailly J：Lateralization of olfactory processes. *Chem Senses* **29**：731-745, 2004

41) Wattendorf E et al：Olfactory impairment predicts brain atrophy in Parkinson's disease. *J Neurosci* **29**：15410-15413, 2009

42) Takeda A et al：Functional imaging studies of hyposmia in Parkinson's disease. *J Neurol Sci* **289**：36-39, 2010

43) Baba T, Takeda A, Kikuchi A et al：Association of olfactory dysfunction and brain. Metabolism in Parkinson's disease. *Mov Disord* **26**：621-628, 2011

44) Terrett G et al：Episodic future thinking in children with autism spectrum disorder. *J Autism Delop Disorders* **43**：2558-2568, 2013

45) 武田篤：重度嗅覚障害はパーキンソン病認知症の前駆症状である．臨床神経 **53**：91-97，2013

46) Goddard L et al：Development of autobiographical memory in children with autism spectrum disorders-Deficits, gains, and predictors of performance. *Develop Psycopathol* **26**：215-228, 2014

47) 山本健太，増本康平：自閉症スペクトラム障害者のエピソード記憶．神戸大学大学院人間発達環境学研究科研究紀要 **9**：45-50，2016

48) 田村直俊，島津邦男：PARKINSON病update—自律神経症状．*Clin Neurosci* **12**：993-995，1994

49) 関真，伊東久男，城勝哉：腹側線条体—淡蒼球と辺縁系．神経進歩 **39**：290-304，1995

50) 高田昌彦：大脳基底核—謎に満ちた運動中枢．脳の科学 **23**：1029-1032，2001

51) 多田富雄：脳の中の能舞台．新潮社，2001

第Ⅶ章
視床の機能解剖

　間脳 mesencephalon は，左右の大脳半球の間，頭尾方向に見れば大脳半球と脳幹の間にある，文字通り'間に位置する脳'で，独語でも Zwischenhirn（zwischen は間，Hirn は脳の意味）と言う．間脳の大部分を占める視床は，種々の「知覚伝導路」および「錐体外路系伝導路」の中継核として機能し，さらに「大脳辺縁系」を介し「自律神経系」および「意識の上行性賦活系」と連絡することによって，精神神経機能や情動，自律神経機能にも関与している．すなわち，視床は'中枢神経系の情報集散地'と言うべき要衝である．

A 視床の構造

1 視床の機能解剖学的区分

視床 thalamus は第三脳室の両側に位置する卵円形の隆起部であり，教科書的には両側の視床は第三脳室を貫く視床間橋によって癒合するとされている（図Ⅶ-1, 2）．しかし，視床間橋が欠如する例は稀ではない．

視床の内部には多くの**視床核**（灰白質，すなわち神経細胞の集団）が存在し，ここに知覚伝導路あるいは錐体外路系伝導路など種々の神経線維が集束する．知覚伝導路のうち嗅覚伝導路のみは視

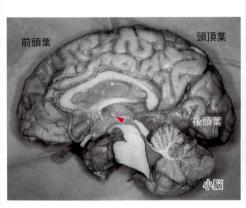
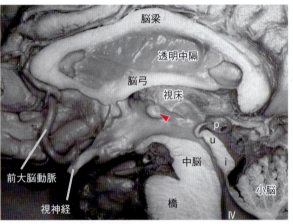

写真右は視床周囲を拡大したものである．視床は，第三脳室の両側の卵円形の隆起部であり，両側の視床は視床間橋（▼）によって癒合する．

p：松果体　u：上丘　i：下丘

図Ⅶ-1 視床（脳の正中断）

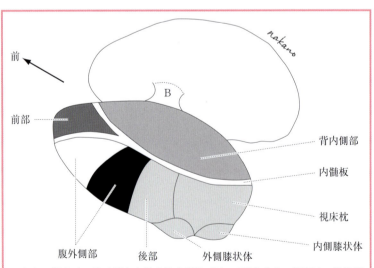

左右の視床は，第三脳室を貫く視床間橋（B）で癒合する．視床は，機能解剖学的に後部（視床枕，外側膝状体，内側膝状体を含む），腹外側部，前部，背内側部に区分され，それらの間に内髄板という薄板状の白質が介在する．

図Ⅶ-2 両側の視床：後外側上方から見た模式図

床を経由しないとされていたが，その一部は視床で中継されることが近年になって明らかにされた．

視床核同士で情報の調整が行われると同時に，視床核は**視床放線**（視床脚 thalamic peduncle）という線維束によって大脳皮質と双方向性に連絡している．すなわち，伝導路の走行の観点からも間脳の視床は，大脳皮質と下位中枢の'間に位置する脳'である．視床はこれら双方向性の連絡により大脳皮質の機能に深く関与しているため，その障害では多彩な中枢神経症状が生じるのである．内包より上部において，視床放線は錐体路や皮質橋小脳路とともに扇状に放散するため，放線冠と呼ばれる．視床放線のうち視床から大脳皮質に向かって上行性に放散する伝導路を総称して**視床皮質路** thalamocortical tract，大脳皮質から視床に向かって下行性に集束する伝導路を総称して**皮質視床路** corticothalamic tract と言う．

「視床放線」，「視床皮質路」，「皮質視床路」は，知覚性あるいは錐体外路系などの機能を考慮した名称ではないために理解しがたい．また，視床核の区分および名称は研究者によって異なるため，混乱を招いている．

本章では無意味な解剖学用語の羅列は避け，視床を，1）後部，2）腹外側部（下外側部），3）前部，4）背内側部（上内側部），5）内髄板，に区分して機能解剖学的に概説する．このうち1）〜4）は灰白質，すなわち神経細胞の集団である神経核からなる．5）の内髄板は，1）〜4）を区画するY字型の白質である（図Ⅶ-2，3）．

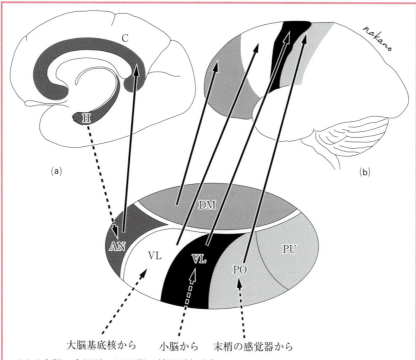

(a)は大脳の内側面，(b)は脳の外側面を示す．
　後部（PO）は，末梢の感覚器から知覚情報の入力を受け，大脳皮質の知覚中枢へ出力する．腹外側部（VL）は，小脳および大脳基底核から運動に関する情報の入力を受け，大脳皮質運動関連領域へ出力する．前部（AN）は，海馬（H）からの入力を受け，帯状回（C）へ出力する．背内側部（DM）は，扁桃体からの入力を受け，前頭前野へ出力する．
　視床枕（PU）は，視床に入力した知覚情報を統合して大脳皮質連合野へ投射する．

図Ⅶ-3 視床と中枢神経各部の連絡

1）後部

後部は，種々の**知覚の中継**を司る部位であり，**外側膝状体** lateral geniculate body，**内側膝状体** medial geniculate body，**視床枕** pulvinar が含まれる．後部に存在する視床核のうち VPL 核は，頸部以下からの体知覚（表在覚・非識別型触覚および意識型深部覚・識別型触覚）の中継核であり，脊髄視床路および内側毛帯が入力する（図Ⅱ-1，6）．VPM 核は，顔面および頭部からの体知覚の中継核であり，三叉神経視床路および三叉神経毛帯が入力する（図Ⅱ-21）．VPL 核および VPM 核からは，大脳皮質体知覚中枢（中心後回，Brodmann の area 3・1・2）へ向けて視床皮質路が投射される．

外側膝状体の内部にある外側膝状体核は，視索の入力を受け，大脳皮質視覚中枢（area 17）へ視放線を投射する視覚の中継核である．内側膝状体の内部にある内側膝状体核は，外側毛帯の入力を受け，大脳皮質聴覚中枢（area 41）へ聴放線が投射する聴覚の中継核である．

視床枕は，種々の知覚情報を統合して大脳皮質連合野へ投射する機能を担っていると考えられている．

2）腹外側部

腹外側部は大脳基底核および小脳と共同して運動制御に重要な役割を果たしている．すなわち，**錐体外路系**に属する運動系ループ（大脳皮質⇒大脳基底核⇒視床⇒大脳皮質）および小脳大脳連関（大脳皮質⇒小脳⇒視床⇒大脳皮質）の中継核であり，大脳基底核『出力部』および小脳からの入力を受け，大脳皮質の運動関連領域（錐体路中枢，運動前野，補足運動野）へ向けて視床皮質路を投射する（図Ⅴ-1，9）．したがって，腹外側部の障害では，不随意運動などの錐体外路系症状や小脳症状が生じる．

Parkinson 病患者に対する視床腹外側部の定位脳手術において，小脳からの入力域を破壊すると安静時振戦が軽減することが知られている．この

視床と唐津焼

医学史に精通しておられる高橋昭先生（愛知医科大学客員教授）によれば，視床 thalamus は，17世紀の解剖学者 Thomas Willis によって thalamus opticus と命名されたという．thalamus はギリシャ語で，「新婚さんのベッド（床）」あるいは「寝室」，「家の密室」など'秘められた場所'の意味があり，視床が脳の深部に隠されていることからその名がついた．また，視神経と関係が深いと推測されていたために opticus（視覚の）という形容詞が付された．すなわち，日本名の「視床」は thalamus opticus の直訳であり，学名から opticus が削除されたあとも「視」は，21 世紀の今日まで残されているのである．また，視床の後端の膨隆部は，ベッドの端に置いた「枕」を意味する視床枕 pulvinar と呼ばれる．

この原稿は，出張先の福岡で玄界灘の肴に舌鼓を打ち唐津焼の酒器を楽しみながら書いている．玄界灘を望む東松浦半島で作陶される唐津焼は，釉薬と装飾技法の相違によって趣の異なる多彩な種類に分けられるが，その名には「奥高麗」，「蛇蝎唐津」，「朝鮮唐津」，「皮鯨」など'妖しい雰囲気'を醸し出すものが少なくない．黒飴色の木灰釉と象牙色の藁灰釉を掛け分けた「朝鮮唐津」が筆者のお気に入りであるが，「朝鮮」の名は，内地の窯跡から陶片が発掘されないため，朝鮮半島で焼かれたと推測されて付けられたと言う．視床と唐津焼の命名法に共通項を感じるのは筆者だけであろうか．それにしても，地の器には地の肴と冷酒がよく合う．

ヒトの味覚を司る中枢神経機構の詳細は，未だ解明されていない．美味しい料理や酒は，舌の味蕾や鼻腔の嗅粘膜のみで味わうものではない．時の過ぎゆくままに，心を和ませてくれる人との会話を愛でながら，あるいは気品のある店の雰囲気や料理と優雅な器の調和を楽しみながら，脳全体で味わうものである．あたかも芸術を鑑賞しているかのように，美食は私たちを'幽遠な世界'へと誘う．味覚，嗅覚，視覚など種々の知覚情報を集め，情動を司る大脳辺縁系や食欲中枢でもある視床下部と結び付ける視床は，'美食の要衝'として機能しているのであろうか．

ような臨床的事実から，本症ではドパミン欠乏によって運動系ループの機能が低下しているため，代償的に小脳大脳連関の過剰活動が起こって運動時の振戦が惹起され，この過剰活動が定常化すると安静時にも振戦が生じるという説が提唱されている．この説が正しいとすれば，本症における安静時振戦の発現には，大脳基底核のみでなく，小脳大脳連関に属する小脳および視床が関与していることになる．

3）前部

前部は大脳辺縁系に属し，**Papez の回路**（海馬⇒乳頭体⇒視床⇒帯状回⇒海馬傍回⇒海馬）に含まれ，記憶，特に〈記銘〉を司る（図Ⅵ-4）．

4）背内側部

背内側部は大脳辺縁系に属し，**Yakovlev の回路**（扁桃体⇒視床⇒帯状回⇒扁桃体）に含まれ，情動を司る．さらに，思考，意欲，感情などを司る**前頭前野** prefrontal area に向けて出力している．Yakovlev の回路は，自律神経系の最高中枢である視床下部と連絡を有している（図Ⅵ-9, 10）．

上記の 3）前部および 4）背内側部の病変では，記憶障害や情動障害，自律神経症状が生じる．また，意識を司る脳幹網様体からの刺激は，視床の背内側部を介して大脳皮質に投射される（**第Ⅱ章参照**）．そのため，視床の背内側部の両側性病変では意識障害が生じる．

5）内髄板

腹外側部，背内側部，前部の間に，Y 字型を呈する薄板状の白質が介在し，内髄板と呼ばれる（図Ⅶ-2, 3）．内髄板の内部に散在する神経核には脳幹網様体からの線維が入力し，さらに大脳皮質の広範な領域へ出力することによって**意識の上行性賦活系** ascending activating system を形成している．したがって，内髄板が損傷されると意識障害が生じる．

記憶は情動によって修飾されるため，強い情動を伴う出来事は記憶に残りやすい．また，記憶を司る Papez の回路と情動を司る Yakovlev の回路は内髄板において最も近接している．したがって，内髄板の障害では**視床性健忘** thalamic amnesia が起こる．

2 視床の動脈支配

視床は**小梗塞**の好発部位である．視床などの大脳深部および脳幹に好発する小梗塞を，**ラクナ** lacune（lacuna）あるいは**ラクナ梗塞** lacunar infarction と言う．ラクナとはラテン語で「小さい空洞」の意味であり，元来は剖検時に見つかる空洞を指し，小出血吸収後の脳脊髄液で満たされた空洞や Virchow-Robin 腔が拡張したものなどが含まれた．

臨床医学的には，脳の主幹動脈の分枝を皮質枝と穿通枝に分けることがある．皮質枝は，主幹動脈から分岐して脳表面に沿って走行したあと脳実質内に入り，脳表層の大脳皮質および髄質を灌流する．すなわち皮質枝は，皮質のみでなく髄質にも分布するのである．一方，**穿通枝**は主幹動脈から分岐後すぐに脳実質内に侵入して深部に分布する動脈枝であり，**中心枝**などを指す．視床を栄養する動脈は，後交通動脈，後大脳動脈，内頸動脈の穿通枝である．ラクナ梗塞は，穿通枝の動脈硬化によって起こることが多い．また，主幹動脈の動脈硬化による穿通枝分岐部の閉塞あるいは心臓弁膜症に起因する塞栓によって惹起されることもある．

視床は，内包や被殻と並び，**脳内出血** intracerebral hemorrhage（高血圧性脳出血 hypertensive encephalorrhagia）の好発部位として臨床的に重要である．被殻の脳内出血が外側型と呼ばれるのに対し，視床のそれは内側型と言われる．視床は第三脳室の外側に位置するため，視床の脳内出血が第三脳室に穿破することがあり，脳脊髄液の循環障害によって頭蓋内圧が亢進して急激な意識障害が生じる．前述のように，視床の栄養動脈は穿通枝である．また，内包や被殻の脳内出血の責任血管として知られるレンズ核線条体動脈は，中大脳動脈の中心枝（穿通枝）である．すなわち，脳内出血の好発部位である内包，被殻，視床は，いずれも穿通枝によって支配されている．皮質枝が徐々に分枝するのに対し，主幹動脈から

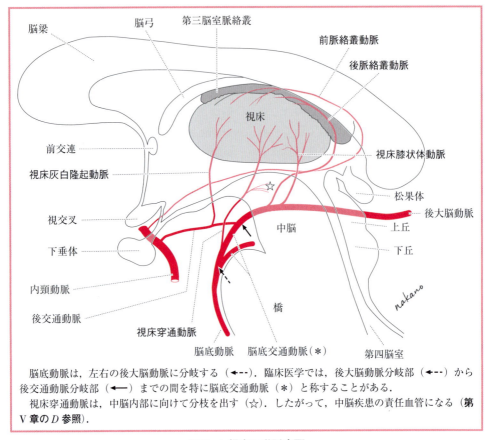

図Ⅶ-4 視床の動脈支配

脳底動脈は，左右の後大脳動脈に分岐する（←--）．臨床医学では，後大脳動脈分岐部（←--）から後交通動脈分岐部（←—）までの間を特に脳底交通動脈（＊）と称することがある．
視床穿通動脈は，中脳内部に向けて分枝を出す（☆）．したがって，中脳疾患の責任血管になる（**第Ⅴ章のD参照**）．

直接分枝する穿通枝は血圧変化の影響を受けやすいため，出血しやすいのである．

視床の動脈支配を簡潔にまとめてみよう（図Ⅶ-4，表Ⅶ-1）．

① **視床膝状体動脈**：後大脳動脈の穿通枝であり，視床後部および腹外側部（後半部）を支配する．視床症候群（Dejerine-Roussy症候群）の責任血管である．

② **視床穿通動脈**：後大脳動脈の穿通枝であり，視床腹外側部および中脳を支配する．したがって，視床腹外側部の血管障害のみでなく，中脳疾患（Weber症候群，Benedikt症候群，Claude症候群）の責任血管でもある．

③ **視床灰白隆起動脈**：後交通動脈の穿通枝であり，視床の前部および腹外側部（前半部）を支配する．

④ **前および後脈絡叢動脈**：前者は内頸動脈，後者は後大脳動脈の穿通枝であり，視床の後背側を迂回して第三脳室脈絡叢および視床の背内側部を灌流する．

これら①〜④の動脈は，相互の吻合を有しない終末動脈であり，閉塞するとその支配域に梗塞を起こしやすい．また，分岐様式や支配域には個体

表Ⅶ-1 視床の動脈支配

部位	支配動脈
1) 後部	視床膝状体動脈
2) 腹外側部	視床穿通動脈
3) 前部	視床灰白隆起動脈
4) 背内側部	前脈絡叢動脈 後脈絡叢動脈

差が大きく，1つの視床核が複数の穿通枝によって栄養されることも多い．したがって，責任血管と症状を明確に対応させることは困難である．

B 視床の病態生理

視床は，大脳皮質から起こり大脳基底核あるいは小脳を経由して大脳皮質に回帰する錐体外路系伝導路（運動系ループ，小脳大脳連関）の中継核として機能している．また，表在覚や意識型深部覚，視覚，聴覚など種々の知覚伝導路は，視床で中継されて大脳皮質の各知覚中枢へ放散する．したがって，視床の障害ではさまざまな症状が発現し，複雑な病態を呈する．

1 視床症候群

視床の障害による不随意運動や視床痛について最初に論文発表したのは独国の Ludwig Edinger であり，1891 年のことである．彼の名前は中脳の Edinger-Westphal 核（動眼神経副核）に残されているが，この論文は注目されることはなかった．視床の障害による症状を**視床症候群** thalamic

表Ⅶ-2 視床症候群の主要症状

運動症状	知覚症状
反対側の不随意運動 　舞踏病 　アテトーシス 　ミオクローヌス 　振戦 　視床の手	反対側の体知覚麻痺 　表在覚・非識別型触覚麻痺 　意識型深部覚・識別型触覚麻痺 　運動失調
反対側の異常肢位 　ジストニー 　視床の手	反対側の視床痛
反対側の小脳症状 　小脳性運動失調 　企図振戦	同名半盲
反対側の運動麻痺	

表Ⅶ-3 視床の動脈と症状の対比

部位	支配動脈		主要症状
1) 後部	視床膝状体動脈	反対側	表在覚麻痺 視床痛 意識型深部覚麻痺
			同名半盲
2) 腹外側部	視床膝状体動脈 視床穿通動脈 視床灰白隆起動脈	反対側	不随意運動（舞踏病，アテトーシス） 運動失調 小脳症状
3) 前部	視床灰白隆起動脈	同側	自律神経症状（縮瞳）
		反対側	自律神経症状（発汗亢進）
4) 背内側部	前脈絡叢動脈 後脈絡叢動脈		情動性の変化 精神症状 記銘力低下，健忘

太枠で囲った部分は，視床症候群の症状を示す．

syndromeとしてまとめたのは，Paris大学神経学講座教授Joseph Jules Dejerineとその弟子のGustave Roussyによる1906年の報告である（表Ⅶ-2）．

このうち，知覚症状（表在覚および意識型深部覚麻痺，視床痛，同名半盲）は，知覚の中継を司る視床後部の障害によって生じる．運動症状（舞踏病，アテトーシス，運動失調）は，後部が司る意識型深部覚の障害あるいは腹外側部が司る錐体外路系（運動系ループあるいは小脳大脳連関）の障害によって生じる（表Ⅶ-2）．すなわち，本症候群の症状は主に視床膝状体動脈に支配される後部および腹外側部の障害によるものであり，視床全体の障害を表すものではない（表Ⅶ-3）．したがって，Dejerine-Roussy症候群，Dejerine-Roussyの視床症候群（thalamic syndrome of Dejerine-Roussy type）あるいは視床膝状体動脈症候群，posterolateral thalamic syndromeと呼ばれることもある．

2 視床痛

脳血管障害患者が，発症数週あるいは数カ月後の運動麻痺回復期あるいは回復後，表在覚（温度覚，痛覚）が麻痺しているにもかかわらず，麻痺側肢に持続性かつ発作性の激しい自発痛を訴えることがある．これは，末梢（皮膚に存在する神経終末）の刺激ではなく，中枢内の表在覚伝導路の障害によって起こる疼痛であり，求心路遮断痛 deafferentation painあるいはcentral post stroke painと呼ばれる．このうち，視床に責任病巣があるものを**視床痛** thalamic painと言う．また，知覚麻痺によって痛覚鈍麻が生じているにもかかわらず，強い刺激を加えるときわめて不快な痛覚を感じる．これを**痛覚過敏** hyperpathiaと言い，刺激が取り除かれたあとも持続し，温度覚（特に冷覚）や視覚，聴覚などの刺激によって誘発されることがある．このように，視床の障害による知覚症状は知覚麻痺と疼痛が混在するため，**有痛性知覚消失** anesthesia dolorosaと呼ばれる．

頸部以下からの表在覚伝導路である脊髄視床路は，脊髄で左右交叉して脳幹を上行し，視床のVPL核に至る．顔面からの表在覚伝導路は，延髄で左右交叉して三叉神経脊髄路を上行し，VPM核に至る（図Ⅱ-1）．したがって，表在覚は反対側のVPL核およびVPM核に伝導される．視床痛の責任病巣は症状と反対側のVPL核およびVPM核と考えられるが，その発症メカニズムは明らかではない．臨床所見あるいは剖検所見によれば，視床痛を起こした症例の視床病巣は限局性であることが多い．

一方，視床の広範な血管性病変では，視床痛が生じることは少ないという．したがって，視床機能のある程度の残存が視床痛発現の条件になると推定される．VPL核およびVPM核の一部が限局性に障害されると，残存部位の機能が亢進し大脳皮質体知覚中枢（中心後回，Brodmannのarea 3・1・2）に対して興奮性に投射するため，視床痛が発現するという説がある．また，右視床の病変によって左半身に視床痛を来した症例が過半数を占めることから，劣位半球（右大脳半球）の視床が疼痛処理における特殊な役割を担っているとする報告がある．一方，視床痛と同様の自発痛は内包の脳血管障害などでも生じ得るため，大脳の関与を示唆する報告もある．

近年，下垂体の外科的切除あるいはガンマナイフ照射による非侵襲的破壊が視床痛の軽減に有効であると報告されている．その作用機序として，下垂体破壊により新たな神経調節機能が構築された可能性が示唆されている．

3 視床と不随意運動

視床の障害では，反対側に**舞踏病**や**アテトーシス**などの不随意運動が生じる．また，手指の不随意運動を伴う異常肢位を**視床の手** thalamic handと言う．視床の手は，一定の肢位を指すのではなく，5本の手指が別々に過伸展や過屈曲を伴ってアテトーシス様に間断なく緩徐に動くものであり，その本態は不随意運動である．これらの不随意運動の発現には，1）運動系ループを形成する運動制御機構としての視床の障害，2）意識型深部覚伝導路の中継核としての視床の障害という2つのメカニズムが考えられる．

1）運動系ループの障害

視床の腹外側部は，大脳基底核『出力部』から大脳皮質運動関連領域へ至る運動情報の中継点として機能する．視床から同側の大脳皮質への出力は興奮性であり，錐体路を介して反対側の筋に指令を出して随意運動を発現させるように作用する（図V-11，12）．したがって，視床の障害によって大脳への興奮性出力が低下すれば，随意運動が抑制されて，Parkinson病の無動のようにhypotonicな病態が反対側に発現するはずである．

なぜ視床の障害において，hyperkineticな病態になり不必要な運動である不随意運動が生じるのであろうか．これらの不随意運動は脳血管障害発症後数カ月以降に発現することから，視床機能の欠落症状ではなく，二次的な修復過程が関与すると推定されている．運動系ループの障害による症状は開眼時にもみられ，閉眼しても著明な変化はない．すなわち，視覚による補正が効かない．

2）意識型深部覚伝導路の障害

意識型深部覚（関節覚，位置覚）伝導路は，脳幹で左右交叉したあと，視床後部のVPL核およびVPM核で中継され，大脳皮質の体性感覚中枢（area 3・1・2）へ伝導される（図II-6）．したがって視床後部の障害では，意識型深部覚麻痺によって反対側の上下肢を正確な位置に保持することができなくなり，舞踏病やアテトーシス，ジストニー（アテトーシス様の肢位が持続するもの）のような不随意運動あるいは異常肢位が生じる．これらは，**偽性舞踏病** pseudochorea，**偽性アテトーシス** pseudoathetosis，**偽性ジストニア** pseudodystonia と呼ばれる．これらの症状は閉眼時のみに生じ，開眼時には消失することが多い．すなわち，視覚による補正が効く．

4 視床と運動失調

視床の障害では反対側の上下肢に運動失調（協調運動障害）が生じる．その発現メカニズムとして，1）小脳視床路あるいは皮質橋小脳路の障害による小脳性運動失調，2）意識型深部覚伝導路の障害による感覚性運動失調，が考えられる．小脳性運動失調は視覚による補正が効かないため，閉眼しても症状に著変はない．一方の感覚性運動失調は視覚によって補正されるため，閉眼すると症状が増悪する（表III-3）．

1）小脳性運動失調（視床性運動失調）

小脳症状（測定障害，交代運動障害，企図振戦）を伴い，かつ閉眼による影響がない症例では，小脳性運動失調が疑われる．すなわち，視床疾患によって生じた**小脳性運動失調** cerebellar ataxia であり，**視床性運動失調** thalamic ataxia と呼ばれることがある．

本症状の発現には，小脳視床路あるいは皮質橋小脳路が関与する．反対側の小脳皮質から発する小脳視床路は，歯状核で中継されて上小脳脚を通り，上小脳脚交叉で左右交叉して視床に至る．視床からの出力は同側の大脳皮質に投射され，さらに錐体路を経由して反対側の前角に投射される．したがって，視床の病変では反対側の運動制御が障害され運動失調が生じる（図VII-5）．

錐体外路系の伝導路である皮質橋小脳路は，大脳皮質 area 6 から起こって内包後脚を下行し，橋で中継および左右交叉したあと，反対側の小脳皮質に至る．視床病変が内包後脚に波及すると，皮質橋小脳路が障害される可能性がある（図VII-5，6）．皮質橋小脳路は橋で左右交叉するため，橋よりも上位に位置する内包の障害では，反対側に運動失調が生じる．

2）感覚性運動失調

意識型深部覚伝導路（内側毛帯）は，脳幹で左右交叉したあと，視床の VPL 核および VPM 核で中継される．したがって，運動失調症状が閉眼によって増悪する症例では，VPL 核および VPM 核の障害が疑われる．亜急性連合性脊髄変性症やFriedreich 失調症，脊髄癆，Dejerine 症候群では脊髄の後索あるいは延髄の内側毛帯が障害されて脊髄性運動失調が生じるが，それらと同様の**感覚性運動失調** sensory ataxia である．

また，視床の外側には内包後脚が隣接している（図VII-6）．したがって，視床の血管性病変によって内包を上行する意識型深部覚伝導路（視床皮質路）が障害されると，感覚性運動失調が生じる可能性がある．

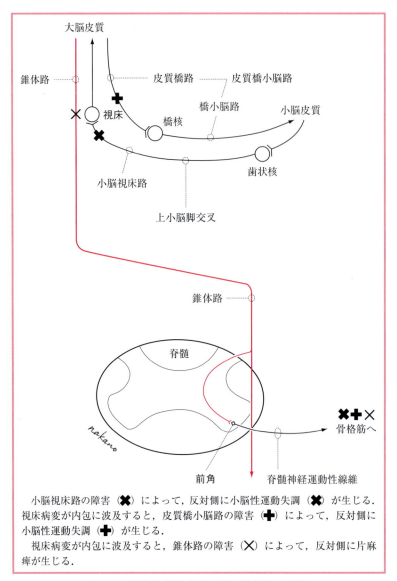

図Ⅶ-5 視床と小脳大脳連関・錐体路の関係

小脳視床路の障害（✖）によって，反対側に小脳性運動失調（✖）が生じる．
視床病変が内包に波及すると，皮質橋小脳路の障害（✚）によって，反対側に小脳性運動失調（✚）が生じる．
視床病変が内包に波及すると，錐体路の障害（✕）によって，反対側に片麻痺が生じる．

3）ataxic hemiparesis

錐体路は視床を経由しない．したがって，神経解剖学的に考察すれば，視床の障害によって運動麻痺などの錐体路徴候が生じることはない．しかし，Dejerine と Roussy は，視床症候群の一症状として「反対側の軽度の**片麻痺**」を挙げている．これは，内包後脚を下行する錐体路が，視床の血管性病変（梗塞巣あるいは出血巣）周囲に生じた浮腫による圧迫，あるいは病巣の進展によって障害されたためと解釈されている（図Ⅶ-5，6）．

運動失調と運動麻痺が同側にみられる症状を ataxic hemiparesis と言う．小脳からの小脳視床路が投射する視床の腹外側部は，錐体路が下行する内包後脚に隣接している（図Ⅶ-6）．したがって ataxic hemiparesis は，視床穿通動脈の閉塞あるいは出血によって視床の腹外側部と内包が障害されて生じる．

5 視床の神経解剖学的特異性

視床は，錐体外路系伝導路（運動系ループ，小

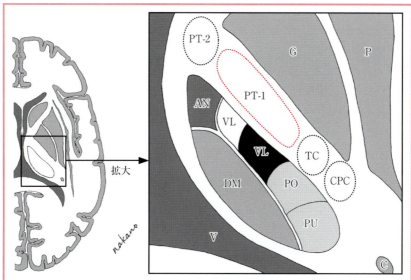

視床の外側に内包後脚が位置するため，視床病変の波及によって種々の伝導路が障害される．皮質橋小脳路（CPC）の障害による小脳性運動失調，視床皮質路（TC）の障害による感覚性運動失調が生じる．
小脳皮質路が投射する視床腹外側部（VL）の病変が錐体路（PT-1）に波及すると，運動失調と片麻痺が同時に生じる．
　AN：視床の前部　PO：視床の後部　PU：視床枕　DM：視床の背内側部
　V：側脳室の後角　G：淡蒼球　P：被殻　C：尾状核尾
　PT-1：錐体路（皮質脊髄路）　PT-2：錐体路（皮質延髄路）

図Ⅶ-6 視床と内包：大脳の水平断

脳大脳連関）の中継点であると同時に意識型深部覚伝導路の中継点でもある．さらに，前者が位置する視床腹外側部と後者が位置する視床後部は隣接しており，動脈支配域もオーバーラッピングしている．このような視床の神経解剖学的特異性は臨床症状と密接に関連する．

　視床障害によって生じる小脳性運動失調と感覚性運動失調は，前述のように視覚による補正の有無で鑑別することができる．しかし臨床的には，両者が混在する症例や両者を明確に鑑別するのが困難な症例がみられる．その理由を神経解剖学的に解釈してみよう．小脳視床路の投射部位（視床腹外側部）と意識型深部覚伝導路の投射部位（視床後部のVPL核およびVPM核）は近接している（図Ⅶ-6）．血管性病変では，梗塞巣や出血巣の周囲に生じる浮腫による圧迫のため，あるいは病巣の直接の進展のため，責任血管の支配域のみでなく近接領域に障害が波及することは稀ではな

い．したがって，腹外側部を支配する視床穿通動脈あるいは後部を支配する視床膝状体動脈の閉塞あるいは出血によって，小脳視床路障害による小脳性運動失調と意識型深部覚障害による感覚性運動失調がオーバーラッピングする可能性が考えられる．

　また，小脳視床路が投射する視床腹外側部は内包に隣接している（図Ⅶ-6）．したがって，視床病変が外側に拡がると，内包を上行する意識型深部覚伝導路（視床皮質路）が障害されて感覚性運動失調が生じる可能性が考えられる．

6 視床失語

　視床の梗塞，出血，腫瘍，変性疾患，定位脳手術などによって失語症を来すことがあり，**視床失語** thalamic aphasia と言う．発語が高度に障害される一方で，復唱や言語理解は比較的良好という特徴がある．

通常の**失語症** aphasia は，大脳皮質言語中枢（Broca 中枢，Wernicke 中枢など）の障害による．それに対して，大脳皮質より深部に位置する視床や被殻の障害によるものを**皮質下性失語** subcortical aphasia と言い，視床失語も含まれる．しかし，視床や被殻の障害で言語機能の異常が生じるかについては，未だ議論が分かれる．古典的には，視床が言語機能を統括するという説も唱えられていた．現在では，視床出血の原因として，言語中枢と視床核や視床枕を結ぶ神経線維の存在，視床の病巣による言語中枢の圧迫などが挙げられている．

文　献

1) 中野隆：間脳．コメディカルのための臨床解剖学サブノート 神経，29-31．Orenstein und Koppel（名古屋），第4版，2006
2) 後藤昇，後藤潤：マスターの要点 神経解剖学 第5回 間脳．理学療法 18(6)：638-642，2001
3) 井上芳郎：間脳の解剖学．Clin Neurosci 10：20-23，1994
4) 吉井文均，田畑修，篠原幸人：間脳の血管支配．Clin Neurosci 11：24-27，1994
5) 後藤昇，野中直子：中枢神経系血管の臨床解剖学．解剖誌 73：615-627，1998
6) 水谷智彦：臨床医のための神経病理—Lacune．Clin Neurosci 11：602-603，1993
7) 高尾昌樹，厚東篤生：大脳基底核ラクナ．Clin Neurosci 16：564-565，1998
8) 織田雅也，宇高不可思，亀山正邦：両側視床傍正中部梗塞症候群．神経内科 60：10-15，2004
9) 大島知一：間脳と運動統合．Clin Neurosci 12：33-36，1994
10) 井門ゆかり，松本昌泰：脳卒中の理学療法を再考する—脳卒中の病変と病態生理の特徴．PTジャーナル 39(8)：661-666，2005
11) 山本隆：味覚の中枢．生体の科学 56(2)：114-123，2005
12) 古川哲雄：視床症候群．神経内科 44：484-487，1996
13) 高橋昭：視床の徴候—視床症候群（Dejerine-Roussy）．神経内科 60：1-9，2004
14) 廣瀬源二郎：視床の徴候—視床痛．神経内科 60：65-68，2004
15) Nasreddine ZS, Saver JL：Pain after thalamic stroke. Right diencephalic predominance and clinical features in 180 patients. *Neurology* 48：1196-1199, 1997
16) 石島武一：視床と痛覚．神経進歩 32：473-486，1988
17) Hayashi M：Gamma knife surgery of the pituitary：new treatment for thalamic pain syndrome. *J Neurosurg* 102(Suppl)：38-42, 2005
18) 門野忠明，宮田和子，藤井滋樹：視床の徴候—pseudoathetosis, pseudochorea, pseudoathetosis, pseudodystonia．神経内科 60：33-38，2004
19) 当馬忍：視床の徴候—視床性運動失調．神経内科 60：39-43，2004
20) 遠藤一博，山本梯司：視床の徴候—視床の手．神経内科 60：53-58，2004
21) Kim JS：Delayed onset mixed involuntary movements after thalamic stroke. Clinical, radiological and pathophysiological findings. *Brain* 124：299-309, 2001
22) 師尾郁，平山惠造，小島重幸：視床病変に伴う不随意運動．臨床神経 34：805-811，1994
23) Melo TP et al：Thalamic ataxia. *J Neurol* 239：331-337, 1992
24) 浜中叔彦，大橋博司，大東祥孝：視床失語について．失語症研究 3：371-380，1983
25) 大槻美佳：失語症の診療—最近の進歩．臨床神経 48：853-856，2008
26) Tarulli A：Aphasia. Neurology, 43-51. Springer, 2016
27) 出光美術館：古唐津，2004

第Ⅷ章
自律神経系の機能解剖

　私たちは，外部環境の変化に適応して生理機能を制御することによって，内部環境の恒常性 homeostasis を維持している．消化，呼吸，排泄，代謝，分泌，体温，生殖，循環などを無意識的に調節する神経系は，大脳皮質機能から比較的独立して機能するために自律神経系 autonomic nervous system と呼ばれる．恒常性の維持は植物を含むすべての生物で認められる基本的な生命維持機能であり，自律神経系は植物神経系 vegetative nervous system と呼ばれることもある．

　「自律神経系」は一般的には，中枢神経系からの命令を標的器官（内臓，血管，腺など）に伝導する'遠心性'の「末梢神経」を指す名称である．しかし，視床下部や脳幹網様体，大脳辺縁系などは，上位中枢として自律神経機能を制御している．本章では，「自律神経系」を広義に捉えて，「中枢内の自律神経系」および「末梢自律神経系」について解説する．

　交感神経系は仏国の Jacob Winslow が 1732 年に，副交感神経系は英国の John Newport Langley が 1893 年にそれぞれ命名したものであり，1世紀半以上の隔たりがある．その理由は，両者の機能を考えれば理解できるであろう．交感神経系は緊張時や興奮時に活性化され，精神性発汗や血圧上昇のように全身性に広範な反応が生じる．したがって，交感神経系が活動的であるのに対して，副交感神経系は蓄積的であり，日常意識されやすいのは前者である．

A 自律神経系の構成

1 中枢内の自律神経系

自律神経系の最高中枢は，間脳の**視床下部** hypothalamus である．随意運動は，大脳皮質の錐体路中枢だけでなく，錐体外路系（大脳基底核，小脳）や大脳辺縁系など中枢神経系のさまざまな系統によって制御されている（**第Ⅰ章参照**）．自律神経機能も同様に，視床下部だけでなく，脳幹網様体，大脳辺縁系，大脳基底核，大脳皮質，小脳など中枢神経系の多くの部位による制御を受けている（**図Ⅷ-1**）．中枢内の自律神経系の神経回路は，運動性および知覚性伝導路とは異なり，明瞭な線維束を形成していないため，形態学的な解析は不十分である．また中枢内においては，交感神経系と副交感神経系の区別は明確ではない．

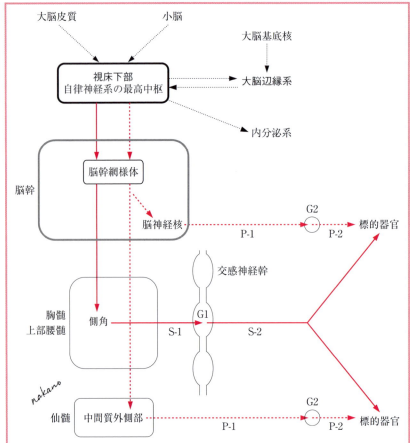

最高中枢である視床下部は，末梢自律神経系（交感神経および副交感神経）を制御する．また，大脳辺縁系や内分泌系と密な連絡を有する．
　交感神経系節前ニューロンの神経細胞は，胸髄および上部腰髄の側角に位置する．節前線維（S-1）（の大部分）は，交感神経幹にある幹神経節（G1）でニューロンを交代して節後線維（S-2）になり，標的器官に至る．
　副交感神経系節前ニューロンの神経細胞は，脳幹の脳神経核あるいは仙髄の中間質外側部に位置する．節前線維（P-1）は，副交感神経節（G2）でニューロンを交代して節後線維（P-2）になり，標的器官に至る．副交感神経節（G2）は標的器官の近傍に位置するため，節後線維（P-2）は短い．

図Ⅷ-1 自律神経系の概観

1）視床下部

緊張時や興奮時には，瞳孔散大，心拍数増加，血圧上昇，呼吸促迫などの交感神経性反応が生じる．一方，安静時には，瞳孔縮小，心拍数減少，血圧低下，消化亢進などの副交感神経性反応が生じる．これは，種々の標的器官を支配する自律神経機能が，視床下部によって合目的的に制御されているためである（図Ⅷ-1）．視床下部は，内臓求心性線維を介して脳幹や脊髄に伝達された情報の入力を受け，それらを統合した結果を，脳幹や脊髄にある末梢自律神経系（交感神経系および副交感神経系）の節前ニューロンに向けて出力することによって，自律神経機能を制御している．このようにして，内部環境の恒常性が維持されるのである．

恒常性を長期的に維持するためには，飢餓感や口渇感などの臓器感覚だけでなく，血糖値や血漿浸透圧，体温などの変化をモニタリングし，その結果に基づき，摂食や飲水などの行動および代謝や発汗などの生理機能を調整しなければならない．視床下部にはこれらを直接モニタリングするニューロンが存在し，**摂食中枢**，**血糖調節中枢**，**水分調節中枢**，**体温調節中枢**として機能している．

恒常性を維持するためには，自律神経系だけでなく**内分泌系**の関与が必須である．視床下部は，下垂体と密接な連絡を有することにより，末梢内分泌器（甲状腺，副腎皮質，精巣，卵巣）を制御している（図Ⅷ-1）．

興奮すると心拍数が増加して血圧が上昇するように，喜怒哀楽の感情に伴って自律神経性反応が発現する．また，摂食，飲水，生殖などの本能行動は，感情によって影響を受ける．これは，**大脳辺縁系**が視床下部と密接な連絡を有しているためである（図Ⅷ-1）．

2）脳幹および脊髄

脳幹網様体には，自律神経系の調整を司る部位が存在する．特に延髄の網様体には，生命維持に重要な**循環中枢**や**呼吸中枢**がある．したがって，大脳皮質が広範に障害されたにもかかわらず脳幹は障害を免れた症例では，循環機能や呼吸機能は維持され**植物状態** vegetative state になる．また，仙髄には**排尿反射中枢**が存在する．これらの中枢は，視床下部による調整を受けている．

2 末梢自律神経系

1）末梢神経系の構成

末梢自律神経系について述べる前に，末梢神経系全体について復習してみよう．末梢神経系は，形態的には12対の脳神経と31対の脊髄神経に分類される．一方，機能的には体性神経系（運動性線維，知覚性線維）と自律神経系（交感神経＝交感性線維，副交感神経＝副交感性線維）に分類される．

末梢神経系の形態的分類と機能的分類は，どのように関連しているのであろうか．脳神経は，知覚性線維，運動性線維，副交感性線維の3種類の線維のうちのいずれか1種，いずれか2種の組み合わせ，あるいは3種すべてからなり，動眼神経，顔面神経，舌咽神経，迷走神経に副交感性線維が含まれる．脊髄神経は知覚性線維と運動性線維からなるが，仙骨神経だけには副交感性線維も含まれ骨盤内臓神経として骨盤内臓に至る．

交感神経（交感性線維）の大部分は，動脈に伴走し脳神経や脊髄神経には含まれない．

2）自律神経系の構成

自律神経系は交感神経系 sympathetic nervous system と副交感神経系 parasympathetic nervous system からなる．1つの標的器官に対し，原則として交感神経と副交感神経の両者が分布する．これを**二重支配** double innervation と言う．しかし，汗腺や立毛筋，副腎髄質は交感神経だけに支配を受ける．また，血管は交感神経が優位であり，瞳孔や膀胱は副交感神経が優位である．原則として交感神経と副交感神経は相反する作用を有する．これを**拮抗支配** antagonistic innervation と言う．しかし，唾液腺は両者によって分泌が促進される（表Ⅷ-1）．

自律神経は，脳幹や脊髄から出て標的器官に至るまでの間に，自律神経節（交感神経節あるいは副交感神経節）においてシナプスを形成してニューロンを交換する．脳幹や脊髄に神経細胞体を有するニューロンを節前ニューロン，自律神経節に

表Ⅷ-1 自律神経系の機能

	交感神経	副交感神経
瞳孔	散瞳（瞳孔散大） 　瞳孔散大筋の収縮	縮瞳（瞳孔縮小） 　瞳孔括約筋の収縮
唾液腺	粘液性の唾液分泌	漿液性の唾液分泌
心臓	促進 　　（心拍数増加， 　　　収縮力増大 → 血圧上昇）	抑制 　　（心拍数減少， 　　　収縮力低下 → 血圧低下）
血管	収縮 → 血圧上昇 冠状血管は拡張 → 心臓を促進 外陰部の血管は収縮	弛緩 → 血圧低下 外陰部の血管は拡張 → 陰茎・陰核の勃起
消化器	抑制 　　（運動の抑制， 　　　消化液分泌の抑制）	促進 　　（運動の促進， 　　　消化液分泌の促進）
気管支	平滑筋を弛緩 腺の分泌を抑制	平滑筋を緊張 腺の分泌を促進
膀胱		排尿 　　（膀胱壁の筋を収縮， 　　　括約筋を弛緩）

神経細胞を有するニューロンを節後ニューロンと言い，それぞれの神経線維（軸索）を節前線維，節後線維と言う．

3）交感神経系

節前ニューロンの神経細胞は，胸髄および上部腰髄の側角に位置する（図Ⅷ-1）．したがって，交感神経系を**胸腰系** thoracolumbar system と呼ぶ．脊柱の両側には22～25対の交感神経節（**幹神経節**）が分節性に配列され，これらは節間枝と呼ばれる神経索によって上下に結ばれて数珠状の**交感神経幹** sympathetic trunk を形成している．交感神経幹は，第2～3頸椎の高さから尾骨の高さに及ぶ．幹神経節は，3対の頸神経節，11～12対の胸神経節，4～5対の腰神経節，4～5対の仙骨神経節からなり，下頸神経節と第1胸神経節は癒合して，第7頸椎の高さで**星状神経節** stellate ganglion を形成することが多い．顔面，頭頸部，上肢の疼痛や血行障害に対して行われる**星状神経節ブロック** stellate ganglion block は，この神経節に局所麻酔薬を注入するものである．

節前線維は，脊髄神経の前根を通って交感神経幹に至り，幹神経節で節後ニューロンに接続する．節後線維の大部分は動脈に伴走しながら標的器官に至る（図Ⅷ-2(a)）．しかし，末梢血管や汗腺，立毛筋を支配する節後線維は脊髄神経に含まれて標的器官へ向かう（図Ⅷ-2(b)）．したがって発汗支配も分節性を示し，**脊髄横断性障害**あるいは**ニューロパチー** neuropathy による発汗低下の部位は知覚麻痺の部位とほぼ一致する（**表Ⅷ-2**）．ただし，発汗支配の分節性は dermatome（分節性の皮膚知覚支配）ほど明瞭ではない．また，脊髄横断性障害による発汗低下領域の上限は，知覚障害のそれより数髄節下に位置することが多い．

交感神経系は緊張時や興奮時に活性化され，発汗や血圧上昇のように全身性に広範な反応が生じる．節前ニューロンは胸髄および上部腰髄に局在しているにもかかわらず，なぜ交感神経系の反応は全身性に生じるのであろうか．交感神経幹に入った節前線維の一部は，頸部では節間枝を上行して頸神経節に，腰仙部では下行して腰神経節および仙骨神経節に至る．また，交感神経節において1本の節前線維が数個の節後ニューロンに接続しているため，節後ニューロンは節前ニューロンよりも数が多い（図Ⅷ-3）．したがって，節後線維

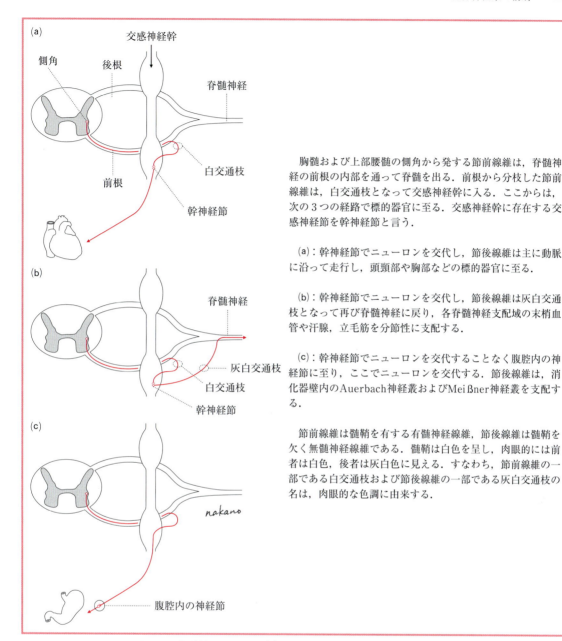

胸髄および上部腰髄の側角から発する節前線維は，脊髄神経の前根の内部を通って脊髄を出る．前根から分枝した節前線維は，白交通枝となって交感神経幹に入る．ここからは，次の3つの経路で標的器官に至る．交感神経幹に存在する交感神経節を幹神経節と言う．

(a)：幹神経節でニューロンを交代し，節後線維は主に動脈に沿って走行し，頭頸部や胸部などの標的器官に至る．

(b)：幹神経節でニューロンを交代し，節後線維は灰白交通枝となって再び脊髄神経に戻り，各脊髄神経支配域の末梢血管や汗腺，立毛筋を分節性に支配する．

(c)：幹神経節でニューロンを交代することなく腹腔内の神経節に至り，ここでニューロンを交代する．節後線維は，消化器壁内のAuerbach神経叢およびMeißner神経叢を支配する．

節前線維は髄鞘を有する有髄神経線維，節後線維は髄鞘を欠く無髄神経線維である．髄鞘は白色を呈し，肉眼的には前者は白色，後者は灰白色に見える．すなわち，節前線維の一部である白交通枝および節後線維の一部である灰白交通枝の名は，肉眼的な色調に由来する．

図Ⅷ-2 交感神経系の走行(1)：幹神経節から標的器官に至る経路

は交感神経幹の全長から出ることになり，広範な作用を及ぼすことができるのである．

交感神経の節前ニューロン末端から放出される神経伝達物質はアセチルコリン，節後ニューロン末端から放出されるそれはノルアドレナリンである．しかし，汗腺を支配する節後ニューロンからはアセチルコリンが放出される．

4）副交感神経系

節前ニューロンの神経細胞は，脳幹の脳神経核および仙髄の中間質外側部に位置する．したがって副交感神経系を**頭仙系** craniosacral system と呼ぶ．副交感神経は，脳神経（動眼神経，顔面神経，舌咽神経，迷走神経）および脊髄神経（仙骨神経 ⇒ 骨盤内臓神経）に含まれて標的器官に至

表Ⅷ-2 発汗支配の髄節レベル
（文献13より改変して引用）

部位	髄節
頭部，顔面	第1～4胸髄節
上肢	第2～8胸髄節
体幹	第6～10胸髄節
下肢	第11胸髄～第2腰髄節

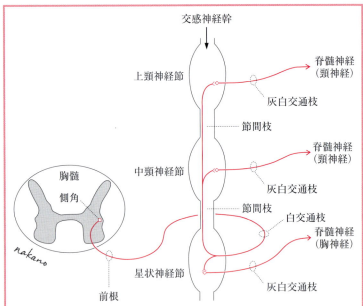

図Ⅷ-3 交感神経系の走行(2)：交感神経幹の節間枝

胸髄の側角から発する節前線維の一部は，交感神経幹の節間枝を上行して頸神経節に至り，ニューロンを交代する．1本の節前線維が，数個の節後ニューロンとシナプスを形成する．
同様に，上部腰髄から発する節前線維の一部は，交感神経幹の節間枝を下行して腰神経節や仙骨神経節に至り，ニューロンを交代する（図は省略）．

る．副交感神経節は標的器官の近傍あるいはその内部に位置するため，節後線維は短い（図Ⅷ-1）．

副交感神経系は安静時に活性化され，標的器官を個々に支配しているため，その反応は局所性である．副交感神経節においては1本の節前線維がわずかな節後ニューロンに接続しているだけであり，標的器官を個々に調整するのに適している．

副交感神経の神経伝達物質は，節前ニューロンも節後ニューロンもアセチルコリンである．

5）腸管系

蠕動運動や局所血流，消化液および消化管ホルモンの分泌などの消化管機能は，支配神経切除後も，ある程度は維持される．換言すれば，消化管は自動能を有している．これは，消化管機能が，消化管壁内に存在するAuerbach神経叢およびMeißner神経叢の作用によって調節されているためである．両神経叢は局所的な神経回路であり**腸管系** enteric system と呼ばれ，交感神経系および副交感神経系から独立した神経系統とみなされている．

Auerbach 神経叢および Meißner 神経叢は，交感神経と副交感神経の両者による支配を受けている．腹腔内の消化管を支配する交感神経の節前線維は，幹神経節でニューロンを交換することなく，大および小内臓神経として腹腔内の神経節（腹腔神経節，上および下腸間膜神経節）に至り，節後ニューロンとシナプスを形成する（図Ⅲ-2(c)）．交感神経の節後線維は，両神経叢に存在する興奮性ニューロンに対して抑制性に作用する．一方，副交感神経の節前線維は，迷走神経および仙骨神経（⇒骨盤内臓神経）に含まれて両神経叢に至り，両神経叢に存在する興奮性の節後ニューロンとシナプスを形成し，平滑筋や腺に対して促進性に作用する．

3 内臓求心性線維

内臓知覚（内腔の拡張や平滑筋収縮などの物理的情報）および内部環境の変化（血圧，血中の酸

素分圧および二酸化炭素分圧，pH，電解質濃度などの化学的情報）は，'求心性'線維を介して中枢神経系へ伝導される．これを**内臓求心性線維** visceral afferent fiber と言う．内臓知覚の大部分および内部環境の変化は，意識にのぼることはない．これらの内臓知覚は，主に迷走神経あるいは仙骨神経（⇒骨盤内臓神経）の内部を走行する内臓求心性線維を介して延髄あるいは仙髄に入力する．内部環境の変化は，主に舌咽神経の内部を走行する内臓求心性線維を介して延髄に入力する．

すなわち，内臓求心性線維は，脳神経および脊髄神経の内部を体性神経系（運動性線維および知覚性線維）とともに走行するため，肉眼的には脳神経や脊髄神経と区別することができない．したがって，解剖学的には内臓求心性線維は自律神経系に含めないことが多い．換言すれば，解剖学的には自律神経系は'求心性'線維を含まず，'遠心性'線維のみからなるとみなされる．

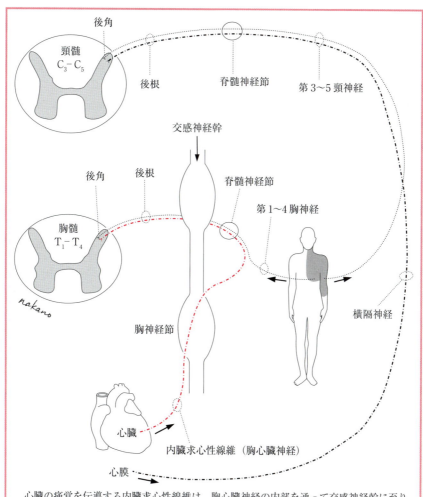

心臓の痛覚を伝導する内臓求心性線維は，胸心臓神経の内部を通って交感神経幹に至り，第1～4胸神経知覚性線維とともに後根を形成して，第1～4胸髄節の後角に入る．
　心膜の痛覚を伝導する知覚性線維は，横隔神経（頸神経叢の枝）を通り，第3～5頸髄節の後角に入る（後角からの脊髄視床路の走行については，**図Ⅱ-1参照**）．
　狭心症や心筋梗塞などの心疾患では，左の第1～4胸神経支配域である左胸部～左上腕内側部や，左の第3～5頸神経支配域である左頸部～肩の皮膚に関連痛が生じる．

図Ⅷ-4 心臓および心膜の内臓求心性線維

延髄または仙髄に入力した内臓知覚は**嚥下反射** swallowing reflex や**排尿反射** micturition reflex などの自律神経性反射を，内部環境の変化に関する情報は**頸動脈洞反射** carotid sinus reflex や**頸動脈小体反射** carotid body reflex などの自律神経性反射を惹起する．すなわち，内臓求心性線維は種々の自律神経性反射の求心路として，'遠心性'の自律神経系（交感神経系および副交感神経系）とともに，恒常性の維持に重要な役割を果たしている．したがって，生理学的には内臓求心性線維を自律神経系に含めて考えることが多く，自律神経求心路とも言う．

内臓知覚のうち意識されるものは，内臓痛覚や一部の臓器感覚（飢餓感，口渇感，嘔気，便意，尿意，性感）のみである．また，内臓に対する切創や刺創は，痛覚として意識されない．一方，伸展，牽引，炎症，うっ血，虚血などは痛覚刺激になり，**内臓痛** visceral pain を惹起する．内臓痛は中腔器官の攣縮や蠕動の亢進と関係するために間欠的であり，かつ，疼痛部位が不明瞭である．内臓痛には，悪心，嘔吐，冷汗，血圧低下，顔面蒼白，流涙などの自律神経性反応を伴うことがある．これはなぜだろうか．内臓痛覚は，主に交感神経系（胸心臓神経，大および小内臓神経）の内部を走行する内臓求心性線維を介して交感神経幹に至り，脊髄神経の後根を通って胸髄および腰髄の後角に入力する（図Ⅷ-4）．内臓求心性線維を伝わる内臓痛のインパルスが'遠心性'の交感神経系に影響を及ぼすため，自律神経性反応を伴うと考えられる．

ある内臓に痛覚刺激がある場合，それを伝導する内臓求心性線維が入る脊髄の髄節と同じ髄節の脊髄神経支配の皮膚領域（dermatome）に痛覚を感じることがある．これを**関連痛** referred pain（連関痛）と言う．関連痛が生じる部位は **Head 帯**と呼ばれ，臓器によって特異性があるため臨床的に重要である（図Ⅷ-4，5）．関連痛が生じるメカニズムは，未だ明確ではない．同じ髄節に入る内臓痛覚を伝導する内臓求心性線維と皮膚知覚を伝導する脊髄神経知覚性線維は，後根，脊髄神経節（後根神経節），後角を共有している（図Ⅷ-

4）．したがって，これらの共有部位において内臓求心性線維のインパルスが脊髄神経知覚性線維にも影響を及ぼすため，関連痛が生じると考えられている．また，後角に入力した内臓痛覚は，皮膚知覚（表在覚）とともに脊髄視床路を上行して視床へ，さらに視床皮質路を通って大脳皮質体知覚中枢へ伝導される（図Ⅱ-1）．したがって，視床が内臓由来の刺激を皮膚由来であると感知するために関連痛が生じるという説もある．

内臓求心性線維は，形態的には，皮膚知覚を伝導する脳神経および脊髄神経の知覚性線維と同様である．すなわち，神経細胞体は，脳神経節および脊髄神経節に存在する偽単極神経細胞であり，末梢側へ樹状突起を伸ばし，中枢側へは軸索を伸ばしている（図Ⅱ-2）．したがって，内臓求心性線維は神経節でニューロンを交換することはしない．

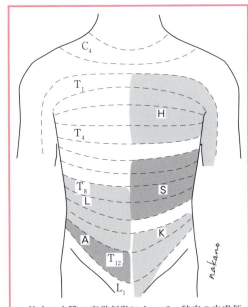

特定の内臓の痛覚刺激によって，特定の皮膚領域（dermatome）に関連痛が生じる．関連痛が生じる領域を Head 帯と言う．
　肝臓および胆嚢からの内臓求心性線維の一部は，右横隔神経内に含まれる．したがって，右上腕〜肩甲部にも関連痛が生じることがある．
　　H：心臓　S：胃　K：腎臓，尿管
　　L：肝臓，胆嚢　A：虫垂

図Ⅷ-5 dermatome と Head 帯

B 眼の自律神経系

「眼は口ほどにものを言う」という諺がある．瞳孔の大きさや形態，反射は自律神経系によって制御されるため，生命維持に重要な脳幹の状態を示す指標として特に神経診断学的価値が高い．「眼」は「個体に関する多くの医学的情報を語ってくれる」のである．眼の自律神経系について考える．果たして皆さんの「眼から鱗が落ちる」であろうか．

1 眼の自律神経機構

眼球運動および眼瞼運動を司る横紋筋（上直筋，下直筋，外側直筋，内側直筋，上斜筋，下斜筋，上眼瞼挙筋）を外眼筋と総称するのに対して，眼球内部の平滑筋である瞳孔括約筋，瞳孔散大筋，毛様体筋を内眼筋と呼ぶ．内眼筋は，より効果的に視覚情報を得るための'自動調節装置'として，自律神経系の制御の下に機能している．CT，MRI，PET，SPECTを用いた臨床研究によって，大脳辺縁系の扁桃体および知覚情報を統合する島皮質などが相互に連絡する神経回路を形成し，瞳孔の自律神経系を制御することが明らかにされている．

1）瞳孔の調節

いわゆる'黒目'に相当する**虹彩** iris は，円形の**瞳孔** pupil によって貫かれている．医学史に精通しておられた神経解剖学者小川鼎三先生の考察によれば，英語の pupil には'子供'の意味が，独語の Pupille および仏語の pupille には'孤児'の意味があり，その語源はラテン語で少女あるいは人形を表す pupilla である．また，日本語の瞳［ひとみ］という漢字のつくりは'童［わらべ］'である．洋の東西を問わず，ヒトと対面した時に相手の瞳孔に写る自分の姿を'子供'に見立てたのであろう．

瞳孔は，簡潔に言えば眼球の前部に空いた'穴'である．したがって，検眼鏡を用いて瞳孔から覗くと，眼球後面の網膜を観察することができる．これが眼底検査である（図Ⅴ-13）．高血圧や糖尿病などの全身性疾患では白斑や出血，浮腫などの変化が眼底に現れるため，眼底所見はこれらの疾患の重症度や予後判定に重要である．また，眼底に分布する網膜中心動脈は内頸動脈の分枝であるため，眼底の細動脈を観察すると脳の動脈硬化の状態を推定できる．すなわち，眼科だけでなく内科的にも，「眼は口ほどにものを言う」のである．

瞳孔から入射した光は，凸レンズ型の**水晶体** lens を通過し眼球内部に入り網膜に投影される．虹彩内部にある瞳孔散大筋および瞳孔括約筋は，瞳孔の大きさを変化させることにより眼球に入射する光量を調節している．交感神経に支配される**瞳孔散大筋** dilator pupillae muscle は放射状に走行し，収縮すると**散瞳**（瞳孔散大）mydriasis が起こる．一方，副交感神経（動眼神経副交感性線維）に支配される**瞳孔括約筋** sphincter pupillae muscle は，輪状に走行し，収縮すると**縮瞳**（瞳孔縮小）miosis が生じる（図Ⅷ-6）．瞳孔散大筋に対して瞳孔括約筋が相対的に優位な状態になれば，縮瞳する．逆に瞳孔括約筋に対して瞳孔散大筋が相対的に優位な状態になれば，散瞳する．生

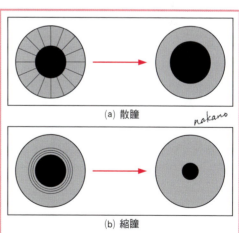

虹彩（灰色の部）は，円形の瞳孔（黒色の部）によって貫かれる．
（a）：散瞳．虹彩の内部を放射状に走行する瞳孔散大筋（交感神経支配）が収縮すると，散瞳する．
（b）：縮瞳．虹彩の内部を輪状に走行する瞳孔括約筋（副交感神経支配）が収縮すると，縮瞳する．

図Ⅷ-6 瞳孔の調節

理学的には，縮瞳は主に副交感神経支配である瞳孔括約筋の収縮によって起こる．散瞳は，交感神経系の促進による瞳孔散大筋の収縮と，副交感神経系の抑制による瞳孔括約筋の弛緩が同程度に関与する．すなわち，瞳孔に対する自律神経機能は副交感神経系が優位である．

交感神経節後線維は**アドレナリン作動性** adrenergic，副交感神経節後線維は**コリン作動性** cholinergic である．前述のように，瞳孔散大筋は交感神経支配，瞳孔括約筋は副交感神経支配とされている．しかし組織化学的には，瞳孔散大筋および括約筋にはコリン作動性線維とアドレナリン作動性線維の両者が証明されるため，両筋は交感神経と副交感神経の二重支配を受けていると考えられる．

2）水晶体の調節

虹彩はカメラの'絞り'に，水晶体は'レンズ'にたとえられることが多い．しかし，ヒトの水晶体は弯曲度（厚さ）を変化させることによって焦点調節を行う機構を備えているため，カメラのレンズとは大きく異なっている．水晶体は毛様体小帯（Zinn小帯）によって毛様体に支持される．毛様体の内部には**毛様体筋** ciliary muscle があり，副交感神経（動眼神経副交感性線維）に支配される．

近見時には，毛様体筋の輪状線維（Müller筋）が収縮するため毛様体が内方へ向かって隆起し，毛様体小帯は緩んで水晶体の弯曲度が増す（図Ⅷ-7）．したがって，水晶体の屈折率は増大する．一方，遠見時には，毛様体筋の輪状線維が弛緩するため毛様体が平坦化し，毛様体小帯は緊張して

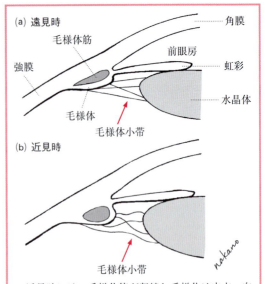

近見時には，毛様体筋が収縮し毛様体は内方へ向かって隆起する．毛様体小帯が緩み，水晶体の弯曲度が増す（水晶体が厚くなる）．したがって，水晶体の屈折率は増大する．

図Ⅷ-7 水晶体の調節

水晶体の弯曲度が減少する（図Ⅷ-7）．したがって，水晶体の屈折率は低下する．このように，水晶体の弯曲度（厚さ）が増減することによってその屈折率が変化し，鮮明な像が網膜上に結ばれるのである．

3）眼裂の調節

眼瞼の内部には**瞼板筋**があり，交感神経に支配される．上瞼板筋（Müller筋）は上眼瞼を挙上させ，下瞼板筋は下眼瞼を引き下げ，眼裂を大きくする（開眼する）作用がある（表Ⅷ-3）．

表Ⅷ-3 眼瞼運動に関与する筋

	瞼板筋	上眼瞼挙筋	眼輪筋
		外眼筋の1つ	顔面筋の1つ
	平滑筋	横紋筋	横紋筋
神経支配	交感神経	動眼神経運動性線維	顔面神経運動性線維
作用	上眼瞼の挙上 下眼瞼の引き下げ	上眼瞼の挙上	眼瞼裂の狭小
	開眼		閉眼

2 眼の交感神経系

眼を支配する交感神経系の神経路は，1) 自律神経系の最高中枢である視床下部から脊髄の側角に投射する中枢内の下行性交感神経路と，2) 側角から瞳孔散大筋および瞼板筋に至る交感神経からなる．

1) 中枢内の交感神経系伝導路

視床下部の瞳孔散大中枢は，第三脳室底の漏斗の近傍に位置している．上位中枢である大脳皮質の影響を受けているが，大脳皮質から視床下部に至る神経路については全く解明されていない．

Wallenberg 症候群（延髄外側症候群）には **Horner 症候群**を合併する症例が多いことから，**下行性交感神経路**は脳幹の外側部を下行すると考えられる（図Ⅷ-8）．

内側縦束の孤発性病変によって Horner 症候群を来した症例が報告されていることから，下行性交感神経路の少なくとも一部は脳幹の内側部を走行することが示唆される．

錐体路，表在覚・非識別型触覚伝導路，意識型深部覚・識別型触覚伝導路は，左右交叉する．中

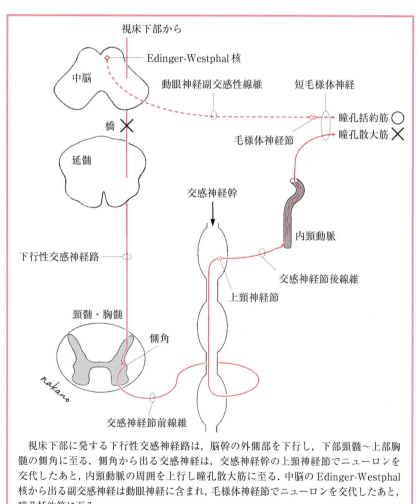

視床下部に発する下行性交感神経路は，脳幹の外側部を下行し，下部頸髄～上部胸髄の側角に至る．側角から出る交感神経は，交感神経幹の上頸神経節でニューロンを交代したあと，内頸動脈の周囲を上行し瞳孔散大筋に至る．中脳の Edinger-Westphal 核から出る副交感神経は動眼神経に含まれ，毛様体神経節でニューロンを交代したあと，瞳孔括約筋に至る．
　橋レベルにおいて下行性交感神経路が障害されると，瞳孔散大筋が麻痺する（✗）．
　一方，中脳から発する副交感神経は侵されないため，瞳孔括約筋は保たれる（〇）．

図Ⅷ-8 眼の交感神経系と副交感神経系

枢内の交感神経系伝導路は左右交叉するのであろうか．視床下部あるいは脳幹の疾患による瞳孔の障害は，同側（病巣側）に出現する．一方，大脳皮質あるいは皮質下の病変による瞳孔の障害は，反対側に強く出現する．したがって，大脳皮質から視床下部に至る神経路は交叉性線維が優位であると推定されている．

2）交感神経

瞳孔散大筋および瞼板筋を支配する交感神経の起始細胞は下部頸髄および上部胸髄（C_8，T_{1-3}）の側角にあり，毛様体脊髄中枢（Budge 中枢）と呼ばれる．節前線維は，交感神経幹を上行して上頸神経節に至り，ニューロンを交換する（図Ⅷ-8）．節後線維は，内頸動脈の周囲に神経叢を形成しながら上行して頭蓋腔内に入り，海綿静脈洞の内部を通過して，上眼窩裂から眼窩内に入る（図Ⅱ-25, 26）．瞳孔散大筋を支配する線維は，副交感神経とともに短毛様体神経を形成する（図Ⅷ-8）．瞼板筋を支配する線維は，動眼神経とともに走行する．

ところで，神経内科学の文献においては「瞳孔散大筋を支配する節後線維は長毛様体神経に含まれる」と記載されることが多い．一方，解剖学の定義に従えば，「長毛様体神経は，三叉神経第1枝（眼神経）の分枝で眼球壁に分布する知覚性線維」であり，節後線維は短毛様体神経に含まれる．すなわち，神経内科学と解剖学の間で用語に相違がある．

3 眼の副交感神経系

1）中枢内の副交感神経系伝導路

サルには後頭葉から側頭葉への移行部に縮瞳を誘発する領域があり，中脳の視蓋前域を介してEdinger-Westphal 核に投射することが明らかにされている．しかしヒトの中枢内の副交感神経系伝導路については，不明である．

2）副交感神経

瞳孔括約筋を支配する副交感神経の起始細胞は，Edinger-Westphal 核（動眼神経副核）を形成する（図Ⅷ-8）．Edinger-Westphal 核は，中脳の背内側部において動眼神経核（動眼神経の運動核）の内方に位置する．独国の Ludwig Edinger が1885年に胎児において，次いで，Karl Otto Westphal が成人において認めたものであり，両者の名が冠されている．節前線維は，動眼神経の副交感性線維である．動眼神経は，後大脳動脈と上小脳動脈の間をくぐり抜け，次いで海綿静脈洞内を通過し，上眼窩裂から眼窩内に入る（図Ⅱ-25, 26, 図Ⅳ-15）．眼窩内の毛様体神経節でニューロンを交換した節後線維は，交感神経とともに短毛様体神経を形成し，瞳孔括約筋に至る（図Ⅷ-8）．

4 pinpoint pupils

昏睡患者は，その責任病巣の局在によって特徴的な瞳孔所見を呈することがある．すなわち，昏睡状態でも「眼は口ほどにものを言う」のである．例えば**橋出血**では，両眼が極度に縮瞳して **pinpoint pupils**（pin-hole pupils）と呼ばれる所見を呈する．pinpoint pupils が発現するメカニズムを機能解剖学的に考察してみよう．瞳孔散大筋を支配する下行性交感神経路は，脳幹を下行して側角へ投射する．一方，瞳孔括約筋を支配する副交感神経（動眼神経副交感性線維）は，中脳のEdinger-Westphal 核から出る．したがって橋レベルの病変では，下行性交感神経路は障害されるが，橋よりも上位の中脳から出る副交感神経は侵されることはない（図Ⅷ-8）．橋出血によって下行性交感神経路が両側性に障害され，かつ，副交感神経系が保全されると，両眼が縮瞳して pinpoint pupils を呈するのである．

pinpoint pupils を呈する症例では，副交感神経系の機能は保たれているため，対光反射は残存する．したがって，極度に縮瞳しているにもかかわらず，光刺激を加えると，さらに縮瞳する．しかし，交感神経系の機能が障害されているため，光刺激による縮瞳後の瞳孔径の回復は著明に遅延する．

オウム真理教による**地下鉄サリン事件**に遭遇した生存者は，「地上に出た時，夕方のように薄暗く感じた」と証言している．これはなぜだろうか．瞳孔括約筋を支配する副交感神経節後線維はコリ

ン作動性で，神経筋接合部の神経伝達物質はアセチルコリンである．サリンや有機リンは，アセチルコリンの分解酵素であるコリンエステラーゼを阻害する作用を有している．したがってサリンや有機リン中毒ではアセチルコリンの分解不能が惹起され，瞳孔括約筋が過度に収縮して pinpoint pupils を起こすのである．

5 Horner 症候群

交感神経系の障害によって同側（病巣側）の縮瞳，眼裂の狭小化，眼球陥凹，発汗低下を来す疾患を **Horner 症候群** と言う．瑞西国の眼科医である Johann Friedrich Horner の名を冠したものであり，彼が 1869 年に発表した論文によって広く知られるようになった．しかし，頸部交感神経切断によって縮瞳が生じることは，仏国の外科医である Pourfour du Petit によって既に 1720 年代に報告されている．

自律神経機能は感情によって影響を受ける．感情が Horner 症候群の徴候に影響を及ぼすことは，Horner の原著において既に指摘されている．

視床下部から眼球に至るいずれの部位の障害においても，本症候群は生じ得る（図Ⅷ-9）．下行性交感神経路（視床下部⇒側角）の障害によるものを **中枢性 Horner 症候群**，交感神経（側角⇒交感神経幹⇒瞳孔散大筋，瞼板筋）の障害によるものを **末梢性 Horner 症候群** と言う．さらに後者は，節前線維の障害によるものと節後線維の障害

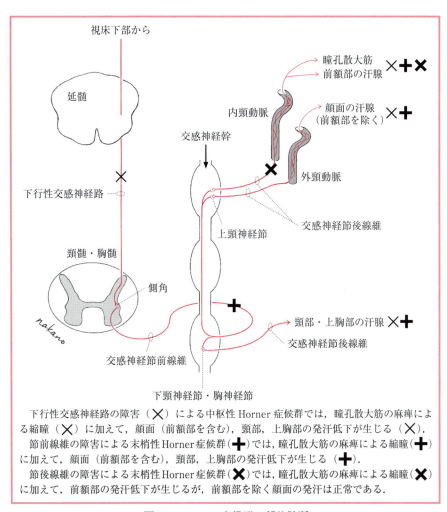

図Ⅷ-9 Horner 症候群の部位診断

によるものに分かれる．また，下行性交感神経路および交感神経は左右交叉しないため，症状は同側に発現する．

交感神経節後線維は内頸動脈に伴走しながら頭蓋腔に入る．すなわち頭蓋腔内の病変において，下行性交感神経路の障害による中枢性Horner症候群と，節後線維障害による末梢性Horner症候群の両者が生じ得る．

1）眼症状

縮瞳は，瞳孔散大筋が麻痺し，瞳孔括約筋が相対的に優位になるために生じる．患側の瞳孔が健側に比べて小さく瞳孔径に左右差が生じるため，**瞳孔左右不同症** anisocoria を来す．本症候群の病態は交感神経系の障害であり，副交感神経系の機能は正常である．したがって，縮瞳した患側眼に光刺激を加えて直接対光反射を検査すると，さらに縮瞳する．しかし，患側眼では瞳孔散大筋が麻痺しているため，対光反射による縮瞳後の瞳孔径の回復は著明に遅延する．

眼裂の狭小化は，上瞼板筋麻痺による**眼瞼下垂** ptosis（上眼瞼の下垂）および下瞼板筋麻痺による下眼瞼の上昇によって起こる．動眼神経麻痺においても上眼瞼挙筋の麻痺によって眼瞼下垂が生じるため，本症候群との鑑別が必要である（表Ⅷ-3, 4）．上眼瞼挙筋は比較的大きな筋である．そのため，動眼神経麻痺による眼瞼下垂は高度であり，上眼瞼が眼球を完全に被う．一方，上瞼板筋は眼瞼内部の微小な筋であるため，本症候群による眼瞼下垂は軽度で，上眼瞼が眼球を完全に被うことはない．したがって，眼裂の狭小化として観察されるのである．

眼球陥凹は，眼窩底にある眼窩筋（Müller筋）の麻痺によって生じるとされる．ヒトでは眼窩筋は痕跡的であり，本症候群における眼球陥凹は明瞭ではない．したがって，眼裂の狭小化による見かけ上のものとみなす考え方もある．

2）発汗低下

本症候群では同側**顔面の発汗低下**がみられる．汗腺は交感神経系のみの支配を受けるが，その中枢内神経路の走行部位は明らかではない．中枢性Horner症候群では，顔面だけでなく，頸部および上胸部の発汗低下が生じる．したがって，顔面，頸部，上胸部の汗腺を支配する線維は，瞳孔散大筋を支配する線維とともに下行性交感神経路を形成して脳幹の外側部を下行し，同側の側角に至ると考えられる（図Ⅷ-9）．

一方，体幹および下肢の発汗低下を来す症例は比較的少ない．この理由を機能解剖学的に考察すれば，①体幹および下肢の汗腺を支配する線維は，脳幹において明瞭な束を形成することなく広範囲に広がっているため，病変が生じても障害を免れる線維が存在する可能性，②体幹および下肢の汗腺を支配する側角が両側の視床下部からの投射を受けるため，一側が障害されても他側の視床下部からの線維は保たれる可能性，が示唆される．後者について，延髄の梗塞において，交代性発汗低下（同側の顔面，頸部，上胸部の発汗低下および反対側の体幹および下肢の発汗低下）ある

表Ⅷ-4 Horner症候群と動眼神経麻痺の鑑別

	Horner症候群	動眼神経麻痺
瞳孔	縮瞳 （瞳孔散大筋の麻痺による）	散瞳 （瞳孔括約筋の麻痺による）
	左右不同症	左右不同症
眼瞼下垂	軽度＝眼裂の狭小 （瞼板筋の麻痺による）	高度＝眼球を被う （上眼瞼挙筋の麻痺による）
対光反射	正常 （縮瞳後の回復は高度遅延）	減弱ないし消失 （瞳孔括約筋の麻痺による）
近見反応	正常	減弱ないし消失
その他	眼球陥凹 発汗低下	眼球運動障害

いは両側下肢の発汗低下を認める症例が報告されている．そのため，体幹および下肢の汗腺を支配する神経線維の少なくとも一部は，延髄下端部あるいは頸髄上端部において左右交叉していると推定されている．

顔面および頸部，上胸部の汗腺を支配する交感神経の起始細胞は上部頸髄（T_{1-4}）に位置し，その節前線維は瞳孔散大筋を支配する線維に伴走して交感神経幹に至る．したがって，節前線維の障害による末梢性Horner症候群において，同側の顔面および頸部，上胸部の発汗低下が生じる（図Ⅷ-9）．

節後線維の障害による末梢性Horner症候群では，顔面（前額部を除く）の発汗は正常である．これはなぜだろうか．前額部の汗腺を支配する節後線維は，瞳孔散大筋を支配する線維と同様に内頸動脈に沿って上行するため，同時に障害される．一方，顔面（前額部を除く）の汗腺を支配する節後線維は外頸動脈に沿って上行するため，瞳孔散大筋を支配する線維と同時に障害されることはないのである（図Ⅷ-9）．

3）中枢性Horner症候群の原因疾患

前述のように大脳皮質は視床下部に対して影響を及ぼし，その神経路は交叉性線維が優位である．したがって，大脳病変によって反対側に縮瞳および眼裂の狭小化が生じることがある．しかし，大脳病変において典型的なHorner症候群を呈することはない．

下行性交感神経路は脳幹の外側部を走行しているため，その部を栄養している小脳動脈に閉塞が発生すると中枢性Horner症候群が生じる．特に**Wallenberg症候群**（延髄外側症候群）において，中枢性Horner症候群を合併することが多い（第Ⅱ章参照）．同様に，橋外側部の梗塞である**前下小脳動脈症候群**，中脳外側部の梗塞である**上小脳動脈症候群**においても中枢性Horner症候群の合併がみられる．しかし，橋内側部の病変でも縮瞳が生じることがあるため，瞳孔散大筋を支配する線維の一部は内側部を走行することが示唆される．

脊髄空洞症および**延髄空洞症**において空洞が外側へ拡張し，下行性交感神経路あるいは側角が障害されると，中枢性Horner症候群を合併する（第Ⅱ章参照）．その他，多発性硬化症，脳腫瘍などで本症候群が生じることがある．

4）末梢性Horner症候群の原因疾患

末梢性Horner症候群を来す主要疾患のうち機能解剖学的に興味深いものを，側角から末梢へ辿りながら概説してみよう．

Shy-Drager症候群は，米国のMilton ShyとGlenn Dragerによって1960年に報告された．自律神経症状（起立性低血圧，尿失禁，発汗障害，陰萎，瞳孔異常など）で発症し，錐体外路系症状（安静時振戦，筋固縮など）や小脳症状（企図振戦，運動失調，眼振など）を伴う進行性変性疾患である．現在では，線条体黒質変性症 striatonigral degeneration（SND）およびオリーブ橋小脳萎縮症 olivopontocerebellar atrophy（OPCA）とともに**多系統萎縮症** multiple system atrophy（MSA）として1つの疾患単位にまとめられている（図Ⅴ-32）．自律神経症状の責任病巣は，側角である．

Klumpke麻痺は，分娩や交通事故による腕神経叢神経根の引き抜き損傷である（図Ⅸ-24）．眼を支配する交感神経は下部頸髄（C_8）および上部胸髄（T_{1-3}）の側角から出て，第8頸神経および第1〜3胸神経の前根を通って交感神経幹に至る（図Ⅷ-2）．一方，腕神経叢は第5〜8頸神経および第1胸神経の前枝によって形成される．したがって，腕神経叢下部の引き抜き損傷によって下部頸髄および上部胸髄の側角が障害されると，末梢性Horner症候群を合併する．

Pancoast腫瘍は肺尖部腫瘍の総称であり，病理学的には原発性肺癌が大部分を占める．肺尖部は第1胸髄レベルに位置するため，Pancoast腫瘍が交感神経幹に浸潤すると末梢性Horner症候群を合併しやすい．肺の腫瘍においても，「眼は口ほどにものを言う」のである．また，鎖骨下動脈・静脈，第8頸神経，第1胸神経，第1〜2肋間神経，胸部交感神経幹，反回神経，横隔神経などの周囲組織へ浸潤すると，同側の肩関節および上肢の疼痛，しびれ感，手指筋の萎縮など種々の症状が生じ，肋骨へ浸潤すると肋骨破壊がみられ

る．肺尖部肺癌によって腕神経叢下部が障害を受け，上肢の疼痛やしびれ感，手指筋の萎縮を来すものを **Pancoast-Tobias 症候群** と言う．

眼を支配する交感神経節後線維は，内頸動脈に沿って上行する（図Ⅷ-8, 9）．したがって，**内頸動脈血栓症** や **内頸動脈瘤** に末梢性 Horner 症候群を合併することがある．

節後線維は海綿静脈洞の内部および上眼窩裂を通過して眼窩内に入るため，理論的には海綿静脈洞症候群および上眼窩裂症候群において末梢性 Horner 症候群が生じるはずである．しかし，海綿静脈洞および上眼窩裂を通過する動眼神経も障害され散瞳および眼瞼下垂が生じるため，Horner 症候群の症状（縮瞳，眼裂の狭小化）は覆い隠される（表Ⅷ-4）．

5）点眼試験による部位診断

Horner 症候群は視床下部から眼球に至るいずれの部位の障害においても生じ得るため，薬物の点眼による病巣部位診断が臨床上重要である（表Ⅷ-5）．薬物の手助けによって「眼は口ほどにものを言う」ようになるのである．

中枢性 Horner 症候群と末梢性 Horner 症候群の鑑別には，コカインが用いられる．ただし，本邦では麻薬の一種であるコカインは入手困難である．コカインは，交感神経節後線維の神経終末から分泌されるノルアドレナリンの再吸収を阻害し，交感神経の瞳孔散大筋に対する緊張性を高める作用がある．したがって，正常ではコカイン点眼によって散瞳する．中枢性 Horner 症候群では，コカイン点眼によって軽度に散瞳する．これは，中枢が障害されているにもかかわらず少量分泌されていたノルアドレナリンが，再吸収されないためである．末梢性 Horner 症候群ではノルアドレナリンが分泌されていないため，縮瞳したままで変化はみられない．

末梢性 Horner 症候群のうち節前線維の障害と節後線維の障害を鑑別するには，アドレナリンが用いられる．節後線維の障害による症例では，正常では効果を示さない低濃度のアドレナリン点眼により，著しい散瞳が生じる．すなわち，瞳孔散大筋がアドレナリンに対する過敏性を獲得している．このように，自律神経の障害あるいは切断により，その標的器官が循環血中の化学物質に対し過敏性を呈することを **脱神経性過敏** denervation supersensitivity と呼ぶ．この現象のメカニズムは明らかではないが，節後線維の障害で最も明瞭に発現し，節前線維の障害では弱く，中枢の障害では起こらない．

Monet の白内障

「眼」にちなんで Claude Monet の白内障の話をしよう．'光の画家' と称された仏国の巨匠 Monet は，刻一刻と変化する光と色彩をキャンバスに凝縮することを追求し，Pierre-Auguste Renoir や Paul Cézanne らとともに印象派を標榜した．同じモチーフを異なる陽光の下で描写した連作で知られ，その代表作がご存知の『睡蓮』である．晩年（1910年代後半）の『睡蓮』は限りなく抽象絵画に近づくが，これは白内障が進行して視力を失いつつあったためというのが定説になっている．

鉄道好きな筆者の瞳を捕えてやまないのは，1870年代の連作『St-Lazare 駅』である．欧州の他の終着駅と同様に巴里 St-Lazare 駅もプラットフォームと線路の全体が大天蓋で覆われているが，Monet は大天蓋の下で蒸気機関車の煙に霞む駅構内の情景を見事に描き出した．写実主義とは対照的に輪郭やディテールが明確でない印象派の作風は，当時の美術評論家によって「画家が自分の印象を描いたに過ぎない」と揶揄されたという．しかし，白内障に罹患して間もない Monet の水晶体を透かして見ると，機関車や乗客の姿は本当に霞んでいたのかもしれない．なお，各年代の『睡蓮』5 作が収蔵されている大山崎山荘美術館（京都府）を訪れると，白内障の進行状況に応じた作風の変化を鑑賞できる．描かれてから 1 世紀を経た今日でも，Monet の「眼は口ほどにものを言い」，私たちに感動を与え続ける．

表Ⅷ-5 Horner症候群の部位診断

		正常	中枢性 Horner 症候群	末梢性 Horner 症候群	
				節前線維の障害	節後線維の障害
原因疾患			脳幹梗塞 脳幹・脊髄腫瘍 脊髄空洞症 延髄空洞症	Shy-Drager 症候群 Klumpke 麻痺 Pancoast 腫瘍 頸部腫瘍	内頸動脈血栓症 内頸動脈瘤 海綿静脈洞症候群 上眼窩裂症候群
点眼試験	アトロピン	散瞳	散瞳	散瞳	散瞳
	コカイン	散瞳	散瞳(軽度)	変化なし	変化なし
	ノルアドレナリン	変化なし	変化なし	変化なし	著明に散瞳
	チラミン	散瞳	散瞳	散瞳	変化なし
発汗低下部位			顔面, 頸部,上胸部	顔面, 頸部,上胸部	顔面(前額部のみ)

　アトロピンは,副交感神経節後線維の神経終末から標的器官に放出されるアセチルコリンの作用をブロックする.したがって,アトロピン点眼により副交感神経系の機能が抑制されるため,散瞳が生じる.Horner症候群では交感神経系が障害されているため,散瞳の程度は正常より弱い.

　点眼試験の結果は,典型例におけるものである.臨床的には,これに当てはまらない症例が多い.

　チラミンは,節後線維の神経終末からノルアドレナリンを分泌させる作用がある.したがって,中枢性Horner症候群および節前線維の障害による末梢性Horner症候群では,散瞳が生じる.しかし,節後線維の障害による末梢性Horner症候群ではノルアドレナリンの合成が障害されているため,散瞳は生じない.

　お気づきのように,本文中にはMüller筋という名称が3カ所に記されている.Müller筋は独国のHeinrich Müllerの名を冠したものであり,3つの異なる筋(毛様体筋の輪状線維,上瞼板筋,眼窩筋)の別名である.成書を読まれる際は,混同しないように注意されたい.

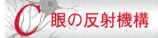

C　眼の反射機構

　視覚は生体にとって重要な外部情報である.したがって,より効果的に視覚情報を得るための反射機構が備わっている.これらの反射のメカニズムについて機能解剖学的に考える.

1　対光反射

1) 対光反射の経路

　ペンライトなどで眼球に光を照射すると,両眼に反射的な縮瞳が起こる.これが**対光反射** light reflex であり,眼球に入射する光量を調節する制御機構である.網膜に投影される光量は対光反射によって一定に保たれ,中枢神経系による視覚情報処理の負担が軽減される.晴天の日中に映画を鑑賞したあと館外に出ると,しばらくの間は眩しく感じる.これは,暗い館内で散大していた瞳孔が,対光反射によって縮小するまでに一定の潜時を要するためである.後述するように,近見時にも近見反応によって縮瞳は起こる.したがって,近見反応による縮瞳と区別するため,対光反射を検査する際に光源を眼球に近づけることは避けなければならない.

　一側眼を光刺激すると同側眼が縮瞳する.これを**直接対光反射** direct light reflex と言う.このルートを探ってみよう(**図Ⅷ-10**).視覚伝導路は,網膜⇒視神経⇒視交叉⇒視索⇒外側膝状体⇒視放線を経て,大脳皮質の視覚中枢(Brodmann

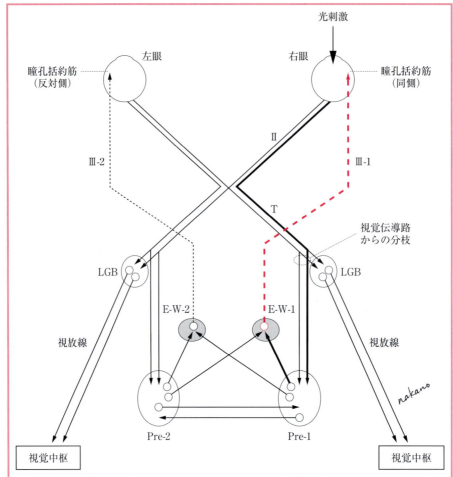

一側眼を光刺激すると，視神経（Ⅱ）と同側の視索（T）を経由して同側の視蓋前域（Pre-1）に情報が入る．さらに同側のEdinger-Westphal核（E-W-1）から出る動眼神経副交感性線維（Ⅲ-1）を介して，同側の瞳孔括約筋が収縮する．

図Ⅷ-10 対光反射(1)：直接対光反射

図中の略語（図Ⅷ-10～15，18共通）
Ⅱ：視神経　Ⅲ：動眼神経副交感性線維　T：視索
LGB：外側膝状体　Pre：視蓋前域　E-W：Edinger-Westphal核
DLR：直接対光反射　ILR：間接対光反射

のarea 17）に至る．しかし，視索を構成する神経線維の一部は，外側膝状体の直前で視覚伝導路から分枝して，中脳の上丘の近傍に位置する**視蓋前域** pretectum に入る．これが対光反射の求心路である．遠心路は動眼神経副交感性線維であり，中脳のEdinger-Westphal核（動眼神経副核）から出る．視蓋前域からEdinger-Westphal核に至る中枢内経路は，未だ完全に解明されていない．対光反射は，知覚性線維（体性神経）を求心路として中枢神経系に情報が伝達され，自律神経を遠心路として瞳孔が調節される反射であり，**体性–内臓反射**の一種である．

一側眼を光刺激すると，反対側眼にも縮瞳が起こる．これを**間接対光反射** indirect light reflex あるいは共感性対光反射 consensual light reflex と言う．反対側眼に縮瞳を惹起する神経路は，以下の①～③に示すように3つのルートが存在する（**図Ⅷ-11**）．①視覚伝導路のうち網膜の内側半か

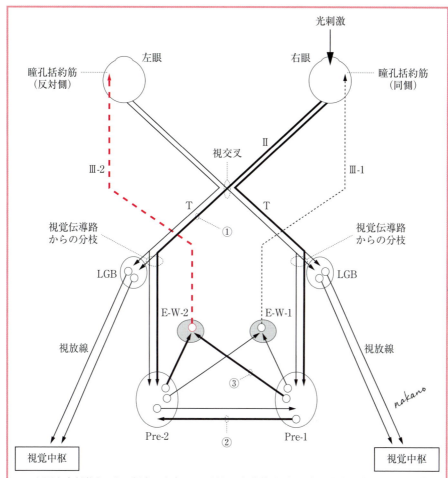

図Ⅷ-11 対光反射(2)：間接対光反射

一側眼を光刺激すると，視交叉を介して反対側の視蓋前域（Pre-2）へ情報が伝達される（①）．また，後交連（②）および交叉性の線維（③）によって，同側（刺激側）の視蓋前域（Pre-1）から反対側のEdinger-Westphal核（E-W-2）へ情報が伝達される．Edinger-Westphal核（E-W-2）から出る動眼神経副交感性線維（Ⅲ-2）を介して，反対側の瞳孔括約筋が収縮する．

らの線維は視交叉において左右交叉するため，一側（刺激側）眼からの視覚情報は反対側の視蓋前域にも伝導される．②両側の視蓋前域は後交連によって連絡されているため，同側（刺激側）の視蓋前域に入力した視覚情報は反対側の視蓋前域にも伝導される．③同側（刺激側）の視蓋前域から反対側のEdinger-Westphal核へ投射する線維が存在する．

2）小脳による対光反射の調節

小脳障害では対光反射の遅延が生じる．したがって小脳は，視蓋前域およびEdinger-Westphal核との間に神経回路を形成し，光刺激に対する瞳孔の反応を調節していると考えられる．つまり小脳は，随意運動およびサッケード（衝動性眼球運動）に対する作用と同様に，対光反射に対しても'ハンドル役'として作用するのである（**第Ⅴ章参照**）．

3）対光反射の臨床的意義

視神経の障害では，光刺激による視覚情報が中枢へ伝導されないため，直接および間接対光反射が減弱ないし消失する（図Ⅷ-12）．一方，反対側眼（以下，健側眼）の光刺激による麻痺側眼

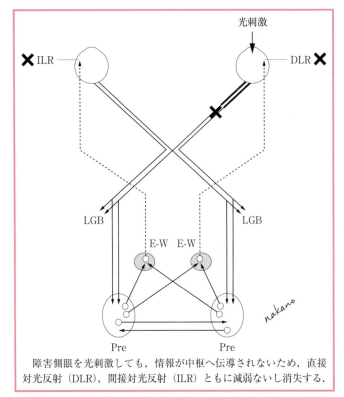

図Ⅷ-12 視神経障害における対光反射(1)：障害側眼の光刺激

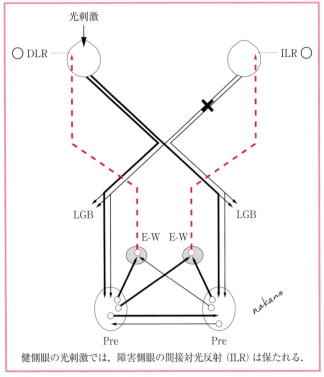

図Ⅷ-13 視神経障害における対光反射(2)：健側眼の光刺激

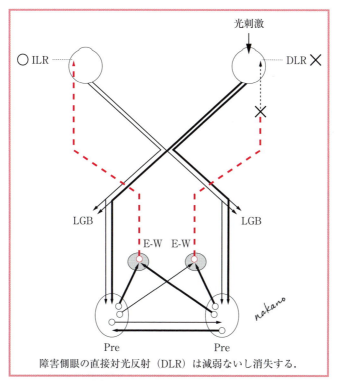

図Ⅷ-14 動眼神経麻痺における対光反射(1)：障害側眼の光刺激

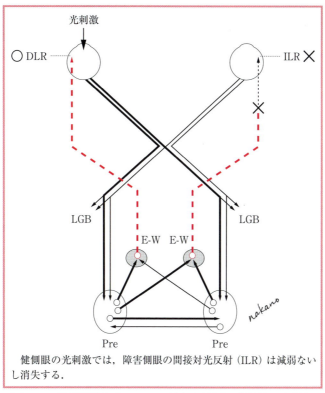

図Ⅷ-15 動眼神経麻痺における対光反射(2)：健側眼の光刺激

（以下，障害側眼）の間接対光反射は，保たれる（図Ⅷ-13）．

動眼神経麻痺では，障害側眼の直接対光反射が減弱ないし消失する（図Ⅷ-14）．換言すれば，動眼神経麻痺では明所において障害側眼が散瞳しているため，瞳孔左右不同症が生じる．また，健側眼の光刺激による障害側眼の間接対光反射も，減弱ないし消失する（図Ⅷ-15）．

対光反射の中枢内経路は中脳を通るため，脳幹障害では対光反射が減弱ないし消失する．その程度は意識障害の程度と比較的よく相関し，生命予後判定の指標になる．したがって，対光反射は昏睡患者の予後と治療効果の判定に欠かせない検査であり，caloric test や前庭動眼反射とともに脳死判定基準としても用いられる．大脳の占拠性病変によって脳幹がテント切痕に陥入し**テント切痕**

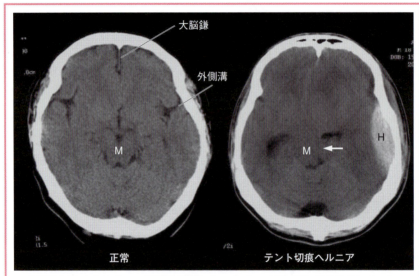

硬膜外血腫（H）によって側頭葉が偏位（←）し，中脳（M）が圧迫されている．
（提供：愛知医科大学脳神経外科学講座・渡部剛也医師）

図Ⅷ-16 テント切痕ヘルニアのCT

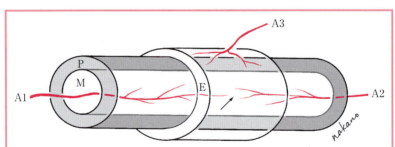

運動性線維（M）は線維束の中心部，副交感性線維（P）は周辺部を走行している．
動脈瘤によって動眼神経が外方から圧迫されると，副交感性線維（P）が障害されやすい．
動眼神経の栄養血管（A1, A2）は，神経線維束の中心部を走行する．各栄養血管（A1, A2）の'分水嶺'（↗）の運動性線維（M）は，乏血性変化を受けやすい．一方，副交感性線維（P）は，神経上膜（E）からの側副血行（A3）によって栄養されるため，栄養血管（A1, A2）の虚血が生じても，障害を免れる．

図Ⅷ-17 動眼神経と栄養血管

ヘルニアを来すと中脳が圧迫されるため，対光反射が消失する（図Ⅷ-16）．

対光反射の求心路は，外側膝状体の直前で視覚伝導路から分枝する（図Ⅷ-10）．したがって，直接対光反射が障害されているにもかかわらず視覚障害（視力低下，視野欠損）のない中枢神経系疾患症例では，視蓋前域と Edinger-Westphal 核の間の病変が疑われる．

4）動眼神経麻痺における対光反射

動眼神経は，中脳を出て眼球に至るまでの間は運動性線維と副交感性線維が集束して走行する（図Ⅳ-15, 16）．したがって，外眼筋麻痺による眼球運動障害および眼瞼下垂に加え，内眼筋麻痺による瞳孔異常（散瞳，対光反射および調節反射の減弱ないし消失）を伴う全麻痺を来しやすい．

内頸動脈－後交通動脈分岐部脳動脈瘤（Ic-Pc 部脳動脈瘤）に合併する動眼神経麻痺は，瞳孔異常で発症し，早期には眼球運動障害や眼瞼下垂はみられない（図Ⅳ-15）．すなわち，全麻痺は来さない．このように外眼筋と内眼筋のどちらか一方が麻痺し他方が正常である場合は，動眼神経の部分性麻痺と呼ばれる．外眼筋を支配する運動性線維は動眼神経の中心部を，内眼筋を支配する副交感性線維は周辺部をそれぞれ走行している．動脈瘤では動眼神経が外方から圧迫されるため，動眼神経の周辺部を走行する副交感性線維に支配される内眼筋が障害されやすいのである（図Ⅷ-17）．

糖尿病性ニューロパチーによる動眼神経麻痺では，眼球運動障害や眼瞼下垂が早期に出現し，瞳孔異常は生じないことが多く，部分性麻痺を来しやすい．その理由として，糖尿病では神経線維束の中心部を通る栄養血管の microangiopathy が生じるため運動性線維が虚血性障害を受けやすいが，周辺部を走行する副交感性線維は神経上膜からの側副血行によって血流が維持され障害を免れることが挙げられている（図Ⅷ-17）．しかし本疾患の剖検例はきわめて少なく，病理組織学的検討が不十分である．また，microangiopathy によって神経上膜からの側副血行も障害されるはずである．本疾患において部分性麻痺を来す理由を，改めて推測してみよう．動眼神経の栄養血管は部位によって異なり，クモ膜下腔を通過する部は後大脳動脈の分枝，海綿静脈洞を通過する部は内頸動脈の分枝（tentorial artery），眼窩内部は眼動脈である．各栄養動脈分布域の '分水嶺（動脈分布域の境界）' は最も細い動脈によって栄養される．これらの解剖学的事実から，以下の推定が成り立つであろう．①運動性線維は '分水嶺' において乏血性変化を受けやすい．②糖尿病性の microangiopathy が生じた場合，運動性線維は，'分水嶺' において虚血性障害を受けやすい．③副交感性線維は神経上膜からの側副血行によって栄養されるため，'分水嶺' においても乏血性変化を受けにくい．

2 散瞳を惹起する反射

暗所では眼球に入射する光量が減少するため，反射的に瞳孔散大筋が収縮して散瞳が起こる．視覚情報が側角の毛様体脊髄中枢（Budge 中枢）に至り，交感神経を興奮させると考えられるが，その反射路の詳細はよく判っていない．また，この反射を表す用語は存在しない．

驚きや不安などの精神的興奮により，あるいは頸部，前胸部，項部筋に対する強い痛覚刺激により，反射的に散瞳が生じる．これを**毛様脊髄反射** ciliospinal reflex あるいは反射性散瞳，精神性散瞳と言う．悪臭による嗅覚刺激，あるいは音叉を外耳孔や乳様突起に当てる聴覚刺激によっても，毛様脊髄反射を誘発することができる．毛様脊髄反射のメカニズムは，「交感神経系の促進」および「副交感神経系の抑制」の両者の関与が考えられる．前者については，精神的興奮が大脳辺縁系を介して，あるいは知覚刺激が視床および大脳皮質を介して，視床下部の交感神経領域を刺激するメカニズムが推定されている．後者については，知覚伝導路の側枝が脳幹網様体に入り，Edinger-Westphal 核に対する脳幹網様体の抑制機構を興奮させるメカニズムが推定されている．

3 近見反応

近づいてくる対象物を見ている時，鮮明な視覚像を得るために反射的に，①焦点調節，②瞳孔調

節（縮瞳），③輻輳運動が起こる．これを**近見反応** near reflex と言い，両眼視差（両眼の網膜像の差異），視対象の接近による大きさや明るさの変化，網膜像のぼけ，両眼の網膜における像の不一致などによって惹起される．

①の**焦点調節**によって毛様体筋が収縮して水晶体の屈折率が増大するため焦点距離が短くなり，視対象は網膜上に正しく結像されることになる（図Ⅷ-7）．焦点調節は，両眼視差による'奥行き'に関する視覚情報によって惹起される．

②の**瞳孔調節**（縮瞳）によって焦点深度が深くなり，網膜上に鮮明に結像できるようになる．すなわち，視対象の接近によって水晶体が厚くなり焦点深度が浅くなる欠点を，カメラの絞りと同様に，縮瞳して光量を減少させることによって補正するのである．老眼の初期に薄暗い所で細かい字が見えにくくなるのは，散瞳によって焦点深度が浅くなるためである．焦点調節と瞳孔調節を合わせて，**調節反射** accommodation reflex と呼ぶ．調節反射による縮瞳は，対光反射による縮瞳に比

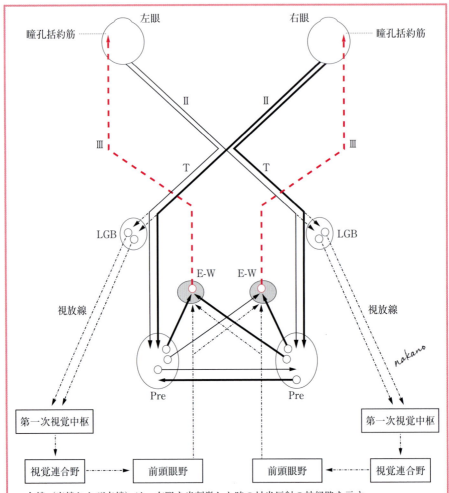

図Ⅷ-18 対光反射と近見反応

べて反応時間が長い．また，大脳の損傷によって対光反射は影響を受けないが，調節反射による縮瞳は障害される．したがって，調節反射は一種の大脳反射 transcortical reflex とみなすことができる．調節反射を惹起する視覚情報は，視覚伝導路（視神経⇒視交叉⇒視索⇒外側膝状体⇒視放線）を経由して大脳皮質の視覚中枢（第一次視覚中枢および視覚連合野）へ投射し，さらに前頭眼野（Brodmann の area 8）へ伝導されると考えられている（図Ⅷ-18）．前頭眼野から両側の Edinger-Westphal 核に至る中枢内経路は，明らかではない．

③の**輻輳反射** convergence reflex によって両側の内側直筋が収縮して両眼が内転し，'寄り眼'になる．輻輳によって両眼の視軸が視対象へ向くため，視対象は網膜上に正しく結像されることになる．輻輳反射の求心路として2つのルートが推定されている．一方は，視対象の接近によって内側直筋が刺激され，その深部覚情報が三叉神経を介して中脳の三叉神経中脳路核へ伝導されるという説である．他方は，視対象接近の視覚情報が，大脳皮質の視覚中枢および中脳の視蓋前域へ伝導されるという説である．

側方注視は一側の外側直筋と他側の内側直筋の協調によって起こり，その中枢は PPRF（側方注視中枢）である（図Ⅳ-19）．輻輳は両側の内側直筋の収縮で起こるため，側方注視とは異なる神経回路によって引き起こされる．では，輻輳反射中枢はどこであろうか．教科書的には，輻輳反射中枢は Perlia 核に局在するとされている．Perlia 核は，Edinger-Westphal 核の腹内側に位置する神経核であり，独国の眼科医である Richard Perlia によって 1889 年に記載された．しかし現在では，ヒトにおける Perlia 核の存在は疑問視され，輻輳を司る神経細胞群は動眼神経核の背内側に散在するという説が有力である．

調節反射は，内眼筋（毛様体筋および瞳孔括約筋）の調節によって生じる．一方の輻輳反射は，外眼筋（内側直筋）の収縮によって生じる．すなわち，近見反応は内眼筋（不随意筋＝平滑筋）と外眼筋（随意筋＝横紋筋）の連関運動であり，その連関には大脳皮質の前頭眼野が関与すると考えられている．

4 遠見時の反射

近見反応とは反対に，遠ざかる対象物を見ている時，鮮明な視覚像を得るために反射的に両眼が外転する．両眼の外転を**開散** divergence と言うが，この反射を表す用語は存在しない．サルにおいては前頭葉（area 8, 9, 10）に開散と散瞳を同時に誘発する部位が同定されているが，ヒトの開散を司る中枢の有無については不明である．また，開散は外側直筋の収縮による能動的な運動ではなく，内側直筋の抑制による受動的な現象であるとする考え方もある．

5 Argyll Robertson 瞳孔

縮瞳が生じ，対光反射が消失し，近見反応が保全される瞳孔異常を **Argyll Robertson 瞳孔**と言い，**神経梅毒**（脊髄癆，進行麻痺）に高頻度にみ

表Ⅷ-6 Argyll Robertson 瞳孔と Adie 瞳孔の鑑別

	Argyll Robertson 瞳孔	Adie 瞳孔
	両側性	一側性
	縮瞳	散瞳
対光反射	消失	遅延（一見，消失したように見える）
近見反応	保全	遅延（一見，消失したように見える）
メコリール試験	陰性	陽性（迅速に縮瞳）＊
腱反射	減弱～消失 ★	減弱～消失

＊：脱神経性過敏による．
★：脊髄後根および後索の障害によって腱反射の反射弓が障害されるため．

られる（表Ⅷ-6）．一般に両側性である．英国のDouglas Argyll Robertsonによって1869年に報告され，翌年にその原因疾患が脊髄癆であったことが追加報告された．1869年（明治2年）は，Horner症候群が報告されたのと同じ年である．我が国が文明開化に沸く頃，欧州では既に神経眼科学が開花していたのである．脊髄癆の原因が梅毒であることが明確にされたのは，1906年のWassermann反応の発見以降のことである．

瞳孔は，不正形を呈して**縮瞳**する．縮瞳は本症候の必要条件ではないという考え方があるが，縮瞳を条件として加えた場合，本症候は神経梅毒に対する診断特異性が高くなる．

直接および間接**対光反射の消失**は完全消失ではなく，強い光刺激によってはわずかに縮瞳が認められることがある．一方，**近見反応は保全**される．したがって，近見時の縮瞳は生じる．本症候のように対光反射は消失するが近見反応は保全されることを，**瞳孔反射の解離現象** dissociation of papillary reflexesと言う．

脊髄癆 tabes dorsalisは，dorsalisの名からも判るように，主に脊髄の背側部の後索が障害される神経梅毒の一病型であり，脊髄性運動失調および知覚解離が生じる（表Ⅱ-2，表Ⅲ-3）．tabesは，進行性の消耗の意味である．Argyll Robertson瞳孔の責任病巣は，どこなのであろうか．独国のWilhelm Erbは1879～1880年，瞳孔反射の解離現象に注目し脊髄以外の部位に本症候の責任病巣を求めた．以来，理論的に，瞳孔反射の解離現象を来し得る部位，すなわち対光反射の神経路と近見反応の神経路が解離し，かつ，前者のみが障害される部位が責任病巣であると推定されてきた．対光反射を惹起する視覚情報は，網膜⇒視神経⇒視交叉⇒視索⇒視蓋前域を経由してEdinger-Westphal核に至る（図Ⅷ-18）．一方，近見反応（調節反射）を惹起する視覚情報は，網膜⇒視神経⇒視交叉⇒視索⇒外側膝状体⇒視放線⇒第一次視覚中枢⇒視覚連合野⇒前頭眼野を経由してEdinger-Westphal核に至る（図Ⅷ-18）．両神経路が解離する外側膝状体とEdinger-Westphal核の間が責任病巣の候補に挙げられ，特に中脳の背側部において視蓋前域からEdinger-Westphal核までの間が有力視されている．

縮瞳を伴わず，瞳孔反射の解離現象だけがみられる場合，**偽性Argyll Robertson瞳孔**（pseudo Argyll Robertson瞳孔, false Argyll Robertson瞳孔）と呼ぶ．その原因疾患として，サルコイドーシス，多発性硬化症，中脳被蓋の腫瘍（特に松果体腫瘍），アルコール中毒（Wernicke脳症）などによる中脳障害，糖尿病ニューロパチーやアミロイドニューロパチーによる毛様体神経節の障害が挙げられる．

6 Adie瞳孔

一側（患側）眼の散瞳と対光反射および近見反応の遅延を示す瞳孔異常を**Adie瞳孔**または**緊張性瞳孔** tonic pupilと言う（表Ⅷ-6）．また，同様の瞳孔異常に腱反射の消失を伴う病態は，**Adie症候群**（Holmes-Adie症候群）と呼ばれる．これらの症状は19世紀前半に既に記載されているが，1931～1932年に独立した病態としてまとめ上げた豪州のWilliam John Adieの業績を評価して彼の名が冠されている．20～40歳代の女性に好発し，先天的要因が考えられている．

患側眼の散瞳により瞳孔左右不同症 anisocoriaを呈する．散瞳した瞳孔は正円形ではなく，縦長の楕円形を呈することが多い．明所とは反対に，暗所では患側よりも健側の瞳孔が大きくなる．これは，健側眼は明所あるいは暗所で縮瞳あるいは散瞳するが，患側眼は'緊張性'の名の通り，この反応が障害されているためである．罹患後の年数が長い症例では，患側眼は徐々に縮瞳を呈するようになるため，瞳孔左右不同症は暗所で明瞭になる．正常では効果を示さない低濃度のメコリールあるいはピロカルピンを患側眼に点眼すると，迅速な縮瞳が起こる．これらの薬剤はアセチルコリン類似物質であり，副交感神経刺激作用を有している．すなわち，本症候では瞳孔括約筋支配の副交感神経が**脱神経性過敏**状態にある．脱神経性過敏は節後線維障害で最も明瞭に発現し，節前線維障害では弱く，中枢障害では起こらない．したがって，副交感神経節後ニューロン（毛様体神経

節および節後線維）が責任病巣であると推定されている．

対光反射の遅延は，'緊張性'の名の通り，直接対光反射も間接対光反射も，光刺激から縮瞳が生じるまでの時間が高度に延長し，一見消失したように見える．強く長い光刺激を加えれば，縮瞳が生じる．しかし，瞳孔括約筋が部分性に麻痺しているため，正円形ではなく分節性に縮瞳することが多い．

近見反応の遅延は，対光反射の遅延に比べて軽度である．しかし，'緊張性'の名の通り，近見時から再び遠方を注視させると，散瞳に要する時間が高度に延長する．対光反射と輻輳反射の障害程度の差異が著しい場合は，対光反射が消失し近見反応は保たれているように観察され，一見すると対光－輻輳解離を示す．このような症例では，前述の Argyll Robertson 瞳孔との鑑別が必要になる．

腱反射の消失は通常は両側性であり，膝蓋腱反射とアキレス腱反射が最も高頻度に障害される．運動麻痺や知覚麻痺は伴わない．腱反射消失の責任病巣として，脊髄の後根神経節が推定されている．

前述のように Adie 症候群の症状のうち，Adie 瞳孔の責任病巣として副交感神経節後ニューロン，腱反射消失の責任病巣として後根神経節の変性が推定されている．しかし，これらの部位が選択的かつ同時に障害される理由を説明することは困難であるため，責任病巣を中枢神経系に求める考え方もある．特に脳幹網様体は，電気刺激によって散瞳と腱反射の抑制が起こることから，瞳孔調節と腱反射のための高位中枢の存在が示唆され，本症候群の中枢における責任病巣の1つとして注目されている．

本症候群では，比較的境界鮮明な分節状の**発汗低下**を伴うことがある．体幹の汗腺を支配する交感神経は，胸髄および腰髄の側角から出て交感神経節に入り，脊髄神経に含まれて汗腺に至る（図Ⅷ-2(b)）．そのため，発汗は皮膚知覚と同様に分節性支配を示す．本症候群の発汗低下の責任病巣として，側角あるいは交感神経節が挙げられる．

D 排尿の神経機構

排泄（排尿および排便）は，初発尿意あるいは便意を感じてから排出が終了するまでが'意識的に'行われる点において，自律神経機能の中でも特異的である．適切な場所で適切な時に排泄を行うことが社会生活遂行上必要であることから，この特異性は意義深い．

 Coffee Break

Utrillo と遠近法

'一日に一度泥酔し一点の傑作を制作した'画家 Maurice Utrillo の話である．父を知らない Utrillo は，幼い頃から母とその恋人たちの間に挟まれ，母の愛を求め続ける．そして，孤独感から赤ワインにおぼれ，精神病院への入院と自殺未遂を繰り返す．巴里 Montmartre の白い漆喰壁の街並みを「遠近法」によって表現した作品，特に'白の時代'と呼ばれる，Montmartre の丘に移り住んだ頃（1908〜1914 年頃）の灰青色を基調とした作品群から私たちが感じる奥深い憂愁さは，彼の内面から滲み出たものであろう．

ところで，私たちが景色を見た時の「遠近感」は，両眼視によってもたらされる．すなわち，注視点よりも遠くの物体は網膜上で内方へ，近くの物体は外方へずれるため，両眼視差が生じる．この両眼視差によって「遠近感」が知覚されるのである．

しかし，アルコール中毒のためにアトリエに閉じこもっていた Utrillo は，実際に風景を見ることはなく，雑貨店で求めた絵葉書と幼い日の記憶を基に描いていた．彼にとって「遠近法」とは，近見反応によって得られた実景の視覚情報を再現する技法ではなく，大脳辺縁系を駆使して記憶と感情をキャンバスに再構築する技法であったのだろうか．

1 下部尿路の神経支配

膀胱壁には，**排尿筋** detrusor muscle と呼ばれる発達した平滑筋があり，第2～4仙骨神経からなる骨盤内臓神経に支配されている．尿の充満によって膀胱壁が伸展すると，その情報は，骨盤内臓神経の内臓求心性線維を介して仙髄（S_{2-4}）に伝達される．排尿時は，仙髄（S_{2-4}）の中間質外側部に起始する骨盤内臓神経の副交感性線維を介して命令が伝達され，排尿筋が収縮する（**図Ⅷ-19**）．

尿道隔膜部（骨盤下口を閉ざす尿生殖隔膜を貫く）は**外尿道括約筋** external urethral sphincter によって取り囲まれる．この筋は排尿を随意的に抑制する横紋筋であり，仙髄（S_{2-4}）の **Onuf 核**に起始する陰部神経の運動性線維によって支配される（**図Ⅷ-19**）．女性の同筋は発達が悪く，かつ，主に腟を取り囲むため，尿の保持力は男性に劣

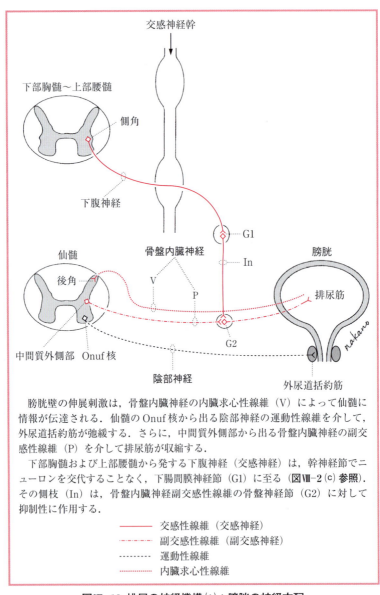

膀胱壁の伸展刺激は，骨盤内臓神経の内臓求心性線維（V）によって仙髄に情報が伝達される．仙髄の Onuf 核から出る陰部神経の運動性線維を介して，外尿道括約筋が弛緩する．さらに，中間質外側部から出る骨盤内臓神経の副交感性線維（P）を介して排尿筋が収縮する．

下部胸髄および上部腰髄から発する下腹神経（交感神経）は，幹神経節でニューロンを交代することなく，下腸間膜神経節（G1）に至る（**図Ⅷ-2(c) 参照**）．その側枝（In）は，骨盤内臓神経副交感性線維の骨盤神経節（G2）に対して抑制性に作用する．

―――― 交感性線維（交感神経）
――・― 副交感性線維（副交感神経）
-------- 運動性線維
・・・・・・・・ 内臓求心性線維

図Ⅷ-19 排尿の神経機構(1)：膀胱の神経支配

る．随意的に排尿を中断する作用は同筋によるものであり，女性は不完全な中断しかできないことが多い．排尿時は，外尿道括約筋が弛緩する．瑞西国の Wladislaus Onufrowicz により 1899 年に記載された Onuf 核は，外尿道括約筋および外肛門括約筋などの骨盤底筋を支配する運動性神経細胞からなり，前角の中央部に位置している．外尿道括約筋は横紋筋であるにもかかわらず，運動性線維だけでなく自律神経の支配も受けている．このことからも，排尿が随意性と自動性が交錯する複雑なメカニズムであることが窺い知れる．Onuf 核に変性が生じる**多系統萎縮症** multiple system atrophy（MSA）では，外尿道括約筋および外肛門括約筋の筋電図所見において神経原性変化パターンを示す．すなわち，本症の排尿障害は中枢性ではなく，Onuf 核に起始する陰部神経に原因がある下位運動ニューロン性である．

内尿道口（膀胱から尿道への開口部）の周囲に明瞭な**内尿道括約筋** internal urethral sphincter が存在し，尿の排出に抵抗すると言われていた．すなわち，排尿は副交感神経による排尿筋の収縮と交感神経による内尿道括約筋の弛緩の協調作用であると考えられていた．しかし現在では，排尿時の内尿道口の開口は内尿道括約筋の弛緩によるものではなく，排尿筋の収縮に伴う膀胱内圧上昇によって受動的になされると考えられている．また内尿道括約筋は，独立した括約筋（輪状筋）ではなく排尿筋の中輪走筋層の一部とみなされている．したがって内尿道括約筋の存在は否定され，前述の外尿道括約筋を単に尿道括約筋 urethral sphincter と称することがある．

膀胱頸部および近位尿道の平滑筋は，下部胸髄および上部腰髄（T_{11}-L_2）の側角に起始する下腹神経（交感神経）に支配されている．

2 蓄尿時の反射機構

腎臓では常に尿が産生され，腎盂および尿管を通って膀胱へ送られ，膀胱に蓄尿される．蓄尿による膀胱壁の伸展刺激は骨盤内臓神経の内臓求心性線維を介して仙髄へ伝達され，仙髄から陰部神経の運動性線維を介する命令によって外尿道括約筋が収縮し，尿の漏出が防止される．さらに，下腹神経（交感神経）の作用によって膀胱頸部および近位尿道の平滑筋が収縮し，蓄尿が維持される．

蓄尿時，排尿筋の収縮は抑制されている．これは，下腹神経（交感神経）の側枝が骨盤神経節（副交感神経節）に対して抑制性に作用するためである（図Ⅷ-19）．すなわち交感神経系は，蓄尿時に排尿反射を抑制して排尿筋を弛緩させる作用を有している．このような反射機構は，排尿反射が惹起されるまで継続する．

排尿症状のうち蓄尿の障害，すなわち膀胱が刺激状態に置かれ尿が排出されやすい症状を**刺激症状**と言い，頻尿 urinary frequency（pollakisuria），尿意切迫 urinary urgency，尿失禁 urinary incontinence などが挙げられる．頻尿は，覚醒時の昼間頻尿 diurnal urinary frequency と睡眠時の夜間頻尿 nocturnal urinary frequency（nocturia）に分類される．夜間頻尿は，中枢神経系疾患において初期から出現し，かつ，頻度が高い症状である．精神緊張時の頻尿は昼間頻尿だけであり，夜間頻尿を伴わないことが多い．これらの刺激症状は，排尿障害によって残尿が多くなった時にも生じ得る．

3 排尿反射

新生児期から乳児期においては，膀胱に尿が充満すると反射的に排尿が行われる．これが**排尿反射** micturition reflex である．排尿反射の引き金になるのは膀胱壁の伸展刺激であり，伸展受容器からの情報が骨盤内臓神経の内臓求心性線維を介して仙髄（S_{2-4}）の**仙髄排尿反射中枢**に伝達される（図Ⅷ-19，20）．仙髄排尿反射中枢は，脊柱の椎体に対応させると第 12 胸椎～第 1 腰椎の高さに相当する．仙髄排尿反射中枢からは陰部神経の運動性線維を介して外尿道括約筋に命令が伝達され，同筋が弛緩することによって尿道内圧が低下する．次いで骨盤内臓神経の副交感性線維を介して排尿筋に命令が伝達され，同筋が収縮することによって膀胱内圧が上昇する（図Ⅷ-19，20）．膀胱内圧が尿道内圧を超過すると内尿道口が受動的に開口し，膀胱から尿道への尿の排出が起こ

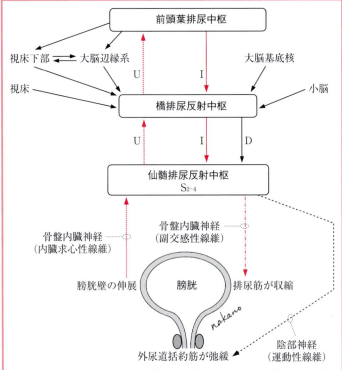

図Ⅷ-20 排尿の神経機構(2)：排尿反射

排尿反射の求心路は骨盤内臓神経の内臓求心性線維，反射中枢は仙髄排尿反射中枢，遠心路は陰部神経の運動性線維および骨盤内臓神経の副交感性線維である．

仙髄排尿反射中枢から橋排尿反射中枢を介して前頭葉排尿中枢に情報が伝達されると，尿意を催す（U）．前頭葉排尿中枢は，橋排尿反射中枢を介して仙髄排尿反射中枢に抑制的に作用し，排尿を随意的に抑制する（I）．

排尿反射遠心路の活動，すなわち排尿筋と外尿道括約筋の協調は橋排尿反射中枢が司り，下行性線維（D）によって仙髄排尿反射中枢へ伝達される．脊髄損傷によって仙髄排尿反射中枢と橋排尿反射中枢を結ぶ知覚性線維（U），抑制性線維（I），あるいは下行性線維（D）が障害されると，排尿障害が生じる．

る．すなわち，排尿反射の求心路は骨盤内臓神経の内臓求心性線維，遠心路は陰部神経の運動性線維および骨盤内臓神経の副交感性線維である．排尿時，交感神経系による排尿反射に対する抑制は減弱する．また，随意的に腹壁筋を収縮させ腹腔内圧を高めて膀胱を圧迫することも，排尿を助ける．

排尿反射は，体性神経系（外尿道括約筋を弛緩）と自律神経系（排尿筋を収縮）が協調することによって起こるものであり，自律神経性反射の中でも特異的である．外尿道括約筋の弛緩は，膀胱壁の伸展刺激によって体性神経（陰部神経の運動性線維）の活動性が変化して横紋筋の収縮性が調節される「内臓-体性反射」の一種である．一方，排尿筋の収縮は，膀胱壁の伸展刺激によって自律神経（骨盤内臓神経の副交感性線維）の活動性が変化して内臓平滑筋の収縮性が調節される「内臓-内臓反射」の一種である．

自律神経機能は，交感神経系と副交感神経系が拮抗的に作用することによって制御されている．

しかし，排尿反射は交感神経系に比べて副交感神経系が優位な反射であり，かつ，交感神経の作用によって弛緩するとされてきた内尿道括約筋の存在は否定されている．したがって，排尿に対する自律神経系の作用は副交感神経系が優位である．

排尿症状のうち尿が排出されにくい症状を**閉塞症状**と言い，排尿開始遅延 hesitency，排尿時間延長 prolongation，尿閉 urinary retention などが挙げられる．

4 膀胱に対する交感神経系の作用

前述のように，排尿に対する自律神経系の作用は副交感神経系が優位である．交感神経系は，膀胱に対してどのような作用を有しているのであろうか．排尿筋に対する交感神経の直接作用は，諸家の報告によって結果が一致していない．尿が貯留しても膀胱内圧の上昇は僅かであるが，これは交感神経系の作用によって排尿筋が弛緩するためと考えられている．また蓄尿時は，膀胱壁の伸展刺激によって排尿筋の弛緩が惹起される反射（膀胱 ⇒ 骨盤内臓神経の内臓求心性線維 ⇒ 腰髄の反射中枢 ⇒ 交感神経 ⇒ 排尿筋）の存在が提唱されている．これを蓄尿反射（貯尿反射）と言う．

男性では，交感神経系が射精時に膀胱三角（左右の尿管口と内尿道口を結ぶ二等辺三角形の部）の排尿筋を収縮させ，精液の膀胱への逆流を防止すると考えられている．

5 排尿の上位中枢

幼児期になると，尿意を感じることによって**随意的排尿**が可能になる．すなわち，排尿反射は単純な脊髄反射ではなく，大脳皮質および橋などの上位中枢の影響を受けるようになる（図Ⅷ-20）．上位中枢は，随意的排尿の開始および停止，すなわち排尿抑制の解除および発現に関与すると考えられている．しかし，排尿の中枢内機構は種間差が大きく動物実験の結果をそのままヒトに適応させることができないため，未だ不明確な点が少なくない．

1）脳 幹

橋の背側部には**橋排尿反射中枢** pontine micturition center（PMC, Barrington 核）が存在する．膀胱壁の伸展刺激の情報は，仙髄排尿反射中枢から橋排尿反射中枢へ伝達される．さらに，直接あるいは視床を経由して大脳皮質へ伝達され，尿意が生じる．一方，抑制性線維が大脳皮質から仙髄排尿反射中枢へ投射され，随意的な排尿抑制が可能になる（図Ⅷ-20）．

橋排尿反射中枢から発する下行性線維は，脊髄の側索を下行して仙髄に至り，排尿筋を支配する中間質外側部および，外尿道括約筋を支配するOnuf 核に終止する．外尿道括約筋は随意的に収縮させることができるが，随意的に完全に弛緩させることはできない．しかし，橋排尿反射中枢を刺激すると，排尿筋の収縮とともに外尿道括約筋の弛緩が惹起され，排尿が起こる．排尿反射の遠心路（骨盤内臓神経の副交感性線維および陰部神経の運動性線維）の活動は，仙髄ではなく橋において形成されるのである．換言すれば，排尿には橋排尿反射中枢の関与が必須であり，排尿筋（平滑筋）と外尿道括約筋（横紋筋）の協調は同中枢が司るのである．すなわち，排尿反射は単純な脊髄反射ではなく，脳幹が関与する脊髄（仙髄）－脳幹（橋）－ 脊髄（仙髄）反射の一種である．そのため，**脊髄損傷** spinal cord injury において排尿症状が生じることになり臨床的に興味深い（図Ⅷ-20）．

仙髄排尿反射中枢から橋排尿反射中枢へ投射する知覚性線維は，脊髄の後索および側索を上行する．したがって知覚性線維は，後索や側索が優位に障害される**脊髄癆**および**亜急性連合性脊髄変性症**において障害されやすい．

橋の**青斑核** locus coeruleus は，前頭前野および大脳辺縁系と結びつくことによって生体にとって重要な知覚情報と情動に関する情報を統合し，危険を回避するための生体防御反応として自律神経性反応を発現させる役目を担っている（第Ⅴ章参照）．**Parkinson 病**では，中脳の黒質だけでなく，青斑核にも変性や脱色がみられる．そのため，本症の排尿症状（頻尿，尿意切迫，尿失禁）の責任病巣として青斑核の関与が示唆されている．青斑核あるいはその近傍の網様体は，橋排尿反射中

枢の存在部位として注目されている．

2）大脳皮質

　大脳皮質による排尿の随意的調節機構の詳細は，未だ明らかではない．大脳皮質前頭葉の上内側部および帯状回の前端部に，**前頭葉排尿中枢**が存在する（図Ⅷ-20）．前頭葉排尿中枢は，橋排尿反射中枢を介して，排尿筋を収縮させる骨盤内臓神経副交感性線維の活動を抑制し，かつ，外尿道括約筋を収縮させる陰部神経運動性線維の活動を促進し，排尿を随意的に抑制すると考えられている．一方，前頭葉の眼窩面（下面）および帯状回の後部に，排尿に対して促進的に作用する領域が存在すると推定されている．

　前頭葉排尿中枢による抑制が解除されると，排尿反射が惹起される．乳幼児は，特に睡眠中に抑制が不十分であるため夜尿症を生じる．**正常圧水頭症** normal pressure hydrocephalus（NPH）は，著明な脳室の拡張を呈するにもかかわらず髄液圧が正常であり，外科的治療が著効を示す認知症性疾患である．本症では，精神症状および歩行障害に加えて尿失禁が主症状として挙げられる．これは，側脳室の拡張によって前頭葉排尿中枢が障害されるためである．また，前頭葉排尿中枢から橋排尿反射中枢に投射する抑制性線維は，錐体路（皮質脊髄路）に含まれると考えられている．したがって，前頭葉排尿中枢あるいは錐体路が通る内包の病変では，刺激症状（頻尿，尿意切迫，尿失禁）が生じる．

3）視床下部，大脳辺縁系

　前頭葉排尿中枢は，自律神経系の最高中枢である**視床下部**および情動を司る**大脳辺縁系**に向けて情報を出力している．膀胱壁伸展の情報によって尿意が生じると，その情報は大脳辺縁系に伝達されて排尿欲求が起こる．さらに，視床下部と大脳辺縁系は多数の神経線維を橋排尿反射中枢に投射し，排尿反射に対して促進的に作用すると考えられている（図Ⅷ-20）．恐怖などによる尿失禁には，視床下部，大脳辺縁系，さらには種々の知覚情報を中継する**視床**が関与する．また，精神緊張時の頻尿は，大脳辺縁系と視床下部の連絡によって惹起される．

4）大脳基底核

　大脳基底核の『入力部』である新線条体（尾状核および被殻）と『出力部』である淡蒼球内節・黒質網様部との間は，直接路と間接路という拮抗する2つの並列回路で結ばれている．随意運動およびサッケード（律動性眼球運動）に対して，直接路は'アクセル役'として，間接路は'ブレーキ役'として作用している（第Ⅴ章参照）．

　大脳基底核は，排尿に対してどのような作用を有するのであろうか．直接路は膀胱を弛緩させて排尿を抑制する作用がある．一方，間接路は膀胱を収縮させて排尿を促進する作用がある．随意運動およびサッケードに対する作用とは反対に，排尿に対して直接路は'ブレーキ役'として，一方の間接路は'アクセル役'として作用するのである．すなわち排尿中は，間接路が排尿に対して'アクセル役'として，随意運動およびサッケードに対して'ブレーキ役'として作用する．随意運動時は，直接路が排尿に対して'ブレーキ役'として，随意運動に対して'アクセル役'として作用する．排尿中に随意運動やサッケードを行う必要はなく，逆に随意運動中に排尿することもない．直接路と間接路の作用は，実に合理的である．

　Parkinson病では，頻尿や切迫性尿失禁などの刺激症状が高頻度にみられる．その理由を，直接路と間接路に対するドパミンの作用から考えてみよう．中脳の黒質で産生されたドパミンは，黒質線条体線維によって大脳基底核の『入力部』へ向けて放出され，排尿の'ブレーキ役'である直接路のドパミン受容体（D1受容体）に対しては興奮性に作用する．一方，排尿の'アクセル役'である間接路のドパミン受容体（D2受容体）に対しては抑制性に作用する．すなわち，ドパミンは，直接路と間接路の両回路を介して排尿を抑制する作用がある．したがって，本症ではドパミン不足によって排尿に対する抑制が解除されるため，排尿筋の過活動および外尿道括約筋の弛緩が惹起され，刺激症状（頻尿，切迫性尿失禁）が生じる．また，大脳基底核は橋排尿反射中枢へ向けて抑制性線維を投射しているため，本症における刺激症状には抑制性線維の障害がオーバーラッピングし

ている可能性がある．

5）小脳

小脳の室頂核は橋排尿反射中枢を調節すると言われている．しかし，その作用は明確ではない．

6 尿失禁

高齢化社会においてはADLおよびQOLの観点から，認知症とともに排尿・排便障害（膀胱直腸障害）の管理が重要性を増している．排尿と排便は同様の神経機構によって行われるにもかかわらず，排尿障害の頻度は排便障害よりも高い．またParkinson病では，相反する症状である尿失禁と便秘がみられる．

真の**尿失禁** urinary incontinenceとは，尿が膀胱内に充満していないにもかかわらず不随意的な排尿が生じる病態であり，次の1)〜4)に分類される．

1）切迫性尿失禁 urge incontinence

尿意切迫感を伴い，すぐに排尿しないと失禁するものである．

2）反射性尿失禁 reflex incontinence

膀胱に一定量の尿が貯留すると，尿意を伴わずに，排尿反射によって自動的な排尿が起こるものである．

3）溢流性尿失禁 overflow incontinence

横溢性尿失禁あるいは奇異性尿失禁 paradoxical incontinence とも呼ばれる．多量の残尿のために膀胱内圧が尿道抵抗を上回り，尿が漏出するものである．残尿が多い神経因性膀胱で特にみられる．腹圧上昇をきっかけにして尿が漏出することが多く，臥位においても尿失禁が生じる．また，臥位から立位への体位変換時に尿失禁が生じることが多い．

4）腹圧性尿失禁 stress incontinence

緊張性尿失禁とも呼ばれる．咳，いきみ，くしゃみ，笑い，重量物を持ち上げた時などで腹圧が急激に上昇し，尿失禁を来すものである．外尿道括約筋の機能不全あるいは膀胱頸部および近位尿道周囲の支持組織の脆弱化によって生じ，高齢者や経産婦に多い．仰臥位では腹圧上昇に伴う腹部内臓による膀胱圧迫が軽度であるため，尿失禁が生じることはない．排尿反射は障害されないため，残尿はない．

5）その他の尿失禁

認知障害，意識障害あるいは歩行障害の患者がトイレ以外の場所で排尿してしまう場合も，一般的には尿失禁と呼ばれる．自律神経機能と直接の関係はないが，鑑別のため，これらについても触れておく．認知症性疾患では，認知障害（トイレの場所が判らない），失行（トイレの使用方法が判らない），判断力の低下（トイレ以外の場所で，あるいは下着のままで排尿してはいけないことが判らない），自発性の低下（羞恥心の欠如，無関心）によって失禁することがある．**Alzheimer型認知症**など器質的変化による認知症では，前頭葉排尿中枢の障害による反射性尿失禁がオーバーラッピングしている可能性がある．また，正常排尿が可能な患者が運動障害のため失禁せざるを得ない場合や，意識障害あるいは歩行障害のある患者がベッド上で排尿してしまう場合も，一般的には尿失禁と呼ばれることが多い．

7 神経因性膀胱

神経系に起因する排尿障害を，**神経因性膀胱** neurogenic bladderと言う．排尿の神経機構と結びつけながら，その病態について考える（表Ⅷ-7，図Ⅷ-21）．

1）仙髄排尿反射中枢より上位の障害

前頭葉排尿中枢と仙髄排尿反射中枢の間は上行性の知覚性線維と下行性の抑制性線維で結ばれ，どちらの線維が障害されるかによって神経因性膀胱のタイプが異なる．

脳血管障害や脳腫瘍，脊髄腫瘍などによって抑制性線維だけが障害された場合，尿意は保たれるため随意的排尿が可能である．しかし，仙髄排尿反射中枢に対する抑制が解除され排尿反射が亢進するため，高度の頻尿および切迫性尿失禁が生じる．これを**脱抑制性膀胱** uninhibited neurogenic bladderと言う．前頭葉排尿中枢は，排尿に対して抑制的に作用する．正常圧水頭症は，著明な脳室拡張を示すにもかかわらず頭蓋内圧は正常であり，精神症状，歩行障害，尿失禁を三大主徴とす

表Ⅷ-7 神経因性膀胱の分類と鑑別

	尿意	排尿反射	残尿量	排尿症状	尿失禁	障害部位
脱抑制性膀胱 (無抑制性膀胱, 不安定性膀胱)	+	保全	少	頻尿	切迫性 尿失禁	大脳 脳幹 脊髄
反射性膀胱 (自動性膀胱)	−	保全	少	頻尿	反射性 尿失禁	脊髄
自律性膀胱 (無反射性膀胱)	−	障害	多	排尿困難	溢流性 尿失禁	仙髄 馬尾
知覚麻痺性膀胱 (弛緩性膀胱, 無緊張性膀胱)	−	障害	多	排尿困難	溢流性 尿失禁	脊髄 排尿反射求心路
運動麻痺性膀胱	+	障害	多	排尿困難	溢流性 尿失禁	脊髄 排尿反射遠心路

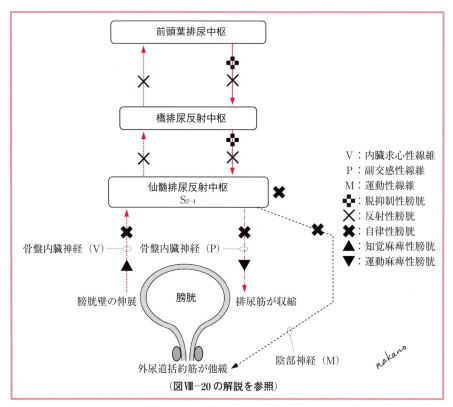

図Ⅷ-21 神経因性膀胱の障害部位

る．本症では側脳室の拡張によって前頭葉排尿中枢が障害されるため，尿失禁は脱抑制性膀胱の病態を呈する．

　脊髄損傷（回復期），脊髄炎，脊髄腫瘍などの脊髄横断性障害により知覚性線維と抑制性線維の両者が障害されると，尿意が消失するため随意的排尿ができなくなる．さらに，仙髄排尿反射中枢に対する抑制が解除され排尿反射が亢進するため，膀胱に一定量の尿が貯留すると，排尿反射による自動的な排尿，すなわち反射性尿失禁が起こる．これを**反射性膀胱** reflex neurogenic bladder あるいは**自動性膀胱** automatic neurogenic bladder と

言う．尿意は生じないが，排尿の前兆として発汗や頭痛が起こることがある．また，下腹部や大腿内側面，会陰部の皮膚への圧迫，あるいは叩打する，抓る，擦るなどの知覚刺激を加えると，反射的な排尿を誘発することができる．これらの皮膚領域を引き金部 trigger area と言う．このような知覚刺激による反射的な排尿は，知覚性線維（体性神経）を求心路として中枢神経系に情報が伝達され，自律神経を遠心路として内臓平滑筋（排尿筋）の収縮が惹起される「体性-内臓反射」の一種である．随意的な排尿とは異なり，膀胱が空虚になるまで完全に排尿することは困難なため，尿路感染症を合併することが多い．

排尿時の排尿筋の収縮と外尿道括約筋の弛緩の協調は，橋排尿反射中枢が司る（図Ⅷ-20）．したがって，障害部位が橋より上位の場合は排尿筋と外尿道括約筋の協調が保たれるため，残尿は起こりにくい．障害部位が橋より下位の場合は両筋の協調が失われるため，残尿が起こりやすい．しかし，排尿反射の亢進により，膀胱に少量の尿が貯留しただけで排尿が生じるため，残尿の量は少ない．

2) 仙髄排尿反射中枢あるいは末梢の障害

排尿反射の求心路は骨盤内臓神経の内臓求心性線維，中枢は仙髄，遠心路は骨盤内臓神経の副交感性線維および陰部神経の運動性線維である（図Ⅷ-20）．骨盤内臓神経および陰部神経は第2～4仙骨神経からなり，脊柱管のクモ膜下腔を馬尾になって下行している．

求心路と遠心路のどちらが障害されるかによって，神経因性膀胱のタイプが異なる．いずれのタイプにおいても，排尿反射の障害によって残尿量が多くなり膀胱内圧が上昇するため，溢流性尿失禁を起こす．また，腹圧をかけて怒責しないと排尿できない．換言すれば，下腹部の圧迫によって排尿することができる．

仙髄排尿反射中枢の障害あるいは求心路および遠心路の両者の障害では，排尿反射が消失する．これを**自律性膀胱** autonomous neurogenic bladder，あるいは，排尿反射が消失しているため**無反射性膀胱** areflex neurogenic bladder と言う．

仙髄排尿反射中枢の障害は，脊髄損傷，二分脊椎，子宮癌や直腸癌などの骨盤内手術合併症で起こる．悪性腫瘍や癒着性クモ膜炎による馬尾の障害では第2～第4仙骨神経，すなわち排尿反射の求心路および遠心路の両者が障害される．排尿反射が消失した病態を，なぜ'自律性'と称するのであろうか．1つの神経細胞から出る2本の神経線維のうち一方が求心路，他方が遠心路として発現する反射を「軸索反射」と言う．骨盤内臓神経および下腹神経（交感神経）の一部は，膀胱壁内において軸索反射の反射弓を形成し，排尿の調節を行っている．正常では軸索反射の排尿における役割は小さい．しかし，排尿反射が強度に障害された場合，軸索反射がある程度はそれを代行するため，内圧が上昇すると膀胱壁の排尿筋は軸索反射によって'自律性'に従って収縮するのである．排尿筋は，三次元的な網目状構造を呈している．自律性膀胱では外尿道括約筋が協調しないため，排尿筋が強く収縮しないと排尿できない．したがって排尿筋が過形成を来し，内腔面は筋束の隆起によって粗い網目状になる．このような変化を肉柱形成と言う．

また，排尿筋の強い収縮を要する排尿が長期間続くと，膀胱上部が三角錐状に伸びる変形が生じる．膀胱造影を行うと，肉柱形成によって辺縁が鋸歯状を呈する三角形の膀胱が観察される．これを，**松毬[まつかさ]状膀胱**あるいは**松の木状膀胱** pine-tree shaped bladder，**クリスマスツリー状膀胱** Christmas tree shaped bladder，樅の木状膀胱と言う（図Ⅷ-22）．膀胱造影像は，確かに松毬あるいはクリスマスツリー，樅の木に似た形状を呈している．しかし，この形状から'白砂青松'のクロマツや'寒松千丈'のアカマツの木の姿は連想し難い．クリスマスツリーは樅の木と思われがちであるが，実はスプルースやトドマツなどマツ科の樹木が使われることが多い．スプルースはエゾマツと同じくマツ科トウヒ属，トドマツはモミ属であり，マツ科マツ属のクロマツやアカマツとは属も形状も異なるのである．すなわち，「松の木状」は「クリスマスツリー状」や「樅の木状」と同義である．なお，クリスマスツリーに

膀胱壁の伸展刺激を仙髄排尿反射中枢へ伝導する求心路が障害されると，膀胱は弛緩して容量が著明に増大する．尿意はない．これを**知覚麻痺性膀胱** sensory paralytic bladder あるいは**弛緩性膀胱，無緊張性膀胱**と言う．糖尿病性ニューロパチーで生じ得る．膀胱造影によって楕円形の大きな膀胱陰影を観察できるが，右方に偏位することが多い．これは，左下腹部にS状結腸が位置するためである．

排尿筋および外尿道括約筋へ命令を伝達する遠心路が障害されると，膀胱が充満しても排尿できないため排尿困難あるいは尿閉を来す．尿意は保たれる．これを**運動麻痺性膀胱** motor paralytic bladder と言う．脊髄灰白質炎や腫瘍の転移で生じる．

8 膀胱尿管逆流

正常の場合は，膀胱内圧が上昇しても，膀胱内の尿が尿管へ逆流することはない．これは，尿管が膀胱壁を斜めに貫く部位が括約筋のように作用するためである．神経因性膀胱では膀胱に対する神経制御機構が破綻しているため，**膀胱尿管逆流** vesico-ureteral reflux（VUR）が起こる（図Ⅷ-22）．

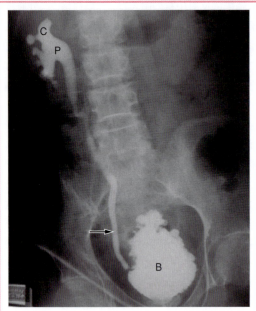

膀胱（B）は上部が伸びた三角形を呈し，その辺縁は肉柱形成のため不規則であり，松毬状を呈する．膀胱尿管逆流が生じているため，造影剤が尿管（→），腎盂（P），腎杯（C）へ逆流している．

（提供：愛知医科大学泌尿器科学講座　全並賢二医師）

図Ⅷ-22　自律性膀胱の膀胱造影

三角形の樹木を用いるのは，キリスト教の教理である'三位一体（父なる神，子なるイエス・キリスト，精霊）'を表現していると言われる．

 Coffee Break

小便小僧 Julien 君

小便小僧の元祖は，ベルギーの首都 Brussels にある Julien と名付けられたブロンズ像である．彫刻家 Jérôme Duquennoy によって1619年に作製された Julien 君は，世界各地から贈られた多くの衣装を持っていることでも知られている．

かつて Antwerp 大学医学部で研究生活を送っていた筆者は，毎週末にベルギー各地の保存鉄道（蒸気機関車や古典電車を動態保存している鉄道）を訪ね歩いていたが，帰国直前に，ベルギー屈指の著名人（？）である Julien 君見物に出かけた．

彼のモデルになった少年は，「堂々と立ち小便をする姿が兵士を鼓舞し，味方を逆転勝利に導いた」あるいは「市役所粉砕を狙った爆弾を小便で消した」などの武勇伝を持っている．しかし，'世界で最も美しい広場'と称される Grand Place の裏通り，ビルの谷間に埋もれるように立っている Julien 君は身長60cm弱であり，観光客の姿がなければ，うっかり見過ごしてしまうほどであった．実は Julien 君は，Sydney のオペラハウスや Singapore の Mer Lion と並ぶ'世界の三大がっかり名所'に数えられている．

E 排便の神経機構

1 大腸の神経支配

　消化管機能は，消化管壁内に存在する **Meißner 神経叢**（粘膜下神経叢）および **Auerbach 神経叢**（筋層間神経叢）によって調節される．両神経叢を支配する副交感神経は大腸近位部（上行結腸，横行結腸の右半）と遠位部（横行結腸の左半，S状結腸，直腸）で異なり，近位部は迷走神経，遠位部は第2〜第4仙骨神経からなる骨盤内臓神経である．一方，両神経叢を支配する交感神経は，胸髄の側角に起始する小内臓神経である（図Ⅷ-23）．副交感神経は粘膜筋板および固有筋層の運動に対して促進的に作用し，交感神経は抑制的に作用する．

　直腸下端部では，排便を調節する括約筋が発達している．**内肛門括約筋** internal anal sphincter は，自律神経によって不随意的に調節される平滑筋である．同筋を支配する副交感神経は，仙髄（S_{2-4}）に起始する骨盤内臓神経の副交感性線維である．交感神経は，下部胸髄および上部腰髄（T_{12}〜L_2）の側角に起始する下腹神経である．横紋筋からなる**外肛門括約筋** external anal sphincter は排便を随意的に抑制し，仙髄（S_{2-4}）の Onuf 核に起始する陰部神経の運動性線維によって支配される（図Ⅷ-23）．Onuf 核の変性が生じる**多系統萎縮症** multiple system atrophy（MSA）では，外肛門括約筋の収縮圧低下による便失禁が比較的高頻度で生じる．

2 排便の神経機構

　排便は，排尿の場合とほぼ同様の神経機構によって行われ，両者の障害を**膀胱直腸障害**と総称する．しかし，中枢神経系疾患において**便失禁** fecal incontinence が起こる頻度は，尿失禁に比べて低い．その理由を探ってみよう．消化器系の自律神経機能に対する上位中枢（大脳皮質や視床下部など）の影響は少なく，特に排便に関与する下部消化管運動は，中枢よりも末梢（Meißner 神経叢および Auerbach 神経叢）の支配による影響が大きい．また，Meißner 神経叢および Auerbach 神経叢には消化管の粘膜や筋層から内臓求心性線維が入力し，中枢神経系を介さない反射経路が形成され，局所的な調節が行われている．換言すれば，消化管は壁内に自動的な制御機構を備えていることになる．

　一方，**Parkinson 病**では排便症状が高頻度に出現し，その多くは排便の抑制（排便回数の減少，便秘）である．本症の病理組織学的マーカーである Lewy 小体は，Meißner 神経叢および Auerbach 神経叢内の副交感性神経細胞にも出現する．したがって，本症の排尿症状に中枢性要因（大脳基底核および青斑核の障害）が大きく関与しているのに対して，排便症状は末梢性要因（Meißner 神経叢および Auerbach 神経叢の障害）によって惹起されると考えられる．

　直腸の内部は，通常は空虚である．S状結腸に便塊が充満すると，蠕動運動によって直腸へ運ばれる．直腸壁が便塊によって伸展すると伸展受容器が刺激され，その情報は骨盤内臓神経の内臓求心性線維によって仙髄（S_{2-4}）の**仙髄排便反射中枢**に伝導され，さらに大脳皮質に達して便意が生じる（図Ⅷ-23, 24）．持続的に感じる尿意とは異なり，便意は周期的に感じる．これは直腸の平滑筋が周期的に収縮するためであり，収縮の消失とともに便意も軽快する．排便の抑制は，交感神経の作用によって内肛門括約筋が反射的に収縮することによる．また，随意的に外肛門括約筋を収縮させることによっても，排便を抑制することができる．

　直腸壁の伸展刺激が強くなると，骨盤内臓神経の副交感性線維を介して内肛門括約筋が不随意的に弛緩する．排便時は，陰部神経の運動性線維を介して外肛門括約筋が随意的に弛緩する（図Ⅷ-23, 24）．

　排尿の神経機構と同様に，橋，大脳皮質，大脳基底核，視床下部が排便の上位中枢として機能すると考えられている（図Ⅷ-24）．このうち，**橋排便反射中枢**は青斑核あるいは網様体に位置すると推定され，排便に対して促進的に作用すると言

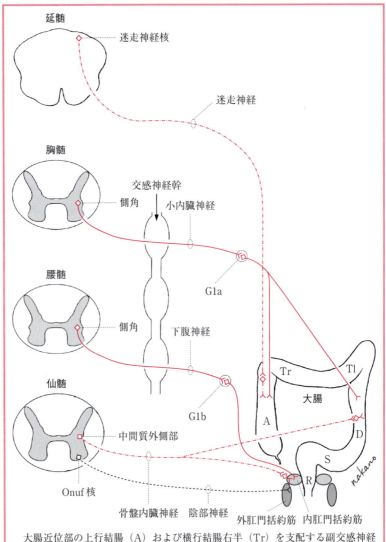

図Ⅷ-23 排便の神経機構(1)：大腸の神経支配

われる．
　ヒトは用を足す時，排便と排尿は相前後し，同時に起こることはない．これは，直腸壁の伸展刺激が骨盤内臓神経の直腸枝を介して仙髄排便反射

性線維の障害によって生じる**脱抑制性直腸**では，便意は感じるが**切迫性便失禁**を来す．

2）反射性便失禁

大脳皮質と仙髄排便反射中枢を結ぶ知覚性線維と抑制線維の両者の障害によって生じる**反射性直腸**（自動性直腸）では，便意が消失するために随意的排便ができなくなる．便塊によって直腸壁が伸展すると，自動的な排便，すなわち**反射性便失禁**が起こる．肛門周囲の皮膚に刺激を加えると，排便を誘発することができる．

脊髄損傷回復期，脊髄炎，脊髄腫瘍，脱髄疾患などによる脊髄の横断性障害でみられる．

3）溢流性便失禁

Parkinson病，Shy-Drager症候群，糖尿病性ニューロパチーなどの自律神経系障害によって生じる．直腸の運動性が低下するため**弛緩性便秘**を来し，直腸内圧が肛門抵抗を上回ると便が漏出する**溢流性便失禁**が生じる．

F 循環と呼吸の神経機構

脳幹網様体は，末梢からの情報入力を受け，また視床下部や大脳辺縁系からの命令を受け，自律神経機能の調節を司っている．生体の内部環境の変化（血圧，血中の酸素分圧および二酸化炭素分圧，pH，電解質濃度などの化学的情報）は，舌咽神経や迷走神経の内臓求心性線維を介して延髄の網様体に伝達され，生命維持に必須の循環機能や呼吸機能を調節する自律神経性反射を惹起する．

1 循環調節

1）循環調節の神経機構

大動脈は，左心室から出てやや上行したのちに左背側へ向かって弓状にカーブし，脊柱の左前方を下行する．この弓状にカーブした部を**大動脈弓** arch of aortaと言い，その壁内に分布する迷走神経の神経終末は動脈圧受容器として機能する．血圧上昇によって大動脈弓の壁が伸展すると動脈圧受容器が興奮し，その情報は迷走神経の内臓求心性線維によって延髄の孤束核へ伝導される（図Ⅷ-25）．

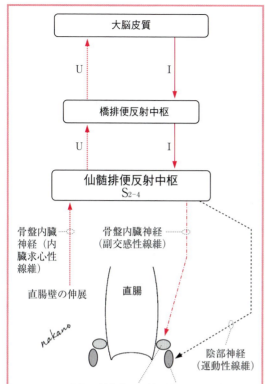

図Ⅷ-24 排便の神経機構(2)：排便反射

中枢に伝導されると，同神経の膀胱枝の活動が抑制されるためである．同様に，膀胱壁の伸展刺激が骨盤内臓神経の膀胱枝を介して仙髄および橋の排尿反射中枢に伝導されると，同神経の直腸枝は抑制されるのである．

3 直腸障害

前述のように，排便の神経機構は排尿とほぼ同様である．したがって，直腸障害のメカニズムは神経因性膀胱のそれと類似している．

1）切迫性便失禁

大脳皮質から仙髄排便反射中枢に投射する抑制

成人脳の重量は体重の約2%であるが,脳血流量は全循環血流量の約15%を占め,内頚動脈系と椎骨動脈系によって供給されている.内頚動脈 internal carotid artery の起始部は膨隆して**頚動脈洞** carotid sinus と呼ばれ,その壁内に分布する舌咽神経の神経終末は動脈圧受容器として機能

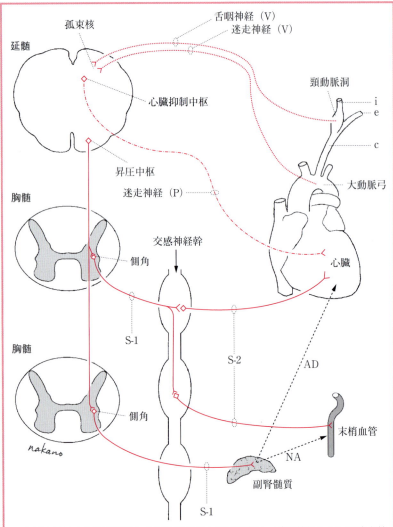

血圧上昇による頚動脈洞および大動脈弓の伸展刺激は,舌咽神経あるいは迷走神経の内臓求心性線維(V)によって,延髄の孤束核に伝達される.内臓求心性線維の神経細胞は脊髄神経節(後根神経節)に位置するが,図では省略してある(図Ⅷ-4参照).

延髄の昇圧中枢から発する遠心路は,側角へ投射する.側角から発する交感神経(S-1, S-2)は,心臓の活動を促進し,末梢血管を収縮させる.また交感神経節前線維(S-1)は,副腎髄質に直接投射して,アドレナリン(AD)およびノルアドレナリン(NA)の分泌を促す.

延髄の心臓抑制中枢から発する迷走神経の副交感性線維(P)は,心臓の活動を抑制する.

c:総頚動脈 i:内頚動脈 e:外頚動脈

図Ⅷ-25 循環調節の神経機構

する．血圧上昇によって頸動脈洞の壁が伸展すると動脈圧受容器が興奮し，その情報は舌咽神経の内臓求心性線維（頸動脈洞枝）によって孤束核へ伝導される（図Ⅷ-25）．一方，椎骨動脈系には固有の動脈圧受容器は存在しないため，内頸動脈系に比べて脳循環調節能が劣る．

延髄の網様体にある**循環中枢**（心臓血管中枢）は，昇圧中枢，降圧中枢，心臓抑制中枢の3部からなり，**孤束核** solitary nucleus を介して大動脈弓および頸動脈洞からの情報入力を受けている．これらの中枢は特定の神経細胞群ではなく，ニューロンのネットワークによって形成されている．また，3つの中枢間にも神経連絡があり，相互に制御している．すなわち孤束核は，自律神経機能および内分泌機能の統合に重要な役割を果たし，循環調節に関与する反射を引き起こす．

昇圧中枢は，胸髄および上部腰髄の側角へ向けて神経線維を投射する．側角から発する交感神経は，心臓の活動を促進して心拍数増加と心収縮力増強を起こし，末梢血管を収縮させる．さらに，交感神経は副腎髄質ホルモン（アドレナリンおよびノルアドレナリン）の放出を促す（図Ⅷ-25）．アドレナリン（エピネフリン）およびノルアドレナリン（ノルエピネフリン）は血中に放出され，他の内分泌器から分泌されるホルモンと同様に，血流を介して全身性に作用する．すなわち，交感神経系には神経内分泌性の要素が含まれることになり，副腎髄質の機能解剖からも自律神経系と内分泌系の密接な関連が裏付けられる．アドレナリンは，心拍数増加と心収縮力増強による血圧上昇に加え，気管支拡張による呼吸促進，肝臓におけるグリコーゲン分解による血糖上昇など種々の自律神経機能に関わっている．また，ノルアドレナリンは末梢血管を収縮させ血圧を上昇させる作用を有している．

側角から発する交感神経節前線維は，交感神経節においてニューロンを交代し，神経伝達物質であるノルアドレナリンが節後線維の末端から標的器官へ放出される（図Ⅷ-1）．しかし，副腎髄質には交感神経の節前線維が直接投射し，副腎髄質からアドレナリンおよびノルアドレナリンが放出される（図Ⅷ-25）．すなわち副腎髄質は，機能解剖学的には交感神経系の節後ニューロンに相当する．

降圧中枢は，昇圧中枢に対して抑制性に作用する．また，視床下部に作用して下垂体後葉からのvasopressin 分泌を抑制する（図Ⅷ-26）．vasopressin は，腎臓の集合管における水分再吸収を促して尿量を減少させるため，抗利尿ホルモンantidiuretic hormone（ADH）と呼ばれる．また，「血管（vaso- は血管を示す連結形）を収縮（press）する」という名の通り血管平滑筋を収縮させる作用を有するが，生理的な血中濃度では血圧上昇が生じることはない．

心臓抑制中枢は迷走神経核（背側核）を中心とする部位であり，迷走神経の副交感性線維を介して心臓の活動を抑制し，心拍数を減少させる．一方，迷走神経が心室収縮を抑制する作用は弱い．

血圧は日内変動を示し，日中は高く夜間睡眠時は低い．夜間の血圧低下は，交感神経系の活動性低下によると考えられる．交感神経系の機能障害を来す **Shy-Drager 症候群**では，夜間の血圧低下が消失する．

2）動脈圧受容器反射

末梢の動脈圧受容器からの情報によって血圧をコントロールする自律神経性反射を**動脈圧受容器反射** arterial baroreceptor reflex と言う．頸動脈洞からの情報による**頸動脈洞反射** carotid sinus reflex と，大動脈弓からの情報による**大動脈反射** aortic reflex がある．

血圧上昇によって頸動脈洞あるいは大動脈弓の動脈圧受容器が興奮すると，その情報は舌咽神経あるいは迷走神経の内臓求心性線維によって孤束核へ伝導される（図Ⅷ-25, 26）．孤束核からの出力は，**降圧中枢**を介して昇圧中枢を抑制する．したがって交感神経系活動が低下し，心拍出量の減少および心収縮力の低下，末梢血管の拡張が惹起され，血圧は元のレベルまで下降する．また，降圧中枢は下垂体後葉からの vasopressin 分泌を抑制するため，尿量の増加および血液量の減少を起こし，血圧は下降する．一方，孤束核からの出力は**心臓抑制中枢**を刺激するため，迷走神経副交

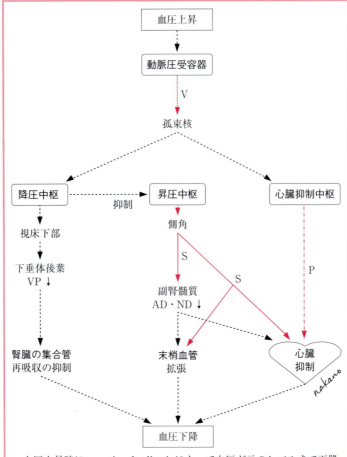

図Ⅷ-26 動脈圧受容器反射

血圧上昇時にnegative feedbackによって血圧が元のレベルまで下降するメカニズムを示す．血圧上昇によって大動脈弓および頸動脈洞の動脈圧受容器が興奮すると，迷走神経あるいは舌咽神経の内臓求心性線維（V）によって，延髄の孤束核へ伝達される．さらに，降圧中枢および心臓抑制中枢へ情報が入力される．

降圧中枢は昇圧中枢に対して抑制性に作用するため，交感神経（S）の活動が低下する．また，副腎髄質からのアドレナリン（AD）およびノルアドレナリン（ND）の分泌が低下する．したがって，心臓の活動は抑制され，末梢血管は拡張する．降圧中枢は，視床下部を介して下垂体後葉からのvasopressin（VP）分泌を低下させるため，腎臓における水分再吸収が抑制される．

心臓抑制中枢は，迷走神経の副交感性線維（P）を介して心臓の活動を抑制する．

感性線維の活動性が亢進し，心拍数を減少させる（図Ⅷ-25, 26）．

血圧低下の際は，血圧上昇時と逆の反応が生じる．すなわち動脈圧受容器反射は，舌咽神経と迷走神経の内臓求心性線維を求心路，交感神経および迷走神経の副交感性線維を遠心路とする「内臓－内臓反射」であり，negative feedbackによって血圧変動を自動的に補正する神経機構である．では，高血圧症患者においてnegative feedbackによって血圧が正常化しないのはなぜだろうか．

動脈圧受容器が最も高い感受性を示す血圧値は，容易に変動する．すなわち，高血圧症患者で反射が惹起される血圧値は，正常血圧よりも高い値に設定されているのである．

頸動脈洞反射を検査することによって，循環系の自律神経機能を知ることができる．体表面から頸動脈三角を手指で内方へ押すと，頸動脈洞を第6頸椎の横突起へ圧迫することになり，頸動脈洞反射によって心拍数減少と血圧下降が惹起される．これを **Czermak-Hering 頸動脈洞圧迫試験** と言う．換言すれば，高齢者で頸動脈洞反射が亢進している場合，ワイシャツの襟口などで頸部が圧迫されると，脳血流が減少して失神することがある．ところで，英語の carotid の語源はギリシャ語の karôtides であるが，この語は，「麻痺」を意味する katotikos や，「深い睡眠」を意味する káros から派生している．古代ギリシャ人は，内頸動脈の圧迫によって失神することを知っていたのである．

吸息したまま息ませると，胸腔内圧の上昇によって静脈還流が減少し心拍出量が減少して血圧が低下する．そのため，頸動脈洞反射によって昇圧反応が生じる．そのあと通常の呼吸に戻らせると静脈還流が一気に増加するため，一時的に強い血圧上昇が生じる．これを **Valsalva 試験** と言う．

3）体位変換に伴う血圧調節

重力により下半身に静脈血が停滞すると，静脈還流の減少によって心拍出量が減少するため血圧は低下するはずである．しかし，座位あるいは臥位から立位へ体位変換を行う時は，動脈圧受容器反射によって心拍出量の増加および末梢血管の収縮が生じ，下半身のうっ血が防止されて血圧低下は回避される．この反射機構が破綻すると起立時に血圧低下が生じるため，脳血流量が減少し，立ちくらみや失神を起こす．これを **起立性低血圧** orthostatic hypotension と言い，Shy-Drager 症候群，糖尿病性ニューロパチー，アミロイドニューロパチーなどで生じる．

4）血管迷走神経性反射

出血や手術を見た時，激痛や悪い知らせを聞くといった強い情動に見舞われた時，立ちくらみ，眼前暗黒感，悪心，冷汗などに続いて失神することがある．これを **血管迷走神経性失神** vasovagal syncope と言い，若年者に好発する．そのメカニズムを考えてみよう．情動を司る大脳辺縁系は，自律神経系の最高中枢である視床下部と密接な連絡を有している．したがって，情動に伴って交感神経系の活動が促進されると，早期には軽度の血圧上昇と心拍数増加が起こる．しかし，強い情動による過度の要求に心臓が対応できなくなると，動脈圧受容器反射の反射弓を介して循環中枢が作動し，交感神経系の抑制および副交感神経系（迷走神経）の促進によって反射的に心臓の活動が抑制され，急激な血圧低下と心拍数減少を来して失神すると考えられる．この反射を **血管迷走神経性反射** vasovagal reflex と言う．数分以内に血圧と心拍数は元のレベルに戻って意識を回復し，そのあとに神経学的異常は残らない．

また長時間立位姿勢を続けている時，精神的ストレスに伴う血管迷走神経性反射と下半身へのうっ血によって失神することがある．

乳幼児が啼泣したあと，呼吸を止め，チアノーゼ，痙攣，失神を起こすことがある．これは，胸腔内圧の上昇によって静脈還流が減少し心拍出量が減少するため，かつ，血管迷走神経性反射によって心臓の活動が抑制されるため，と考えられている．

5）反射性徐脈

眼瞼の上から眼球を圧迫すると，その刺激は三叉神経の知覚性線維を通って延髄に伝導される．さらに，延髄の迷走神経核（背側核）から発する迷走神経の副交感性線維を介して心臓の活動が抑制され，反射性に徐脈が生じる．これを **反射性徐脈** と言い，動脈圧受容器を介さない反射である．頻拍性不整脈の一種である **発作性心房性頻拍**（心房性期外収縮が発作的に連発するもの）は，一側の眼球を圧迫することにより寛解する．この検査を **Aschner 眼球圧迫試験** と言う．両眼を同時に圧迫すると心停止を来すことがあるため，この検査は一側ずつ行う．

2 呼吸調節

1）呼吸調節の神経機構

総頸動脈が内頸動脈と外頸動脈に分岐する部に位置する**頸動脈小体** carotid body および大動脈弓の壁内に散在する**大動脈小体** aortic body は，血中の酸素分圧や二酸化炭素分圧，pH などの化学的情報を感受する化学受容器として機能する．これらの化学的情報は，舌咽神経あるいは迷走神経の内臓求心性線維によって延髄の**孤束核**へ伝導される（図Ⅷ-27）．一方，肺の伸展受容器からの情報入力による呼吸調節は **Hering-Breuer 反射**として知られるが，ヒトではその作用は著しく弱い．

安静吸息時の肺の拡張は，横隔膜の収縮による胸腔の拡張と，外肋間筋の収縮による肋骨の挙上によって受動的に引き起こされる．一方，安静呼息時の肺の縮小は，横隔膜の弛緩，肺や胸郭の弾性によって生じるため，筋収縮は要しない（表Ⅷ-8）．横隔膜や外肋間筋は横紋筋であり，脊髄神経の運動性線維によって支配されている．しかし安静呼吸は自動的に行われ，睡眠時や軽度の麻酔下でも自発的かつ周期的に吸息と呼息が繰り返される．この呼吸リズムは，延髄の網様体にある**呼吸中枢**によって形成される．また呼吸中枢は，上気道（鼻腔，咽頭，喉頭）の横紋筋を支配する脳神経（顔面神経，舌咽神経，迷走神経）の運動核へ投射し，呼吸リズムに同期する上気道の筋収縮を引き起こす．このような上気道の筋収縮は，睡眠時や麻酔下で抑制されやすい．**睡眠時無呼吸症候群** sleep apnea syndrome は，呼吸中枢の障害によっても生じ得る．

呼吸運動を司る横紋筋は，安静呼吸時だけでなく，強制呼吸時，発声，管楽器演奏の際にも '随意的' に運動する．このような随意的な運動は，大脳皮質などの上位中枢によって制御されている．また，咳やくしゃみなどの '不随意的' な呼吸運動が，'自発的' な呼吸リズムの中途に入ることもある．これらのことからも，呼吸は，随意性と自動性が交錯する複雑なメカニズムであることが窺い知れる．

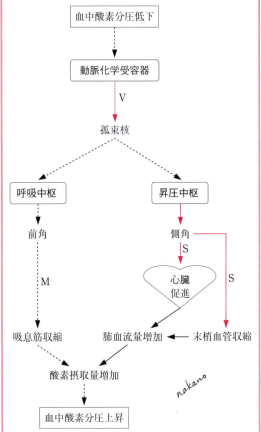

動脈血中酸素分圧低下時に negative feedback によって血中酸素分圧が元のレベルまで上昇するメカニズムを示す．血中酸素分圧低下によって動脈化学受容器（頸動脈小体）が興奮すると，舌咽神経の内臓求心性線維（V）によって，延髄の孤束核へ伝達される．さらに，呼吸中枢および昇圧中枢へ情報が入力される．

呼吸中枢は，前角へ投射し，脊髄神経の運動性線維（M）を介して吸息筋が収縮する．

昇圧中枢は交感神経（S）の活動を亢進するため，心臓の活動は促進され，末梢血管は収縮する．したがって，肺血流量は増加する．

図Ⅷ-27 呼吸調節の神経機構

緊張や興奮によって呼吸は促迫される．このような情動に伴う呼吸リズムの変化には，大脳辺縁系や視床下部が関与する．

2）動脈化学受容器反射

呼吸中枢は，呼吸リズムを形成すると同時に，内部環境の変化に関する情報入力を受けて呼吸機能を調節する自律神経性反射を発現する．末梢の化学受容器（大動脈小体，頸動脈小体）からの情

表Ⅷ-8 胸郭の運動（呼吸運動）に関与する筋

吸　息		呼　息	
安静吸息	強制吸息	安静呼息	強制呼息
横隔膜 外肋間筋	上後鋸筋 斜角筋群 大胸筋・小胸筋 僧帽筋 肩甲挙筋 胸鎖乳突筋	筋収縮は要しない 　肺自身の弾性による収縮 　胸郭自身の弾性による収縮 　横隔膜の弛緩による胸郭の縮小	筋の収縮を要する 　腹部の筋* 　内肋間筋 　下後鋸筋

*腹部の筋（腹直筋，外腹斜筋，内腹斜筋，腹横筋）が収縮すると，腹部内臓および横隔膜が押し上げられるため，胸腔が狭小化する．

報によって呼吸を調節する自律神経性反射を，**動脈化学受容器反射** arterial chemoreceptor reflex と言う．ヒトでは大動脈小体の機能は弱いため，**頸動脈小体反射** carotid body reflex について解説する．頸動脈小体は，動脈血酸素分圧の低下によって興奮する．二酸化炭素分圧やpHの上昇も頸動脈小体を刺激するが，その作用は弱い．頸動脈小体が興奮すると，その情報は舌咽神経の内臓求心性線維（頸動脈洞枝）によって孤束核へ伝導される（図Ⅷ-27）．呼吸中枢は，孤束核からの情

Coffee Break

Ewald Hering を巡る混乱

　Hering-Breuer 反射の嚆矢は，1868年に発表された論文 'Die Selbststeuerung der Atmung durch den Nervus vagus'（英訳すれば，The self-control of the respiration through the vagus nerve）である．そして，「Hering とは墺国の生理学者 Heinrich Ewald Hering である」とする文献は，近年でも数多い．しかし彼の生年は1866年であり，2歳の時に論文を発表したことになってしまう．実は Hering とは，彼の父 Karl Ewald Konstantin Hering のことである．以下，父を Hering Sr., 息子を Hering Jr. と記す．Hering Sr. は，1865年に墺国 Wien の Josephinum 陸軍医学校生理学教授，さらに1869年に Johannes Evangelista von Purkinje の後任として Prague 大学の生理学教授に就いている．一方の Josef Breuer は，大学で教職に就くことはなく，Wien の内科クリニックで助手を務めながら，呼吸生理学の研究を進めていた．その最初の成果が，Hering Sr. とともに発表した Hering-Breuer 反射である．

　Hering Sr. と Hering Jr. の混同は，これだけではない．Head 帯（**図Ⅷ-5**）にその名を残す英国の神経学者 Henry Head は，Cambridge 大学の学生時代（1884〜1886年），Prague 大学の Hering Sr. を訪ね，Hering Sr. および Breuer と共同で呼吸生理学について研究を進めた．そして，Journal of Physiology に2編の論文を発表した．この論文の著者についても，「Hering Jr. である」と誤って記載した文献がある．1884年当時，Hering Jr. は18歳である．

　では Hering Jr. とは，どのような人物であろうか．**Czermak-Hering 頸動脈洞圧迫試験**は，独国の生理学者 Johann Nepomuk Czermak と Hering Jr. の名を冠したものである．Czermak は1866年，「自らの頸部の迷走神経を圧迫し，心拍数が減少した」と報告した．この報告に興味を持った Hering Jr. は，心臓生理学研究の道を歩み始め，1914年に独国 Köln 大学の生理学教授に就いた．そして1923年，頸動脈洞の圧迫によって心拍数が減少したことから「Czermak は，迷走神経を圧迫して心臓を抑制したのではない」と結論付けた．さらに翌年，「頸動脈洞の圧迫は血圧低下も引き起こし，その求心路は舌咽神経の枝である」ことを報告した．この神経枝は，**Hering の洞神経** sinus nerve of Hering と呼ばれる．

　Hering Sr. と Hering Jr. が混同されたのは，両者の研究分野がオーバーラッピングしていたからであろう．また Hering Sr. は，しばしば Ewald Hering と記されるため，両者は同一視されやすかったのであろう．

報入力を受け，脊髄の前角へ向けて神経線維を投射する．前角から発する脊髄神経（横隔神経，肋間神経）の運動性線維を介して命令が伝達され，横隔膜や外肋間筋が収縮して吸息が生じる（図Ⅷ-27）．吸息によって酸素摂取量が増加するため，動脈血酸素分圧は正常レベルに戻る．

頸動脈小体反射は，呼吸機能だけでなく循環機能も調節する神経機構である．孤束核は，**昇圧中枢**に対して促進性に作用する．したがって，交感神経系活動の亢進によって心臓が促進されるため，肺血流量が増加してガス交換が促進される．また，交感神経系活動の亢進は末梢血管の収縮を惹起し，末梢循環血流量が減少する（図Ⅷ-27）．一方，交感神経系は冠状血管を拡張させるため，心血流量が確保される．脳血管も拡張して脳血流量が確保されるが，そのメカニズムは明らかではない．頸動脈小体は生理的状況下ではほとんど機能していない．脳は虚血に対する抵抗性が弱く，血流が完全に遮断されると，約4分間で不可逆性変化を来す．頸動脈小体が低酸素状態を感知すると，頸動脈小体反射によって酸素摂取量が増加し，同時に心血流量および脳血流量が確保されて生命が維持される．すなわち，頸動脈小体反射は低酸素状態に対する防御機構である．

頸動脈小体は外頸動脈の分枝によって栄養され，大きさに比して血流量が多い．血圧が著しく低下すると頸動脈小体の局所血流も減少するため，頸動脈小体反射はさらに促進される．また，血圧低下によって動脈圧受容器反射も惹起されるため，両反射の相乗作用によって呼吸機能および循環機能が促進されるのである．

3）中枢性化学受容領域

中枢神経系の内部に，化学的情報をモニタリングして呼吸調節を司る領域がある．これを**中枢性化学受容領域** central chemosensitive area と言い，延髄の腹側部表面に存在する．脳動脈血中の二酸化炭素は，血液脳関門を通過して脳脊髄液に入る．したがって，脳動脈血の二酸化炭素分圧上昇は，脳脊髄液のH^+の増加，すなわちpH低下を引き起こす．中枢性化学受容領域はpHの変動に高い感受性を持ち，呼吸リズムの発生に重要な役割を果たしている．また，心臓や血管を支配する交感神経系の活動に影響を及ぼし，循環調節の役割も担っている．

G 脊髄損傷における自律神経障害

自律神経性反射は大脳皮質などの上位中枢によって制御されている．**脊髄損傷** spinal cord injury では上位中枢からの神経連絡が絶たれるため，脊髄に反射中枢を有する自律神経性反射に対する制御機構が破綻する．しかし，脳幹に反射中枢を有する副交感性の反射（対光反射，迷走神経を介する循環調節および呼吸調節など）は保たれる．

1 急性期

脊髄完全損傷の急性期（受傷直後～数カ月）には，損傷部位以下の髄節に支配される横紋筋および平滑筋は脱神経状態になり弛緩性麻痺を来す．したがって，損傷部位よりも下位に反射中枢を有する自律神経性反射，腱反射，表在反射は，すべて消失する．これを**脊髄性ショック** spinal shock と言う．脊髄性ショックは，大脳皮質などの上位中枢からの神経連絡が絶たれ，脊髄に起始する反射の遠心路の興奮性が低下するために生じる．膀胱も弛緩性麻痺を来し，**知覚麻痺性膀胱**の状態になる．

血管平滑筋および汗腺を支配する交感神経系は，胸髄および上部腰髄の側角に起始する（図Ⅷ-1）．急性期には，視床下部や脳幹網様体など上位中枢から側角への神経連絡が絶たれるため，血圧低下，発汗低下，体温調節の障害が起こる．

2 回復期

軸索反射によって膀胱の反射性収縮が生じるため，**自律性膀胱**の状態になる．回復期における神経因性膀胱の病態は，脊髄損傷の存在するレベルによって異なる．脊髄排尿反射中枢あるいはそれよりも末梢の完全損傷，すなわち仙髄あるいは馬尾の完全断裂の場合，自律性膀胱の状態までしか回復しない．

反射は下位の反射中枢によって起こる反応であ

り，大脳皮質など上位中枢による制御は反射の発現に必須ではない．したがって，上位中枢からの制御機構が機能しないにもかかわらず脊髄性ショックが減弱し，自律神経性反射が再び発現するようになる．脊髄性ショックからの回復は，脊髄に起始するニューロン（反射の遠心路）が興奮性を取り戻すことによるが，そのメカニズムは不明である．仙髄排尿反射中枢よりも上位の完全損傷の場合は排尿反射が再び発現するため，**反射性膀胱**（自動性膀胱）の状態になる．仙髄排尿反射中枢よりも上位の不完全損傷の場合は，意識的排尿が可能な正常に近い状態に回復する．これを**正常脊髄膀胱**と言う．

血圧は脊髄性ショック時の血圧低下から脱して上昇するが，血圧調節を司る延髄の循環中枢による制御機構が機能しないため，**起立性低血圧**を起こす．発汗機能も回復するが，体熱の産生と放散の平衡を保つ視床下部による制御機構が機能しないため，気温の変化によって体温が大きく変動する．

文　献

1) 中野隆：瞳孔の自律神経支配．神経内科 82：1-8, 2015
2) 中野隆：自律神経系．コメディカルのための臨床解剖学サブノート 神経 第4版，47-51, 85-97. Orenstein und Koppel（名古屋），2006
3) 中野隆：スポーツ内科学―神経疾患の運動症状を斬る！ジャパン・アスレチック・トレーナーズ協会スポーツトレーナー講習会講演資料集，1-27. 2006
4) 石川友衛：マスターの要点 神経生理学 第7回 自律神経系．理学療法 16(7)：576-580, 1999
5) 小川鼎三：医学用語の起り．東京書籍，1990
6) Hutchins JB et al：Autoradiographic identification of muscarinic receptor in human iris smooth muscle. *Exp Eye Res* 38：515-521, 1984
7) Yoshitomi T et al：Adrenergic excitatory and cholinergic inhibitory innervation in human iris dilator. *Exp Eye Res* 40：453-459, 1985
8) Horner JF：Über eine Form von Ptosis. *Klinische Monatsblätter für Augenheilkunde* 7：193-198, 1869
9) Hilton SM：Ways of viewing the central nervous control of circulation-old and new. *Brain Res* 87：213-219, 1975
10) Amendt K, Czachurski J, Dembowsky K, Seller H：Bulbospinal projections to the intermediolateral cell column-A neuroanatomical study. *J Auton Nerv Syst* 1：103-117, 1979
11) Askari A, Jolobe OMP, Shepherd DI：Internuclear ophthalmoplegia and Horner's syndrome due to presumed giant cell arteritis. *J Roy Soc Med* 86：362, 1993
12) Amonoo-Kuofi HS：Horner's syndrome revisited - With an update of the central pathway. *Clin Anat* 12：345-361, 1999
13) 島津邦男：昏睡時の瞳孔異常．神経進歩 29(5)：792-800, 1985
14) 平井俊策：Horner症候群．神経進歩 29(5)：801-810, 1985
15) 大野新治：薬物点眼によるHorner症候群障害部位判定法．臨床眼科 29(11)：1225-1233, 1975
16) 杉本秀芳，島津邦男：瞳孔障害．*Clin Neurosci* 13：1183-1184, 1995
17) 針谷康夫，岡本幸市：眼瞼下垂とHorner症候群．*Clin Neurosci* 16(3)：258-259, 1998
18) Brown AJ et al：Wolff's Anatomy of the Eye and Orbit, 8th ed. Chapman & Hall Medical, 1997
19) 塚原仲晃：瞳孔と小脳．神経進歩 29(5)：765-774, 1985
20) 関谷治久：対光反射の中枢機構．神経進歩 29(5)：744-751, 1985
21) 板東武彦：焦点調節系と瞳孔調節系の中枢神経支配．日本生理誌 47：705-717, 1985
22) 臼井康臣・他：糖尿病性眼筋麻痺の臨床病理学的研究―本邦剖検報告第1例．臨床神経 29(4)：442-449, 1989
23) 岡本幸市：糖尿病に伴う神経障害：診断と治療の進歩―末梢神経障害 1. 脳神経障害．日本内科学会誌 93(8)：1551-1555, 2004
24) 大野新治：反射性瞳孔―精神痛覚刺激と瞳孔．神経進歩 29(5)：775-784, 1985
25) 正村和彦，今井浩達：大脳皮質縮瞳野―近見瞳孔反応の皮質中枢？神経進歩 29(5)：752-764, 1985
26) 篠田義一：輻輳性眼球運動．眼球運動の神経学 第1版（小松崎篤・他編），14-17, 142-146. 医学書院，1986
27) Mays LE：Neural control of vergence eye movements：Convergence and divergence neurons in midbrain. *J Neurophysiol* 151：1091-1108, 1984

28) 豊倉康夫：Argyll Robertson 徴候（瞳孔）．日本臨床 40(482)：620-621, 1982
29) 高橋昭：Argyll Robertson 瞳孔．神経進歩 29(5)：850-856, 1985
30) 時村美香, 有村公良：Adie 瞳孔と Argyll Robertson 瞳孔．Clin Neurosci 16：260-261, 1998
31) 古川哲雄：Argyll Robertson 瞳孔．神経内科 51：313-316, 1999
32) 田邊等：瞳孔緊張症, 緊張性瞳孔．神経進歩 29(5)：826-837, 1985
33) 内山智之・他：自律神経系と反射―排尿反射．Clin Neurosci 22：924-927, 2004
34) 岡田博匡：排尿のしくみ．Clin Neurosci 11：720-724, 1993
35) Bradley WE et al：Neurology of micturition. J Urol 115：481-486, 1976
36) Yoshimura N, De Groat WC：Neural control of the lower urinary tract. Int J Urol 4：111-125, 1997
37) Onufrowicz B：Notes on the arrangement and function of the cell groups of the sacral region of the spinal cord. J Nerv Ment Dis 26：498-504, 1899
38) Barrington FJF：The component reflexes of micturition in the cat, Part III. Brain 64：239-243, 1941
39) 榊原隆次・他：大脳基底核と排尿機能．自律神経 39：75-79, 2002
40) 榊原隆次・他：自律神経障害．脳の科学 26（増刊）：85-88, 2004
41) 榊原隆次・他：神経疾患における排尿排便障害―パーキンソン病を中心として．自律神経 42：9-16, 2005
42) Brown JS et al：The sensitivity and speciality of a simple test to distinguish between urge and stress urinary incontinence. Ann Int Med 144(10)：715-723, 2006
43) 西沢理：神経因性膀胱．先端医療シリーズ 24 泌尿器科―泌尿器疾患の最新医療（吉田修・他編）, 185-190. 先端医療技術研究所, 2003
44) 小川秋實・他：排尿障害の分類．Clin Neurosci 11：725-727, 1993
45) 宮崎徳蔵, 赫彰郎：いろいろな疾患における排尿障害―脳血管障害．Clin Neurosci 11：745-747, 1993
46) 坪川孝志：いろいろな疾患における排尿障害―正常圧水頭症．Clin Neurosci 11：757-759, 1993
47) 金彪：いろいろな疾患における排尿障害―脊髄障害．Clin Neurosci 11：760-762, 1993
48) 中嶋照夫, 辻元宏：いろいろな疾患における排尿障害―痴呆と尿失禁．Clin Neurosci 11：769-772, 1993
49) 家田俊明：パーキンソン病における自律神経機能検査とその解釈 自律神経障害と検査法．パーキンソン病―病理学, 自律神経系研究の進歩（山本光利編）, 58-70. 中外医学社, 2004
50) 山本達也・他：脳疾患と排尿障害―脊髄小脳変性症を含めて．神経内科 64(1)：30-36, 2006
51) 三井貴彦, 武田正之：神経と下部尿路機能―神経因性膀胱を理解するための基礎知識．臨床泌尿器科 71：100-105, 2017
52) 渡邊水樹, 花北順哉, 高橋敏行：脊椎変性疾患による神経因性膀胱―下部尿路症状を中心に．臨床泌尿器科 71：167-175, 2017
53) Kumar L & Emmanuel A：Internal anal sphincter-Clinical perspective. Surgeon 15：211-226, 2017
54) Shy GM, Drager GA：A neurological syndrome associated with orthostatic hypotension：A clinical-pathologic study. Arch Neurol 2：511-527, 1967
55) 南部浩史・他：頚椎症性脊髄症に対する除圧術が交感神経に及ぼす影響について．臨床整形外科 41(4)：439-444, 2006
56) Ezhumalai A & Ravikumar V：Autonomic nervous system dysfunction in Parkinson's disease patients. Int J Res Med Sci 5：2895-2904, 2017
57) Bosmia AN et al：Karl Ewald Konstantin Hering (1834-1918), Heinrich Ewald Hering (1866-1948), and the namesake for the Hering-Breuer reflex. Childs Nerv Syst 32：1561-1565, 2016
58) 三浦篤監修：鉄道と絵画 Railways in Art：Inventing the modern. 西日本新聞社, 2003
59) 中村隆夫：ユトリロは風景画家か―絵画と信仰．没後50年モーリス・ユトリロ展カタログ IS ART INC, 2005
60) 谷口治達監修：パリを愛した画家たち― Des artistes qui aiment Paris. アートボックス, 2006

第IX章
末梢神経系の機能解剖

　末梢神経系（脊髄神経および脳神経）は，中枢神経系と末梢（骨格筋，感覚器，内臓など）を連絡し，両者間の情報伝達の役割を担っている．本章では，脊髄神経を中心に述べる．上肢および下肢の骨格筋の運動を司る脊髄神経は，特に理学療法学や柔道整復学，鍼灸学の分野においては，神経系の中で最も関心が深い領域であろう．しかし，脊髄神経，骨格筋の起始・停止，作用，神経支配は，「単純丸暗記」に陥りやすい領域でもある．

　私たちは，激しい運動をしたあと，机などに手をついて呼吸する．また大胸筋は，胸部の筋でありながら，上肢の運動を司る腕神経叢に支配される．その機能解剖学的な意義は何であろうか．骨盤位分娩で産まれる新生児は，頭位分娩に比べて，分娩時に腕神経叢損傷を受けやすい．その臨床解剖学的な理由は何であろうか．このような例を挙げて考えながら学べば，「覚えなければならないことは少ない」と気付くはずである．末梢神経系の範囲にとどまらない広い視野で，かつ，他書にはない斬り口で，「問題解決能力と応用力を駆使して」末梢神経系について考えてみよう．

A 末梢神経系の構成

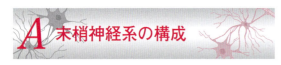

1 脊髄神経

1) 脊柱管内の脊髄神経

　脊髄の前角から発する脊髄神経運動性線維（下位運動ニューロン）および後角に終わる知覚性線維は，それぞれ髄節ごとに扇状に集束して，**前根** ventral root および**後根** dorsal root を形成する．前根と後根を合わせて**神経根** nerve root と言う．後根の知覚性神経細胞は椎間孔の近傍に集まり，卵円形に膨隆する**脊髄神経節**（後根神経節）を形成している（図Ⅸ-1）．胸髄と上部腰髄の側角から発する交感性線維（交感神経節前線維）および仙髄の中間質外側部から発する副交感性線維（副交感神経節前線維）は，前根に入る（図Ⅷ-2）．

　脊髄および神経根は，脊柱管内のクモ膜下腔を満たす脳脊髄液の中に浮かび，脳脊髄液からも栄養供給を受けている．したがって，脳脊髄液および髄膜の炎症や腫瘍が波及しやすい．また，椎間板ヘルニアや変形性脊椎症などによる機械的圧迫，髄外腫瘍の浸潤，外傷，虚血性変化，感染症などによって，神経根障害が起こる．末梢神経障害の知覚症状は一般にしびれが多いのに対して，神経根障害では疼痛が特徴的である．脊髄神経節が疼痛発現に関与すると考えられるが，そのメカニズムは判っていない．

　成人においては，脊髄は脊柱管の全長を満たすことはなく，その下端は第1～2腰椎レベルで脊髄円錐を形成して終わる．そのため，頸神経は脊柱管内をほぼ水平に走行して対応する椎間孔に至るが，下位の腰神経や仙骨神経は，**馬尾** cauda equina になって脊柱管内を下行したあと，対応する椎間孔に至る．したがって，上肢に分布する頸神経に比べて，下肢に分布する腰神経や仙骨神経は長い．

2) 脊柱管外の脊髄神経

　椎間孔を出た脊髄神経はすぐに前枝と後枝に分岐する（図Ⅸ-1）．隣接する**前枝** ventral ramus は，複雑な分岐および合流を繰り返して**神経叢** plexus を形成する．すなわち神経叢より末梢の脊髄神経は，隣接する複数の髄節に由来する線維からなる．換言すれば，神経叢よりも末梢におい

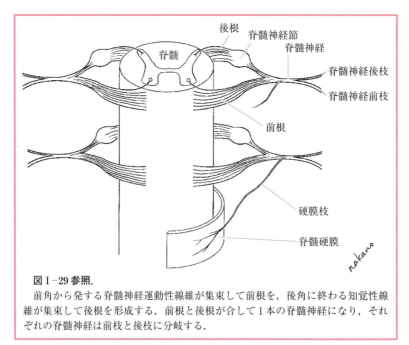

図Ⅰ-29参照．
前角から発する脊髄神経運動性線維が集束して前根を，後角に終わる知覚性線維が集束して後根を形成する．前根と後根が合して1本の脊髄神経になり，それぞれの脊髄神経は前枝と後枝に分岐する．

図Ⅸ-1 脊髄神経の神経根（前根，後根）と前枝，後枝

て脊髄神経は31対ではない．体幹の背側のみに分布する**後枝** dorsal ramus は，四肢および体幹の腹側に分布する前枝に比べて，一般に発達が悪い．椎間板ヘルニアによって神経根が圧迫されると，後枝も刺激されるため腰痛が生じる．

脊髄神経**硬膜枝**（Luschkaの脊椎洞神経）は，神経根から分岐して反回し，椎間孔を通って再び脊柱管内に戻り，脊髄硬膜，後縦靱帯，椎間円板などに分布する（図Ⅸ-1）．したがって椎間板ヘルニアでは，神経根だけでなく，硬膜枝に対する刺激も疼痛の原因になる．

側角から発した交感性線維は交感神経幹を経由したのち，動脈に伴走しながら標的器官に至る．しかし，末梢血管や汗腺，立毛筋を支配する交感性線維（交感神経節後線維）は脊髄神経に含まれる（図Ⅷ-2, 3）．脊髄円錐から出る第3～5仙骨神経および尾骨神経は，骨盤内臓（膀胱，直腸，内生殖器）および肛門周囲の皮膚を支配し，下肢には分布しない．このうち骨盤内臓神経には，仙髄の中間質外側部から発した副交感性線維（副交感神経節前線維）が含まれる（図Ⅷ-19）．

2 脳神経

1）頭蓋腔内の脳神経

脳神経は，嗅神経と視神経を除き，脳幹に出入りする．脳神経は，知覚性線維，運動性線維，副交感性線維の3種類の線維のうちのいずれか1種のみ，いずれか2種の組み合わせ，あるいは3種すべてからなる．運動性線維および副交感性線維は脳幹の脳神経起始核（運動核および副交感性の核）から発し，知覚性線維は脳神経終止核（知覚核）に終わる．すなわち，脳幹の脳神経運動核は脊髄の前角に，副交感性の核は中間質外側部に，知覚核は後角に相当する．

脳神経の中で**神経根**を形成するものは，三叉神経，内耳神経，副神経である．三叉神経の運動性線維は運動根 motor root を，知覚性線維は知覚根 sensory root を形成する．すなわち，運動根は脊髄神経の前根に，知覚根は後根に相当する．内耳神経のうち前庭神経は上根 superior root を，蝸牛神経は下根 inferior root を形成し，ともに知覚性線維からなる．胸鎖乳突筋および僧帽筋を支配する副神経の大部分は延髄から発するが，一部は頸髄から起こる．前者を延髄根，後者を脊髄根と言い，ともに運動性線維からなる．

脳幹から出た脳神経は，頭蓋腔内のクモ膜下腔を走行したのち，頭蓋内面を被う脳硬膜を貫き，頭蓋底の裂孔を通って頭蓋腔外へ出る．三叉神経の第1枝および第2枝，動眼神経，滑車神経，外転神経は海綿静脈洞の内部を貫き，上眼窩裂（三叉神経第2枝は正円孔）を通って頭蓋腔外へ出る（図Ⅱ-25, 26）．したがって，頸動脈－海綿静脈洞瘻や海綿静脈洞症候群（Foix 症候群），上眼窩裂症候群（Tolosa Hunt 症候群）において，これらの脳神経がまとまって障害されやすい．舌咽神経，迷走神経，副神経は，頸静脈孔を通って頭蓋腔外へ出る．したがって，頸静脈孔の周囲に腫瘍や炎症，動脈瘤，骨折などが生じると，これらの脳神経がまとまって障害されやすい．これを頸静脈孔症候群と言う．鼻腔や咽頭鼻部，頭蓋底の悪性腫瘍の浸潤によって一側の全脳神経麻痺を来すものを，Garcin 症候群と言う．

2）頭蓋腔外の脳神経

脳神経は神経叢を形成しない．したがって，一部の交通枝を除き，異なる脳神経の分枝が合流することはなく，末梢まで12対である．

3 神経終末

下位運動ニューロン（脊髄神経および脳神経の運動性線維）の神経終末は，数十から数百に分枝し，骨格筋線維（骨格筋細胞）とシナプスを形成する．このシナプス部を**神経筋接合部** neuromuscular junction と言う（図Ⅸ-2）．1個の下位運動ニューロンによって支配される筋線維群を**運動単位** motor unit と言う．特定のイオンに細胞膜を通過させるための'輸送体'として機能する一種の蛋白質を，イオン・チャネルと言う．そのうち Ca^{2+} イオンの輸送体が Ca^{2+} チャネルである．神経終末まで興奮が伝達されると，Ca^{2+} チャネルによって Ca^{2+} イオンが神経線維の内部へ流入する．この Ca^{2+} イオンの作用によって，神経伝達物質であるアセチルコリンがシナプス間隙へ放出

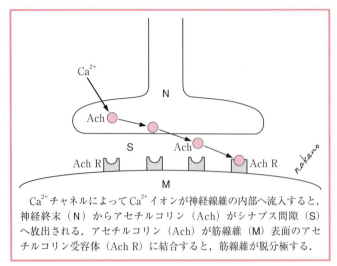

図IX-2 神経筋接合部

Ca^{2+}チャネルによってCa^{2+}イオンが神経線維の内部へ流入すると，神経終末（N）からアセチルコリン（Ach）がシナプス間隙（S）へ放出される．アセチルコリン（Ach）が筋線維（M）表面のアセチルコリン受容体（Ach R）に結合すると，筋線維が脱分極する．

されるのである．神経終末からシナプス間隙へ放出されたアセチルコリンが筋線維表面のアセチルコリン受容体に結合すると，筋線維が脱分極して筋収縮が起こる．コリンエステラーゼによってアセチルコリンが分解されてレセプターから遊離すると，筋は弛緩する．

副交感神経節後ニューロンの神経終末は，平滑筋線維（平滑筋細胞）とシナプスを形成する．神経終末から放出される神経伝達物質は，運動性線維と同様にアセチルコリンである．コリンエステラーゼ阻害作用のある有機リン剤（パラチオンなどの農薬，サリン）の急性中毒では，アセチルコリンが分解されないため副交感神経系機能が過度に亢進し，極度の縮瞳（pinpoint pupils），徐脈，血圧下降が起こる（第VIII章参照）．

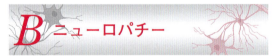

B ニューロパチー

末梢神経線維が脊髄あるいは脳を出て末梢に至るまでの間で障害されることを，**ニューロパチー** neuropathy（peripheral neuropathy）と言う．筋萎縮性側索硬化症 amyotrophic lateral sclerosis（ALS）など前角の神経細胞に変性が生じる疾患では，前角から発する脊髄神経運動性線維に二次的な障害が生じる．しかし，これらは**運動ニューロン疾患**に分類され，ニューロパチーの範疇には含まれない．ニューロパチーによる筋障害と運動ニューロン疾患は神経系に起因する骨格筋の障害であり，両者を合わせて**神経原性筋疾患**と呼ぶ．

1 ニューロパチーの分類と原因（表IX-1）

1）単ニューロパチー

特定の末梢神経が障害される病態を，**単ニューロパチー** mononeuropathy と言う．外傷や絞扼などの局所的な原因で起こることが多い．

内頸動脈－後交通動脈分岐部動脈瘤（Ic-Pc部動脈瘤）に伴う動眼神経麻痺（図IV-15），ウイルス感染に伴う三叉神経や顔面神経の障害は，脳神経の単ニューロパチーである．

2）多発性単ニューロパチー

単ニューロパチーが身体のさまざまな部位で左右非対称性に多発する病態を**多発性単ニューロパチー** multiple mononeuropathy と言う．全身性エリテマトーデス systemic lupus erythematosus（SLE）や結節性多発動脈炎 polyarteritis nodosa（PN）などの膠原病に伴う血管炎において，神経への栄養供給が障害されて生じることが多い．**糖尿病性ニューロパチー** diabetic neuropathy では，後述する多発ニューロパチーに加えて，microangiopathy に起因する多発性単ニューロパチー，特に動眼神経運動性線維の障害を起こしやすい（図VIII-17）．また，上腕や大腿の中央部は神経栄

表IX-1 ニューロパチーの分類と原因

単ニューロパチー	外傷性	
	絞扼性	手根管症候群，肘部管症候群など
多発性単ニューロパチー	虚血性	全身性エリテマトーデス，結節性多発動脈炎
多発ニューロパチー	代謝性	糖尿病，尿毒症，アルコール性， ビタミンB_1欠乏，ビタミンB_{12}欠乏
	中毒性	重金属（砒素，鉛，有機水銀，有機リンなど） 薬物（キノホルムなど）
	遺伝性	Charcot-Marie-Tooth 病 家族性アミロイドニューロパチー
	自己免疫性	Guillain-Barré 症候群　　　　　　　　　◆
	癌性	肺の小細胞癌に伴うニューロパチー　　　　★

◆：Guillain-Barré 症候群は末梢神経系の脱髄疾患である（表I-7）．
★：肺の小細胞癌では，神経筋接合部疾患の Lambert-Eaton 症候群も起こる．

養動脈分布域の '分水嶺（動脈分布域の境界）' に相当するため，神経の乏血性変化が起こりやすい．したがって，橈骨神経や尺骨神経，大腿神経などは多発性単ニューロパチーを起こしやすい．

前述の頸動脈－海綿静脈洞瘻，海綿静脈洞症候群（Foix 症候群），上眼窩裂症候群（Tolosa Hunt 症候群），頸静脈孔症候群，Garcin 症候群による脳神経障害は，多発性単ニューロパチーの範疇に含まれる．

3）多発ニューロパチー

複数の末梢神経が左右対称性に障害される病態を**多発ニューロパチー** polyneuropathy と言う．末梢神経系に広範に影響を及ぼす，代謝性，中毒性，遺伝性，自己免疫性，癌性のニューロパチーでは，多発ニューロパチーの病態を呈することが多い．このうち，有機水銀中毒は水俣病，キノホルム中毒は SMON（subacute myelo-optico-neuropathy），ビタミンB_1欠乏は脚気として知られる．**糖尿病性ニューロパチー**は，網膜症，腎症とともに糖尿病の三大合併症であり，脊髄神経の多発ニューロパチーを起こす．そのメカニズムは，糖代謝異常（高血糖による必須脂肪酸の利用障害）に起因する神経細胞障害と考えられる．**癌性ニューロパチー** carcinomatous neuropathy は，悪性腫瘍の直接の浸潤や転移がないにもかかわらず末梢神経系の障害を起こしたものを言う．

アルコール性ニューロパチーの治療過程において，禁酒後も長期にわたり回復しない四肢末端の疼痛を**アルコール離脱後慢性疼痛**と呼ぶ．アルコール依存症患者は栄養を十分に摂取しないことが多いため，その病態が低栄養によるのか，アルコールによるのか，判別が困難である．愛知医科大学医学部学生の蓬莱らは 2017 年，アルコール長期大量摂取モデル・ラットを用いて，軸索変性の組織学的評価および von Frey test と筋圧痛計による痛み行動の評価を行った．その結果，慢性疼痛はアルコールによって直接的に引き起こされ，皮膚よりも筋において早期に回復傾向を示すことを明らかにした．

2 ニューロパチーの症状（表IX-2）

末梢神経には，知覚性線維，運動性線維（下位運動ニューロン），自律神経性線維が含まれる．したがってニューロパチーにおいて，知覚症状，運動症状，自律神経症状が生じ得る．多発ニューロパチーの病態を呈する，代謝性，中毒性，癌性のニューロパチーでは，知覚症状（表在覚麻痺，意識型深部覚麻痺，疼痛，異常知覚）が優位に生じることが多い．しかし，中毒性ニューロパチーのうち**鉛中毒**によるものは多発ニューロパチーよりも単ニューロパチーの病態を呈することが多く，運動症状が優位である．特に橈骨神経が障害

表Ⅸ-2 特徴的な症状を呈するニューロパチー

	脊髄神経ニューロパチー			脳神経ニューロパチー
	知覚症状	運動症状	自律神経症状	
糖尿病性	意識型深部覚優位 知覚解離		++	動眼神経 顔面神経 ◆
ビタミンB$_{12}$欠乏	意識型深部覚優位 知覚解離 ♥			
家族性アミロイド ニューロパチー	表在覚優位 知覚解離 ＊		++	
有機リン (パラチオン，サリン)		++ ▲	++ ▼	
鉛中毒		++		動眼神経 顔面神経
SMON（キノホルム）			＋	視神経
Charcot-Marie-Tooth病		++		
Guillain-Barré症候群		++		顔面神経 ★ 動眼神経 舌咽・迷走神経

◆：副交感性線維よりも運動性線維が障害されやすい（**図Ⅷ-17**）．
♥：意識型深部覚が優位に障害され，表在覚は保たれるため，知覚解離が生じる．
＊：表在覚が優位に障害され，意識型深部覚は保たれるため，知覚解離が生じる（**表Ⅱ-2**）．
▲：遅発性に運動症状優位の多発ニューロパチーを来す．
▼：急性期に副交感神経系の機能亢進症状（pinpoint pupilsなど）が起こる（**第Ⅷ章参照**）．
★：両側性顔面神経麻痺が特徴的．

表Ⅸ-3 運動症状の障害部位による鑑別

障害部位	錐体路	下位運動ニューロン	神経筋接合部	骨格筋
疾患	中枢疾患	神経原性筋疾患 ◆	神経筋接合部疾患	筋原性筋疾患（ミオパチー）
筋緊張	亢進 痙性麻痺	低下 弛緩性麻痺	正常 運動麻痺 ★	低下 弛緩性麻痺
腱反射	亢進	減弱〜消失	著変なし	減弱〜消失
病的反射	陽性	陰性	陰性	陰性
筋萎縮	なし	あり 遠位筋優位 ▲	なし	あり 近位筋優位 ▼
線維束性攣縮	なし	あり	なし	なし

表Ⅰ-1参照．
◆：ニューロパチーおよび運動ニューロン疾患．
★：筋緊張は正常であるが，筋力低下は生じる．
▲：神経原性筋疾患は，遠位筋が優位に障害される．
　　しかし，Werdnig-Hoffmann病，Kugelberg-Welander病，Kennedy-Alter-Sung症候群では，例外的に近位筋が優位に障害される．
▼：筋原性筋疾患は，近位筋が優位に障害される．
　　しかし，筋強直性ジストロフィー症では例外的に遠位筋が優位に障害される．

されやすく，下垂手が特徴的である．Guillain-Barré症候群やCharcot-Marie-Tooth病では，運動症状が優位にみられる．また，糖尿病性ニューロパチーや家族性アミロイドニューロパチーでは，自律神経症状（起立性低血圧，発汗異常，排尿障害，ED）が高頻度でみられる．

ニューロパチーで生じる知覚症状は，中枢神経系の障害でも起こり得る．例えば，ニューロパチーによって意識型深部覚，特に位置覚が麻痺すると運動失調を来すため，起立時の動揺や歩行障害が起こりRomberg徴候は陽性になる．これらは，亜急性連合性脊髄変性症やFriedreich失調症，脊髄癆，Dejerine症候群などの中枢性疾患において意識型深部覚伝導路（後索路，内側毛帯）が障害されて生じる脊髄性運動失調の症状と同様である（表Ⅲ-3）．

末梢神経では，表在覚を伝導する線維と意識型深部覚を伝導する線維が密接して走行しているため，ニューロパチーにおいて**知覚解離**は生じにくい（図Ⅱ-8）．しかし，ビタミンB_{12}欠乏によるニューロパチーや糖尿病性ニューロパチーでは意識型深部覚，特に振動覚が優位に障害される．一方，家族性アミロイドニューロパチーでは表在覚が優位に障害される（表Ⅱ-2）．したがって，これらの疾患では知覚解離が生じる．

ニューロパチーによる運動症状は**下位運動ニューロン症状**である（表Ⅸ-3）．そのうち**線維束性攣縮** fasciculationは，「皮膚を通して視診できる筋の細かい収縮運動」と定義される．このメカニズムを考えてみよう．筋に命令を直接伝達する下位運動ニューロンが障害されると，神経連絡を絶たれた筋は自ら脱分極を起こす．しかし，筋全体が統一性をもって収縮するのではなく，筋線維束（筋束）ごとにat randomに収縮する．したがって，関節運動が引き起こすほどの収縮力が生じることはなく，皮膚を通して見ることができる程度の細かい収縮が生じるのである．

腱反射（深部反射）の減弱ないし消失は，反射の求心路（脊髄神経知覚性線維）あるいは遠心路（脊髄神経運動性線維＝下位運動ニューロン）の障害で起こる（図Ⅰ-3，4）．知覚症状が優位に生じるビタミンB_1欠乏（脚気）や，糖尿病性ニューロパチー，癌性ニューロパチーにおける腱反射の減弱ないし消失は，求心路の障害によるものである．一方，運動症状が優位に生じるCharcot-Marie-Tooth病やGuillain-Barré症候群，鉛中毒における腱反射の減弱ないし消失は，遠心路の障害によるものである．

脊髄神経のニューロパチーには脳神経のニューロパチーを合併するものがあり，顔面神経および外眼筋支配神経（動眼神経，滑車神経，外転神経）が障害されやすい傾向にある（表Ⅸ-2）．また，中枢神経系疾患を合併するものがある（表Ⅸ-4）．

3 脊髄神経の長さとニューロパチー

多発ニューロパチーの症状は四肢遠位部に生じることが多い．このメカニズムを考えてみよう．末梢神経系全体に障害を起こす中毒や代謝異常，遺伝性疾患では，長い神経ほど影響を受けやすいため，障害の程度は脊髄神経の長さに比例する．また，慢性経過を示す病変では，神経線維が全長にわたって完全に変性するのではなく，遠位部から中枢側へ向かって変性が徐々に進行するdying back変性を起こす．このような変性は長い神経線維に最初に生じる．したがって，脊髄からの距離が最も長い四肢遠位部に分布する脊髄神経が最

表Ⅸ-4 ニューロパチーに合併する中枢神経系疾患

ニューロパチー	中枢神経系疾患あるいは症状
アルコール性	Wernicke-Korsakoff症候群　◆
ビタミンB_1欠乏	
ビタミンB_{12}欠乏	亜急性連合性脊髄変性症　▲
鉛中毒	鉛脳症（痙攣発作，意識障害，小脳症状など）
SMON	脊髄の側索の障害（錐体路徴候） 脊髄の後索の障害（脊髄性運動失調）　▼
癌性	辺縁系脳炎 亜急性小脳変性症

◆：第Ⅵ章参照．
▲：表Ⅱ-2参照．
▼：表Ⅲ-3参照．

も障害されやすく，体幹に分布する脊髄神経の障害は最も軽度である．四肢遠位部の手と足に優位に生じる知覚障害を，**手袋靴下型** glove-stocking type と称する．しかし，この知覚障害は近位側へ向かって漸進的に軽度になり手と足に限局するわけではないため，厳密に言えば手袋靴下型という表現は正確ではない．同じ理由で，多発ニューロパチーによる筋萎縮（**神経原性筋萎縮**）は遠位筋優位に生じる．

下肢に分布する脊髄神経は馬尾になって脊柱管内を下行するため，上肢の脊髄神経よりも長い．したがって，多発ニューロパチーでは一般に下肢遠位部の症状が最も強く，上肢遠位部がこれに続く．Charcot-Marie-Tooth 病や Guillain-Barré 症候群では，下肢遠位部の筋力低下や腱反射の減弱ないし消失が早期にみられ，次第に上行性に拡がる．例えば腱反射の減弱ないし消失は，アキレス腱反射において最も早期に生じ，かつ，顕著であり，進行例においては膝蓋腱反射や上肢の腱反射でもみられるようになる．

4 ニューロパチーの病理

ニューロパチーは，神経病理学的に神経線維（軸索）が障害される**軸索変性** axonal degeneration と，髄鞘が障害される**脱髄** demyelination に分類される．しかし，脱髄に伴って二次性に軸索障害が生じる，あるいは軸索変性に伴って二次性に脱髄が生じることもあり，実際には両者が混在して

Coffee Break

印象派時代の臨床神経学

Pierre-Auguste Renoir や Paul Cézanne ら印象派の画家が活躍した時代，同じく巴里に花開いた臨床神経学を巡る人物絵巻である．

Charcot は，「多くの症例の臨床症状を綿密に観察し，病理所見と対比させながら疾患単位を明確化する」という 19 世紀の臨床神経学研究法を確立した優れた研究者かつ教育者であり，その観察眼と方法論は臨床神経学の王道として門下生たちに引き継がれた．彼は 1848 年（仏国の 2 月革命の年）に Paris 大学医学部を卒業，'神経内科学の聖地'と称された Salpêtrière 病院を経て，1882 年に世界で初めて神経学講座が設けられた同大学で初代教授に就いた．多発性硬化症の病理および臨床所見についてまとめ，「病理学的には脱髄であり，臨床的には寛解と再発を繰り返す特徴がある」と報告した．企図振戦，眼振，断綴性言語は本症の 'Charcot の三徴' と言われる．また，筋萎縮性側索硬化症の病態が前角と錐体路の変性であることを認め，その疾患概念を明確にしたことでも知られる．仏国では彼の業績を称え，本症を Charcot 病と呼ぶ．余談であるが，米国では本症で死亡したメジャーリーガーの Lou Gerig に因んで Gerig 病と言う．欧州と米国の歴史観の相違が表れているようで興味深い．後年の Charcot はヒステリーの研究に没頭し，その成果は門下である墺国の Sigmund Freud に引き継がれた．

瑞西国生まれで，Dejerine 症候群（延髄内側症候群）と Dejerine-Roussy 症候群（視床症候群）にその名を残す Joseph Jules Dejerine も，Salpêtrière 神経病院で学んだ．Charcot の門下ではない Dejerine は，Charcot 直弟子の Marie と不仲であったと伝えられる．Dejerine と Marie は，脊髄小脳変性症の研究でしのぎを削り，Dejerine はオリーブ橋小脳萎縮症，一方の Marie は Marie 失調症について報告している．また両者は，失語症に関しても大論争を繰り広げた．Dejerine は 1910 年に Paris 大学神経学講座第 3 代教授に就いたが，一方の Marie は Charcot の死後，Salpetriere 神経病院を離れた．Marie が同病院に戻り同講座の第 4 代教授に就いたのは，Dejerine が没した 1917 年（露国の 2 月革命の年）のことである．

Babinski 徴候で知られる，ポーランドの Joseph Francois Felix Babinski も，Charcot 門下の 1 人である．しかし，彼は教授資格試験に不合格になったため，1892 年に Salpetriere 神経病院を離れてしまった．Babinski 徴候について有名な「28 行論文」を書いたのはその後のことである．

Charcot とその後継者たちが残した業績は，画像診断が発達した現在でも臨床神経学の基礎として，多くの教科書に記載され続けている．あたかも印象派の絵画が今も多くの人々の心を捉えるように．

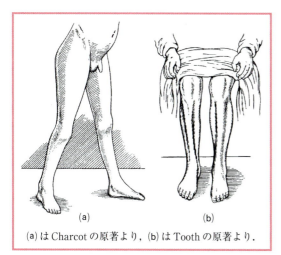

(a)はCharcotの原著より，(b)はToothの原著より．

図Ⅸ-3 Charcot-Marie-Tooth病の逆シャンパンボトル型およびコウノトリ脚型の筋萎縮
（文献10より改変して引用）

いることが多い．

前に述べたように，Charcot-Marie-Tooth病とGuillain-Barré症候群は，下肢遠位部の運動症状で発症する．Charcot-Marie-Tooth病の進行例では下腿の筋萎縮が特徴的であり，逆シャンパンボトル型あるいはコウノトリ脚型と称される（**図Ⅸ-3**）．一方，Guillain-Barré症候群では，筋力低下に比べて筋萎縮は軽度である．この理由を考えてみよう．Charcot-Marie-Tooth病は，神経病理学的には漸進的に進行する軸索変性を主体とし，臨床的には小児期に歩行障害などで発症し，緩徐に進行する．軸索は，その末端から神経筋接合部を介して筋へ栄養因子を供給する役目も担っている．したがって，軸索変性に起因する多発ニューロパチーが緩徐に進行する本症では，下腿の筋は栄養因子の供給が絶たれ，著明な筋萎縮を起こすのである．一方，末梢神経系の脱髄疾患であるGuillain-Barré症候群は，軸索変性は軽度であるため筋への栄養因子の供給は保たれ，かつ，急性の経過をたどり数週間で回復するため，筋萎縮に至ることは少ないのである．

Charcot-Marie-Tooth病は種々の遺伝形式と臨床型を示す遺伝性ニューロパチーであり，仏国のJean Martin CharcotとMarie門下のPierre Marieによって1886年に発表された「下肢遠位部に始まり，のちに手に波及する遺伝性の進行性筋萎縮症」と題する論文を嚆矢とする．一方，英国のHoward Henry Toothは，同様の疾患を末梢神経系疾患と考えて学位論文にまとめた．そのため英語圏では3者の名が冠されている．本症と鑑別すべき疾患として，脊髄小脳変性症の一型であるFriedreich失調症が挙げられる．両疾患とも，小児期に歩行障害や椅子から立ち上がりにくいなどの下肢筋力低下で発症し，進行性であり，足の変形を伴うと

表Ⅸ-5 Charcot-Marie-Tooth病とFriedreich失調症の鑑別

	Charcot-Marie-Tooth病	Friedreich失調症
遺伝形式	種々	常染色体劣性
発症年齢	10歳代	10歳代
初発症状	歩行障害	歩行障害
骨格変形	足の変形（凹足，内反尖足）	足の変形（Friedreichの足）◆
運動麻痺	下位運動ニューロン症状 　下肢遠位部優位 　逆シャンパンボトル型	錐体路徴候
運動失調	なし	脊髄性運動失調　★ 小脳性運動失調
知覚症状	ニューロパチー症状 　表在覚・意識型深部覚麻痺 　下肢遠位部優位	後索（後索路）の障害 　意識型深部覚麻痺

◆：図Ⅱ-20参照．
★：脊髄性失調が小脳性運動失調よりも明瞭（**表Ⅲ-4参照**）．

いう共通性を有するためである（表Ⅸ-5）．

5 血液神経関門とニューロパチー

仏国の Georges Guillain と Jean Barré によって 1916 年に報告された **Guillain-Barré 症候群**は，消化器系や呼吸器系の先行感染の数日〜10 日後に発症する多発性ニューロパチーであり，髄鞘が破壊される脱髄疾患の一種である．本症候群での脱髄には，髄鞘の構成成分に対する自己免疫性機序が関与すると考えられている．すなわち，先行感染の起因菌（特に腸炎を起こす *Campylobacter jejuni*）と髄鞘を構成する脂質の組成に共通性があるため，起因菌に対する抗体が髄鞘も攻撃するとされている．本症候群では，初期から神経根の障害を伴うのが特徴的である．また，癌，特に肺の小細胞癌（燕麦細胞癌）などに随伴する**癌性ニューロパチー** carcinomatous neuropathy では神経根，特に脊髄神経節が障害されやすい．癌細胞に対する抗体が脊髄神経節の神経細胞を異物と認識して攻撃する機序，すなわち自己免疫性機序が発症に関与すると考えられる．

Guillain-Barré 症候群や癌性ニューロパチーでは，なぜ神経根が障害されやすいのであろうか．中枢神経系には毛細血管と神経細胞の間に血液脳関門あるいは血液脊髄関門というバリアがあり，特定の物質だけが血中から神経細胞内へ移行するように調節され，中枢神経系の内部環境の恒常性が保たれている（図Ⅴ-35）．同様に，末梢神経系には**血液神経関門**というバリアが存在し，毛細血管内皮細胞がその役割を果たしている．抗体のような血中の巨大分子が末梢神経を侵す場合，血液神経関門が破綻することが前提条件になる．しかし，脊柱管内の神経根，特に脊髄神経節は，毛細血管内皮細胞の透過性が高いため血液神経関門が脆弱であり，抗体が移行しやすいのである．

Guillain-Barré 症候群の主症状は運動症状であり，知覚症状は軽度である（表Ⅸ-2）．すなわち，後根よりも前根が優位に障害される．一方，癌性

表Ⅸ-6 重症筋無力症と Lambert-Eaton 症候群の鑑別

	重症筋無力症	Lambert-Eaton 症候群
原因	自己免疫疾患	自己免疫疾患
	胸腺の過形成，胸腺腫に合併	肺の小細胞癌に合併
	アセチルコリン受容体に対する抗体が存在	アセチルコリンの放出障害
好発年齢性差	20〜40 歳代 女性に好発	40〜70 歳代 男性に好発
症状	筋力低下，易疲労性 持続運動によって次第に筋力が低下	筋力低下，易疲労性 動作開始時に症状が強く次第に軽快
	兎眼（●），複視，眼瞼下垂（◆），嚥下障害，構音障害（▼）	
筋電図	waning	waxing
障害されやすい筋		四肢 上肢よりも下肢に優位

重症筋無力症では，顔面神経支配の眼輪筋の筋力低下によって，閉眼が十分にできなくなる．これを兎眼（●）と言う．動眼神経，滑車神経，外転神経支配の外眼筋の筋力低下によって複視，眼瞼下垂（◆）が起こる．舌咽神経，迷走神経支配の咽頭筋，喉頭筋の筋力低下によって嚥下障害，構音障害（▼）が起こる．すなわち重症筋無力症では，ニューロパチーと同様に，脳神経のうち顔面神経および外眼筋支配神経（動眼神経，滑車神経，外転神経）が障害されやすい傾向にある（表Ⅸ-2 参照）．

ニューロパチーでは脊髄神経節が障害されやすく，知覚症状が生じやすい．これらの理由は明らかではない．

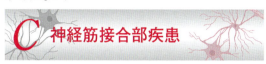

C 神経筋接合部疾患

神経筋接合部において，神経終末側（前シナプス）からシナプス間隙へ放出されたアセチルコリンが，筋側（後シナプス）にあるアセチルコリン受容体に結合すると，筋線維が脱分極して筋収縮が起こる（図IX-2）．

神経筋接合部疾患では，アセチルコリンの減少あるいは作用不全によって神経から筋への興奮伝達が障害されるため，筋力低下および易疲労性が生じる．代表的な疾患として重症筋無力症およびLambert-Eaton症候群が挙げられ，ともに自己免疫性機序が発症に関与すると考えられている．これらの疾患では，下位運動ニューロンおよび筋自体は正常であるため筋萎縮は生じない（表IX-6）．

1 重症筋無力症

重症筋無力症 myasthenia gravis（MG）は，胸腺の過形成や胸腺腫に随伴して生じることが多い．胸腺の異常によって産生された自己抗体（抗アセチルコリン受容体抗体）がアセチルコリン受容体に結合するため，受容体に結合できるアセチルコリンが減少し，筋の脱分極が障害される（図IX-4）．すなわち本症は，後シナプスの障害である．動作の反復によって筋力低下が増悪し，筋電図所見において筋活動電位の振幅が漸減する減衰 waningとして捉えられる．休息すると筋力低下は改善する．したがって，症状に日内変動がみられ，午前中よりも午後に筋力低下が著明になる．外眼筋麻痺による複視および眼瞼下垂がきわめて高頻度にみられ，それは「外眼筋線維は神経筋接合部の密度が高いため」と理解されている．

2 Lambert-Eaton症候群

Lambert-Eaton症候群は，癌，特に肺の小細胞癌（燕麦細胞癌）に合併することが多い．癌に合併しない症例では他の自己免疫性疾患を伴う．癌細胞に対する抗体が免疫系に影響を及ぼし，Ca^{2+}チャネルに対する抗体が産生されCa^{2+}チャネルを遮断するため，アセチルコリンの放出が障害されると考えられている（図IX-4）．すなわち本症候群は，前シナプスの障害である．持続的な

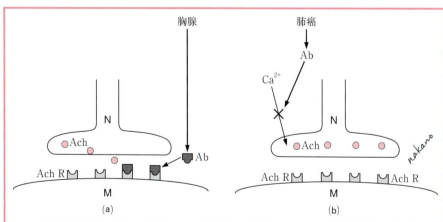

(a)：重症筋無力症．胸腺の異常によって産生された抗アセチルコリン受容体抗体（Ab）がアセチルコリン受容体（Ach R）に結合するため，受容体に結合できるアセチルコリンが減少し，筋の脱分極が障害される（図IX-2参照）．

(b)：Lambert-Eaton症候群．肺の小細胞癌の癌細胞に対する抗体が免疫系に影響を及ぼし，Ca^{2+}チャネルに対する抗体（Ab）が産生されてCa^{2+}チャネルを遮断するため，アセチルコリンの放出が障害される．

図IX-4 重症筋無力症とLambert-Eaton症候群のメカニズム

運動によって筋力が増強するという特徴があり，筋電図所見において反復刺激による筋活動電位の漸増 waxing として観察される．この現象は，持続運動時に神経線維の興奮によって神経終末が連続的に刺激されると，アセチルコリンの放出が増大することを示している．そのメカニズムは，神経終末における Ca^{2+} イオンの蓄積によると考えられている．また，自律神経症状（唾液分泌減少による口渇，涙液分泌減少，ED，発汗減少）が高率にみられる．

3 ボツリヌス毒素

ボツリヌス毒素は，ボツリヌス菌によって食品中で産生され，その経口摂取によって食中毒を起こす．1984年に熊本で集団発生した辛子蓮根による食中毒はボツリヌス毒素によるものである．また，ベトナム戦争や湾岸戦争では生物化学兵器として使用されたと言われる．ボツリヌス毒素は神経終末に作用してアセチルコリンの放出を抑制し，筋への神経伝達を遮断する．したがって，大量の毒素が体内に取り込まれると全身の筋力低下，散瞳，呼吸不全を起こし，死に至ることもある．筋電図では Lambert-Eaton 症候群に類似した所見を呈する．一方，痙性斜頸，眼瞼痙攣，筋緊張性頭痛，いわゆる肩こりなどの治療で，ボツリヌス毒素の筋肉内注射が行われる．少量の毒素を筋に注射すると，アセチルコリンを介した筋収縮が阻害されるため，痙縮および緊張が軽減するのである．

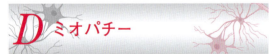

D ミオパチー

運動ニューロン疾患およびニューロパチーを神経原性筋疾患と称するのに対して，骨格筋自体の障害に起因するものを**ミオパチー** myopathy（**筋原性筋疾患**）と言う．ミオパチーは本章の主題から外れるが，ニューロパチーおよび神経筋接合部疾患との鑑別について言及する（表IX-3）．遠位筋優位に障害が起こる神経原性筋疾患とは対照的に，ミオパチーにおける筋力低下や筋萎縮，腱反射の減弱ないし消失は，四肢近位筋および体幹筋優位に生じる．また，ミオパチーでは骨格筋線維が破壊されるため，骨格筋に特異的な酵素であるクレアチンキナーゼ（CK）が血中に逸脱し，血清クレアチンキナーゼ値が上昇する．

ミオパチーの病理学的所見や臨床症状について，その代表的疾患である **Duchenne 型筋ジストロフィー症** Duchenne muscular dystrophy を例に挙げて考察してみよう．本症は，全世界的に，かつ，全人種において頻度が高い先天性小児疾患の1つである．伴性劣性の遺伝形式を示し，男児のみに発症する．本症は，同一家系内だけでなく，突然変異として発症することも多い．これは，原因遺伝子がきわめて大きいためと考えられている．四肢の特に下肢近位部と体幹の筋力低下で発症し，緩徐に進行する．

Duchenne 型筋ジストロフィー症は，特異な病理学的経過を呈する．すなわち，初期には筋線維の**真性肥大**が生じ，進行するに従って筋線維の壊死，結合組織増生を経て，脂肪組織化による仮性肥大に至る（表IX-7）．**腓腹筋の仮性肥大**が特徴的とされるが，早期には大腿の筋や肩甲筋，前腕の筋にも仮性肥大がみられる（図IX-5）．進行するに従って，筋は下肢近位部から次第に萎縮する．

3～6歳に，走行が遅く転倒しやすい，階段昇降が困難などの下肢近位筋の筋力低下による症状で気づかれることが多い．床から立ち上がる時，四つ這いになったあと膝関節を伸展して殿部を持ち上げ，手を足関節部と膝につき上体を起こす．これを **Gowers 徴候**（登攀性起立）と言う．また，骨盤を支持する中殿筋および小殿筋の筋力低下のため，歩行時に骨盤が動揺し **Trendelenburg 歩行**を呈する．前鋸筋の筋力低下によって**翼状肩甲**が起こる．

筋の障害が進展して拮抗筋との関係が不均衡になると，関節の拘縮が惹起される．下腿三頭筋に比べて前脛骨筋の障害が強いため，足関節は**尖足拘縮**を来す（図IX-5）．膝関節は屈曲位になる．脊柱起立筋の筋力低下のため，立位および歩行時には，腹部を前方に突き出し腰椎を前彎させて上半身を後屈した姿勢で平衡を保つ．このような姿勢では，重心線が膝関節中心の前方を通るため，

表IX-7 進行性筋ジストロフィー症の鑑別

	進行性筋ジストロフィー症	
	Duchenne型筋ジストロフィー症	顔面・肩甲・上腕型筋ジストロフィー症
遺伝	性染色体劣性 男性のみ	常染色体優性
発症	2〜5歳 動揺性歩行 歩行が遅く転倒しやすい 階段昇降が困難	10〜20歳代
経過	7〜10歳までに歩行不能 〜20歳で死亡 　心筋障害による心不全 　呼吸筋障害および脊柱変形に伴う呼吸不全	生命予後は良い 進行は緩徐
病理	初期：筋線維の真性肥大 　　↓ 進行：筋線維の壊死 　　結合組織増生 　　↓ 　　脂肪組織化（仮性肥大） 　　腓腹筋，三角筋など	
筋萎縮	四肢近位筋優位 次いで，体幹筋	顔面筋（眼輪筋，口輪筋） 肩甲帯浅層の筋（僧帽筋，広背筋，前鋸筋） 上腕の筋 大胸筋
	顔面筋，上肢遠位筋は，末期まで侵されない （手作業は，保たれる）	前腕および手の筋は，末期まで侵されない
その他	登攀性起立（Gowers徴候）	

膝関節が過伸展位になり靱帯のlocking機構によって立位姿勢を維持できるのである（図IX-5）．上肢遠位筋の障害は最後まで軽微であるため，手作業は保たれる．次第に運動制限が著明になり，臥床状態を経て，20歳代で死亡する．死因は，呼吸筋の障害や脊柱変形に起因する肺機能障害，さらに呼吸器感染症の合併による呼吸不全，あるいは心筋の障害による心不全が多い．

Duchenne型筋ジストロフィー症という病名は仏国のGuillaume Benjamin Amand Duchenneの名に由来するが，本症を発見したのは彼ではない．本症に関する最初の報告は，すでに1830年代になされている．その後，英国のEd. Meryonが，1850年代初頭に臨床症状と病理組織所見について報告し，本症は神経原性ではなく筋原性であると考えた．英国では，本症をMeryon病と称することもある．Duchenneは1868年，Meryonが報告した臨床症状に筋生検所見を加えて診断基準を明確化し，本症を仮性肥大型筋麻痺 pseudo-hypertrophic muscular paralysisと称したのである．本症が遺伝性疾患であることは，英国のWilliam Gowersが1879年に初めて報告した．

E 根性支配と末梢性支配

脊髄神経による皮膚および筋の支配域には，根性支配と末梢性支配がある（図IX-6，7）．両者の相違は何だろうか．椎間孔を通って脊柱管外へ出た神経根は，複雑な分岐および合流を繰り返して神経叢を形成する．したがって，神経叢より末梢側の脊髄神経は，種々の神経根に由来する神経線維からなる（図IX-7）．神経叢より中枢側の神経根による支配が**根性支配**，神経叢より末梢側の脊髄神経による支配が**末梢性支配**である．根性支

第Ⅸ章 末梢神経系の機能解剖

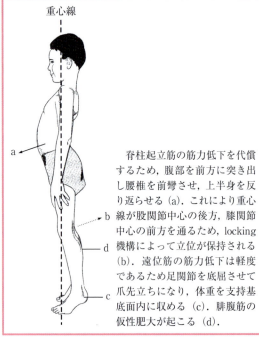

図Ⅸ-5 Duchenne型筋ジストロフィー症の立位姿勢
（文献10より改変して引用）

脊柱起立筋の筋力低下を代償するため、腹部を前方に突き出し腰椎を前彎させ、上半身を反り返らせる（a）。これにより重心線が股関節中心の後方、膝関節中心の前方を通るため、locking機構によって立位が保持される（b）。遠位筋の筋力低下は軽度であるため足関節を底屈させて爪先立ちになり、体重を支持基底面内に収める（c）。腓腹筋の仮性肥大が起こる（d）。

配による皮膚支配域は **dermatome**、筋支配域は **myotome** として表される。

脊髄神経が障害されると、知覚症状（表在覚麻痺、意識型深部覚麻痺、疼痛、異常知覚）および下位運動ニューロン症状（弛緩性麻痺、筋力低下、腱反射の減弱ないし消失、筋萎縮、線維束性攣縮）

が生じる。例えば椎間板ヘルニアや脊柱管狭窄症によって神経根が障害されると、その神経根が支配するdermatomeおよびmyotomeに一致してこれらの神経症状が生じる。一方、例えば絞扼性ニューロパチーによって神経叢より末梢側において脊髄神経が障害されると、その末梢性支配に一致してこれらの神経症状が生じる。

1 dermatome

dermatomeは、椎間板ヘルニアの高位診断、すなわちヘルニアが存在する椎間（責任椎間）の診断において、最も客観性かつ信頼性が高い因子である。しかし、dermatomeの図は成書あるいは報告者によってかなり相違しており、個体差があることを示している。また、隣接する髄節あるいは神経根（後根）においてdermatomeが重なり合っているため、実際の知覚障害部位は解剖学的な支配域より若干狭くなる。

ところで、成書のdermatomeの図には第1頸神経支配域を示すC_1の記号は見当らない。これは、第1頸神経が知覚性線維を欠くためである。

2 myotomeと腱反射

前述のように、神経叢より末梢側の脊髄神経は種々の神経根に由来する神経線維からなる。換言すれば、骨格筋は複数の神経根により支配されて

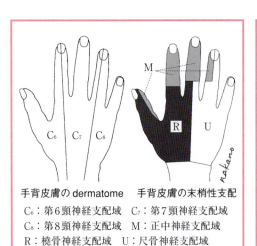

手背皮膚のdermatome　手背皮膚の末梢性支配
C_6：第6頸神経支配域　C_7：第7頸神経支配域
C_8：第8頸神経支配域　M：正中神経支配域
R：橈骨神経支配域　U：尺骨神経支配域

図Ⅸ-6 根性支配（dermatome）と末梢性支配

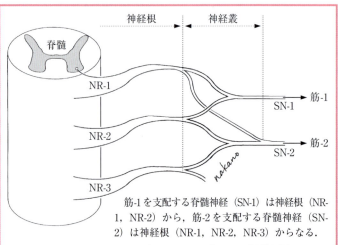

筋-1を支配する脊髄神経（SN-1）は神経根（NR-1, NR-2）から、筋-2を支配する脊髄神経（SN-2）は神経根（NR-1, NR-2, NR-3）からなる。

図Ⅸ-7 根性支配（myotome）と末梢性支配

いる（図IX-7）．しかし，その筋力低下が特定の一神経根の障害を示唆する指標になる筋があり，**segment-pointer muscle** あるいは **key muscle** と呼ばれ，その神経根の **myotome** に相当する．また，その減弱ないし低下が特定の一神経根の障害を推測させる腱反射がある．

上肢の segment-pointer muscle と腱反射についてまとめてみよう（表IX-8, 9）．上腕および前腕の伸筋群を支配する橈骨神経は，第5～8頸神経および第1胸神経からなる．しかし，橈骨神経支配の筋のうち，前腕の屈曲（肘関節の屈曲）を司る腕橈骨筋は第5頸神経，前腕の伸展（肘関節の伸展）を司る上腕三頭筋および肘筋は第7頸神経，手関節の背屈を司る長・短橈側手根伸筋および尺側手根伸筋は第6頸神経，手指の伸展を司る指伸筋は第7頸神経の segment-pointer muscle とみなされる．

同様に，上腕の外転（肩関節の外転）を司る三角筋は第5頸神経，上腕の運動（肩関節の運動）を司る rotator cuff および前腕の屈曲（肘関節の屈曲）を司る上腕二頭筋は第5～6頸神経，手の掌屈を司る橈側手根屈筋および尺側手根屈筋は第7頸神経，手指の屈曲を司る浅指屈筋および深指屈筋は第8頸神経，手の内在筋（背側・掌側骨間筋，虫様筋）は第1胸神経の segment-pointer muscle とみなされる．

上腕二頭筋反射は第5および第6頸神経，腕橈骨筋反射は第6頸神経，上腕三頭筋反射は第7頸

表IX-8 上肢筋の末梢性支配と根性支配

運動	主な筋	末梢性支配		根性支配（myotome）				
				C_5	C_6	C_7	C_8	T_1
上腕の外転	三角筋	腋窩神経	$C_{5〜6}$	++	+			
前腕の屈曲	上腕二頭筋	筋皮神経	$C_{5〜7}$	++	++			
	上腕筋	筋皮神経	$C_{5〜7}$	++	+			
	腕橈骨筋*	橈骨神経	$C_5〜T_1$	++				
前腕の伸展	上腕三頭筋	橈骨神経	$C_5〜T_1$		+	++	+	
	肘筋	橈骨神経	$C_5〜T_1$			++	+	
手の背屈	長橈側手根伸筋	橈骨神経	$C_5〜T_1$		++	+		
	短橈側手根伸筋	橈骨神経	$C_5〜T_1$		++	+		
	尺側手根伸筋	橈骨神経	$C_5〜T_1$			++		
手の掌屈	橈側手根屈筋	正中神経	$C_5〜T_1$		+	++		
	尺側手根屈筋	尺骨神経	$C_8〜T_1$				++	+
手指の伸展	総指伸筋	橈骨神経	$C_5〜T_1$			+	++	+
	小指伸筋	橈骨神経	$C_5〜T_1$			+	++	+
	示指伸筋	橈骨神経	$C_5〜T_1$			+	++	+
手指の屈曲	浅指屈筋	正中神経	$C_5〜T_1$				++	+
	深指屈筋	正中神経 尺骨神経	$C_5〜T_1$ $C_8〜T_1$			+	++	+
手指の外転	背側骨間筋	尺骨神経	$C_8〜T_1$				+	++
手指の内転	掌側骨間筋	尺骨神経	$C_8〜T_1$				+	++

++：各神経根が運動に強く関わる筋（segment-pointer muscle）．
+：各神経根が運動に一部関わる筋．
*：腕橈骨筋は前腕伸筋群に属する．しかし，前腕の回内と回外の中間位において前腕を屈曲させる作用がある．

表IX-9 上肢の根性支配

	筋支配（myotome）segment-pointer muscle		腱反射	皮膚支配*（dermatome）
C_5	上腕の外転	三角筋	上腕二頭筋反射	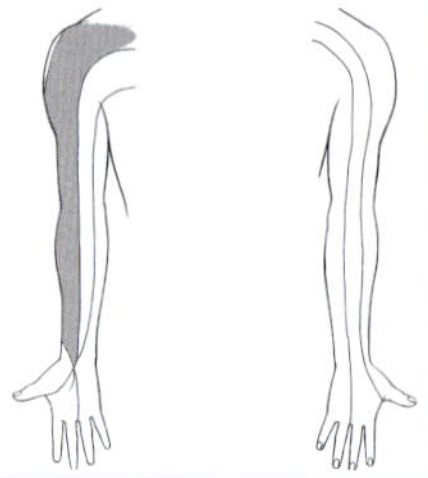
	前腕の屈曲	上腕二頭筋 腕橈骨筋		
C_6	前腕の屈曲	上腕二頭筋 腕橈骨筋	上腕二頭筋反射 腕橈骨筋反射	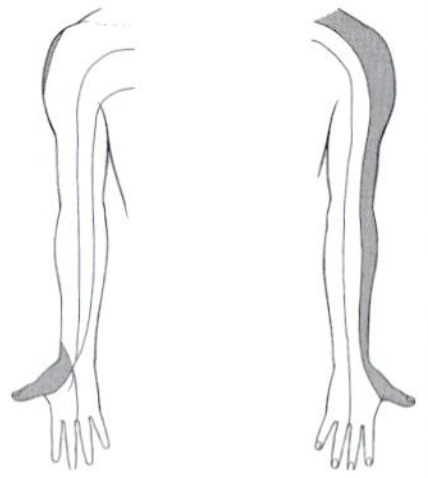
	手の背屈	長橈側手根伸筋 短橈側手根伸筋 尺側手根伸筋		
C_7	前腕の伸展	上腕三頭筋	上腕三頭筋反射	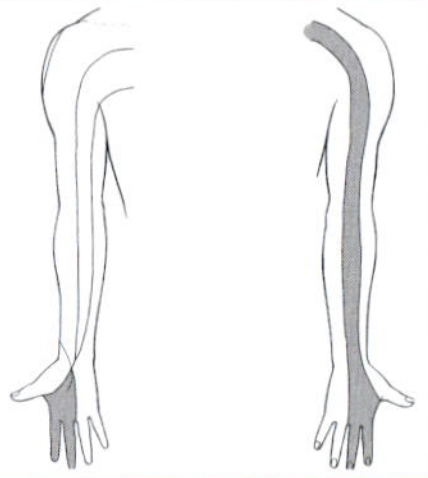
	手の掌屈	橈側手根屈筋		
	手指の伸展	総指伸筋 小指伸筋 示指伸筋		
C_8	手指の屈曲	浅指屈筋 深指屈筋		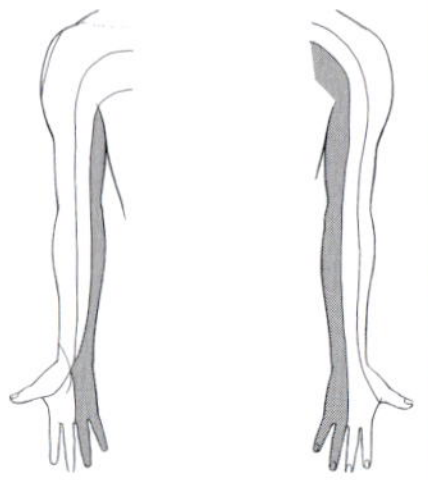
T_1	手指の外転 手指の内転	背側骨間筋 掌側骨間筋		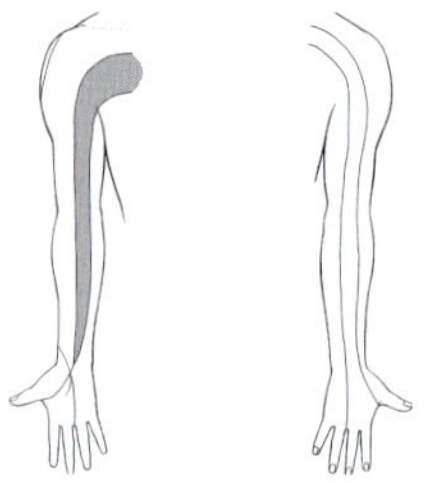
	MP関節屈曲 PIP関節伸展 DIP関節伸展	虫様筋		

＊：左図は上肢の掌側，右図は上肢の背側を示す．

神経がそれぞれ主に司る．

下肢の segment-pointer muscle と腱反射についてまとめると，表IX-10, 11 のようになる．坐骨神経は第4～5腰神経および第1～3仙骨神経からなる．しかし，大腿の伸展（股関節の伸展）と下腿の屈曲（膝関節の屈曲）を司る hamstring muscles（大腿屈筋群）は第5腰神経の segment-pointer muscle とみなされる．同様に，下腿の

表Ⅸ-10 下肢筋の末梢性支配と根性支配

運動	主な筋	末梢性支配	根性支配（myotome）				
			L_2	L_3	L_4	L_5	S_1
大腿の屈曲	腸腰筋	大腿神経	$L_{1〜4}$	++	+	+		
大腿の伸展 下腿の屈曲	大腿二頭筋*	坐骨神経	$L_4〜S_3$				++	+
	半腱様筋*	坐骨神経	$L_4〜S_3$				++	+
	半膜様筋*	坐骨神経	$L_4〜S_3$				++	+
大腿の内転	内転筋群	閉鎖神経	$L_{2〜4}$	+	++	+		
大腿の外転	中・小殿筋	上殿神経	$L_4〜S_1$			+	+	+
下腿の伸展	大腿四頭筋	大腿神経	$L_{1〜4}$	+	+	++		
足の背屈 足指の伸展	長指伸筋	深腓骨神経	$L_4〜S_1$			+	++	+
	長母指伸筋	深腓骨神経	$L_4〜S_1$			+	++	+
足の底屈 足指の屈曲	腓腹筋	脛骨神経	$L_4〜S_4$				+	++
	後脛骨筋	脛骨神経	$L_4〜S_4$				+	++
	長母指屈筋	脛骨神経	$L_4〜S_4$				+	++
足の内返し	前脛骨筋	深腓骨神経	$L_4〜S_1$			++	+	
足の外返し	長・短腓骨筋	浅腓骨神経	$L_4〜S_1$					++

++：各神経根が運動に強く関わる筋（segment-pointer muscle）．
+ ：各神経根が運動に一部関わる筋．
＊：hamstring muscles（大腿屈筋群）．大腿二頭筋長頭，半腱様筋，半膜様筋は，股関節と膝関節をまたぐ二関節筋であり，大腿の伸展（股関節の伸展）と下腿の屈曲（膝関節の屈曲）を司る．大腿二頭筋短頭は，起始が大腿に位置するため股関節の運動には関与せず，下腿の屈曲（膝関節の屈曲）のみを司る．

伸展（膝関節の伸展）を司る大腿四頭筋および足の内返しを司る前脛骨筋は第4腰神経，足指の伸展を司る長指伸筋および長母指伸筋は第5腰神経，足の外返しを司る長腓骨筋および短腓骨筋は，第1仙骨神経の segment-pointer muscle とみなされる．

足の背屈と足指の伸展は主に第5腰神経，足の底屈と足指の屈曲は主に第1仙骨神経が司る（表Ⅸ-10）．したがって，第5腰神経の障害では踵歩きが，第1仙骨神経の障害では爪先立ち歩きがそれぞれできなくなる．

膝蓋腱反射 patellar tendon reflex（PTR）は第4腰神経が，アキレス腱反射 Achilles tendon reflex（ATR）は第1仙骨神経がそれぞれ主に司る（表Ⅸ-11）．第3〜4腰椎間の椎間板ヘルニアで第4腰神経が障害されると膝蓋腱反射，第5腰椎〜仙骨間のヘルニアで第1仙骨神経が障害されるとアキレス腱反射がそれぞれ減弱ないし消失する（表Ⅸ-12）．

F 神経根圧迫性病変

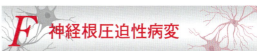

「腰」は「月（にくづき）」に「要」と書くが，本来は「要」の字が腰を意味する．腰は衣服の紐を締める大切な部位であることから「要」の字が「かなめ」あるいは「求める」という意味に用いられるようになったため，「月（にくづき）」が加えられたのである．ヒトは二足歩行を行うため，重い頭部を支える頸椎および上半身を支える腰椎に負荷がかかり，肩こりや腰痛に悩む結果になったと広く信じられている．しかし，太古の昔の祖先が二足歩行を始めてから数百万年の間，ヒトの脊柱は進化しなかったのだろうか．肩こりや腰痛の原因を力学的負荷のみに求めるのは無理ではな

表Ⅸ-11 下肢の根性支配

	筋支配（myotome）segment-pointer muscle		腱反射	皮膚支配＊（dermatome）
L_4	下腿の伸展	大腿四頭筋	膝蓋腱反射	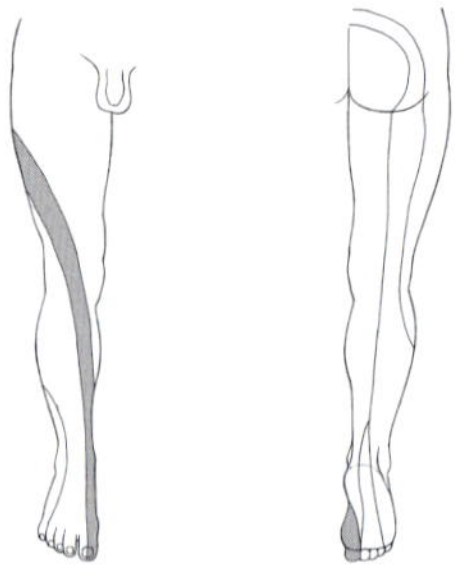
	足の内返し	前脛骨筋		
L_5	足指の伸展	長指伸筋 長母指伸筋	なし	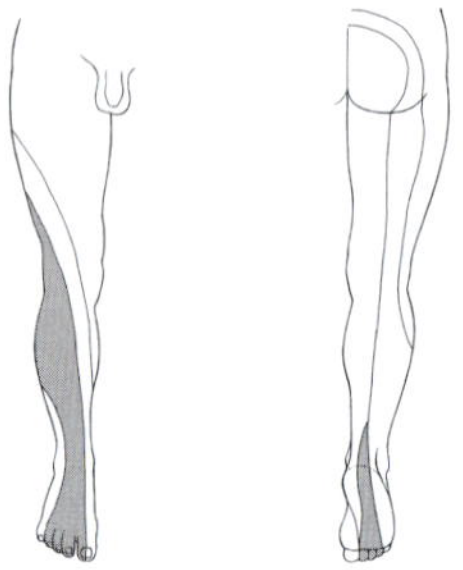
S_1	足の底屈	腓腹筋	アキレス腱反射	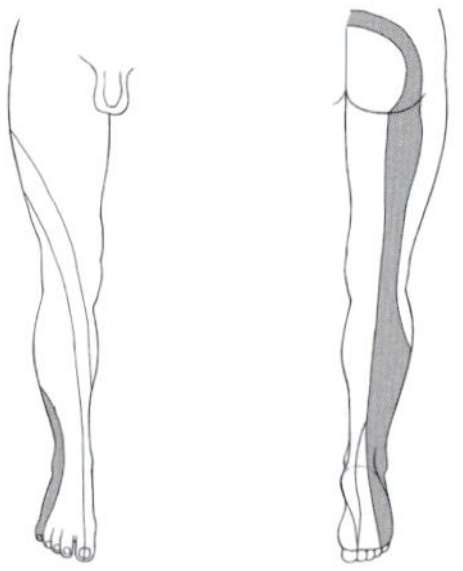
	足の外返し	長腓骨筋 短腓骨筋		
	足指の屈曲	長母指屈筋		

＊：左図は下肢の前側，右図は下肢の後側を示す．

いだろうか．脊柱および脊柱周囲の機能解剖に注目しながら，神経根圧迫性病変について考える．

1 脊柱の機能解剖

脊柱管および椎間孔は，椎骨の椎体および椎弓，椎間関節，椎間円板，後縦靱帯，黄色靱帯によって構成されている（図Ⅸ-8）．これらの構成組織を機能解剖学的に考えてみよう．**椎間関節** intervertebral joint は，隣接する椎骨間を連結すると同時に椎骨間の運動を可能にしている．**椎間円板** intervertebral disc は，ゲル状で弾力性に富む**髄核**を線維軟骨からなる**線維輪**が同心円状に取り巻いてできているため，負荷時や運動時に椎体間のクッションの役割を担っている．また，椎体の後面を縦走する**後縦靱帯** posterior longitudinal ligament（PLL）は，椎間円板の後正中面に付着して，その補強装置として作用している．弾性線維を多く含み黄色調を呈する**黄色靱帯** yellow ligament は，弾性を有するため脊柱の運動に応じて伸縮する．すなわち，これらの構成組織は，互いに協調しながら脊柱の支持性と運動性の両面において重要な役割を果たしている．

頸椎の椎体の上面外側には鉤状突起があり，1椎上の椎体との間に**Luschka関節**（鉤椎関節）を構成している．Luschka関節の後縁は椎間孔の前壁に相当するため，鉤状突起に骨棘が形成され

ると頸神経が圧迫されることがある（図Ⅸ-9）．「鉤」という漢字も用いられるが，これは「鈎」の俗字である．

体重や運動の負荷は，椎骨の変形や骨棘形成，椎間円板の変性，靱帯の肥厚や石灰化，椎骨の偏位などの退行変性を惹起する（図Ⅸ-8，9）．さらに，ある組織に生じた変性は他の組織の変性を誘発あるいは促進し，構成組織全体に退行変性が

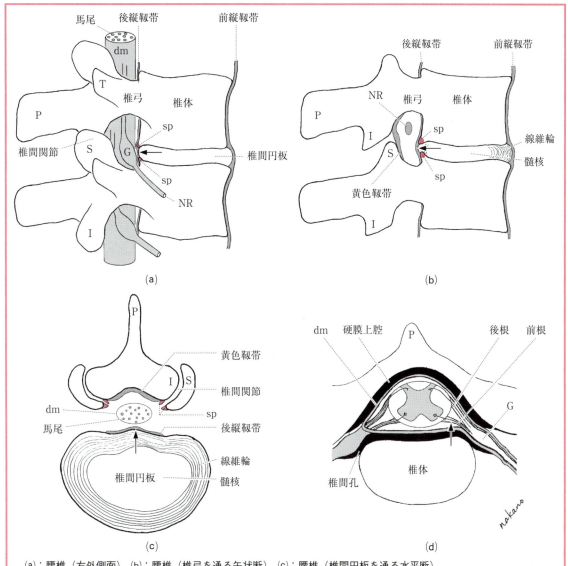

図Ⅸ-8 神経根圧迫性病変の病態

(a)：腰椎（右外側面）．(b)：腰椎（椎弓を通る矢状断）．(c)：腰椎（椎間円板を通る水平断）．
椎体の後縁に形成された骨棘（sp），椎間円板の後方への膨隆（←），黄色靱帯，後縦靱帯の肥厚や石灰化によって脊柱管および椎間孔が狭小化し，馬尾や神経根の圧迫が惹起される．
(d)：頸椎（椎体を通る水平断）．
頸神経はほぼ水平に走行して椎間孔に至るため，前根のみが圧迫されることがある（←）．

図中の略語（図Ⅸ-8～10，12共通）
NR：神経根　G：脊髄神経節（後根神経節）　dm：脊髄硬膜
S：上関節突起　I：下関節突起　P：棘突起　T：横突起

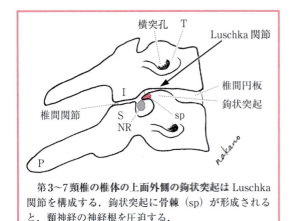

第3〜7頸椎の椎体の上面外側の**鈎状突起**は Luschka 関節を構成する．鈎状突起に骨棘（sp）が形成されると，頸神経の神経根を圧迫する．

図Ⅸ-9 Luschka 関節

波及する．そのため，構成組織と神経根の相互関係が破綻して神経根が機械的に圧迫され，その神経根が支配する dermatome および myotome に神経症状が惹起される．このような病態を来す疾患群を**神経根圧迫性病変**と言い，椎間板ヘルニアや腰部脊柱管狭窄症，変形性脊椎症，腰椎分離症，腰椎分離すべり症，腰椎変性すべり症，後縦靱帯骨化症などが挙げられる．力学的負荷が発症に関与するため，下位腰椎に好発する疾患が多い．いわゆる‘**坐骨神経痛** sciatica’の多くは，神経根圧迫性病変によるものである．また，機械的圧迫によって神経根の血流障害（動脈圧迫による虚血，静脈圧迫によるうっ血）および脳脊髄液の循環不全が生じるため，神経根の栄養障害が惹起される．したがって，神経症状は機械的圧迫が基盤になり，栄養障害が付加されることによって発現する．さらに，脊柱管および椎間孔の構成組織の変性は脊柱起立筋や腰方形筋の負荷を増加させるため，筋性腰痛の原因になる．

神経根圧迫性病変では，知覚性線維からなる後根と運動性線維からなる前根の両者が障害されるため，一般に知覚症状と下位運動ニューロン症状が併存する．しかし，頸神経は脊柱管内をほぼ水平に走行して，対応する椎間孔に至るため，頸椎の椎体後縁の骨棘，後縦靱帯の肥厚や石灰化などによって前根のみが選択的に圧迫されると，知覚症状を伴わずに下位運動ニューロン症状だけを呈することがある（図Ⅸ-8(d)）．これを**解離性運動麻痺** dissociated motor loss あるいは報告者の名を冠して Keegan 型麻痺と言う．

第3腰神経以下の神経根は馬尾を形成するが，下位の神経根ほど脊柱管の後正中側を下行し，傾斜も垂直に近い．また，下位の神経根（第3〜5仙骨神経および尾骨神経）は膀胱，直腸，生殖器を支配している．したがって，神経根圧迫性病変によって馬尾の正中部が圧迫されると，膀胱直腸障害や性機能障害（ED）が生じる．

2 椎間板ヘルニア

椎間板ヘルニア disc herniation は，退行変性を起こした椎間円板に荷重や運動による力学的負荷が加わったため，脊柱管内に椎間円板の一部が膨隆した，あるいは線維輪が断裂して髄核が脱出した病態である．発症頻度は圧倒的に下位腰椎が高い．胸椎は，肋骨と結合して胸郭を構成することによって運動が制限されているため，最も発症頻度が低い．

ヘルニアは後側に出る．この理由を機能解剖学的に考えてみることにしよう．椎間円板の前側は前縦靱帯，外側は脊柱起立筋，後側は後縦靱帯によってそれぞれ補強されている．前縦靱帯は脊柱の下位ほど幅が広く，椎体の前面と強固に結合している．また，頸椎および腰椎は生理的に前彎位をとるため，椎間円板の線維輪は前側が厚く後側が薄い．さらに，線維輪は層板状に配列する線維軟骨によってできているが，後側は層板構造が不明瞭で層板間の結合も弱い（図Ⅸ-8(c)）．すなわち，椎間円板の後側は生理的に脆弱な部位であり，力学的負荷が加わると線維輪が断裂しやすいのである．

神経根周囲の構造と関連させながら，頸椎椎間板ヘルニアと腰椎椎間板ヘルニアの病態を機能解剖学的に比較してみよう．神経根は，脊髄から分岐するレベルにおいて圧迫される．頸神経は，脊柱管内をほぼ水平に走行して，対応する椎間孔に至る．したがって，**頸椎椎間板ヘルニア** cervical disc herniation によって最も圧迫されやすいのは，責任椎間の椎間孔を通る神経根である（図Ⅸ

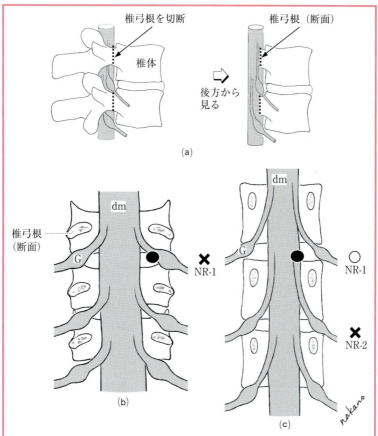

(a)：腰椎の椎弓根を切断して後方から見ると，(c)になる．頸椎において，同様に見た図が(b)である．
(b)：頸椎椎間板ヘルニア．ヘルニア（●）によって最も圧迫されやすい神経根は，責任椎間（ヘルニアが存在する椎間）の椎間孔を通る NR-1 である（✗）．
(c)：腰椎椎間板ヘルニア．ヘルニア（●）によって最も圧迫されやすい神経根は，責任椎間の椎間孔を通る NR-1（○）ではなく，1つ尾側の椎間孔を通る NR-2（✗）である．

図Ⅸ-10 椎間板ヘルニアの病態

表Ⅸ-12 腰椎椎間板ヘルニアの高位診断

責任椎間	責任神経根	PTR	ATR	FNSテスト	SLRテスト	Lasègue徴候
L_3/L_4	L_4	↓	正常	+	± *	± *
L_4/L_5	L_5	正常	正常	−	+	+
L_5/S_1	S_1	正常	↓	−	+	+

L_3/L_4：第3～4腰椎間　L_4/L_5：第4～5腰椎間　L_5/S_1：第5腰椎～仙骨間
PTR：膝蓋腱反射　ATR：アキレス腱反射　FNSテスト：大腿神経伸張テスト
SLRテスト：下腿伸展挙上テスト（図Ⅸ-13）

各神経根が支配する myotome（表Ⅸ-10）に筋力低下や筋萎縮，dermatome（表Ⅸ-10）に疼痛，異常知覚，脱力感が生じる．

＊：第4腰神経が圧迫される第3～4腰椎間の椎間板ヘルニア症例の約半数で，SLR テストや Lasègue 徴候が陽性を示す．

−10）．例えば，第3〜4頸椎間のヘルニアにおいて圧迫されやすいのは，第3〜4頸椎間の椎間孔を通る第4頸神経である．一方，下位の腰神経や仙骨神経は馬尾になって脊柱管内を下行して，対応する椎間孔に至る．したがって，**腰椎椎間板ヘルニア** lumbar disc herniation によって最も圧迫されやすいのは，責任椎間よりも1つ尾側の椎間孔を通る神経根である（図Ⅸ-10）．例えば，第3〜4腰椎間の椎間孔を通るのは第3腰神経である．しかし，第3〜4腰椎間のヘルニアで最も圧迫されやすいのは，同レベルで脊髄から分岐して第4〜5腰椎間の椎間孔を通る第4腰神経である．同様に，第4〜5腰椎間のヘルニアで最も圧迫されやすいのは第5腰神経，第5腰椎〜仙骨間のヘルニアで最も圧迫されやすいのは第1仙骨神経である（表Ⅸ-12）．

脊髄の下端は，第1〜2腰椎の高さで脊髄円錐を形成して終わる．したがって腰椎椎間板ヘルニアにおいて脊髄が圧迫されることはない．一方，頸椎レベルには頸髄が存在する．したがって，頸椎椎間板ヘルニアでは，神経根圧迫による末梢神経症状（下位運動ニューロン症状，知覚症状）に加えて，脊髄圧迫による中枢神経症状（錐体路徴候など）が生じる．例えば，圧迫が脊髄の一側半に及ぶと，**Brown-Séquard症候群**を来す（図Ⅱ-17）．その際，脊髄は脊柱より短いため，頸髄節は同番号の頸椎よりも頭側に位置することに注意しなければならない．例えば第6頸髄節は第4〜5頸椎間レベルに位置する．

前述のように，神経根圧迫性病変の神経症状は機械的圧迫およびそれに随伴する栄養障害によって発現する．しかし，椎間板ヘルニアは，それだけでは説明ができないいくつかの臨床的特徴を有している．本症の発症基盤は，椎間円板の退行変性，すなわち生理的な加齢変化であるにもかかわらず，好発年齢は若年層の20〜40歳代である．これはなぜだろうか．椎間円板の栄養血管は3〜10歳までに閉鎖する．それ以降の椎間円板は血管を欠き，栄養供給は椎体内の血管からの拡散に頼っている．したがって，特に中心部の髄核は低酸素，低栄養状態に置かれるため，人体で最も早期の10歳代後半から退行変性が始まるのである．このような変性には遺伝的因子が強く関与することが明らかにされている．

また本症の臨床症状は腰痛や下肢痛などの知覚症状が主であり，下位運動ニューロン症状は比較的軽度であることが多い．これはなぜだろうか．椎間円板は血管を欠くため，椎間円板内の髄核がリンパ球によって異物と認識されることはない．ヘルニアによって脱出した髄核はリンパ球によって異物とみなされ，自己免疫反応によって炎症が起こる．さらに，髄核に含有される化学的因子が脳脊髄液中に遊離する．神経根の特に知覚性神経細胞の集まりである脊髄神経節（後根神経節）は，毛細血管内皮細胞の透過性が高いため血液神経関門が脆弱である．したがって，脱出した髄核に由来する炎症物質や化学的因子によって障害されやすく，疼痛が発現するものと推測される．また，ヘルニアの程度は不変であるにもかかわらず症状が軽快するということは，臨床的に稀ではない．これは，脱出した髄核による圧迫だけでなく，炎症物質や化学的因子によって症状が惹起されるためである．

椎間板ヘルニアには自然退縮が認められることがある．そのメカニズムは，脱出した髄核がマクロファージによって貪食されるためと考えられるが，線維輪は貪食されにくい．腰椎椎間板ヘルニアに比べて，頸椎椎間板ヘルニアが自然退縮する頻度は低い．頸椎椎間板ヘルニアは髄核だけでなく線維輪を伴って脱出することが多いため，貪食されにくいのである．

「ヘルニア」という用語は，椎間板ヘルニアだけでなく，脳ヘルニアや消化器系のヘルニア（横隔膜ヘルニア，鼠径ヘルニア，大腿ヘルニアなど）のようにも用いられる．英語のhernia，独語のHernie，仏語のhernieは，印欧諸語（インド，ヨーロッパ，西アジア，ペルシャなどで話される言語の総称）で「腸」を意味するĝher-，あるいは「若芽」を意味するラテン語の*hernos*に由来すると言われる．後者については，「鼠径ヘルニアで皮下に脱出した小腸の外観が樹の若芽に似ているため」という説がある．

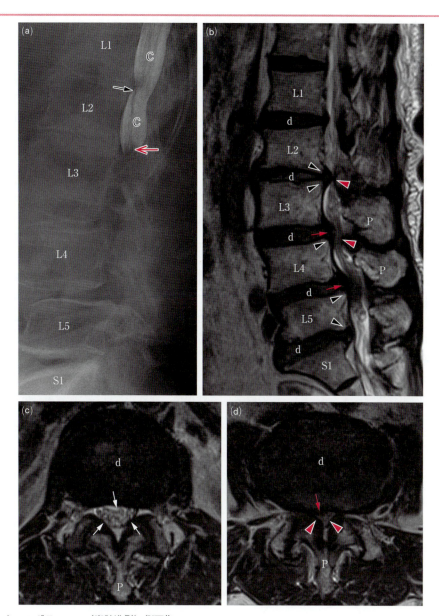

(a)：ミエログラフィー（脊髄造影）側面像
クモ膜下腔に注入された造影剤（造影剤柱：C）が，第2～3腰椎間で途絶している（⇐）．それより尾側に造影剤は見られない．第1～2腰椎間において，造影剤柱は腹側から圧排されて狭小化している（→）．
(b)：MRI縦断像（T2強調画像）
第2～3腰椎間，第3～4腰椎間，第4～5腰椎間で，椎体後縁の骨棘の形成（▷），椎間板ヘルニア（→），黄色靱帯の肥厚（◀）によって，クモ膜下腔（高輝度の領域として描出される）の狭窄が認められる．
(c)：MRI横断像（T2強調画像）（第1～2腰椎間のレベル）
狭窄は認められない（白色矢印）．
(d)：MRI横断像（T2強調画像）（第3～4腰椎間のレベル）
腹側から骨棘の形成あるいは椎間板ヘルニアによって（↓），背側から黄色靱帯の肥厚（▼）によって，クモ膜下腔の狭窄が認められる．

L1～L5：第1～5腰椎の椎体　P：棘突起　d：椎間円板

図IX-11 腰部脊柱管狭窄症（画像提供：愛知医科大学医学部脳神経外科学講座　渡部剛也准教授）

3 腰部脊柱管狭窄症

腰部脊柱管狭窄症 lumbar spinal canal stenosis は，脊柱管の狭小化によって馬尾あるいは神経根が圧迫され，神経症状を生じる疾患群である．本邦において脊柱管狭窄症の疾患概念が一般的になったのは，1980年代のことである．筆者の中野が学生時代に使用していた整形外科の教科書には，本症について1行も記されていない．

1）古典的な概念と現在の概念

本症は，蘭国のVerbiestが1954年，「脊柱管の前後径が狭小化し，馬尾の圧迫による跛行を来す病態」に対してdevelopmental stenosis という概念を提唱したものである．ここで言うdevelopmental（発育性）とは，「先天的に脊柱管が狭いもの」および「脊柱の発育障害に基づくもの」を意味する．さらに後者は，骨形成不全などの先天性疾患によるものと，原因が明らかではない特発性のものに分類される．換言すれば，椎間円板や椎間関節，黄色靱帯などの退行変性によるものは，この概念には含まれない．

現在では本症は，「腰椎の椎間円板や椎間関節の変性を基盤として脊柱管や椎間孔が狭小化し，神経症状が出現する疾患」と定義されている．椎間板ヘルニアや腰椎分離すべり症などと合併する症例もあるため，疾患概念が複雑化している．そのため，「症候群として捉えるべきである」とする意見もある．

2）腰部脊柱管狭窄症の病態と症状

脊柱管は，椎骨の椎孔が上下に連なって形成される．腰椎の椎孔は背側を頂点とする丸味を帯びた二等辺三角形状を呈し，特に下位腰椎の椎孔ほど横径が大きく縦径が小さく扁平である．したがって，上関節突起の内側基部，椎弓根，椎体後面で挟まれた『脊柱管の外側端』が最も狭く，椎体の後縁に形成される骨棘，後縦靱帯および黄色靱帯の肥厚や石灰化による影響を受けやすい（図Ⅸ-11，12）．

本症は，圧迫部位および症状から，馬尾型，神経根型，両者が合併した混合型に分類される（表

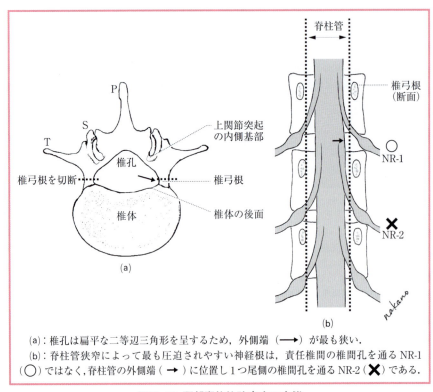

(a)：椎孔は扁平な二等辺三角形を呈するため，外側端（→）が最も狭い．
(b)：脊柱管狭窄によって最も圧迫されやすい神経根は，責任椎間の椎間孔を通るNR-1（○）ではなく，脊柱管の外側端（→）に位置し1つ尾側の椎間孔を通るNR-2（✗）である．

図Ⅸ-12 腰部脊柱管狭窄症の病態

IX-13)．**馬尾型**は，脊柱管正中部において馬尾が圧迫されるものである．馬尾を形成する下位の腰神経および仙骨神経の神経根が同時に圧迫されるため，多神経根性の障害を呈し，両側の殿部，会陰部，下肢の異常知覚，下肢の脱力感，膀胱直腸障害，性機能障害を来す．馬尾型では，疼痛が生じることは稀である．**神経根型**は，『脊柱管の外側端』において上関節突起の前側で，責任椎間の椎間孔から出る神経根が単独で圧迫されるものである．すなわち神経根型は，圧迫された神経根の支配域に一致して疼痛などの症状が生じる単神経根性の障害を呈する．臨床的には，第5腰神経の神経根が障害されやすいとされる．したがって本症の責任椎間は，第5腰神経の神経根が最も外側に位置する第4～5腰椎間であることが多い（図IX-12）．

本症の症状は，腰痛，下肢の疼痛やしびれ感などの自覚症状が主体であり，他覚的所見に乏しい．**神経性間欠性跛行**（馬尾性間欠性跛行）は，最も特徴的な症状として重要である．これは，歩行中に次第に下肢に異常知覚（しびれ感），疼痛，脱力感が生じて歩行困難となるが，椅子に座ったりしゃがみ込んだりなどの腰椎を前屈した姿勢で短時間休息すると，症状が軽快して歩行可能となるものである．歩行中に同様のことを繰り返す，すなわち一定の間隔で跛行が生じるため，'間欠性'と称される．

神経性間欠性跛行の発現機序に関しては，未だ議論が分かれる．前述のように体幹の前屈により症状が軽減すること，また前傾姿勢になる自転車駆動では運動負荷が加わるにもかかわらず症状が発現しないことから，直立歩行が跛行の発現に関

表IX-13 間欠性跛行の鑑別

| | 神経性間欠性跛行 ||| 血管性間欠性跛行 | 脊髄性間欠性跛行 |
| | 脊柱管狭窄症 ||||||
	馬尾型	神経根型	混合型		
跛行時の症状	しびれ感，脱力感	疼痛	しびれ感，脱力感，疼痛	疼痛	脱力感，異常知覚
	冷感なし			冷感あり	冷感なし
症状の発現部位	殿部 下肢 会陰部	殿部 下肢 障害神経根の支配域	殿部 下肢 会陰部	◆	病巣レベル以下
	両側性	一側性 or 両側性	両側性	一側性 or 両側性	両側性
姿勢による影響	あり			なし	なし
筋力低下	+			−	+
腱反射	減弱・消失			正常	亢進
病的反射	陰性			陰性	陽性
下肢動脈の拍動＊	正常			減弱・消失	正常
排尿排便障害	+	±	+	−	+

◆：動脈閉塞部位によって症状発現部位が異なる．
　　腹大動脈，総腸骨動脈 → 腰部，殿部
　　外腸骨動脈，大腿動脈 → 大腿
　　大腿動脈，膝窩動脈 → 下腿
　　前・後脛骨動脈 → 足
＊：下肢動脈の拍動は，膝窩動脈および足背動脈で確認する．

与すると考えられる．本症症例では，直立歩行によって脊柱管狭窄部の硬膜にかかる圧迫が強くなり跛行が早期に発現すること，腰椎前屈位での歩行では脊柱管内圧が低下し跛行の発現が遅延することが実験的に示されている．また，本症における歩行中の脊柱管内圧の変化は，腰椎の動きによって生じることが報告されている．さらに，圧迫による虚血やうっ血，歩行時の神経根や馬尾の血液需要の増大などが関与することが示されている．すなわち，本症が原因の間欠性跛行は，圧迫による神経の組織学的変化だけでなく，循環障害が大きく関与すると考えられる．

3）間欠性跛行の鑑別

本症の神経性間欠性跛行との鑑別が必要になるのは，血管性間欠性跛行と脊髄性間欠性跛行である．これらの鑑別を表Ⅸ-13に示す．

血管性間欠性跛行は，閉塞性動脈硬化症 arteriosclerosis obliterans（ASO）や閉塞性血栓血管炎（Buerger病）thromboangitis obliterans（TAO）などの慢性動脈閉塞で生じる．下肢筋の運動による血流不足で惹起されるため，姿勢による影響はない．すなわち，歩行を中断し立ち止まるのみで症状は軽快するが，自転車駆動でも症状は生じる．近年の高齢化や食生活の欧米化によって閉塞性動脈硬化症が増加しているため，腰部脊柱管狭窄症との鑑別が重要である．また，両者を合併していることもあり，注意が必要である．

脊髄性間欠性跛行は，分節性動脈の脊髄枝，特に脊髄の下部を栄養するAdamkiewicz動脈の潜在的な血流障害による一過性虚血で起こると言われる．分節性動脈の脊髄枝は，大動脈から分岐して椎間孔を通って脊柱管内に入り，脊髄を栄養する（図Ⅱ-11）．すなわち，Adamkiewicz動脈の硬化や，炎症，椎間板ヘルニアや黄色靱帯肥厚による椎間孔の狭小化のため，安静時には十分な血流が供給されても，歩行時の血液需要増大には対応することができず，脊髄の一過性虚血が起こると考えられている．脊髄の虚血によって錐体路が障害されて錐体路徴候（腱反射亢進，病的反射陽性）が生じるため，神経根の圧迫によって下位運動ニューロン症状（腱反射の減弱ないし消失，病的反射は陰性）を来す腰部脊柱管狭窄症との鑑別は比較的容易である．

血管性間欠性跛行はParis大学神経学講座初代教授であるJean Martin Charcotによって1859年に，脊髄性間欠性跛行は第3代教授のJoseph Jules Dejerineによって1906年にそれぞれ報告されている．前述のように腰部脊柱管狭窄症における神経性間欠性跛行の報告は1954年である．すなわち，3種類の跛行に関する研究は約半世紀の間隔で'間欠性'に歩を進めてきたことになる．跛行を意味する英語のclaudicationは，ラテン語の*claudicáre*に由来する．そして，古代ローマ皇帝の名でもある氏族名Claudiusは，足の悪いヒトのあだ名*claudus*から派生している．また，跛行の形容詞形である英語のlameおよび*claudus*には，「不完全な」，「つじつまが合わない」という意味がある．

4 神経根症状誘発テスト （図Ⅸ-13）

神経根圧迫性病変の診断には種々の神経根症状誘発テストが用いられる．脊柱の伸展（後屈）によって脊柱管が，脊柱の側屈および頭部の体幹圧迫によって椎間孔が狭くなり，神経根に対する圧迫が増強するため疼痛が誘発される（図Ⅸ-13）．頸椎を過伸展させて頭部で体幹を圧迫する手技が**Jackson**テスト，頸椎を患側へ側屈させて頭部で体幹を圧迫する手技が**Spurling**テストである．腰椎を伸展かつ患側へ側屈させて下肢痛を誘発する手技が**Kemp**テストである．腰椎椎間板ヘルニアや神経根型の腰部脊柱管狭窄症ではKempテストが陽性を示す．

神経根を伸張すると，疼痛が誘発される（図Ⅸ-13）．頸椎を過伸展させて頭部を健側に側屈し肩を下方へ圧迫する手技が**Jackson**肩圧迫テスト，同様の体位で患側上肢を下方へ牽引する手技が**Eaton**テストである．

背臥位で両手を後頭部で組んで頸椎を屈曲させると，硬膜刺激症状（腰痛，下肢痛）が誘発される．これを**Kernig**テストと言い，椎間板ヘルニアなどで陽性になる．

腰椎椎間板ヘルニアでは，罹患神経根を伸張す

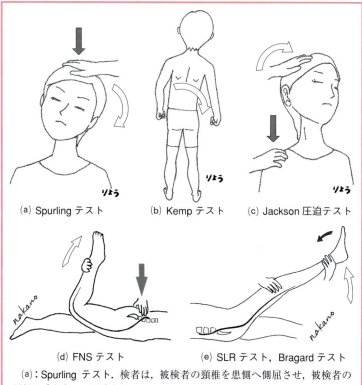

(a): Spurling テスト．検者は，被検者の頸椎を患側へ側屈させ，被検者の頭部に手を当てて圧迫する．
(b): Kemp テスト．体幹を患側へ側屈させる．
(c): Jackson 肩圧迫テスト．検者は，被検者の頭部に手を当てて健側へ側屈させる．他方の手を被検者の肩に当てて下方へ圧迫する．
(d): FNS テスト．被検者を腹臥位にして，大腿を持ち上げて股関節を伸展させる．検者の他方の手を殿部に当てると，股関節の伸展が容易になる．
(e): SLR テスト．被検者を背臥位にして，下肢を持ち上げて股関節を屈曲させる．検者は他方の手を膝蓋骨の上に置き，膝関節伸展位を保持する．さらに，足関節を背屈させる手技が Bragard テストである．

図IX-13 神経根症状誘発テスト

る肢位をとらせると，ヘルニアによる神経根圧迫が増強するため疼痛が誘発される（**図IX-13**）．
FNSテスト（大腿神経伸張テスト femoral nerve stretch test）は，腹臥位で膝関節屈曲位とし股関節を伸展させ，第1〜4腰神経からなる大腿神経を伸張する手技である．大腿神経の支配域である大腿前面に疼痛が誘発されると，上位腰椎のヘルニアが疑われる．**SLRテスト**（下腿伸展挙上テスト straight leg raising test）は，背臥位で股関節屈曲位とし，第4〜5腰神経および第1仙骨神経からなる坐骨神経を伸張する手技である．坐骨神経の支配域である大腿後面に疼痛が誘発されると，下位腰椎のヘルニアが疑われる．第4腰神経の線維は，大腿神経だけでなく坐骨神経にも含まれる．したがって，第4腰神経が圧迫される第3〜4腰椎間の椎間板ヘルニアにおいて，FNSテストだけでなくSLRテストでも陽性になることがある（**表IX-12**）．若年者，特に中学生くらいの男子の椎間板ヘルニアでは，坐骨神経支配のhamstring muscles（大腿屈筋群）が過緊張しているため，SLRテストで強陽性を示すことが多く，下肢をほとんど挙上できず殿部が持ち上がってしまう．この現象を **tight hamstring** と言う．思春期の身長の伸びに比べて神経の伸びが小さい

ために伸張された坐骨神経が，ヘルニアによってさらに引き伸ばされているためである．股関節90°屈曲位で膝関節を伸展すると坐骨神経が伸張されることによって下肢痛が誘発される症候を**Lasègue 徴候**と言う．SLR テストで下肢痛が誘発された時に，足関節を背屈して坐骨神経を伸張する手技が **Bragard** テストである．腰部脊柱管狭窄症では，FNS テスト，SLR テスト，Lasègue 徴候，Bragard テストは陰性のことが多い．

G 頸神経叢・胸神経と腕神経叢

激しい運動後に呼吸が荒くなることを，「肩で息をする」と表現する．また，上肢に分布する腕神経叢の絞扼性ニューロパチーを胸郭出口症候群と言う．肩と呼吸，換言すれば上肢の運動と胸郭の運動は，機能解剖学的にどのような関係にあるのだろうか．両者の関連について，他書とは異なる視点で再考してみよう．

1 横隔神経と肋間神経

1）横隔神経

頸神経叢 cervical plexus は第1～4頸神経の前枝からなり，その皮枝は後頭部，耳介後部，前頸部，側頸部の皮膚を，筋枝は胸鎖乳突筋，僧帽筋，深部頸筋，舌骨下筋群を支配する．また，胸鎖乳突筋および僧帽筋は副神経（第XI脳神経）の支配も受けている．

横隔神経 phrenic nerve は，第3～6頸神経の神経根からなる．頸神経叢から分枝し，前斜角筋の前面を斜走して胸腔内に入り，縦隔を下行して横隔膜に至り，その知覚および運動を司る．したがって，頸神経叢は頸部を主な支配域としているにもかかわらず，頸部から'遠く離れた'横隔膜も支配することになる．この理由を，横隔膜の発生から考えてみよう．横隔膜の原基である横中隔は頸部において発生し，第3～6頸神経による支配を受けている．胚子の急速な発育に伴い，横中隔は頸神経を付けたまま次第に下降して胸腔の下部に達する．横隔膜は解剖学的には胸部の筋に分類されるが，発生学的には頸部の筋であるため，頸神経によって支配されるのである．

2）肋間神経

胸神経 thoracic nerve の前枝は，腕神経叢を形成する第1胸神経を除き，神経叢を形成することなく12対の**肋間神経** intercostal nerve になり，肋骨の下縁に沿って走行する．したがって，胸神経は根性支配と末梢性支配が一致する．

肋間神経の番号は，走行する肋間隙（肋骨と肋骨の間隙）の番号と同一である．例えば第1肋間神経は，第1肋間隙（第1肋骨と第2肋骨の間隙）を第1肋骨の下縁に沿って走行する．第12肋間神経は第12肋骨の下縁を走行し，それより下位に肋骨は存在しないため，肋下神経と呼ばれる．

上位の肋間神経（第1～6肋間神経）は，深胸筋群（外肋間筋，内肋間筋），胸壁の前外側面の皮膚，胸壁の内面を被う壁側胸膜を支配する．下位の肋間神経（第7～12肋間神経）は胸壁から腹壁に分布し，腹壁の筋（腹直筋，外腹斜筋，内腹斜筋，腹横筋），腹壁の前外側面の皮膚，腹壁の内面を被う壁側腹膜を支配する．前述のように，

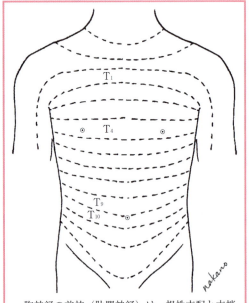

胸神経の前枝（肋間神経）は，根性支配と末梢性支配が一致する．乳頭のレベルは第4胸神経（T_4：第4肋間神経），臍のレベルは第9～10胸神経（T_9，T_{10}：第9～10肋間神経）に支配される．

図Ⅸ-14 肋間神経の皮膚支配

胸神経の前枝すなわち肋間神経は根性支配と末梢性支配が一致し，その皮膚支配域（dermatome）は胸壁および腹壁を半円周状に取り囲む．体表解剖学的な Merkmal（目印）として，乳頭のレベルは第4胸神経（第4肋間神経）の支配，臍のレベルは第9～10胸神経（第9～10肋間神経）の支配と記憶しておくとよい（図Ⅸ-14）．

隣接する胸髄の髄節や肋間神経において皮膚および筋支配域の重なり合いがみられるため，あるいは隣接する神経による代償作用のため，隣接する肋間神経が3本以上障害されない限り，知覚麻痺や運動麻痺は発現しない．しかし，肋間神経の刺激による疼痛は，1～2本の肋間神経刺激でも，その支配域に半円周状に発現する．

3）呼吸運動を司る脊髄神経

安静吸息時の肺の拡張は，横隔膜の収縮による胸腔の拡張と，外肋間筋の収縮による肋骨の挙上によって受動的に引き起こされる．一方，安静呼息時の肺の縮小は，横隔膜の弛緩，肺や胸郭の弾性によって生じるため，筋収縮は要しない．下位の肋間神経（第7～12肋間神経）に支配される腹壁の筋（腹直筋，外腹斜筋，内腹斜筋，腹横筋）は，強制呼息時に作用する（表Ⅷ-8）．

横隔膜は随意筋（骨格筋）であり，**横隔神経**の運動性線維によって支配される．横隔神経が麻痺すると，横隔膜の麻痺側が弛緩し挙上するため，麻痺側の肺は縮小する．安静呼吸は延髄の呼吸中枢によって自動的に調節され，主要な吸息筋は横隔膜である（**第Ⅷ章参照**）．したがって，上位の肋間神経の広範な障害によって外肋間筋が麻痺しても，横隔神経が障害されない限り，横隔神経による基本的な呼吸運動は保全される．また，横隔神経は主に第4頸神経に由来する線維からなる．したがって，下位頸髄や胸髄の損傷において第4頸髄節が残存していれば，呼吸不全から死に至ることはない．

深胸筋群（外肋間筋，内肋間筋）を支配する上位の**肋間神経**が広範に麻痺すると，**奇異性呼吸** paradoxical breathing がみられる．すなわち，吸息時に胸郭の拡張に一致して肋間隙が陥没し，呼息時に胸郭の縮小に一致して肋間隙が膨隆する．このメカニズムを考えてみよう．正常では，吸息時に胸郭の拡張によって胸腔内圧が低下し，肺は受動的に拡張する．その際，胸腔内圧の低下に伴って胸壁は内方へ引かれるが，胸郭および深胸筋群の抵抗によって，肋間隙が陥没することはない．しかし，上位の肋間神経が広範に麻痺した場合，深胸筋群は弛緩性麻痺に陥り筋緊張が低下しているため，吸息時に肋間隙が陥没するのである．一方，呼息時には胸腔内圧の上昇に伴って肋間隙が膨隆するのである．

4）肝臓・胆嚢疾患の関連痛

前述のように横隔神経は第3～6頸神経，主に第4頸神経からなり，内臓求心性線維および知覚性線維を含む．内臓求心性線維は肝臓および胆嚢に由来し，右横隔神経内に含まれる．一方，右肩甲部の皮膚知覚は右第4頸神経が，右上腕の皮膚知覚は右第5頸神経がそれぞれ支配する．したがって，肝臓あるいは胆嚢疾患において右横隔神経が痛覚刺激を受けると，右第4～5頸神経知覚性線維の支配域である右肩甲部および右上腕に**関連痛**が生じることがある（図Ⅷ-5）．

肝臓の上面は臓側腹膜を欠き，横隔膜の下面に密着している．したがって，肝疾患において横隔膜の下面に分布する横隔神経が刺激された場合も，右肩甲部から上腕にかけて関連痛が生じる．

5）Beevor 徴候

腹直筋の神経支配は，胸骨剣状突起と恥骨結合の中間に位置する臍を境界にして上下に分かれ，上部は第8～9肋間神経に，下部は第10～11肋間神経に支配される．しかし，正常では腹直筋全体が同時に収縮するため，一部のみを随意的に収縮させることはできない．したがって，腹直筋を収縮させても臍の位置が変わることはない．一方，腹直筋の部分的な麻痺があると，腹直筋の収縮に伴って，臍が上下あるいは側方へ移動する．これを **Beevor 徴候** と言い，英国の Charles Edward Beevor によって報告された．

どのような場合に Beevor 徴候が陽性になるのであろうか．第10～11胸髄節が障害されると，腹直筋上部のみが収縮し，下部の随意的収縮は不可能になる（図Ⅸ-15）．したがって，いきみ動作

278　第IX章　末梢神経系の機能解剖

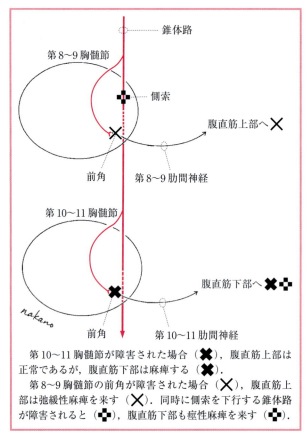

図IX-15　Beevor徴候

や，臥位から座位への起き上がり動作などによって腹直筋の収縮を行わせると，臍は上方に動く．すなわち，Beevor徴候は下部胸髄の障害レベル診断に有用な徴候である．理論的には，第8～9胸髄節の前角が障害されると，腹直筋下部のみが収縮し上部は収縮しないため，臍は下方へ引かれるはずである．しかし，障害が前角のみに限局することは稀であり，側索を下行する錐体路も障害されることが多い．したがって，障害レベル（第8～9胸髄節）以下の第10～11胸髄節に支配される腹直筋下部も錐体路徴候による痙性麻痺を来すことが多い（図IX-15）．また，臍の側方移動は，反対側の肋間神経の広範な障害による腹直筋麻痺を意味する．

2 腕神経叢と肋間神経

胸部および背部の筋の作用を，浅層と深層に分けて再考してみよう（表IX-14, 15）．腕神経叢の枝に支配される浅胸筋群および浅背筋群は上肢帯の骨あるいは上腕骨に停止し，上腕の運動（肩関節の運動）を司る．肋間神経に支配される深胸筋群および深背筋群は胸郭に停止し，胸郭の運動（呼吸運動）を司る．

激しい運動後は，骨格筋における酸素消費の増大を補うために呼吸が促進される．その際，机などに上肢を固定して呼吸するのはなぜだろうか（図IX-16）．浅胸筋群の1つである大胸筋は上腕骨に停止し，上肢の運動を司る．しかし，上肢を固定した肢位で大胸筋が収縮すると，起始である肋骨が挙上して胸郭が拡張するため，吸息に作用する．私たちは，無意識のうちに大胸筋を動員して吸息を促進しているのである．

上肢の皮膚のうち上腕内側部近位のみは，腕神経叢ではなく，第2肋間神経に支配される．この

表IX-14 浅胸筋群と深胸筋群，浅背筋群と深背筋群の起始，停止，神経支配，作用の比較

(a) 浅胸筋群と深胸筋群

	浅胸筋群	深胸筋群
	大胸筋，小胸筋，前鋸筋，鎖骨下筋	外肋間筋，内肋間筋
起始	胸郭	胸郭（肋骨）
停止	上肢帯の骨，上腕骨	胸郭（肋骨）
神経支配	腕神経叢の枝	肋間神経
作用	上腕の運動（肩関節の運動）	胸郭の運動（呼吸運動）

(b) 浅背筋群と深背筋群

	浅背筋群	深背筋群・第1層
	僧帽筋，肩甲挙筋，菱形筋	上後鋸筋，下後鋸筋
起始	脊柱	脊柱
停止	上肢帯の骨，上腕骨	胸郭（肋骨）
神経支配	腕神経叢の枝 *	肋間神経
作用	上腕の運動（肩関節の運動）	胸郭の運動（呼吸運動）

収縮した時に，固定している，あるいは動きの少ない端が起始，動きの大きい端が停止である．したがって，浅胸筋群および浅背筋群が収縮すると，上腕が動く．深胸筋群および深背筋群が収縮すると，胸郭（肋骨）が動き呼吸に関与する．上腕の運動は腕神経叢が，胸郭の運動（呼吸運動）は肋間神経がそれぞれ司る．

＊：僧帽筋は副神経（第XI脳神経）および頸神経叢の支配．

表IX-15 胸壁，腹壁，背側壁の筋の神経支配と作用

胸壁	腹壁	背側壁	神経支配	作用
浅胸筋群		浅背筋群	腕神経叢	上肢の運動
深胸筋群	腹壁の筋＊	深背筋群・第1層	肋間神経	呼吸運動
		深背筋群・第2層	脊髄神経後枝	脊柱の運動

＊：前腹壁の筋（腹直筋）および側腹壁の筋（外腹斜筋，内腹斜筋，腹横筋）を指す．
後腹壁の筋（腰方形筋）は腰神経叢支配．

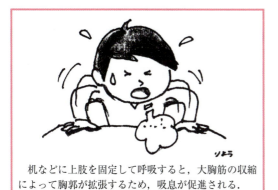

机などに上肢を固定して呼吸すると，大胸筋の収縮によって胸郭が拡張するため，吸息が促進される．

図IX-16 大胸筋の作用

領域にも知覚麻痺が生じている場合は，第2胸髄節より上位の脊髄疾患か心因性疾患が疑われる．

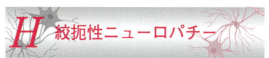

H 絞扼性ニューロパチー

絞扼性ニューロパチー entrapment neuropathy は，脊髄神経が靱帯と骨で囲まれたトンネル，筋起始部の線維性アーチの下などの解剖学的狭窄部位を通過する際に惹起される神経障害である．単ニューロパチーの範疇に含まれる（表IX-1）．entrapment を直訳すれば，「落とし穴に陥れるこ

と」あるいは「罠にかけること」である．entrapment neuropathy の適切な邦訳語はなく，一部では陥罠症候群という名訳（迷訳？）も使われたが，一般的には絞扼性ニューロパチーと言われる．

脊髄神経に慢性的な圧迫，摩擦，牽引などの機械的刺激が加わることによって絞扼性ニューロパチーが生じる．さらに，浮腫，骨折や脱臼，骨棘の形成，筋の変異や過形成，ガングリオンなどの占拠性病変，動脈瘤や血栓など，多彩な絞扼因子が挙げられる．骨折による場合は，受傷時の外力，骨片の転位，骨折治癒過程における瘢痕形成が原因になり得る．しかし，原因が明確ではない特発性の症例も多い．

絞扼性ニューロパチーにおいては，他のニューロパチーと同様に，知覚症状（表在覚麻痺，意識型深部覚麻痺，疼痛，異常知覚），下位運動ニューロン症状（弛緩性麻痺，筋力低下，易疲労，腱反射の減弱ないし消失，筋萎縮，線維束性攣縮），交感神経症状（血管運動障害，皮膚栄養障害，発汗障害）が生じ得る．これらの臨床症状は**神経根圧迫性病変**のものと類似しているため，鑑別診断を要する．電気生理学的検査による神経活動電位や伝導速度の低下，神経伝導ブロックが診断に有用であるが，臨床でこれらの検査を行うには時間的，経済的な制約がある．

さらに，特徴的な症状として，**Tinel 徴候**が挙げられている．本来の Tinel 徴候は「末梢神経損傷の修復後に神経を叩打すると，その知覚支配域に蟻走感やピリピリ感が生じること」であり，「神経再生の前兆」を示す徴候である．蟻走感は，文字通り「蟻が這うようなムズムズする感覚」である．Tinel 徴候のメカニズムは，知覚性線維が再生する際に，軸索（神経線維）の成長が髄鞘の形成よりも早いため，軸索の先端に，髄鞘で被われない部分，すなわち叩打などの機械的刺激に対し鋭敏な部分が生じるためであると考えられている．絞扼性ニューロパチーの絞扼部位においても，神経損傷と同時に神経再生が生じている．しかし，絞扼性ニューロパチーにおける Tinel 徴候は，「絞扼部位を叩打することによって生じる放散痛」を指していることが多い．放散痛は周囲組織との癒着などによって生じるものであり，神経再生現象によるものとは考えがたい．したがって，本来の Tinel 徴候とは区別して，**Tinel 様徴候**と記載されることもある．

I 腕神経叢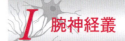

1 腕神経叢の走行

脊髄の頸膨大から出る第5〜8頸神経および第1胸神経の前枝は，複雑な分岐と合流を繰り返して**腕神経叢** brachial plexus を形成する（図Ⅸ-17）．第1胸神経は，椎間孔を通って脊柱管外に出ると2本に分枝し，一方は第1肋間神経になり胸壁に分布するが，他方は腕神経叢に入る．

腕神経叢は，上肢に分布する血管とともに，斜角筋隙，肋鎖間隙および小胸筋下間隙を通過する．

斜角筋隙 interscalene space は，前内側が前斜角筋，後外側が中斜角筋，底が第1肋骨で囲まれた間隙である（図Ⅸ-17，18）．**肋鎖間隙** costoclavicular space は鎖骨と第1肋骨の間の間隙であり，前面は鎖骨下筋によって，後面は肩甲下筋によって囲まれている（図Ⅸ-17，19）．**小胸筋下間隙** subpectral space または烏口突起下間隙 subcoracoid space は，前面から小胸筋によって被われている（図Ⅸ-19）．

腕神経叢は，斜角筋隙を通過して鎖骨上窩の皮下を斜走する間に第一次の分岐と合流を行い，上神経幹，中神経幹，下神経幹を形成する（図Ⅸ-17，18）．これら3つの神経幹からの直接の分枝（長胸神経，肩甲背神経，鎖骨下筋神経，肩甲上神経，肩甲下神経，内側・外側胸筋神経）は，浅胸筋群，浅背筋群，肩甲筋群を支配する．

さらに，腕神経叢は肋鎖間隙を通過し，鎖骨下部において第2次の分岐と合流を行い，内側神経束，外側神経束，後神経束を形成する（図Ⅸ-17，19）．内側神経束からの直接の分枝（内側上腕皮神経，内側前腕皮神経）は皮枝であり，上腕内側および前腕尺側の皮膚知覚を司る．腋窩において，これら3つの神経束から5本の終枝（筋皮神経，腋窩神経，橈骨神経，正中神経，尺骨神経）

が分岐し，上肢の筋および皮膚に分布する．

2 胸郭出口症候群

胸郭出口症候群 thoracic outlet syndrome（TOS）は，きわめて頻度が高い絞扼性ニューロパチーとされてきた．しかし近年，その概念を巡って大きな疑問が呈されている．

1）古典的な概念

前述のように，腕神経叢および上肢血管は解剖学的狭窄部位（斜角筋隙，肋鎖間隙，小胸筋下間隙）を走行する（図Ⅸ-17, 18, 19）．また，肩関節を外転すると肋鎖間隙や小胸筋下間隙が狭小化する（図Ⅸ-20）．さらに，頸肋などの解剖学的変異によって，腕神経叢および上肢血管の圧迫が起こり得る．胸郭出口症候群は，これらの狭窄部位，肢位，解剖学的変異に応じて，**斜角筋症候群** scalenus syndrome，**肋鎖症候群** costoclavicular syndrome，**小胸筋症候群** pectoralis minor syndrome，**過外転症候群** hyperabduction syndrome，**頸肋症候群** cervical rib syndrome など，さまざまな名称で呼ばれてきた．Peet らは 1956 年，これらを総括して胸郭出口症候群の概念を提唱した．ちなみに頸肋による神経麻痺は，Thomas と Cushing が 1903 年に初めて報告した．

改めて**胸郭出口** thoracic outlet について考えてみよう．胸郭出口は，解剖学用語では**胸郭上口** superior thoracic aperture に相当し，胸骨の上縁，第1肋骨，第1胸椎で囲まれた環状構造である．胸郭出口を通って胸郭から上肢帯へ出るのは，第1胸神経および鎖骨下動脈・静脈だけであり，第5～8頸神経は胸郭上口よりも上方（頭側）を通過する．すなわち胸郭出口症候群は，胸郭出口だけでなく，その周囲（斜角筋隙，肋鎖間隙，小胸筋下間隙）に拡がる範囲で惹起される症候群とみなされる．また，胸郭出口の英名 thoracic outlet は，胸郭下口（胸郭下方の開口部で，胸骨剣状突起，第12肋骨，肋骨弓，第12胸椎で囲まれる）を指すことがある．

成長に伴い上肢の重量によって肩甲帯が下降するため，肋鎖間隙や小胸筋下間隙は狭小化し，腕神経叢が圧迫されやすくなる．したがって，年少児には腕神経叢の圧迫は起こりにくい．また，首

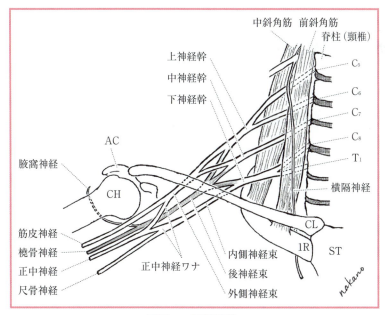

図Ⅸ-17 腕神経叢

図中の略語（図Ⅸ-17～20 共通）
ST：胸骨　CL：鎖骨　1R：第1肋骨　AC：肩甲骨の肩峰
PC：肩甲骨の烏口突起　CH：上腕骨頭　$C_{5～8}$：第5～8頸神経　T_1：第1胸神経

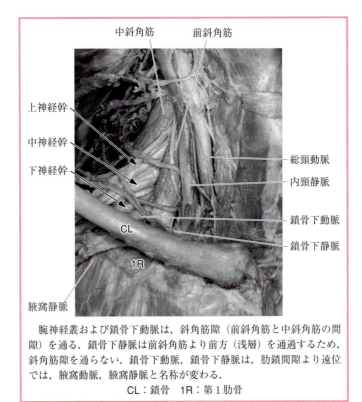

腕神経叢および鎖骨下動脈は，斜角筋隙（前斜角筋と中斜角筋の間隙）を通る．鎖骨下静脈は前斜角筋より前方（浅層）を通過するため，斜角筋隙を通らない．鎖骨下動脈，鎖骨下静脈は，肋鎖間隙より遠位では，腋窩動脈，腋窩静脈と名称が変わる．

CL：鎖骨　1R：第1肋骨

図Ⅸ-18 斜角筋隙と肋鎖間隙（剖出・撮影協力：愛知医科大学医学部学生 蓬莱春日）

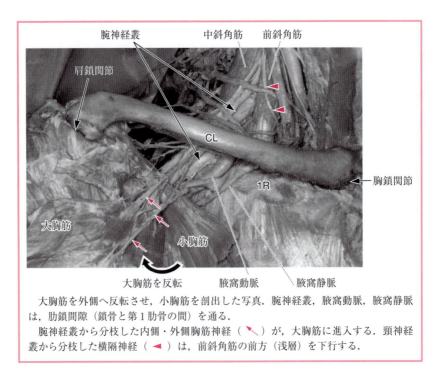

大胸筋を外側へ反転させ，小胸筋を剖出した写真．腕神経叢，腋窩動脈，腋窩静脈は，肋鎖間隙（鎖骨と第1肋骨の間）を通る．

腕神経叢から分枝した内側・外側胸筋神経（ ↖ ）が，大胸筋に進入する．頸神経叢から分枝した横隔神経（ ◀ ）は，前斜角筋の前方（浅層）を下行する．

図Ⅸ-19 肋鎖間隙と小胸筋下間隙（剖出・撮影協力：愛知医科大学医学部学生 蓬莱春日）

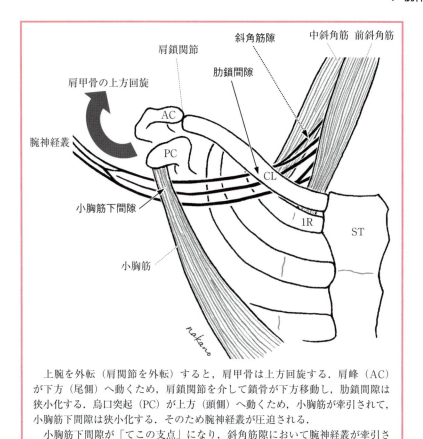

上腕を外転（肩関節を外転）すると、肩甲骨は上方回旋する。肩峰（AC）が下方（尾側）へ動くため、肩鎖関節を介して鎖骨が下方移動し、肋鎖間隙は狭小化する。烏口突起（PC）が上方（頭側）へ動くため、小胸筋が牽引されて、小胸筋下間隙は狭小化する。そのため腕神経叢が圧迫される。

小胸筋下間隙が「てこの支点」になり、斜角筋隙において腕神経叢が牽引される。

図Ⅸ-20 過外転症候群のメカニズム

が長く肩甲帯が下降している'なで肩'体型，特に男性に比べて筋力の弱い女性では，肋鎖間隙が狭く，そのため，胸郭出口症候群は若年女性に好発するとされてきた。肩甲帯の下降によって，腕神経叢は牽引されて緊張する。特に，なで肩体型では腕神経叢が鋭角的な走行になるため，牽引されやすい。また，不良姿勢，外傷，職業（キーボード従事者，上肢を高位置で使用する理容師，美容師，教員），スポーツによる筋の過形成などが誘因として挙げられてきた。

「古典的な概念による胸郭出口症候群」の症状として，上肢の知覚症状，下位運動ニューロン症状，交感神経症状，血管圧迫症状（橈骨動脈の拍動減弱，手指の冷感，チアノーゼ，上肢のうっ血）が見られる。さらに，頭痛や頸部痛，胸背部痛など'腕神経叢以外の'神経症状や，倦怠感，不眠

症などの不定愁訴まで挙げられている。すなわち自覚症状が主体であり，他覚的所見は乏しい。そのため，種々の誘発テスト（Adsonテスト，Edenテスト，Wrightテスト，Morleyテストなど）が重要視されてきた。これらは，徒手的に鎖骨下動脈に対する圧迫を増強して橈骨動脈の拍動減弱を誘発するテストであり，神経圧迫症状を診るものではない（図Ⅸ-21）。また偽陽性率が高く，特異性に乏しい。換言すれば，本症候群には広く認められる診断基準が存在しない。

2）現在の概念―1

前述のように「古典的な概念による胸郭出口症候群」は，特徴的な臨床所見を欠き，信頼性のある診断法や標準的な治療法も存在しない。約95％の症例において，原因となる解剖学的異常や病理学的所見も不明瞭であり，電気生理学的検査に

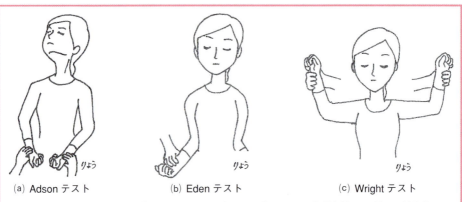

(a) Adsonテスト　(b) Edenテスト　(c) Wrightテスト

（a）：Adsonテスト．頸部を伸展させて頭部を患側へ回旋すると，前斜角筋が緊張して斜角筋隙が狭小化する．陽性率は高くない．
（b）：Edenテスト．胸を反らせて気をつけの姿勢をとると，肩甲骨が内転するため肩鎖関節を介して鎖骨が後方へ牽引され，肋鎖間隙が狭小化する．登山などでリュックサックを長時間背負うことで生じるリュックサック麻痺は，Edenテストの姿勢を長時間持続することで惹起される．
（c）：Wrightテスト．上肢を外転かつ外旋させ，前腕を屈曲すると，肋鎖間隙および小胸筋下間隙が狭小化する．

図Ⅸ-21 橈骨動脈の拍動減弱誘発テスト

よる神経活動電位や伝導速度の低下など'絞扼による軸索障害'を示す科学的根拠に欠ける．近年，これらを**神経性胸郭出口症候群** neurological TOSあるいは**非特異的胸郭出口症候群** nonspecific TOSと呼ぶ．

頸肋の存在や体型などの先天的要因に加えて，不良姿勢や外傷などの後天的要因が複合し，神経症状を生じると推測される．特に，姿勢による腕神経叢の牽引が関与すると考えられる．また，交通事故などの単発的な外傷あるいは微細外傷の反復は，腕神経叢の損傷や，周囲の筋の萎縮，線維化，過形成による筋力の不均衡を引き起こす．運動時の機械的ストレスによって，これらの病理学的変化が生じた腕神経叢や筋が刺激され，疼痛を生じると考えられる．神経症状は，腕神経叢の直接の損傷だけでなく，血流障害（虚血，うっ血）によっても生じると考えられる．

「古典的な概念による胸郭出口症候群」の存在自体を疑問視し，cervicoscapular pain syndromeという名称を提唱する専門家もいる．

3）現在の概念－2

胸郭出口症候群（TOS）は，非特異的タイプ以外に，真性神経性，動脈性，静脈性，外傷性神経血管性の4タイプに分類される．非特異的タイプを除けば，静脈性の頻度が高い．

真性神経性胸郭出口症候群 true neurogenic TOSは，疾患概念が確立されている唯一のタイプである．「古典的な概念」における頸肋症候群に相当し，classic TOSとも呼ばれる．**頸肋** cervical ribは，系統発生学的には頸部の肋骨の遺残である．下等脊椎動物において，肋骨は胸部のみならず頸部や腰部にも存在する．高等脊椎動物では，頸部や腰部の肋骨は退化して椎骨の一部になるが，これが退化することなく痕跡的な肋骨として遺残したものが頸肋であり，第7頸椎に多い．頸肋は，胸骨と関節を構成する完全な肋骨状を呈するものから，第7頸椎の横突起からわずかに隆起したものまで，さまざまである．後者の場合，頸肋の先端から線維性索状物が前方へ伸び，第1肋骨に付着する．第8頸神経および第1胸神経，特に第1胸神経は，頸肋あるいは線維性索状物によって下方から突き上げられ，上方（頭側）へ向かって折れ曲がる．そのため本症候群の症状は，第1胸神経に由来する神経線維を最も多く含む正中神経支配域に起こりやすく，母指球の萎縮や手指巧緻運動の障害を来す．手根管症候群との鑑別が

必要である．知覚症状は一般に軽度であるが，第1胸神経の dermatome（表Ⅸ-9）に相当する内側上腕皮神経および内側前腕皮神経の支配域（図Ⅸ-38）に，疼痛，異常知覚（しびれ感），知覚鈍麻を認める．

本症候群は，若年から中年の女性に好発する．その理由は明らかではないが，女性では頸肋の出現率が高いことに関連すると推測される．頸肋の出現率は0.5〜2%とされる．しかし，頸肋を有する者のうち本症候群を発症するのは5,000人に1人の割合である．また，前斜角筋の先天性変異や過形成，異所性右鎖骨下動脈（腕頭動脈が欠損し，右鎖骨下動脈が大動脈弓の遠位で分岐する先天性変異）などの症例が報告されている．

動脈性胸郭出口症候群 arterial TOS では，鎖骨下動脈の圧迫によって血栓や塞栓，動脈瘤が形成され，患側上肢の冷感や蒼白，脈拍喪失，疼痛，易疲労性，橈骨動脈の拍動減弱を生じる．頸肋によるものが多く，第1肋骨の変形や前・中斜角筋の過形成によっても生じる．また，鎖骨下動脈に生じた血栓が椎骨動脈あるいは内頸動脈に入り，脳梗塞を来すことがある．

静脈性胸郭出口症候群 venous TOS では，鎖骨下静脈の圧迫によって血栓が形成され，患側上肢の腫脹，チアノーゼ，疼痛を生じる．慢性期には側副血行路が形成され，上胸部や肩関節部の静脈が怒張する．本症候群を背景にして腋窩静脈や鎖骨下静脈に血栓が生じた病態を，**Paget-Schrötter 症候群**と呼ぶ．英国の外科医 Sir James Paget によって1875年に初めて報告され，さらに墺国の内科医 Leopold von Schrötter が1884年に報告したことから命名された．また，上肢の過度の労作によってスポーツ選手や肉体労働者の利き手側に生じるため，effort thrombosis（労作性血栓）とも呼ばれる．**Virchow の三原則**（血栓形成には血管壁，血流，血液の異常が関与するという考え方）の好例とされる．野球投手や水泳選手は，胸郭上口を狭める肩関節の過外転および伸展を反復するため，発症のリスクが高いとされる．前斜角筋，鎖骨下筋，小胸筋の過形成，鎖骨や第1肋骨の骨折後の仮骨形成は，鎖骨下静脈を圧迫する原因になる．一方で，鎖骨下静脈は腕神経叢や鎖骨下動脈に比べて浅層を走行するため，頸肋が原因になる例は少ない．

外傷性神経血管性胸郭出口症候群 traumatic neurovascular TOS は鎖骨骨折に続発する例が多く，腕神経叢と鎖骨下動脈・静脈の両者が損傷される．神経血管損傷のメカニズムとして，転位骨片による圧迫あるいは損傷，血腫や動脈瘤による神経圧迫が挙げられる．腕神経叢のうち内側神経束は，鎖骨中部の後方に近接している（図Ⅸ-17）ため，最も損傷されやすい．

3 腕神経叢と交感神経

上肢の末梢血管や汗腺，立毛筋を支配する交感神経線維は第3〜6胸髄節から起こり，腕神経叢を形成する神経に含まれて上肢に至る（図Ⅸ-22）．これらの交感神経線維が損傷されると，血管運動障害（血管平滑筋の障害）による手指の冷感，チアノーゼ，浮腫，Raynaud 現象，皮膚栄養障害（皮膚の乾燥，爪の変形），発汗障害が起こる．交感神経線維は**正中神経**および**尺骨神経**に多く含まれるため，これらの症状は両神経の支配域に生じやすい．

Raynaud 現象は，寒冷刺激や精神的ストレスなどで四肢末端，特に手指の細動脈が攣縮することによって生じる．細動脈の攣縮によって皮膚は虚血状態になり，蒼白化する．次いで，赤血球のヘモグロビンから酸素が遊離して組織に供給されるため，チアノーゼを来して皮膚は紫色になる．さらに，細動脈攣縮のあとに反応性血管拡張が起こるため，皮膚は充血し紅潮する．そのメカニズムは，細動脈を支配する交感神経の活動性亢進と細動脈の反応性亢進によると考えられている．基礎疾患のない特発性の Raynaud 現象を Raynaud 病（一次性 Raynaud 症候群）と称し，思春期以降の女性に好発する．血管攣縮を来す基礎疾患に合併するものを二次性 Raynaud 症候群と言い，膠原病，特に強皮症では細動脈の血管炎を伴うため，Raynaud 現象が高頻度にみられる．動脈硬化症による慢性動脈閉塞でも生じる．また，チェーンソーなどの振動工具の使用による職業性のも

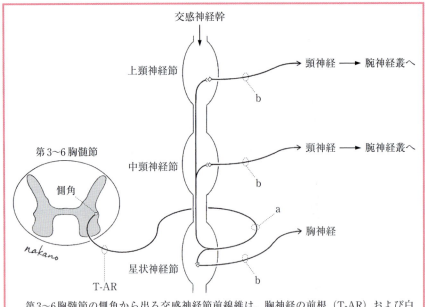

図IX-22 腕神経叢と上肢の交感神経

第3～6胸髄節の側角から出る交感神経節前線維は，胸神経の前根（T-AR）および白交通枝（a）を通って交感神経幹に至り，上行する．頸神経節でニューロンを交代した節後線維は，灰白交通枝（b）となって腕神経叢を形成する頸神経に入り，上肢の末梢血管や汗腺，立毛筋を支配する．一方，星状神経節は上肢には関係しない（図VIII-2, 3参照）．

のを，振動起因性白指症（俗称は白蝋病）と呼ぶ．

動脈の外膜に分布する脊髄神経の血管枝は交感性線維を含む．そのため手指の難治性Raynaud現象に対して，交感性線維の切断によって血流を改善する目的で，橈骨動脈あるいは尺骨動脈の外膜切除を行うことがある．しかし血管枝の分布領域は明らかではなく，外膜切除の範囲は定まっていなかった．愛知医科大学医学部大学院のUmemotoらは，解剖体を用いて橈骨動脈および尺骨動脈における血管枝の分布領域を詳細に観察した．それによれば，橈骨神経浅枝の血管枝の分布領域は，他の血管枝に比べて'限局'しており，橈骨茎状突起から遠位約34 mmの範囲であった．この領域は，橈骨動脈の外膜切除部位として適切であることが示唆された．

4 腕神経叢の損傷

1）引き抜き損傷

腕神経叢に過度の張力が加わり神経根が脊髄から断裂する損傷を，**引き抜き損傷** avulsion injuryと言う（図IX-23）．交通事故，特にオートバイ転倒事故で，上肢や頭頸部，肩甲帯に急激かつ過度の外力が加わった際に，腕神経叢に強い牽引力が作用して生じることが多い（図IX-24）．引き抜き損傷では，末梢神経構成要素のすべてが断裂する神経離断損傷 neurotmesis に陥り，神経再生は期待できない．また，前根は神経線維数が少なく細いため，後根よりも引き抜き損傷を受けやすい．

なぜ，腕神経叢に作用した牽引力によって，腕神経叢よりも中枢側の神経根が引き抜かれるのであろうか．脊柱管外の脊髄神経は，密性結合組織からなる神経周膜で被われた数本ないし数十本の神経線維束が，さらに神経上膜で包まれてできている．一方，脊柱管内では，神経周膜は脊髄クモ膜に，神経上膜は脊髄硬膜にそれぞれ移行する．そのため，脊柱管内の神経根は神経周膜および神経上膜を欠き，神経根鞘と呼ばれる疎性結合組織性被膜のみに被われてクモ膜下腔の脳脊髄液中に浮遊している（図IX-25）．したがって脊柱管内

の神経根は，脊柱管外の脊髄神経に比べて，張力に対する抵抗性が弱いのである．

なぜ，引き抜き損傷は腕神経叢だけに起こり，腰神経叢や仙骨神経叢では生じないのであろうか．脊髄は脊柱よりも短く，成人においては，脊髄下端の脊髄円錐は第1～2腰椎レベルに位置している．腕神経叢を構成する頸神経の神経根は，ほぼ水平に走行して，対応する椎間孔に至る．そのため，腕神経叢に加わった牽引力が神経根へ直接波及しやすい．一方，腰神経叢や仙骨神経叢を構成する腰神経および仙骨神経の神経根は，馬尾になって脊柱管内を下方へ斜走し，対応する椎間孔に至る．そのため，腰神経叢や仙骨神経叢に牽引力が加わっても，神経根に及ぶ力は軽減される

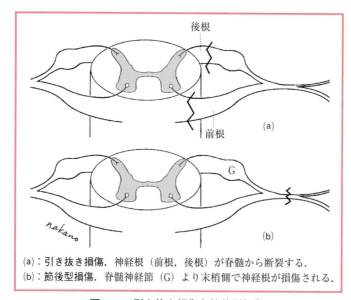

(a)：引き抜き損傷．神経根（前根，後根）が脊髄から断裂する．
(b)：節後型損傷．脊髄神経節（G）より末梢側で神経根が損傷される．

図IX-23 引き抜き損傷と節後型損傷

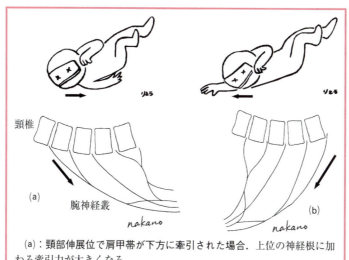

(a)：頸部伸展位で肩甲帯が下方に牽引された場合．上位の神経根に加わる牽引力が大きくなる．
(b)：肩関節が高度外転位で牽引された場合，過度の外転を強制された場合．下位の神経根に加わる牽引力が大きくなる．

図IX-24 オートバイ転倒事故による引き抜き損傷

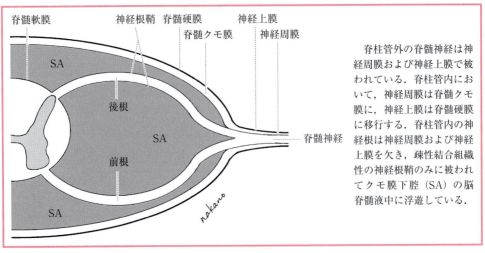

図Ⅸ-25 神経根の被膜

脊柱管外の脊髄神経は神経周膜および神経上膜で被われている．脊柱管内において，神経周膜は脊髄クモ膜に，神経上膜は脊髄硬膜に移行する．脊柱管内の神経根は神経周膜および神経上膜を欠き，疎性結合組織性の神経根鞘のみに被われてクモ膜下腔（SA）の脳脊髄液中に浮遊している．

のである．

2）引き抜き損傷と節後型損傷

引き抜き損傷は，神経移行術による一部の筋の機能回復を除き，非修復性である．一方，脊髄神経節（後根神経節）より末梢側の脊柱管外で神経根が損傷される**節後型** postganglionic type の損傷では，保存療法あるいは神経移植術による修復が可能なことがある．したがって，両者の鑑別が臨床上重要である（図Ⅸ-23，表Ⅸ-16）．

後頭下筋群を支配する頸神経後枝，前鋸筋を支配する長胸神経，菱形筋を支配する肩甲背神経はそれぞれ，椎間孔を出てすぐ，換言すれば神経根の近傍で，分枝する．したがって引き抜き損傷では，これらの筋の麻痺が合併することが多い（表Ⅸ-16）．

軸索（神経線維）が断裂しても神経内膜に損傷がない場合，断端から再生した軸索は神経内膜に導かれて伸長し標的器官に到達するため，知覚および運動機能は回復する．再生した軸索は次第に髄鞘で被覆されていくが，先端の未だ髄鞘で被われていない部位を軽く叩打すると，その神経の支配域に「ピリピリ感」や「蟻走感」が生じる．こ

表Ⅸ-16 引き抜き損傷と節後型損傷の鑑別

	引き抜き損傷 （節前型損傷）	節後型損傷
後頭下筋群の運動麻痺	あり	なし
前鋸筋，菱形筋の運動麻痺	あり	なし
Tinel 徴候	陰性	陽性
知覚神経活動電位	正常	低下
自発痛	強度，持続的	軽度
Horner 症候群	あり*	稀
脊髄造影	神経根像の欠損 造影剤の漏出	異常なし

＊：第8頸神経根あるいは第1胸神経根引き抜きの場合にみられる（図Ⅸ-27参照）．
この表は典型例におけるものである．臨床的には両者が混在することも少なくない．

れを **Tinel 徴候**と言い，神経再生現象を示す臨床所見であり，Tinel 徴候誘発部位は再生軸索の伸長とともに遠位へ移動する．神経離断損傷に陥る引き抜き損傷は，神経再生が起こらないため，Tinel 徴候は陰性である．一方，節後型損傷は軸索断裂にとどまることが多く，Tinel 徴候は陽性である（表IX-16）．

神経が切断された場合，神経細胞体からの連続性が断たれた神経線維（軸索，樹状突起）や髄鞘は変性を起こす．これを **Waller 変性**と言う．引き抜き損傷は脊髄神経節より中枢側の軸索の損傷であり，脊髄神経節の神経細胞および末梢側の樹状突起は損傷を受けない（図IX-23）．知覚ニューロンは，軸索が損傷されても神経細胞が死滅しなければ，樹状突起が Waller 変性に陥ることはない．そのため引き抜き損傷では，皮膚知覚麻痺がみられる領域でも，知覚神経活動電位 sensory nerve action potential（SNAP）は正常に記録される．一方，節後型損傷では樹状突起が Waller 変性を起こすため，知覚神経活動電位は低下する．

3）分娩麻痺

分娩麻痺 birth palsy は，分娩時に児が不自然な肢位で牽引されることによって腕神経叢麻痺が生じるものである．その重症例において，神経根の **引き抜き損傷**を起こすことがある．

胎児は下半身に比べて上半身の発育が良いため，妊娠末期になると，重量のある児頭は母体の下方に位置する．そのため，健康な母親が自然分娩を行った場合，頭部から娩出される **頭位分娩** となる．頭位分娩では大きな児頭が先進するために産道が広がり，残された部分が娩出されやすい．これにより，分娩による多くのリスクが回避され

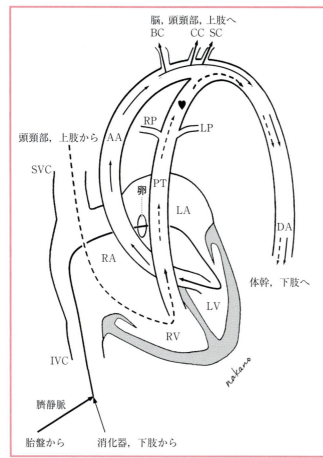

図IX-26 胎児循環

る．出生後，児は均整のとれた体型になっていくが，この一連の成り行きに'神秘的な自然の摂理'を感じずにはいられない．

そもそも，児の頭が大きくなる理由をご存じだろうか．

胎児の循環は，出生後の循環とは本質的に異なる（図Ⅸ-26）．ほとんどの血液は動脈血と静脈血の混合血であり，部位によって両者の割合が異なるため，それが胎児の発育に影響を及ぼす．下大静脈由来の血液は，消化器や下肢からの静脈血と，胎盤で物質交換を行い酸素と栄養をたっぷり含んだ動脈血が混合したものである．これが右心房へ還り，心房中隔に開いている卵円孔を通って左心房に入り，左心室から大動脈へと押し出される．一方，上大静脈由来の血液は頭頸部や上肢からの静脈血である．これが右心房へ還り，右心室から肺動脈へと押し出されるが，胎児は肺呼吸を行っていないため，その大部分は肺には入らず，肺動脈と大動脈弓をつなぐ動脈管（Botallo管）を通って大動脈に合流する．ここで下大静脈由来の血液と上大静脈由来の血液が出会って混ざり合うわけだが，この両者の出会いが'神秘の鍵'を握るのである．動脈管の合流地点は，左鎖骨下動脈の分岐部対面，もしくはそれより遠位であり，すでに腕頭動脈，左総頸動脈，左鎖骨下動脈は分岐しており，これらの動脈が栄養する脳，頭頸部，上肢などへは，下大静脈由来の動脈血の割合が高い（酸素や栄養素の多い）血液のみが流れることになる．胎児の頭が大きい理由はここにある．一方，合流地点以降は上大静脈由来の静脈血の割合が高い（酸素や栄養素の少ない）血液が混ざるため，体幹や下肢は発育が悪くなる．出生後は児が自ら酸素や栄養を摂るようになり，特殊な胎児の循環は出生後の循環に置き換わっていく．これにより児は均整のとれた体型になっていくのだが，これにより歩行の際にバランスを取りやすく，これまた都合が良いのである．

前述のように，児頭が先進する頭位分娩では残された部分が娩出されやすいため，正常では分娩麻痺を来すことは少ない．頭位分娩における分娩麻痺は，**糖尿病**に罹患した母体から産まれる児に生じることが多い．児は，血糖値が高い母体血によって栄養供給を受けるため，巨大児になりやすい．巨大児は頭囲よりも肩周径が大きく，肩が産道狭窄部に捕捉されやすい．その状態で児の頸部を引く娩出操作が加わると，腕神経叢に牽引力がかかり分娩麻痺を来しやすいのである．

体幹や下肢が頭部より先に娩出される**骨盤位分娩**（いわゆる逆子）では，産道の拡張が不十分で分娩時間が長くなるため，かつ児頭と産道の間に臍帯が挟まれるため，新生児仮死の頻度が高い．また，あとから娩出される頭部が産道狭窄部に捕捉されやすく，その際に児の両肩を下方に引く娩出操作が加わると，腕神経叢に牽引力がかかり分娩麻痺を来すことがある．

4）Erb麻痺とKlumpke麻痺

腕神経叢のうち，第5頸神経の神経根，第6頸神経の神経根，あるいは両者が合して形成される上神経幹が損傷されるものを，**Erb麻痺**（上位型麻痺）と言う．独国Heidelberg大学のWilhelm Heinrich Erbによって，1874年に報告された．Erbは，Carl Friedrich Otto Westphalとともに腱反射の発見者としても知られている．しかし，本症の研究は仏国のGuillaume Benjamin Amand Duchenneの業績によるところが大きく，Erb-Duchenne麻痺と呼ばれることもある．頸部伸展位で肩甲帯が下方に牽引されると，上位の神経根に加わる牽引力が大きくなるため，Erb麻痺を起こしやすい（図Ⅸ-24（a））．主に第5～6頸神経に支配される肩甲筋（三角筋，棘上筋，棘下筋，小円筋，大円筋，肩甲下筋）および肘関節屈筋群（上腕二頭筋，上腕筋，腕橈骨筋）が麻痺するため，上腕の運動（肩関節の運動）および前腕の屈曲（肘関節の屈曲）が障害される．前腕の伸展および手の運動は保たれる．また，上腕の外側部および前腕と手の橈側部の知覚麻痺が生じる（表Ⅸ-9）．前述のように分娩麻痺は，骨盤位分娩で両肩を下方に引く，あるいは頭位分娩で頸部を引く娩出操作が加わった時に起こりやすい．いずれの娩出操作においても腕神経叢の上部に牽引力が加わるため，Erb麻痺が多い．

第8頸神経の神経根，第1胸神経の神経根，あ

るいは両者が合して形成される下神経幹が損傷されるものを，**Klumpke 麻痺**（下位型麻痺）と言う．この名称は，米国人である Augusta Marie Klumpke の名を冠したものであり，1885 年に報告された．彼女は仏国 Paris 大学初の女子医学生であり，のちに，同僚であり Dejerine 症候群（延髄内側症候群）にその名を残す Joseph Jules Dejerine と結婚したことから，本症を Dejerine-Klumpke 麻痺と称することもある．肩関節が高度外転位で牽引された場合や過度の外転を強制された場合，下位の神経根に加わる牽引力が大きくなるため Klumpke 麻痺を起こしやすい（図Ⅸ-24(b)）．主に第 8 頸神経および第 1 胸神経に支配される手指屈筋群（浅指屈筋，深指屈筋）および手の内在筋（骨間筋，虫様筋）が麻痺するため，手指の運動が障害される．また，上腕の内側部および前腕と手の尺側部の知覚麻痺が生じる（**表Ⅸ-8**）．換言すれば，第 8 頸神経および第 1 胸神経に由来する線維を多く含む尺骨神経および正中神経領域の症状が主体である．

実際には損傷される神経根の組み合わせは症例によってさまざまであり，Erb 麻痺や Klumpke 麻痺に相当しないことも多い．また，全神経根が断裂すると，患側の上肢全体の知覚および運動が麻痺する．

5）腕神経叢損傷と交感神経症状

第 8 頸神経および第 1 胸神経の前根には，瞳孔散大筋および瞼板筋を支配する交感神経節前線維が含まれる．したがって，第 8 頸神経あるいは第 1 胸神経の引き抜き損傷（Klumpke 麻痺）に **Horner 症候群**を合併することがある．一方，脊柱管外の第 8 頸神経あるいは第 1 胸神経の神経根

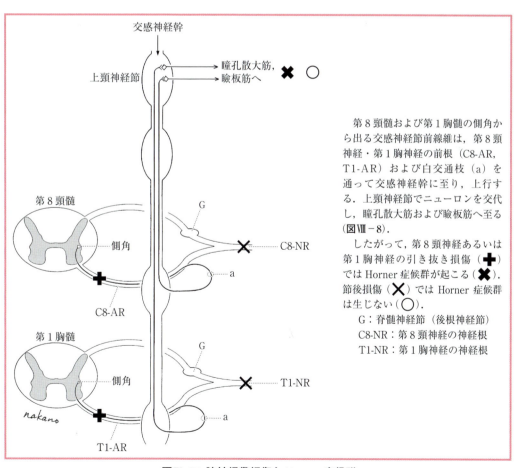

図Ⅸ-27 腕神経叢損傷と Horner 症候群

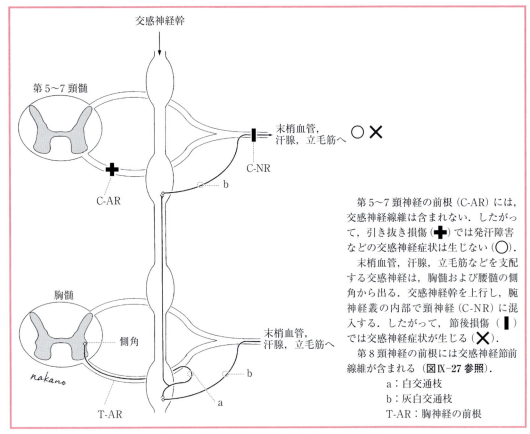

図IX-28 腕神経叢損傷と上肢の交感神経症状

第5～7頸神経の前根（C-AR）には，交感神経線維は含まれない．したがって，引き抜き損傷（✚）では発汗障害などの交感神経症状は生じない（○）．
末梢血管，汗腺，立毛筋などを支配する交感神経は，胸髄および腰髄の側角から出る．交感神経幹を上行し，腕神経叢の内部で頸神経（C-NR）に混入する．したがって，節後損傷（▮）では交感神経症状が生じる（✕）．
第8頸神経の前根には交感神経前線維が含まれる（図IX-27参照）．
a：白交通枝
b：灰白交通枝
T-AR：胸神経の前根

には両筋を支配する交感神経線維は含まれない．したがって，節後損傷ではHorner症候群は生じない（図IX-27，表IX-16）．

第5～7頸神経の前根には交感神経線維は含まれない．したがって，引き抜き損傷では，上肢に交感神経症状は生じない．一方，後根神経節より末梢側の頸神経には，末梢血管，汗腺，立毛筋などを支配する交感神経節後線維が混入している．したがって，節後損傷では，上肢に血管運動障害，皮膚栄養障害，発汗障害などの交感神経症状が生じる（図IX-28）．

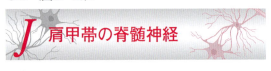

J 肩甲帯の脊髄神経

1 肩関節の知覚

関節の運動を司る筋を支配する脊髄神経は，その関節包にも知覚性線維を送っている．例えば，肩関節には肩甲上神経，腋窩神経，筋皮神経が，肘関節には筋皮神経，正中神経，尺骨神経，橈骨神経が主に分布する．

これらの知覚性線維は，関節の炎症や外傷，脱臼，変形性関節症などによる疼痛に関与するため臨床的にも重要である．例えば，いわゆる'肩こり'に対して，局所麻酔薬を注射する**神経ブロックnerve block**を行うことがある．

2 肩の機能解剖

肩は，「肩の荷が下りる」，「双肩にかかる」，「肩を叩く（解雇する）」など責任や負担，「肩で風を切る」，「肩を怒らす」，「肩を落とす」，「肩を持つ」など気力や気分のたとえに用いられることが多い．機能解剖学的にみれば，肩は，ヒトが日常生活を遂行する上で最も重要な上肢の運動に大きな

役割を果たしている．

　肩甲骨は胸郭と広い面積で接しているにもかかわらず，両者は鎖骨を間に挟んで小さな肩鎖関節と胸鎖関節によって連結しているのみである．しかし，肩甲骨と胸郭の間は前鋸筋，菱形筋，僧帽筋，小胸筋によって結ばれ，これらの筋の作用によって肩甲骨は肩関節と連携して胸郭上を運動する．肩甲骨と上腕骨を結ぶ三角筋，棘上筋，棘下筋，小円筋，大円筋，肩甲下筋は，上腕の運動（肩関節の運動）を司る．さらに，胸郭と上腕骨は大胸筋によって連結される．

　このように，多くの筋が肩甲骨および上腕の運動に関わっている．これらの筋は，腕神経叢の神経幹あるいは神経束からの分枝（長胸神経，肩甲背神経，鎖骨下筋神経，肩甲上神経，肩甲下神経，内側・外側胸筋神経）によって支配されている．その中でただ一つ僧帽筋は，副神経（第XI脳神経）と頸神経叢に支配されている．

3 肩甲上・腋窩・筋皮神経の特徴

　肩甲上神経，腋窩神経，筋皮神経の3神経は，**腕神経叢損傷**に伴って二次的に損傷されやすい．この理由を3神経の走行から考えてみよう．後述するように，肩甲上神経は肩甲骨の肩甲切痕において，腋窩神経は四辺形間隙において，筋皮神経は烏口腕筋の筋膜を貫く部位において，それぞれ固定されている．かつ，腕神経叢の神経幹あるいは神経束から分岐して固定部位に至るまでの走行距離が短い．したがって，腕神経叢が牽引されると，これらの3神経にも影響が波及しやすいのである．

　また，3神経は近傍に位置するため，肩関節周囲の外傷において合併損傷を起こしやすい．換言すれば，単独損傷は稀である．

4 肩甲上神経

1）肩甲上神経の走行

　肩甲上神経 suprascapular nerve は第5～6頸神経からなり，鎖骨上部において，腕神経叢の上神経幹から分岐する．外後下方へ向かった本神経は，肩甲骨の上縁において，烏口突起の内側に位置する**肩甲切痕**を通って後方へ走行を変え，肩甲

Coffee Break

僧帽筋の名の由来

　僧帽筋は両側を合わせると菱形に似た形になる．英名のtrapeziusとは「小さなテーブル」のことであり，それが転じて台形や菱形の意味になった．しかし「菱形」の名は菱形筋に用いられているため，日本名ではカトリックの「僧の帽子」にたとえられたのである．

　僧帽と言っても頭に被る帽子ではない．普段は肩掛けとして用いるものであり，確かに僧帽筋そっくりの形状である（左下図）．ところで，僧帽の名は心臓の僧帽弁 mitral valva（左房室弁）にも付されている．これは，カトリックの司教が頭に被る冠 mitra（右下図）に由来する．

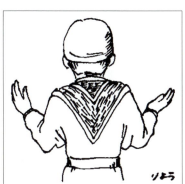
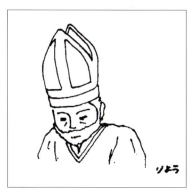

骨後面の棘上窩に至り，棘上筋を支配する筋枝を出す．さらに，肩甲回旋動脈・静脈とともに，肩甲棘の外側縁基部に位置する**棘窩切痕**を回って内方へ走行を変え，棘下窩に至り，棘下筋を支配する（図IX-29）．

また，肩甲上神経は肩関節包の上面および後面上部，烏口上腕靱帯，烏口鎖骨靱帯，肩峰下滑液包の知覚を支配している．

2）肩甲上神経麻痺

肩甲切痕および**棘窩切痕**は狭い裂隙であり，ここで肩甲上神経は走行を変える（図IX-29）．そのため，両切痕は本神経の絞扼部位になる．両切痕の形状や，それを被う靱帯の発達には個体差がみられる．例えば，靱帯が石灰化しているため肩甲切痕が骨孔の形態をなしている例や，棘窩切痕を被う靱帯が過形成した例がみられる．これらの解剖学的変異が絞扼性ニューロパチーの発症に影響していることが示唆される．

棘上筋への筋枝は，肩甲切痕を通過して棘窩切痕に至る間に分岐する．一方，棘下筋への筋枝は，棘窩切痕を通過したあと分岐する（図IX-29）．したがって，肩甲上神経が肩甲切痕部で絞扼されると，棘上筋および棘下筋に筋力低下や筋萎縮が生じる．一方，棘窩切痕部で絞扼されると，棘下筋のみに筋力低下や筋萎縮が生じる．しかし，棘下筋の筋力低下による上腕の外旋（肩関節の外旋）障害は，腋窩神経支配の小円筋によって代償されるため，明瞭ではないことが多い．

野球の上手投げピッチャーやバレーボールのアタッカーの，特に競技年数が長い選手が，利き手側の棘上筋・棘下筋に萎縮を来すという報告がある．投球動作を例にして，そのメカニズムを考えてみよう．テイクバックからボールリリースまでの加速相では，肩関節は外転・外旋する．ボールリリースから上肢を振り切るまでの減速相では，肩関節は内転・内旋する（図IX-30）．このような肩関節を外転・外旋位から内転・内旋位とする運動において，肩甲骨は胸郭上を前外方へ動く．それに伴い肩甲上神経は，肩甲切痕や棘窩切痕において反復して伸張され，微細損傷を受けると考えられる（図IX-31）．しかし，棘上筋・棘下筋の萎縮は使い過ぎによる腱板炎や腱板断裂においても生じるため，鑑別が必要である．肩甲上神経に起因する場合，本神経ブロックによって疼痛が

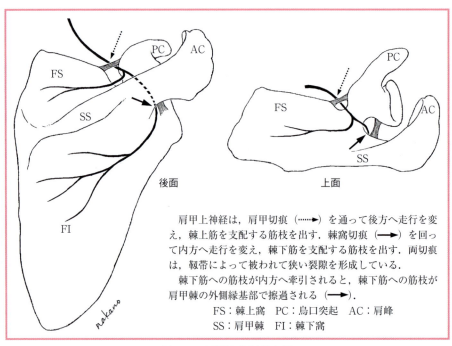

図IX-29 肩甲上神経の走行

肩甲上神経は，肩甲切痕（┅▶）を通って後方へ走行を変え，棘上筋を支配する筋枝を出す．棘窩切痕（━▶）を回って内方へ走行を変え，棘下筋を支配する筋枝を出す．両切痕は，靱帯によって被われて狭い裂隙を形成している．
棘下筋への筋枝が内方へ牽引されると，棘下筋への筋枝が肩甲棘の外側縁基部で擦過される（━▶）．

FS：棘上窩　PC：烏口突起　AC：肩峰
SS：肩甲棘　FI：棘下窩

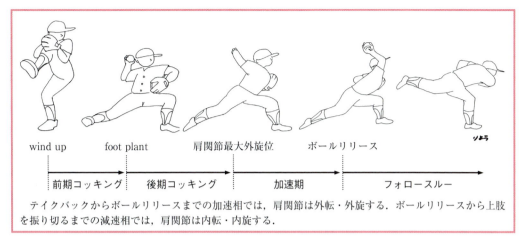

図Ⅸ-30 投球動作

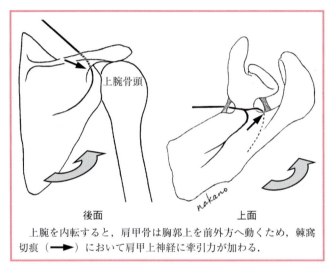

図Ⅸ-31 上腕内転時の肩甲上神経

一時的に軽快する．

近年，肩甲上神経麻痺と腱板損傷との関連が注目されている．棘上筋腱が断裂して筋が内方へ引き込まれると，肩甲上神経は内方へ急激に牽引され，棘窩切痕において損傷されると考えられている．

5 腋窩神経

1）腋窩神経の走行

腋窩神経 axillary nerve は第5～6頸神経からなり，鎖骨下部において腕神経叢の後神経束から分岐する．肩甲下筋の停止腱の前面を通り，後上腕回旋動脈・静脈とともに，肩関節の関節包下方を後方へ回り，四辺形間隙を通って腋窩の後方へ出る．四辺形間隙において，小円筋および三角筋への筋枝を出す（**図Ⅸ-32**）．

四辺形間隙 quadrangular space（quadrilateral space）は，上方が小円筋，内側が上腕三頭筋長頭，外側が上腕骨の外科頸，下方が大円筋でそれぞれ囲まれた井桁の間隙である（**図Ⅸ-32**）．文献によっては上方を肩甲骨外縁，外側を肩関節包下面とするものもあり一定していないが，これは，浅層の筋に着目するか，深層の骨や関節包に着目するかの相違による．臨床医学では英名を邦訳した四辺形間隙という名称が好んで用いられるが，解剖学用語は**外側腋窩隙**（学名：*hiatus axillaris lateralis*）

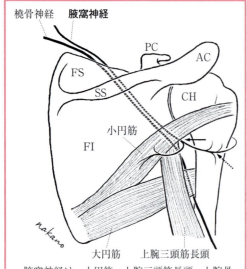

図Ⅸ-32 腋窩神経の走行

腋窩神経は，小円筋，上腕三頭筋長頭，上腕骨，大円筋で囲まれた四辺形間隙（←）を通って後方へ出る．三角筋への筋枝は，上腕骨の外科頸に沿って上腕骨の表面を走行する（←······）．
FS：棘上窩　PC：烏口突起　AC：肩峰
SS：肩甲棘　CH：上腕骨頭　FI：棘下窩

である．

　三角筋を支配する筋枝は，上腕骨の**外科頸** surgical neck に沿って上腕骨の前方へ回る（図Ⅸ-32）．上腕骨の近位部，特に外科頸は骨折の好発部位であり整形外科と関連が深いことから，その名が付けられている．**上腕骨外科頸骨折**は高齢者に好発し，骨粗鬆症との関連が強い．三角筋を支配する筋枝は，外科頸に沿って上腕骨の表面を走行するため，骨折に伴って損傷されやすい．

　腋窩神経は，三角筋後縁中央の高さで皮枝を分枝し，肩関節外側部の皮膚知覚を支配する（図Ⅸ-35）．また，肩関節包の後面下部および前面の知覚を支配している．

　三角筋は肩関節を被う大きな筋であり，ギリシャ文字Δ［デルタ］を逆さにした形態をしているため，deltoid muscle（学名：*musculus deltoideus*）と呼ばれる．中殿筋とともに，**筋肉内注射**を行う際に選択される筋である．看護教育では，「三角筋前半部の肩峰の3横指下」が適切な注射部位とされている．しかし，この部位は腋窩神経や後上

腕回旋動脈・静脈の走行を考慮したものではなく，科学的根拠のない'伝承'に過ぎない．また，「肩峰」のどこを基準にするかが不明瞭であり，かつ，実施者の指の太さおよび対象者の体格によって「3横指下」が指す部位は異なるため，客観的な指標とは言い難い．

　EBN（evidence based nursing）を標榜するのであれば，神経や血管が損傷する危険性の低い適切な注射部位を解剖学的研究によって明らかにすることが必須である．中谷らは，肩峰外側縁の中間点から，前腋窩線と後腋窩線の頂点を結ぶ線に向かって三角筋に沿って線を降ろし，その線上で下1/3の高さを腋窩神経が走行することを明らかにした．

2）腋窩神経麻痺

　四辺形間隙は解剖学的狭窄部位であり，腋窩神経が絞扼されやすい．また，骨性の防御がなく体表面に近いため，オートバイ事故や，ラグビーなどのスポーツで転倒した際に肩関節部後方を強く打撲すると，後方から四辺形間隙へ直達外力が加わる．

　本神経の絞扼性障害は，スポーツによる**使いすぎ症候群** overuse syndrome によっても生じる．特に，上肢のオーバーヘッド動作によって上腕の外転・外旋（肩関節の外転・外旋）を強制すると，四辺形間隙が狭小化する（図Ⅸ-32, 33）．

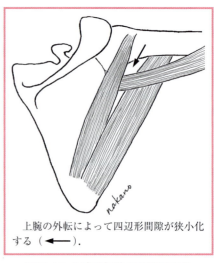

上腕の外転によって四辺形間隙が狭小化する（←）．

図Ⅸ-33 上腕外転時の四辺形間隙

三角筋への筋枝は上腕骨の外科頸に沿って走行するため，小円筋への筋枝に比べて，肩関節の運動時に牽引されやすい（**図IX-32**）．**肩関節前方脱臼**によって上腕骨が前方へ転位すると，三角筋への筋枝は骨とともに前方へ牽引され，四辺形間隙において二次的に損傷されやすい．したがって，腋窩神経の絞扼や損傷で生じる運動症状は，三角筋の筋力低下による上腕の外転（肩関節の外転）障害が主である．しかし，三角筋が麻痺しても，上腕二頭筋や棘上筋の代償機能によって外転が可能な症例がみられる．また，肩関節外側部に知覚症状が認められる（**図IX-35**）．

四辺形間隙の近傍には，肩甲上神経および橈骨神経が走行している（**図IX-29，32**）．外傷に伴う後上腕回旋動脈・静脈からの出血によって瘢痕組織が形成されると，四辺形間隙内で腋窩神経が圧迫されると同時に，近接する橈骨神経の枝が障害されて上腕三頭筋長頭の麻痺を合併することがある．これを **quadrilateral space syndrome** と言う．

6 筋皮神経

1) 筋皮神経の走行

筋皮神経 musculocutaneous nerve は第5〜7頸神経からなり，鎖骨下部において，腕神経叢の外側神経束から分岐する．本神経は分岐後すぐ烏口腕筋へ筋枝を出し，烏口突起下方で同筋を貫通する（**図IX-34**）．さらに上腕二頭筋と上腕筋の間を下行しながら，この2つの筋に筋枝を出す．

そのあと本神経は，肘関節の近位で皮下に出て皮枝（外側前腕皮神経）になり，前腕の橈側面の皮膚を支配する（**図IX-34, 35**）．

一般に脊髄神経は，筋支配域の近傍の皮膚を支配する．しかし筋皮神経は，筋支配域（烏口腕筋，上腕の屈筋群）と皮膚支配域（前腕の橈側面）が遠く離れている．

上腕筋は，筋皮神経と橈骨神経から二重支配を受け，かつ，複数の筋頭を有することが知られている．愛知医科大学医学部の研究グループは，解剖体60肢の観察の結果，上腕筋は，三角筋後部線維から起こる外側頭，三角筋前方の集合腱から

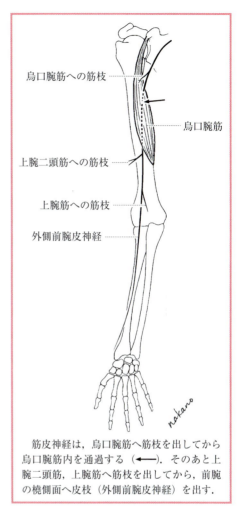

筋皮神経は，烏口腕筋へ筋枝を出してから烏口腕筋内を通過する（⬅）．そのあと上腕二頭筋，上腕筋へ筋枝を出してから，前腕の橈側面へ皮枝（外側前腕皮神経）を出す．

図IX-34 筋皮神経の走行

起こる中間頭，上腕骨前面から起こる内側頭の3頭に区分されることを報告した．また，内側頭は外側頭よりも筋皮神経と橈骨神経から二重支配を受ける例が多く，一方で中間頭に橈骨神経が進入する例は認められないことを明らかにした．

2) 筋皮神経麻痺

筋皮神経は上腕屈側の深部を走行するため，外傷などによって単独で損傷されることは少ない．したがって，腕神経叢損傷に伴うものが多い．

また，重量挙げの選手など重量物を挙上する者において，烏口腕筋貫通部で損傷が生じることがある．重量物を持って肩関節と肘関節の屈曲を繰り返すことにより，上腕二頭筋と上腕筋の収縮に伴って筋皮神経が遠位方向に牽引され，烏口腕筋

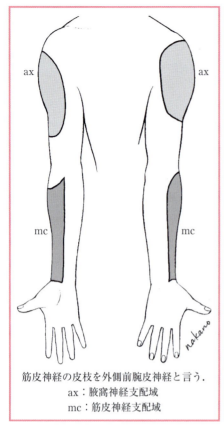

筋皮神経の皮枝を外側前腕皮神経と言う.
ax：腋窩神経支配域
mc：筋皮神経支配域

図Ⅸ-35 腋窩神経，筋皮神経の皮膚支配

貫通部で摩擦，圧迫を受けるためである．この場合，烏口腕筋貫通部より近位で分枝している同筋への筋枝は障害を免れる．しかし，烏口腕筋を貫通したあと分枝する上腕二頭筋および上腕筋への筋枝は障害され，両筋の筋力低下が起こる．

上腕二頭筋および上腕筋は，前腕の屈曲（肘関節の屈曲）の主動作筋として作用する．しかし，筋皮神経が麻痺しても，橈骨神経支配の腕橈骨筋によって代償されるため，肘関節の屈曲は可能である．上腕二頭筋は，橈骨神経支配の回外筋とともに前腕の回外も司るため，筋皮神経麻痺では回外の筋力低下も起こる．

さらに，前腕の橈側面に知覚症状が認められる（図Ⅸ-35）．

7 肩甲下神経

1）肩甲下神経の走行

肩甲下神経 subscapular nerve（上・下肩甲下神経）は，第5～6頸神経からなる．鎖骨下部において腕神経叢の後神経束から，**上肩甲下神経** superior subscapular nerve, **胸背神経** thoracodorsal nerve, **下肩甲下神経** inferior subscapular nerve の順で分枝する．肩甲下筋の前面を下行し，上肩甲下神経は同筋の上部を，下肩甲下神経は同筋の下部および大円筋を，それぞれ支配する．胸背神経は広背筋を支配し，中肩甲下神経と呼ばれることがある．

肩甲下神経は，解剖学的変異が多い．特に下肩甲下神経は，20～50％の割合で腋窩神経の近位部から分枝する．また，腋窩神経が下肩甲下神経とともに肩甲下筋下部および大円筋を支配することがある．下肩甲下神経が2～3本存在する例も稀ではなく，肩甲下筋下部を支配する神経と，大円筋を支配する神経が，別々に後神経束から分岐する例がみられる．

2）肩甲下神経麻痺

肩甲下神経は肩甲上神経と異なり（図Ⅸ-29），その走行中に解剖学的狭窄部位や大きく方向を変える部位が存在しない．したがって本神経のニューロパチーに関する報告はきわめて少ない．

愛知医科大学医学部学生の三岡らは2010年，肩甲下筋の前面に過剰な筋束が両側性に存在し，その深層を腋窩神経および下肩甲下神経が走行している例を報告した．さらに組織学的に，過剰束通過部の両神経内部に**Renaut 小体**が存在することを見出した．後述するようにRenaut 小体は，慢性的な神経圧迫の存在を示す病理組織所見である．三岡らは，この過剰束によって両神経が絞扼される可能性を示唆し，**肩甲下筋過剰束症候群**の概念を提唱している．

8 副神経（第Ⅺ脳神経）

1）副神経の走行

副神経 accessory nerve は，延髄から出る延髄根と，上部頸髄の前角から出る脊髄根からなる．脊髄根は頸髄から出て脊柱管内を上行し，大後頭孔を通って頭蓋腔内に入り，延髄根と合流する．両根が合して形成された副神経は，舌咽神経や迷走神経，内頸静脈とともに頭蓋底の頸静脈孔を通

J 肩甲帯の脊髄神経　299

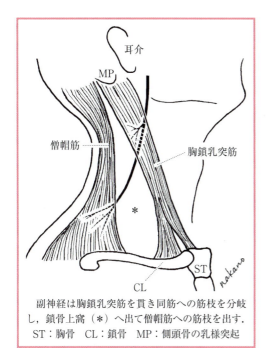

図IX-36 副神経の走行

副神経は胸鎖乳突筋を貫き同筋への筋枝を分岐し，鎖骨上窩（＊）へ出て僧帽筋への筋枝を出す．ST：胸骨　CL：鎖骨　MP：側頭骨の乳様突起

り，頭蓋腔外へ出る．脊髄根に由来する線維は軟口蓋および咽頭の筋へ分布する．延髄根に由来する線維は，胸鎖乳突筋を貫いて同筋への筋枝を分岐し，鎖骨上窩（鎖骨上方の体表面の陥凹）へ出て，僧帽筋への筋枝を出す（図IX-36）．また，胸鎖乳突筋および僧帽筋は，頸神経叢の筋枝による支配も受けている．

僧帽筋の内面を走行する静脈は，①動脈に伴走しないものがある，②合流部が数多く存在する，③静脈弁が欠如している，という特徴を有している．そのため，うっ血を生じやすく，肩こりに関与することが示唆される．

副神経は，頭蓋腔内では迷走神経とともに脳硬膜で鞘状に被覆され，また，両生類以下の下等動物では迷走神経の副枝として存在するため，副（accessory）の名がある．ちなみに，迷走神経vagus nerveは，咽頭，喉頭から胸部内臓，腹部内臓に至る広い範囲に分布するため，ラテン語のvagari（放浪者）からその名が付けられたものである．

2）副神経麻痺

副神経が麻痺すると，僧帽筋麻痺による翼状肩甲，胸鎖乳突筋麻痺による頸部の反対側への回旋の障害が認められる．

鎖骨上窩における副神経損傷は，リンパ節腫大あるいはリンパ節郭清術に伴うことが多い．この場合，胸鎖乳突筋の麻痺は生じない．これは，鎖骨上窩より上方で分岐する同筋への筋枝は障害されないためである．換言すれば，僧帽筋と胸鎖乳突筋の両者の麻痺がみられる場合，副神経損傷部位は胸鎖乳突筋への筋枝の分岐部位よりも上方に位置すると推定される．

左鎖骨上リンパ節はVirchowのリンパ節と呼ばれ，臨床的に重要である．胸管へ流入するリンパ管を有する臓器（腹部内臓，骨盤部内臓，左胸部内臓）の癌が，左静脈角から上行して左鎖骨上リンパ節に転移した場合，Virchowの転移と言う．左鎖骨上窩の皮下に腫大したリンパ節を触知する．これは，「癌が所属リンパ節だけでなく遠隔のリンパ節まで転移し，病態が重篤であること」を示す所見である．したがって，左鎖骨上リンパ節を「警鐘リンパ節」と呼ぶことがある．

9 翼状肩甲

前鋸筋は，肩甲骨の内側縁を外側へ牽引して肋骨へ引き付ける作用を有している．一方，菱形筋と僧帽筋は，肩甲骨の内側縁を内側へ牽引して脊柱に保持する作用を有している．したがって，これらの筋の筋力が低下すると，肩甲骨は胸郭から浮き上がる．これを'天使の翼'に見立てて，翼状肩甲 scapular winging（winged scapula）と言う．

長胸神経 long thoracic nerve が障害されると，前鋸筋の筋力低下によって翼状肩甲が生じる．肩甲骨は下方回旋とともに全体が浮き上がり，菱形筋と僧帽筋によって内側へ牽引されるため，内側縁が正中線に近づく．これは，上腕の屈曲（肩関節の屈曲），あるいは壁に手を押し付ける動作によって明瞭になる．肩甲背神経 dorsal scapular nerve が障害されると，菱形筋の筋力低下によって翼状肩甲が起こる．しかし，菱形筋が肩甲骨を体幹に付着させる作用は弱いため，前鋸筋麻痺による翼状肩甲ほど顕著ではない．前述のように，

長胸神経および肩甲背神経は，腕神経叢の**引き抜き損傷**に合併して二次的に損傷されることが多い．

ミオパチー，例えば **Duchenne 型筋ジストロフィー症** Duchenne muscular dystrophy や**顔面・肩甲・上腕型筋ジストロフィー症** facioscapulo-humeral type muscular dystrophy などの筋原性筋疾患では，四肢近位筋および体幹筋が優位に障害されるため，前鋸筋の筋力低下や筋萎縮による翼状肩甲が起こる（表Ⅸ-3）．両側性にみられ，他の筋の障害も伴うことが特徴的である（表Ⅸ-7）．

僧帽筋の上部線維は肩甲骨を挙上する作用を，中部線維は肩甲骨を正中へ引く作用を，下部線維は肩甲骨を胸郭へ押し付ける作用をそれぞれ有している．したがって，**副神経**が障害されて僧帽筋が麻痺すると，肩甲骨は下方回旋とともに内側縁が浮き上がり，翼状肩甲が起こる．肩甲骨は前鋸筋によって前方へ牽引されるため，正中線から離れる．これは上腕の外転（肩関節の外転）によって著明になる．

K 自由上肢の脊髄神経

ヒトが他の動物と大きく異なる点の1つは，手指の巧緻運動が発達していることである．手指の運動を円滑に遂行するためには，上腕や前腕の運動が合目的的に行われなければならない．上腕や前腕を支配する正中神経，尺骨神経，橈骨神経は，日常生活を遂行する上でも，脊髄神経系のうちで最も大切な神経である．

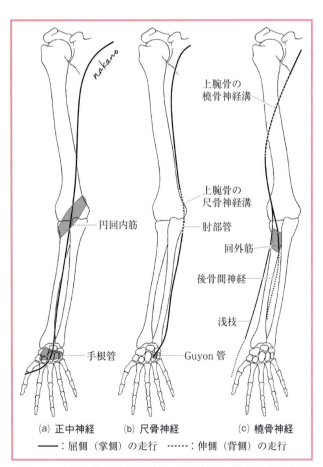

図Ⅸ-37 上肢における正中神経・尺骨神経・橈骨神経の走行
——：屈側（掌側）の走行　……：伸側（背側）の走行

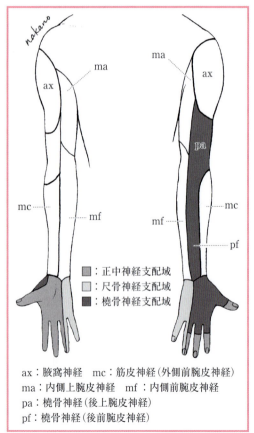

ax：腋窩神経　　mc：筋皮神経（外側前腕皮神経）
ma：内側上腕皮神経　mf：内側前腕皮神経
pa：橈骨神経（後上腕皮神経）
pf：橈骨神経（後前腕皮神経）

図Ⅸ-38 上肢における正中神経・尺骨神経・橈骨神経の皮膚支配

1 正中・尺骨・橈骨神経の概略

解剖学の成書のようにいきなり枝葉末節の説明を始めるのではなく，まず正中神経，尺骨神経，橈骨神経の走行と支配域の概略を把握した方が理解しやすいであろう（図Ⅸ-37, 38）．

正中神経 median nerve は，上腕から肘関節部を経由して手に至るまで，一貫して屈側（掌側）を走行する．運動性線維は，前腕の回内筋群，屈筋群のうち橈側部のものと手の筋を支配し，前腕の回内，手の掌屈および手指の運動を司る．上腕の筋は支配しないため，回内を除き，前腕の運動（肘関節の運動）には関与しない．知覚性線維は，主に手の掌側の皮膚に分布する．上腕と前腕の皮膚知覚には関与しない．

尺骨神経 ulnar nerve は，正中神経とともに上腕の屈側を走行するが，肘関節部では伸側を経由し，前腕で再び屈側（掌側）に戻る．運動性線維は，前腕の屈筋群のうち尺側部のものと手の筋を支配し，手の掌屈および手指の運動を司る．正中神経と同様，上腕の筋を支配しないため，前腕の運動（肘関節の運動）には関与しない．知覚性線維は，主に手の掌側の皮膚に分布する．また正中神経と同様，上腕や前腕の皮膚知覚には関与しない．

橈骨神経 radial nerve は上腕の伸側を走行するが，肘関節部では屈側（肘窩）を経由し，前腕で再び伸側（背側）に戻る．運動性線維は，上腕と前腕の伸筋群，回外筋を支配する．手に固有の伸筋は存在せず，橈骨神経に支配される前腕伸筋群の腱が手に伸びている．したがって橈骨神経は，前腕の伸展（肘関節の伸展）および手の背屈，手指の伸展を司る．換言すれば，橈骨神経の運動性線維は手には分布しない．知覚性線維は，上腕，前腕，手の伸側（背側）の皮膚に分布する．このように，3神経のうちで橈骨神経が最も支配域が広いため，最も太く，かつ最も障害されやすい．**鉛中毒**によるニューロパチーは橈骨神経に好発するが，これは神経の太さと関連するのかもしれない．

さて，上記の3神経の作用の中に，前腕の屈曲（肘関節の屈曲）は含まれていない．前腕の屈曲を司る上腕屈筋群は，筋皮神経によって支配されるのである（図Ⅸ-34）．

2 正中神経

1）正中神経の走行

正中神経 median nerve は第5～8頸神経および第1胸神経からなり，鎖骨下部で，外側神経束と内側神経束からの交通枝（正中神経ワナ）が結合して形成される（図Ⅸ-17）．上腕において，上腕動脈・静脈および尺骨神経とともに内側二頭筋溝（上腕二頭筋の内側縁）を下行し，肘窩に達する（図Ⅸ-39）．上腕で分枝を出すことはない．肘窩の皮下静脈は採血や静脈注射によく用いられるが，上腕二頭筋の内側に注射針を深く刺入すると正中神経を損傷する危険がある．肘窩において，円回内筋への筋枝，肘関節包への知覚枝を出す．

前腕の近位部で**円回内筋**の上腕頭（浅頭）と尺骨頭（深頭）の間を貫き，橈側手根屈筋，長掌筋，浅指屈筋への筋枝および前骨間神経を分枝しながら，その名の通り前腕の正中部を下行する（図Ⅸ-37, 39）．

前骨間神経 anterior interosseous nerve は，橈骨と尺骨の間に張る前腕骨間膜の前面（掌側面）を下行する．その間に，前腕の深部に位置する示指と中指の深指屈筋，長母指屈筋，方形回内筋への筋枝を分枝する．

正中神経の本幹は，浅指屈筋と深指屈筋の間を走行し，屈筋支帯の深層の**手根管**を通過して手掌に至り，母指球筋，示指と中指の虫様筋，手の橈側部掌側面の皮膚を支配する（図Ⅸ-40, 41）．前腕の遠位部において分岐する**掌枝** palmar branch は，屈筋支帯よりも浅層を通り，母指球の皮膚に分布する（図Ⅸ-41）．皮膚支配域は，図Ⅸ-38に示した．

2）手根管

前述のように，正中神経は**手根管** carpal tunnel を通って手掌に至る（図Ⅸ-40～43）．手根管は，**屈筋支帯** flexor retinaculum を天蓋，手根骨を底とするトンネルである．屈筋支帯は舟状骨・大菱形骨と豆状骨・有鈎骨の間に張る強靱な靱帯であ

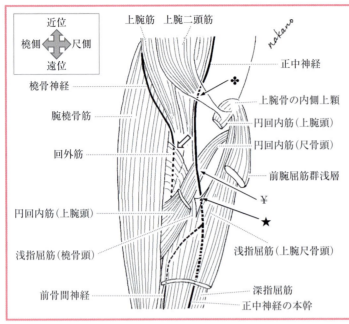

図IX-39 正中神経・橈骨神経の走行（右の肘窩の周囲）

上腕二頭筋の内側縁を下行した正中神経は，上腕二頭筋腱膜の深層を通過して（✤）肘窩に至り，円回内筋の上腕頭と尺骨頭の間を貫通し（¥），浅指屈筋腱弓の深層（★）へ入る．上腕二頭筋腱膜は，上腕二頭筋腱から分かれて尺側に向かい，前腕筋膜に付き，上腕二頭筋の収縮力を尺側に伝達する．円回内筋の上腕頭の中央部を切離し，上腕頭と尺骨頭の間を貫通する正中神経を剖出したのがこの図である．浅指屈筋腱弓は，上腕尺骨頭（上腕骨内側上顆と尺骨鉤状突起に起始する部）と橈骨頭（橈骨の近位前面に起始する部）の間に張る．

腕橈骨筋と上腕筋の間を下行した橈骨神経は，Frohseのアーケード（✎）を通って回外筋へ入る．腕橈骨筋などは橈側へ牽引して，回外筋を剖出した図である．

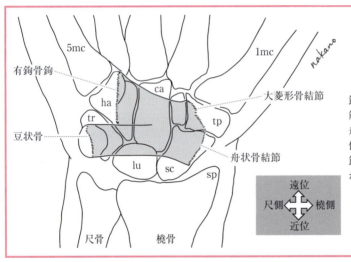

図IX-40 屈筋支帯（右の手関節部の掌側）

屈筋支帯は舟状骨結節・大菱形骨結節と豆状骨・有鉤骨鉤の間に張る．屈筋支帯の近位縁（手根管の入口部）は舟状骨結節と豆状骨を結ぶ線上に，遠位縁（手根管の出口部）は大菱形骨結節と有鉤骨鉤結節を結ぶ線上にそれぞれ位置する．

図中の骨の略号（図IX-40，41，43，52共通）
tr：三角骨　lu：月状骨　sc：舟状骨　ha：有鉤骨　＊：有鉤骨鉤　ca：有頭骨　tp：大菱形骨
pi：豆状骨　1mc：第1中手骨　2mc：第2中手骨　5mc：第5中手骨　sp：橈骨の茎状突起

り，その近位は前腕筋膜へ，遠位は手掌腱膜へ移行するため，境界は不明瞭である．また，近位部よりも遠位部の方が厚い．手関節部掌側の皮膚には横走する2〜3本の皮線がみられるが，通常は最も遠位の皮線（遠位手根線）が最も明瞭であり，その橈側に舟状骨が，尺側に豆状骨が触知される．

遠位手根線をさらに橈側に辿ると，橈骨の茎状突起が触知される．この遠位手根線の深層に屈筋支帯の近位縁，すなわち手根管の入口部が位置する．屈筋支帯の遠位縁，すなわち手根管の出口部は，大菱形骨結節と有鉤骨鉤のそれぞれの遠位端を結ぶ線上に位置する（**図IX-40**）．

K　自由上肢の脊髄神経

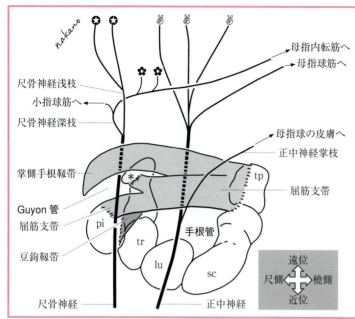

図Ⅸ-41　手根管と Guyon 管（右の手関節部の掌側）

正中神経は，屈筋支帯の深層の手根管を通って手掌に至り，示指と中指の虫様筋および手の橈側部掌側面の皮膚へ分布する（✌）．掌枝は屈筋支帯よりも浅層を通過して，母指球の皮膚に至る．

尺骨神経は，掌側手根靱帯と屈筋支帯および豆鈎靱帯の間にある Guyon 管を通って手掌に至る．浅枝は，短掌筋および手の尺側の皮膚へ分布する（✦）．深枝は，小指外転筋への分枝を出したのち，橈側へカーブしながら，薬指と小指の虫様筋および示指〜小指の骨間筋へ分枝し（✿），その終枝は母指内転筋に至る．

皮膚支配域は図Ⅸ-38 を参照．

　手根管の内部は，正中神経に加え，前腕屈筋群の9本の腱（1本の長母指屈筋腱と，浅指屈筋腱と深指屈筋腱が4本ずつ）が腱鞘に包まれて通過する．正中神経は，手根管の最も浅層で，正中よりやや橈側を通過し，手掌の橈側へ分布する（図Ⅸ-42）．したがって，手根管症候群の症例で手根管内圧を下げる目的で屈筋支帯を切離する際は，正中より尺側で行う．長掌筋腱は屈筋支帯の浅層を通過し手根管は通らないため，母指と小指を対立させると前腕遠位部の皮下に長掌筋腱が浮き上がるが，このすぐ橈側の深層を正中神経が通っている．皮下にある長掌筋腱は摘出しやすいため，腱移植術に用いられる．

　臨床医学では手根管は「横手根靱帯の深層」と表現されることが多い．屈筋支帯と横手根靱帯は同じものであろうか．解剖学用語で，かつては**横手根靱帯** transverse carpal ligament と称されていたものが，のちに屈筋支帯と改名されたのであ

 Coffee Break

生きた公式

　'生きた公式' の話である．人種を問わず，手の掌側面の皮膚は色が淡い．この理由を考えてみよう．

　皮膚の色調は，メラニン色素以外にも，血流やヘモグロビンなど多くの因子によって影響される．手の動脈は，尺骨動脈に由来する浅掌動脈弓と橈骨動脈に由来する深掌動脈弓であるが，いずれも掌側面に分布する．すなわち手の掌側面の皮膚は，背側面に比べて動脈血の供給が豊富であり，それが皮膚の色調にも影響するのである．

　ここで手の神経支配を思い出そう．掌側面を支配する正中神経と尺骨神経は交感性線維を多く含んでいる．血管平滑筋の支配は交感神経系が優位である．すなわち脊髄神経の分布域は，血管の分布や皮膚の色調にも関係するのである．このように，'公式' に相当する解剖学的知識を有機的に結び付けることができれば，'応用問題' である臨床医学の理解も進むであろう．

　「解剖学は生きた公式です！」

　これは，私の教え子の一人から私自身が教えられた言葉である．

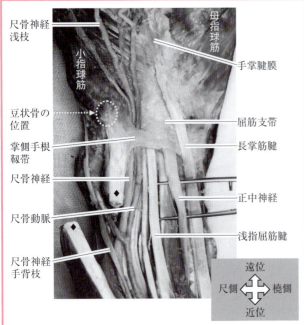
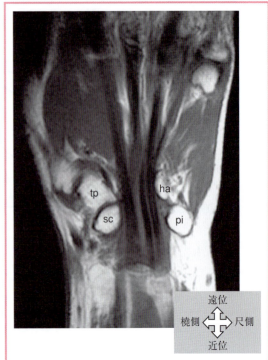

正中神経および前腕屈筋腱（浅指屈筋腱など）は，屈筋支帯の深層の手根管を通る．長掌筋腱は，屈筋支帯よりも浅層を通過する（正中神経の下にピンセットを挿入してある）．

尺骨神経，尺骨動脈は掌側手根靱帯の深層のGuyon管を通る．掌側手根靱帯の尺側端の近位は尺側手根屈筋腱（◆）へ，遠位は小指球筋へ移行する．尺側手根屈筋腱（◆）は，切断して近位部を尺側へ引いてある．尺骨神経の手背枝はGuyon管を通らない．

屈筋腱が，舟状骨（sc）・大菱形骨（tp）と豆状骨（pi）・有鉤骨（ha）の間の狭窄部（手根管）を走行するのがわかる．
（提供：愛知医科大学脳神経外科学講座 名倉崇弘医師）

図Ⅸ-42 手根管とGuyon管（右の手関節部の掌側）

図Ⅸ-43 手根管MRI（前額断）

る．しかし，横手根靱帯と後述の掌側手根靱帯とを合わせて，屈筋支帯と呼ぶこともある．あるいは，前腕筋膜の遠位端，さらには母指球筋と小指球筋を結ぶ腱膜を含めて屈筋支帯と呼び，横手根靱帯は両者の中間に位置する部分とみなす文献もある．ところで，屈筋支帯とは「屈筋腱が浮き上がらないように支える帯」という意味である．しかし，手根管症候群の症例に屈筋支帯を切離する手根管開放術を施行しても，術後に屈筋腱の浮き上がりが起こることはほとんどない．また，新鮮未固定遺体を用いた研究によれば，屈筋支帯を切断しても手の横アーチの安定性が低下する例は僅少であるという．横アーチの安定性は，遠位手根骨相互間を連結する靱帯，特に掌側面の靱帯に依存すると考えられる．

3）正中神経の高位型麻痺

正中神経が上腕や前腕近位部において損傷あるいは絞扼された場合，高位型麻痺と言う．前腕と手の正中神経支配域に下位運動ニューロン症状が生じる．また，母指球を含む手の掌側面橈側に知覚症状が生じる（図Ⅸ-38, 44）．

円回内筋の麻痺によって前腕の回内が，橈側手根屈筋の麻痺によって手関節の掌屈および橈側偏位がそれぞれ障害される．握り拳を作ろうとすると，示指と中指のPIP・DIP関節は浅指屈筋および深指屈筋の麻痺によって屈曲できない．これを**祝禱肢位**（祝福の手）benediction hand あるいは祈禱肢位と言う（図Ⅸ-45, 46）．薬指と小指は，尺骨神経支配の深指屈筋の作用によって屈曲が可能であるが，正中神経支配の浅指屈筋は作用しないため，屈曲する力は弱い（図Ⅸ-44）．

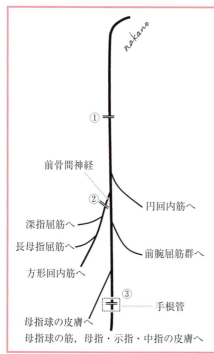

	下位運動ニューロン症状					知覚症状	
	前腕	手				手の橈側部掌側面	
	回内障害	掌屈障害	橈側偏位障害	祝祷肢位	猿手	母指・示指・中指	母指球
①高位型麻痺	+	+	+	+	+	+	+
②前骨間神経麻痺	±	−	−	+	−	−	−
③低位型麻痺（手根管症候群）	−	−	−	−	+	+	+

±：円回内筋は障害されないため，回内の障害は自覚されないことが多い．

①高位型麻痺：前腕の回内，手の掌屈，手の橈側偏位が障害される．また，祝祷肢位，猿手が生じる．知覚症状は母指球を含む手の橈側部掌側面に生じる．

②前骨間神経麻痺：祝祷肢位は生じるが，猿手は生じない．前腕の回内，手の掌屈，手の橈側偏位も障害されない．知覚症状は生じない．

③低位型麻痺（手根管症候群）：猿手は生じるが，祝祷肢位は生じない．前腕の回内，手の掌屈，手の橈側偏位も障害されない．知覚症状は母指球を除く母指・示指・中指の掌側面に生じる．

図IX-44　正中神経麻痺の部位診断

　母指球筋の麻痺によって母指と他指との対立ができなくなり，かつ，母指球は筋萎縮によって扁平になる．さらに尺骨神経支配の母指内転筋と橈骨神経支配の長・短母指伸筋が優位になるため，母指は内転伸展位を呈し示指に沿って他の4指と同一平面上に並ぶ．これを**猿手** ape hand（simian hand）と言う（**図IX-47(a)**）．高位型麻痺では，浅指屈筋および深指屈筋への筋枝も障害される．したがって，橈骨神経支配の指伸筋が優位になるため，PIP・DIP関節は屈曲が障害され，かつ，伸展位をとる．サルの手をしげしげと眺める機会は常人には皆無であろうが，ヒトの母指が他の4指から離れて掌側に位置しているのに対して，サルの母指は内転伸展位を呈して他指と同一平面上に並んでいる．そのため，サルが鉄棒を握る時は，母指も他の4指と同じ方向からとなるのである（**図IX-47(b)**）．医学部の講義では，「サルはヒトに比べて母指球筋の発達が著しく悪いため，母指の対立ができない」と語り継がれている．実際には，サルは小さい餌を摘んだり，互いに毛づくろいすることからわかるように，かなりの巧緻運動が可能である．ちなみに，日本語では，チンパンジーやゴリラ，オランウータンなどの類人猿も含めてサルと総称するが，類人猿と他のサルは種が異なり，その能力にも大きな差がある．英語では両者を明確に区別し，ape（simianは形容詞）は類人猿を指し，下等なサルはmonkeyと言う．すなわち，猿手は類人猿の手に見立てたものであり，古くから文化的にも私たちに馴染みの深いニホンザルの手ではない．

　高位型麻痺を来す疾患のうち機能解剖学的に興味深いものを挙げてみよう．**上腕骨顆上骨折**は，肘関節周辺の骨折では最も頻度が高く，特に小児に好発する．12歳以下では，肘関節脱臼よりも上腕骨顆上骨折が多いと言われている．大部分は伸展型であり，肘関節を伸展した状態で手を衝いた際に，尺骨の肘頭が上腕骨の肘頭窩に陥入し，前方凸の強い過伸展の外力が加わるため，局所の抵抗力の弱い小児では骨折を起こす．骨折線は，前下方から後上方へ走行する．遠位骨片が近位骨片の後上方に転位した場合，鋭利な近位骨片端により正中神経が損傷を受けることがある（**図IX-**

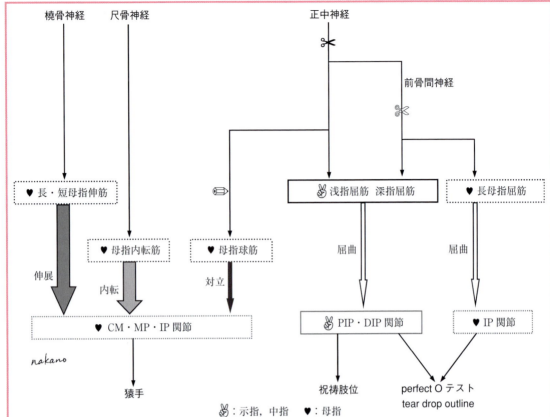

図Ⅸ-45 猿手，祝祷肢位，tear drop outline のメカニズム

　正中神経が上腕や前腕近位部で障害される（✂）高位型麻痺では，示指・中指の浅および深指屈筋が麻痺するため，PIP・DIP 関節が屈曲できなくなり，祝祷肢位を呈する．また，母指球筋の麻痺により猿手を来すが，浅および深指屈筋が麻痺しているため，PIP・DIP 関節は伸展位をとる．
　手根管（▱）における低位型麻痺では，母指球筋の麻痺によって母指の対立ができなくなる．尺骨神経支配の母指内転筋および橈骨神経支配の長および短母指伸筋により，母指は内転伸展位をとる．浅および深指屈筋は作用するため，PIP・DIP 関節は軽度屈曲位をとる．
　前骨間神経麻痺（✂）では示指の深指屈筋と長母指屈筋の麻痺のため，perfect O テストで tear drop outline を呈する．

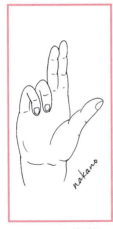

図Ⅸ-46 祝祷肢位

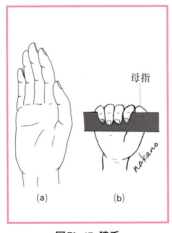

図Ⅸ-47 猿手

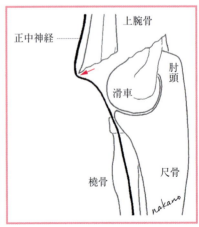

図Ⅸ-48 上腕骨顆上骨折

48）．また，徒手整復の際，正中神経が近位骨片の尖端に押し付けられて損傷することがあるため，注意を要する．

円回内筋周辺における絞扼性ニューロパチーを**円回内筋症候群** pronator syndrome と言う．タオル絞りや大工仕事，スポーツなどで，前腕の回内・回外を繰り返すことによる使いすぎ症候群 overuse syndrome が原因と考えられる．前述のように，正中神経は円回内筋の上腕頭（浅頭）と尺骨頭（深頭）の間を貫通する（図Ⅸ-39）．しかし，正中神経と円回内筋の位置関係には個体差がみられ，正中神経が円回内筋尺骨頭よりも深層を走行する例，尺骨頭を貫通する例，上腕頭よりも表層を通過する例がある．これらの解剖学的変異は，絞扼性ニューロパチーの発症に影響することが示唆される．円回内筋に加えて，上腕二頭筋腱膜や浅指屈筋腱弓が絞扼因子になり得る（図Ⅸ-39）．本症候群では知覚症状が主であり，握力低下などの運動症状が付随する．

4）前骨間神経麻痺

前骨間神経の絞扼性障害は，円回内筋，浅指屈筋腱弓，前骨間神経と交差する小血管などが絞扼因子になり，本神経に支配される示指と中指の深指屈筋，長母指屈筋，方形回内筋が麻痺する．示指は深指屈筋の麻痺によってDIP関節の屈曲が障害され，母指は長母指屈筋の麻痺によってIP関節の屈曲が障害される．したがって，示指と母指によって正円を作らせる **perfect O テスト**を行うと，正円を作ることができず，'涙のしずく形（tear drop outline）' になる（図Ⅸ-49）．母指あるいは示指の運動には正中神経，尺骨神経，橈骨神経の3神経がいずれも関与するため，どの神経に障害があってもperfect Oテストにおいて正円を作ることはできない．しかし，本神経麻痺による '涙のしずく形' は特徴的な徴候である．前骨間神経は解剖学的変異が多く，典型的な '涙のしずく形' を呈さない症例もある．

一方，中指の深指屈筋は部分的に尺骨神経の支配を受けるため，障害されないことが多い．母指IP関節の屈曲が障害されるとペンを持つことができなくなるため，書字が障害される．

方形回内筋も前骨間神経に支配されるが，本神経の麻痺において回内の障害は自覚されないことが多い．これは，本神経分岐部よりも近位で分枝する筋枝によって支配される円回内筋が，障害を免れるためである．円回内筋の作用を除去して方形回内筋の筋力低下をみる時は，肘関節を屈曲させる．肘関節を屈曲させると，円回内筋は，起始（上腕骨の内側上顆）と停止（橈骨の外側面）が近づくために張力が低下し，方形回内筋の筋力評価が行いやすいのである．

前骨間神経は運動性線維だけからなり知覚性線維を含まないため，本神経の単独麻痺で知覚症状を伴うことはない（図Ⅸ-44）．

5）正中神経の低位型麻痺

正中神経が前腕の遠位部や手関節部において損傷あるいは絞扼された場合，低位型麻痺と言う．手の正中神経支配域に症状が認められ，**猿手**が生じる（図Ⅸ-47）．一方，前腕で分枝する筋枝に支配される浅および深指屈筋は障害を免れるため，PIP・DIP関節の屈曲は可能である．

手根管の内部では，正中神経と前腕屈筋群の腱が密に走行しているため，その内圧の上昇によって正中神経は容易に圧迫される．これを**手根管症**

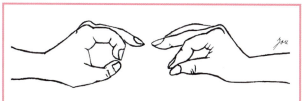

母指と示指で正円を作らせる（左）．前骨間神経麻痺があると涙のしずく形（tear drop outline）になる（右）．

図Ⅸ-49 perfect O テスト

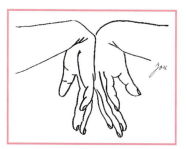

図Ⅸ-50 Phalen テスト

候群 carpal tunnel syndrome と言い，絞扼性ニューロパチーのうちで最も頻度が高い．パソコン作業など手をよく使う職業に多く，利き手に好発する．本症候群の疾患概念を詳細に体系づけたのは米国の George Phalen であり，1950〜1970 年代のことである．Phalen は，「手関節を完全掌屈位に保持すると手根管が狭くなり内圧が上昇するため異常知覚や疼痛が増悪すること，そして中間位に戻すとそれらが寛解すること」を明らかにしたため，両手の手背を合わせて手関節を最大掌屈位にして症状を誘発するテストを，彼の名にちなんで **Phalen テスト**と言う（図IX-50）．就寝中は無意識に手関節が掌屈位をとるため，異常知覚や疼痛は夜間に増強する．正中神経の掌枝は屈筋支帯よりも浅層を走行するため，手根管を通らない（図IX-41）．したがって本症候群では，掌枝の支配域である母指球の皮膚には知覚症状が起こらない（図IX-44）．

　手根管症候群の発症因子として，屈筋群の腱鞘炎，手関節部の骨折や脱臼，変形性関節症，浮腫，透析後のアミロイド沈着などが挙げられる．そのうちの代表的な因子について，機能解剖学的に考察してみよう．妊娠中，月経前，閉経後は，卵胞ホルモン（estrogen）と黄体ホルモン（progesterone）の不均衡によって体内に水分が貯留して浮腫が生じやすく，手根管の内圧が上昇する．したがって，手根管症候群は女性に好発する．また，手関節を掌屈させて乳児を抱いていると手根管内圧が上昇するため，症状が誘発されることがある（図IX-51）．しかし，本症候群以外の絞扼性ニューロパチーの発症頻度が妊娠中や月経前，閉経後に高くなるという話は，聞かない．他の絞扼部位，例えば斜角筋隙や肋鎖間隙は，神経や血管の周囲は疎性結合組織で満たされており，浮腫が生じても疎性結合組織で緩衝されるため，内圧上昇は軽度である．それに対し手根管は，きわめて狭い間隙の内部に正中神経や屈筋腱が密集しているため，浮腫によって内圧が上昇しやすいのである．

　Colles 骨折（定型的橈骨下端部骨折，橈骨遠位端部伸展型骨折）は，手を衝いて転倒した時に生じやすい．遠位骨片は背側かつ橈側に転位し，回外位に変形する．これを'フォークの背状変形'と言う（図IX-52）．整復する際，手関節を掌屈かつ軽度尺屈位で固定するため，手根管の内圧が上昇する．手根管症候群の第1例は，英国の Sir James Paget が 1854 年に，Colles 骨折に続発した正中神経圧迫として報告した．ちなみに Paget は，代謝性骨疾患である Paget 病の報告者でもある．一方，Ireland の Abraham Colles は，Colles 骨折以外に，会陰部および外陰部皮下組織の線維層である Colles 筋膜にもその名を残し，また梅毒の治療に水銀を用いたことでも知られる．

　透析手根管症候群は，慢性腎不全の長期透析患者に起こる**透析アミロイドーシス** dialysis-related

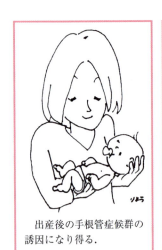

出産後の手根管症候群の誘因になり得る．

図IX-51 乳児を抱く際の肢位

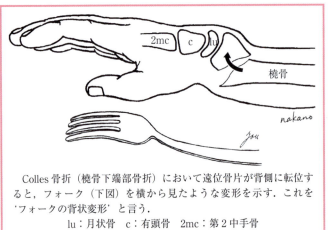

Colles 骨折（橈骨下端部骨折）において遠位骨片が背側に転位すると，フォーク（下図）を横から見たような変形を示す．これを'フォークの背状変形'と言う．
lu：月状骨　c：有頭骨　2mc：第2中手骨

図IX-52 Colles 骨折

amyloidosis の部分症として発症する．慢性腎不全では，腎機能障害によってアミロイドの構成蛋白が糸球体で濾過されないため，その血中濃度が上昇し，軟部組織に沈着する．手根管内の屈筋腱の腱鞘に沈着すると手根管の内圧が上昇し，正中神経が圧迫を受けるのである．

3 尺骨神経

1）尺骨神経の走行

尺骨神経 ulnar nerve は第8頸神経および第1胸神経からなり，鎖骨下部において腕神経叢の内側神経束から起こる（図Ⅸ-17）．上腕において，上腕動脈・静脈および正中神経とともに内側二頭筋溝を下行する．上腕で分枝を出すことはない．

上腕の中央部で上腕動脈・静脈および正中神経と分かれて背側へ回り，上腕骨の**尺骨神経溝**に沿って走行する（図Ⅸ-37, 53）．すなわち，上腕の屈側を走行した尺骨神経は，肘関節においては伸側を通ることになる．肘関節の伸側は筋が少ないため，体表面から尺骨神経を触知できる．また，机の角などで叩打すると，硬い骨に接して走行する尺骨神経が刺激され，前腕の尺側に電撃痛が放散する．換言すれば，尺骨神経は肘関節部において，骨折や脱臼による内部からの圧迫，外傷や打撲などの外力によって障害されやすい．

次いで，上腕骨の内側上顆と尺骨の肘頭を結ぶ滑車上肘靱帯の深層をくぐり抜け，**肘部管** cubital tunnel に入る（図Ⅸ-53）．肘部管は，Osborne 靱帯（弓状靱帯）を天蓋とし，上腕骨の尺骨神経溝と内側側副靱帯を底とするトンネルである．**滑車上肘靱帯** anconeus epitrochlearis ligament は，系統発生学的にはヒト以外の哺乳類や爬虫類，両生類の滑車上肘筋に相当する．**滑車上肘筋** anconeus epitrochlearis muscle は，ヒトにおいても遺残することがあり，その出現率は約15％とされる．**Osborne 靱帯**は，尺側手根屈筋の上腕頭と尺骨頭の三角形の間隙を満たし，同筋の長軸に対して横走する線維束からなる．内側上顆に強固に付着し，肘頭には比較的緩く付着する．後述する Geoffrey Osborne の名を冠したものである．

前腕において，尺骨神経は再び屈側（掌側）に戻り，尺骨動脈・静脈とともに尺側手根屈筋に被われて下行する．その間に，尺側手根屈筋および薬指と小指の深指屈筋などへの筋枝，手の尺側部背側面の皮膚に分布する手背枝を分枝し，前腕の遠位部において表層に現れる．この部位では，橈側から，尺骨動脈・静脈，尺骨神経，尺側手根屈筋腱の順に並ぶ．

さらに尺骨神経は，手関節部で尺骨動脈・静脈とともに **Guyon 管**（尺骨神経管）を通って手掌に出る．Guyon 管は，掌側手根靱帯を天蓋とし，屈筋支帯および豆鉤靱帯を底とするトンネルである．尺側壁は豆状骨で，橈側壁は有鉤骨鉤でそれぞれ構成される（図Ⅸ-41, 42）．**掌側手根靱帯** volar carpal ligament は，前腕筋膜が手関節の掌側で肥厚したものであり，その境界は不明瞭で，

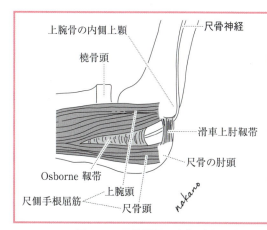

図Ⅸ-53 尺骨神経の走行（右の肘関節部を尺側から見る）

尺骨神経は，肘関節部では伸側を走行する．尺側手根屈筋は腕相撲の際によく使う筋である．上腕骨の内側上顆にある尺骨神経溝を通り，滑車上肘靱帯の深層をくぐって，Osborne 靱帯の深層の肘部管へ入る．滑車上肘靱帯と Osborne 靱帯は深筋膜の肥厚部であり，前者は滑車上肘筋として遺残することがある．

尺側端の近位は尺側手根屈筋腱に，遠位は小指球筋の腱膜や短掌筋に移行する．Guyon管の遠位端の開口部，すなわち出口は**豆鉤裂孔** pisohamate hiatus と呼ばれ，**豆鉤アーチ** pisohamate arch によって被われる．短小指屈筋は豆状骨および有鉤骨鉤から起始し，両起始部はアーチ状に結ばれている．これが豆鉤アーチであり，短小指屈筋だけでなく他の小指球筋の共通の起始部になる．

尺骨神経は，Guyon管内において尺骨動脈の尺側かつ深部を走行し，浅枝と深枝に分岐する．浅枝 superior branch は豆鉤アーチより浅層を通る．知覚性線維とわずかな運動性線維からなり，前者は手の尺側部掌側面の皮膚を，後者は短掌筋をそれぞれ支配する（図Ⅸ-54, 60）．運動性線維のみからなる深枝 deep branch は，小指外転筋枝を分枝したのち，豆鉤アーチの下の豆鉤裂孔を通り，有鉤骨鉤の周りで橈側へ大きく走行を変える．さらに短小指屈筋より深層を通り，小指球筋（短小指屈筋，小指対立筋），薬指と小指の虫様筋および示指～小指の骨間筋を支配する枝を出しながら橈側へ向かい，母指球筋の一部（母指内転筋，短母指屈筋）への枝になって終わる（図Ⅸ-41, 54）．小指外転筋枝は，豆鉤アーチより近位で深枝から分枝する（図Ⅸ-60）．

2) 尺骨神経の高位型麻痺

尺骨神経が肘関節部において損傷あるいは絞扼された場合，高位型麻痺と言う．このうち，肘部管で尺骨神経が絞扼される疾患を**肘部管症候群** cubital tunnel syndrome と言い，絞扼性ニューロパチーのうち手根管症候群に次いで頻度が高い．

肘部管症候群の原因については，未だ議論が分かれる．1950年代後半まで，肘関節部における尺骨神経麻痺は，外反肘などの変形によって本神経が伸張されたために生じる，と考えられていた．英国の Geoffrey Osborne および加国の William Feindel と Joseph Stratford は，尺骨神経麻痺症例の術中所見について，尺骨神経が Osborne 靱帯によって圧迫されていたことを報告した．

肘関節屈曲位において，**Osborne 靱帯**の緊張によって肘部管の内圧が上昇するため，尺骨神経は圧迫されやすくなる．また，解剖体を用いて肘部管断面積を計測した研究によれば，肘関節屈曲角度の増大とともに断面積が減少したとしている．特に肘部管が狭いヒトは，肘関節の運動に伴い尺骨神経が圧迫されやすいと考えられる．内圧の上昇は本神経の栄養血管を圧迫し，虚血性変化を惹起する可能性も示唆される．また，尺骨神経の走行部位は肘関節の回旋軸から離れているため，本神経は前腕の回内・回外に伴って骨の表面を滑走し，かつ，伸張される．Osborne 靱帯の近位縁は，絞扼因子になり得ると考えられる．しかし近年，本症候群は非利き手側に好発するという報告があり，肘関節運動との関係は明らかではない．**滑車上肘筋**の遺残によって尺骨神経が圧迫され本症候群を来すという報告は数多い．一方，滑車上肘筋は，結合

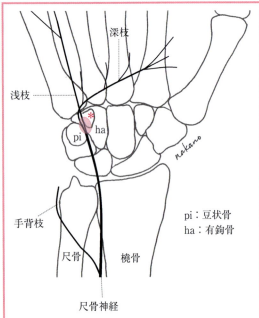

図Ⅸ-54 尺側神経の分枝と Guyon 管

豆状骨と有鉤骨鉤（*）の間に，赤色の楕円形で Guyon 管の位置を示す．尺骨神経は，Guyon 管の内部で浅枝と深枝に分岐する．浅枝は，手の尺側部掌側面の皮膚および短掌筋を支配する．深枝は，小指球筋，虫様筋，骨間筋を支配する枝を出しながら橈側へ向かい，母指球筋の一部への枝になって終わる．

手背枝は，Guyon 管より近位で分枝する．したがって，Guyon 管症候群において，手の尺側部背側面の皮膚に知覚症状が生じることはない．

組織からなる滑車上肘靱帯に比べて柔軟性に富むため，本症候群の発症に対して防御的に作用するとみなす考え方もある．

習慣性尺骨神経脱臼は，肘関節屈曲時に尺骨神経が上腕骨の尺骨神経溝から前方へ脱臼するものであり，男性に比べて溝の浅い女性に好発する．本症に起因する肘部管症候群は，Osborne 靱帯の近位縁で尺骨神経が擦過されて炎症を起こすために生じると考えられる．

肘部管症候群における下位運動ニューロン症状を理解するには，手の内在筋と外来筋の神経支配と作用を理解することが前提になろう（**表IX-17**）．内在筋と外来筋の作用は拮抗する．本症候群では，尺骨神経支配である薬指，小指の虫様筋および骨間筋が障害される一方，正中神経支配の浅指屈筋および橈骨神経支配の指伸筋は障害されない．したがって薬指と小指は，内在筋（虫様筋，骨間筋）よりも外来筋（浅指屈筋，指伸筋）が優位になり，MP 関節は過伸展位，PIP・DIP 関節は屈曲位をとる（**図IX-55**）．このような変形は鳥類の鉤爪 claw に似ているため，**鉤爪指変形** claw finger deformity，**鉤手** claw hand または**鷲手**と呼ばれる（**図IX-56**）．示指と中指の虫様筋は正中神経に支配されるため，示指と中指の変形は生じない．ところで，鷲手を英訳すれば eagle hand となろうが，英語ではこのような表現は用いない．同様に，独語でも Klauenhand（Klaue が鉤爪の意味）と言う．

母指と示指で摘み動作を行う際，尺骨神経に支配される母指内転筋と示指の骨間筋が最も作用する．母指と示指の指先で紙を挟むと，母指内転筋の作用によって母指が内転するが，IP 関節は伸展位を保つ．しかし尺骨神経に麻痺が生じると母指 IP 関節が屈曲する．これを **Froment 徴候**（**図IX-57**）と言い，仏国の Jules Froment によって 1915 年に報告された．そのメカニズムは，尺骨神経支配の母指内転筋の筋力低下によって母指を内転させて紙を挟むことができないため，代償作用として，正中神経支配の長母指屈筋によって IP 関節を屈曲させて紙を挟もうとするものである．すなわち Froment 徴候は，尺骨神経麻痺を正中神経支配の筋によって代償する際の徴候であ

表IX-17 手の内在筋と外来筋

			神経支配	MP 関節	PIP 関節	DIP 関節
内在筋	虫様筋	示指・中指	正中神経	屈曲	伸展	伸展
		薬指・小指	尺骨神経			
	骨間筋◆	示指・中指	尺骨神経	屈曲	伸展	伸展
		薬指・小指				
外来筋	浅指屈筋	示指・中指	正中神経		屈曲	屈曲
		薬指・小指				
	深指屈筋	示指・中指	正中神経		屈曲	屈曲
		薬指・小指	尺骨神経			
	指伸筋	示指・中指	橈骨神経	伸展	伸展 ★	伸展 ★
		薬指・小指				

内在筋は手に固有の筋で，起始も停止も手にある．外来筋は，前腕などに起始する筋の腱が手に至るものである．手に固有の伸筋は存在せず，橈骨神経支配の前腕伸筋群に属する指伸筋腱が手に伸びている．指伸筋は，「指を伸ばす筋」という名称にもかかわらず，PIP・DIP 関節を伸展させる作用は弱い（★）．したがって内在筋と外来筋の作用は拮抗する．
　示指・薬指・小指の背側骨間筋は MP 関節の外転を司り，掌側骨間筋は内転を司る．背側骨間筋と掌側骨間筋が同時に作用すると外転作用と内転作用は相殺され，MP 関節の屈曲と PIP・DIP 関節の伸展が起こる（◆）．
　中指の深指屈筋は，部分的に尺骨神経の支配を受ける．

る．Fromantのtはsilentであるため，［フローマント］ではなく［フローマン］が正しい発音に近い．

本症候群による知覚症状は，手の尺側部に生じる（図Ⅸ-38）．この症状は掌側面，背側面ともに認められ，掌側面に限局するGuyon管症候群とは異なる（図Ⅸ-58）．

本症候群は，肘関節部の骨折や脱臼で惹起されることが多い．**変形性肘関節症**において骨棘の形成によって肘部管が狭小化すると，管内で尺骨神経が圧迫される．また，**上腕骨外顆骨折**の変形治癒による外反肘が起こると，本神経は上腕骨の尺骨神経溝において牽引され，骨折後長期間を経て遅発性の尺骨神経麻痺を起こす（図Ⅸ-59）．上腕骨外顆骨折は小児期に好発するため，既往の有無の確認が重要である．

3）尺骨神経の低位型麻痺

尺骨神経が手関節部で損傷あるいは絞扼された場合，低位型麻痺と言う．Guyon管（尺骨神経管）での絞扼性ニューロパチーは，**Guyon管症候群** Guyon's canal syndrome あるいは**尺骨神経管症候群** ulnar tunnel syndrome と呼ばれる（図Ⅸ-58）．Guyon管は，仏国の外科医 Jean Casimir Félix Guyon の名を冠したものである．彼は，自らの小指球を圧迫するとその遠位に'小隆起'が出現したことから手関節部の解剖に興味を持ち，1861年に尺骨神経管の解剖学的構造について報告した．彼は，'小隆起'は管内部の脂肪組織塊が突出したものと考えた．彼は，手の外科のみならず，泌尿器科および一般外科においても多くの業績を残し，'近代泌尿器科学の父'と呼ばれる．英語圏において初めてGuyonの業績に言及したのは英国のKaplanで，1953年のことである．

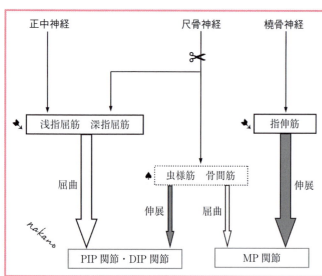

図Ⅸ-55 薬指と小指の鉤爪指変形のメカニズム

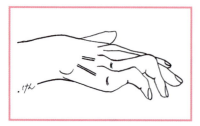

図Ⅸ-56 鉤爪指変形

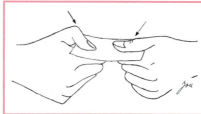

図Ⅸ-57 Froment徴候

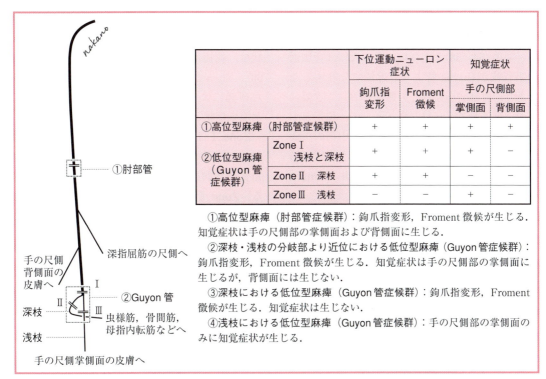

図IX-58 尺骨神経麻痺の部位診断

		下位運動ニューロン症状		知覚症状	
				手の尺側部	
		鉤爪指変形	Froment徴候	掌側面	背側面
①高位型麻痺（肘部管症候群）		+	+	+	+
②低位型麻痺（Guyon管症候群）	Zone I 浅枝と深枝	+	+	+	−
	Zone II 深枝	+	+	−	−
	Zone III 浅枝	−	−	+	−

①高位型麻痺（肘部管症候群）：鉤爪指変形，Froment徴候が生じる．知覚症状は手の尺側部の掌側面および背側面に生じる．

②深枝・浅枝の分岐部より近位における低位型麻痺（Guyon管症候群）：鉤爪指変形，Froment徴候が生じる．知覚症状は手の尺側部の掌側面に生じるが，背側面には生じない．

③深枝における低位型麻痺（Guyon管症候群）：鉤爪指変形，Froment徴候が生じる．知覚症状は生じない．

④浅枝における低位型麻痺（Guyon管症候群）：手の尺側部の掌側面のみに知覚症状が生じる．

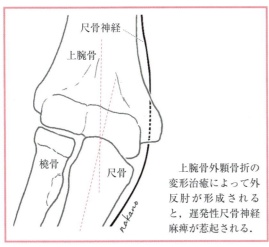

図IX-59 外顆骨折

Kaplanは自著の中で，「尺骨神経管は，仏語圏では'Guyonの管'と呼ばれている」ことを紹介したのである．したがって，少なくとも英語圏においては，Guyon管の名祖はKaplanであろう．尺骨神経管症候群 ulnar tunnel syndromeの嚆矢は，1965年のDupontらである．彼らは，尺骨動脈の血栓性動脈炎患者の術中所見において，尺骨動脈と尺骨神経が管内を密着して走行していることに注目した．そして，管内の構造について，例えば尺骨動脈やガングリオンが尺骨神経を圧迫すると考えたのである．

本症候群の原因は多岐にわたり，中でもガングリオンによる症例は多い．また，小指球筋の特に小指外転筋において変異や過形成の頻度が高く，本症候群の原因になり得る．Guyon管は手根管とは異なり，神経に血管（尺骨動脈・静脈）が密着して走行する．そのため，尺骨動脈の動脈瘤や血栓性動脈炎によって尺骨神経は圧迫されやすい．さらに尺骨神経は，Guyon管周辺において体表面に近く，かつ，骨に近接しているため，骨折（有鉤骨鉤骨折，Colles骨折）や脱臼，外傷によって損傷されやすい．また，Guyon管は手根管に近接するため，手根管内圧の上昇によってGuyon管内の尺骨神経も圧迫されやすい．手根管症候群症例の1/4〜1/3は本症候群を合併するとされる．

本症候群の知覚症状として，手の尺側部の異常

知覚, 知覚麻痺, 疼痛が挙げられる. 本症候群による知覚症状は掌側面に限局し, 背側面には生じない（図Ⅸ-54, 58）. これは, 手の尺側部背側面への手背枝がGuyon管よりも近位で分岐するためであり, 肘部管症候群との鑑別において重要になる. 下位運動ニューロン症状として, 環指と小指の**鉤爪指変形**が挙げられる. 示指と中指の虫様筋は正中神経に支配されるため, この2指は変形しない. また, 母指内転筋の障害により**Froment徴候**が生じる.

尺骨神経は, Guyon管内部において, 大部分が知覚性線維からなる浅枝と, 運動性線維からなる深枝に分岐する. したがって本症候群の臨床症状は, 絞扼部位によって多彩となる（図Ⅸ-58, 60）. SheaとMcClainは1969年, 解剖体を用いた研究によって3つの絞扼部位（Zone Ⅰ～Ⅲ）と臨床症状との関連を明らかにした.

Zone Ⅰは, Guyon管より近位あるいは管内において浅枝と深枝に分岐する前の領域である. 知覚症状および下位運動ニューロン症状を生じる. Zone Ⅱは, 浅枝と深枝との分岐後に, 深枝がGuyon管あるいは豆鉤アーチの下を通る領域

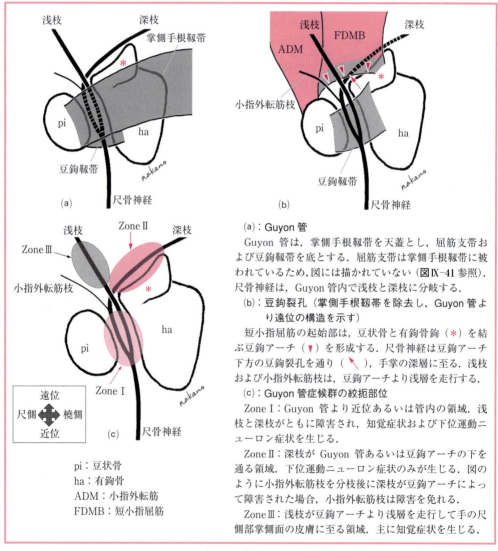

(a)：Guyon管

Guyon管は, 掌側手根靱帯を天蓋とし, 屈筋支帯および豆鉤靱帯を底とする. 屈筋支帯は掌側手根靱帯に被われているため, 図には描かれていない（図Ⅸ-41参照）. 尺骨神経は, Guyon管内で浅枝と深枝に分岐する.

(b)：豆鉤裂孔（掌側手根靱帯を除去し, Guyon管より遠位の構造を示す）

短小指屈筋の起始部は, 豆状骨と有鉤骨鉤（＊）を結ぶ豆鉤アーチ（▼）を形成する. 尺骨神経は豆鉤アーチ下方の豆鉤裂孔を通り（↖）, 手掌の深層に至る. 浅枝および小指外転筋枝は, 豆鉤アーチより浅層を走行する.

(c)：Guyon管症候群の絞扼部位

Zone Ⅰ：Guyon管より近位あるいは管内の領域. 浅枝と深枝がともに障害され, 知覚症状および下位運動ニューロン症状を生じる.

Zone Ⅱ：深枝がGuyon管あるいは豆鉤アーチの下を通る領域. 下位運動ニューロン症状のみが生じる. 図のように小指外転筋枝を分枝後に深枝が豆鉤アーチによって障害された場合, 小指外転筋枝は障害を免る.

Zone Ⅲ：浅枝が豆鉤アーチより浅層を走行して手の尺側部掌側面の皮膚に至る領域. 主に知覚症状を生じる.

図Ⅸ-60 Guyon管と豆鉤裂孔（右手の尺側部を掌側から見た図）

である．下位運動ニューロン症状のみが生じる．小指外転筋枝を分枝したあと深枝が豆鉤アーチによって圧迫された場合，小指外転筋の筋力低下は生じない．**Zone Ⅲ**は，浅枝と深枝との分岐後に，浅枝が豆鉤アーチより浅層を走行して小指球筋に至る領域である．浅枝は，短掌筋を支配するわずかな運動性線維を含む．しかし短掌筋の機能は手掌腱膜の緊張であるため，その麻痺の症状は自覚的にも他覚的にも明瞭でないことが多い．したがって，知覚症状が主体である（図Ⅸ-58，60）．

このように本症候群の絞扼部位は，**Guyon 管**だけでなく，その周辺にも及ぶ．特に短小指屈筋起始部の**豆鉤アーチ**は，解剖体の約 40％において線維性の腱膜からなっており，Zone Ⅱにおける重要な絞扼因子になる．

4 手指の巧緻運動と正中・尺骨神経

1）内在筋と外来筋

手指の巧緻運動を司る内在筋（虫様筋，骨間筋）および母指球筋，小指球筋は主に正中神経あるいは尺骨神経に支配され，橈骨神経は関与しない．特に尺骨神経は楽器演奏の際の指の運動に重要であることから，'musician's nerve' とも唱えられる．また，バイオリンやビオラの演奏中は，左上肢は肩関節外旋位，肘関節屈曲位，手関節背屈位をとるため，肘関節の伸側および手関節の掌側を走行する尺骨神経は緊張しやすくなる．筆者は今，'Best of Cantabile' というタイトルの CD を聴きながらこの原稿を書いているが，カンタービレの記号が示す '歌うように美しい' 音楽は，なおさら尺骨神経の頑張りによるところが大きいようだ．

手の内在筋と外来筋の作用は拮抗する（**表Ⅸ-17**）．したがって，内在筋 intrinsic muscles が麻痺すると，MP 関節は伸展位，PIP・DIP 関節は屈曲位をとる．これを**内在筋劣位** intrinsic-minus position と言う．鉤爪指変形（鷲手）は，内在筋劣位手の一型である（**図Ⅸ-56**）．反対に，内在筋が強く収縮する，あるいは拘縮を来すと，MP 関節は屈曲位，PIP・DIP 関節は伸展位をとる．これを**内在筋優位** intrinsic-plus position と言う．

手指の巧緻運動が発達したヒトでは，母指の運動は他指と著しく異なるため，母指は内在筋劣位あるいは内在筋優位の範疇には含まれない．ところで，日本語では母指を第 1 指と呼ぶが，英語で first finger は示指のことであり，母指 thumb は別格扱い（？）されている．しかし中手骨は，日本語でも英語でも，母指のそれを第 1 中手骨 first metacarpal bone と呼ぶ．

2）手の機能単位

手指の巧緻運動，特に摘み動作を行う際は，手指掌側の皮膚からの知覚情報のフィードバックによって，筋力を微妙に調整しなければならない．例えば表面がヌメヌメしたものを摘む時は，摘む力を強くしなければ滑り落としてしまう．手の掌側面の皮膚知覚は，正中神経と尺骨神経が司る．すなわち，物を摘む時，指先からの知覚情報は正中神経および尺骨神経の知覚性線維を介して中枢神経系へ伝達され，その情報に基づいて錐体外路系で適切な摘む力が計算されて，錐体路と正中神経および尺骨神経の運動性線維を介して手指の運動が行われるのである．

また，手掌面の皮膚は手背面に比べて移動性に乏しい．これは，長掌筋腱から移行する手掌腱膜と真皮が密接に結合しているためである．したがって，物を正確に把持できるのである．

さらに，前述のように，正中神経と尺骨神経には交感性線維が多く含まれ，汗腺や血管平滑筋などを支配し，手の掌側面の精神性発汗を司る．精神性発汗は，摘み動作や握り動作において細かい物や貴重な物を扱って緊張した時，'滑り止め'の役割を担っていると考えられる．

このように，手指の巧緻運動を行うために，筋（運動）と皮膚（知覚，発汗）が一つの機能単位として作用している．

3）神経支配の変異

教科書的には，内在筋である虫様筋と骨間筋は，正中神経に支配される示指と中指の虫様筋を除き，尺骨神経に支配されている．外来筋である浅指屈筋と深指屈筋は，薬指と小指の深指屈筋を除き，正中神経に支配されている（**表Ⅸ-17**）．また母指球筋は，尺骨神経に支配される母指内転筋

を除き，正中神経支配である．しかし，これらの神経支配には変異が多い．例えば，中指の虫様筋や深指屈筋が，正中神経ではなく尺骨神経に支配されることがある．さらに，正中神経と尺骨神経の間には吻合枝が高率に存在する．前腕の中央部において，正中神経の本幹あるいは前骨間神経から分岐した運動性線維が尺骨神経と吻合しているものを Martin-Gruber 吻合と言い，日本人のほぼ10％に認められる．正中神経と尺骨神経の終枝が手掌の橈側部において吻合しているものを Riche-Cannieu 吻合と言い，約70％に出現する．また，母指球筋の神経支配にも高率に変異がみられる．Riche-Cannieu 吻合が存在する場合，正常では尺骨神経の単独支配である母指内転筋や正中神経の単独支配である示指の虫様筋が，正中神経と尺骨神経の二重支配を受けることがある．

これらの変異の機能解剖学的な意義は何であろうか．前述のように，正中神経の高位型麻痺では，握り拳を作ろうとすると，示指と中指は浅指屈筋および深指屈筋の麻痺によって屈曲できず，祝祷肢位を呈する．しかし，中指の深指屈筋が尺骨神経に支配されている症例では，中指の屈曲は可能である．一方，尺骨神経の高位型麻痺による鉤爪指変形は，薬指と小指に生じる．しかし，中指の虫様筋が尺骨神経に支配されている症例では，この変形が中指にも生じる．また，Martin-Gruber 吻合が存在する場合，肘関節周辺で尺骨神経が障害されても，正中神経からの命令が吻合を介して伝達されるため，運動麻痺が起こらないことがある．逆に，吻合よりも近位で正中神経が障害された場合，尺骨神経の障害がなくても，すべての内在筋の機能が障害されることがある．

4）Aran-Duchenne の手

脊髄空洞症 syringomyelia などの頸髄疾患，**筋萎縮性側索硬化症** amyotrophic lateral sclerosis（ALS）などの運動ニューロン疾患，**頸椎椎間板ヘルニアや腕神経叢損傷**による第8頸神経および第1胸神経の神経根障害，あるいは手関節部の外傷などにより，正中神経と尺骨神経に支配される内在筋が一様に麻痺し筋萎縮を呈するものを，**Aran-Duchenne の手**と言う．すなわち，正中神経麻痺でみられる母指球筋の萎縮（猿手）のみでなく，尺骨神経支配の小指球筋も萎縮するため，手掌が全体的に平坦化する．これを指して猿手と称することがある．筋萎縮が進行すると，尺骨神経麻痺でみられる薬指と小指の鉤爪指変形（鷲手）が，示指と中指にも起こる．この肢位を指して鷲手と称することがある．

すなわち，猿手および鷲手という用語は，正中神経あるいは尺骨神経が単独で障害された場合のみでなく，両神経の支配筋が一様に障害されて生じた Aran-Duchenne の手の場合にも用いられるのである．

5）Volkmann 拘縮

骨格筋の表面は結合組織性の筋膜で包まれているため，一種の区画 compartment を形成している．区画内の出血や浮腫によってうっ血が生じ，さらにうっ血による区画内圧の上昇によって動脈血の流入が阻害されると，区画内の筋が壊死に陥る．次いで，筋は瘢痕組織に置換されるため，阻血性拘縮を来す．これを**コンパートメント症候群** compartment syndrome と言う．

特に前腕は，筋膜，橈骨および尺骨，両骨を連結する前腕骨間膜で包まれた閉鎖区画を形成しているため，コンパートメント症候群を来しやすい．上腕骨顆上骨折による上腕動脈の損傷などによって，前腕掌側の区画内で本症候群を来したものを **Volkmann 拘縮** Volkmann contracture と言う．内圧の上昇により，同区画内を走行する正中神経および尺骨神経が圧迫されて麻痺が生じる．Volkmann 拘縮の報告者である独国の外科学者 Richard von Volkmann は，骨のフォルクマン管にその名を残す偉大な生理学者 Alfred Wilhelm Volkmann の子息であり，親子ともども独国の Halle 大学で教授職に就いている．

5 橈骨神経

1）橈骨神経の走行

橈骨神経 radial nerve は第5～8頸神経および第1胸神経からなり，腕神経叢の後神経束から起こる（図Ⅸ-17）．腋窩で腋窩神経と分かれ，上腕骨，大円筋，上腕三頭筋長頭に囲まれた間隙を

通り，上腕深動脈・静脈とともに上腕の背側へ向かい，上腕骨の**橈骨神経溝**に沿ってラセン状に下行する（図Ⅸ-37, 61）．その間に，上腕伸筋群（上腕三頭筋，肘筋）への筋枝，上腕と前腕の背側面への皮枝（後上腕皮神経，後前腕皮神経）を分枝する．その皮膚支配域は図Ⅸ-38 に示した．

次いで，腕橈骨筋と上腕筋の間を通って肘窩の腕橈関節の屈側に至り，後述の Frohse のアーケードに入る．その間を**橈骨神経管** radial tunnel と言う．橈骨神経管の底は腕橈関節の関節包により，外側壁は腕橈骨筋と長・短橈側手根伸筋により，内側壁は上腕二頭筋腱と上腕筋により，それぞれ形成される．橈骨神経管を走行中に，前腕伸筋群（腕橈骨筋，長橈側手根伸筋，短橈側手根伸筋）への筋枝および浅枝を分枝する（図Ⅸ-39, 62）．腕橈骨筋は前腕伸筋群に属し橈骨神経支配であるが，前腕の主に屈側に位置するため，前腕の屈曲（肘関節の屈曲）に作用する．

浅枝 superficial branch は，前腕の背側面を橈骨動脈・静脈とともに腕橈骨筋に沿って走行し，前腕の遠位部で5本の終枝に分岐し，手背の橈側および手指の背側の皮膚に至る．その皮膚支配域は図Ⅸ-38 に示した．

橈骨神経の本幹である深枝 deep branch は，アーチ状の回外筋近位縁（**Frohse のアーケード**）をくぐり抜けて回外筋の浅頭と深頭の間を貫通する（図Ⅸ-62）．回外筋の遠位縁から前腕の背側へ出た深枝は，**後骨間神経** posterior interosseous nerve とその名を変え，前腕骨間膜の後面（背側面）を下行して手関節の背側に至る．その間に，回外筋および前腕伸筋群（尺側手根伸筋，総指伸筋，小指伸筋など）への筋枝を分枝する．深枝が後骨間神経と名を変える部位は，どこなのであろうか．

解剖学では，前腕骨間膜の後面に出た部位よりも遠位を後骨間神経と呼ぶことが多い．しかし臨床医学では，橈骨神経深枝そのものを後骨間神経と呼ぶことがある．また，回外筋の遠位縁よりも

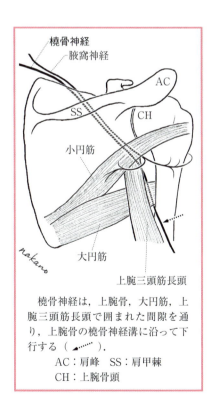

図Ⅸ-61 橈骨神経の走行
（右の肩甲部の背側）

橈骨神経は，上腕骨，大円筋，上腕三頭筋長頭で囲まれた間隙を通り，上腕骨の橈骨神経溝に沿って下行する．
AC：肩峰　SS：肩甲棘
CH：上腕骨頭

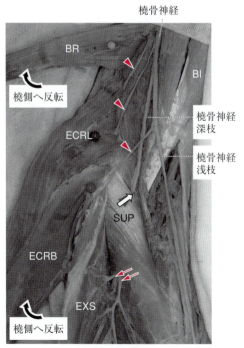

図Ⅸ-62 橈骨神経の走行（右の肘窩の周囲）

前腕伸筋群浅層（BR：腕橈骨筋，ECRL：長橈側手根伸筋，ECRB：短橈側手根伸筋）は，遠位部で切断して，橈側へ反転させてある．

橈骨神経深枝は，回外筋近位縁の Frohse のアーケードを通って，回外筋（SUP）の浅層と深層の間を貫通し，前腕伸筋群深層に進入する．

前腕伸筋群浅層（EXS）を支配する筋枝は，Frohse のアーケードより近位で分枝する．橈骨神経浅枝は，Frohse のアーケードより近位で分枝し，浅層を走行する．
BI：上腕二頭筋

遠位を後骨間神経と言うこともある．

2）橈骨神経の高位型麻痺

橈骨神経が腋窩や上腕の近位部において損傷あるいは絞扼された場合，高位型麻痺と言う．橈骨神経は腋窩神経とともに腋窩を走行するため，松葉杖によって圧迫されることがある．また，四辺形間隙の近傍において腋窩神経とともに圧迫されることがある（図Ⅸ-63, 64）．

橈骨神経は，上腕骨の橈骨神経溝に沿って走行する．換言すれば橈骨神経が上腕骨に接しているため，**上腕骨骨幹部骨折**により損傷されやすい．また，外部から圧迫が加わると，橈骨神経が上腕骨に押し付けられて障害されやすい．例えば，泥酔して椅子の背に上腕を掛けて寝ていたり，上肢を伸ばして自分の頭部を上腕に乗せて寝ていると，橈骨神経麻痺が起こり得る．また，長時間にわたり腕枕をすると，パートナーの頭部によって上腕が圧迫され，橈骨神経麻痺を起こすことがある．これらを英語では **Saturday night palsy** あるいは Sunday morning palsy, honeymoon palsy, lover's palsy, 仏語では paralysie des amants（愛人の麻痺）と言う．いずれも，聞いただけで気だるくなりそうな名称である．週休2日制が普及した今日ならば，さしずめ Friday night palsy となろうか．palsy は paralysis と書くこともある．palsy と paralysis は同義語であるが，前者は仏語の paralysie に由来する語が短縮化したものであり「部分的な麻痺」あるいは「不全麻痺」を指し，後者はギリシャ語の *para*（beside）と *lysis*（loosening）からなり「全麻痺」を指すこともある．

高位型麻痺では，上腕，前腕，手の橈骨神経支配域に，下位運動ニューロン症状および知覚症状が生じる．上腕三頭筋および肘筋の麻痺によって前腕の伸展（肘関節の伸展）が障害される．前腕伸筋群のうち，長・短橈側手根伸筋および尺側手根伸筋の麻痺によって手の背屈（手関節の背屈）が，手指の伸筋（総指伸筋，示指伸筋，小指伸筋，長・短母指伸筋）の麻痺によって手指の伸展が，それぞれ障害されるため，手は掌屈し手指は垂れ下がる．これを**下垂手** drop hand と言う（図Ⅸ-65）．握り動作ができなくなるため，日常生活動作は著しく制限される（図Ⅸ-66(a)）．

正常では，握り動作の際に連合運動として手の背屈が起こる（図Ⅸ-66(b)）．しかし橈骨神経の高位型麻痺では手の背屈は起こらず，前腕伸筋群麻痺のために逆に掌屈してしまう．

上腕と前腕への皮枝分岐部よりも近位で障害されると，知覚症状は上腕および前腕の背側面，手

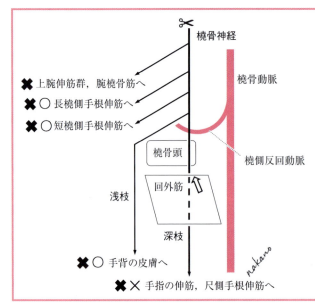

前腕伸筋群のうち長・短橈側手根伸筋は手の背屈を，手指の伸筋は手指の伸展を司る．

橈骨神経の高位型麻痺（✂）では上腕伸筋群，腕橈骨筋が麻痺する（✖）．長・短橈側手根伸筋の麻痺によって手の背屈が，手指の伸筋の障害によって手指の伸展が障害され（✖），下垂手を来す．浅枝も障害されるため，知覚症状が起こる（✖）．

Frohseのアーケード（✂）で深枝が絞扼される低位型麻痺では，長・短橈側手根伸筋は障害されることはなく，手の背屈は可能である（○）．浅枝は障害されないため，知覚症状は生じない（○）．手指の伸筋は麻痺するため，手指の伸展が障害され（✖），下垂指を来す．

橈骨神経深枝は，橈側反回動脈と交叉し，腕橈関節を構成する橈骨頭の前方を下行し，回外筋を貫通する．橈側反回動脈が動脈硬化を起こすと，前腕の回内・回外に伴い橈骨頭が運動した際，深枝を絞扼する可能性が示唆される．

図Ⅸ-63 橈骨神経の高位型麻痺と低位型麻痺

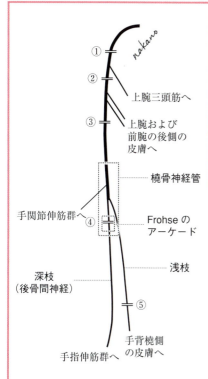

		下位運動ニューロン症状			知覚症状	
		肘関節伸展障害	下垂手	下垂指	上腕および前腕の後側	手背橈側
高位型麻痺	①腋窩	+	+	+	+	+
	②上腕（皮枝より近位）	−	+	+	+	+
	③上腕（皮枝より遠位）	−	+	+	−	+
④低位型麻痺（橈骨神経管症候群）		−	−	+	−	−
⑤浅枝型麻痺		−	−	−	−	+

①上腕三頭筋への筋枝より近位における高位型麻痺：肘関節伸展障害，下垂手，下垂指が生じる．知覚症状は上腕および前腕の後側，手背橈側に生じる．

②上腕および前腕の後側への皮枝より近位における高位型麻痺：下垂手，下垂指が生じるが，肘関節伸展障害は生じない．知覚症状は上腕および前腕の後側，手背橈側に生じる．

③上腕および前腕の後側への皮枝より遠位における高位型麻痺：下垂手，下垂指が生じるが，肘関節伸展障害は生じない．知覚症状は手背橈側に生じるが，上腕および前腕の後側には生じない．

④低位型麻痺（橈骨神経管症候群）：下垂指が生じるが，肘関節伸展障害，下垂手は生じない．知覚症状は生じない．

⑤浅枝型麻痺：手背橈側の知覚症状のみが生じる．

図IX-64 橈骨神経麻痺の部位診断

背の橈側に生じる．一方，それよりも遠位で障害されると，知覚症状は浅枝の支配域である手背の橈側に限局する（図IX-38, 64）．

3）橈骨神経の低位型麻痺

橈骨神経深枝（後骨間神経）が前腕において損傷あるいは絞扼された場合には，低位型麻痺と言う．橈骨神経管の周囲においては，種々の因子によって絞扼性ニューロパチーが生じやすく，**橈骨神経管症候群** radial tunnel syndrome，**後骨間神経症候群** posterior interosseous nerve syndrome あるいは**回外筋症候群** supinator syndrome と称されている．

この部位で絞扼因子となり得る局所要因として，回外筋近位縁の線維性アーチが著名である．米国の Morton Spinner は，解剖学的研究の結果，回外筋の近位縁は成人の70％において膜性であるが，残りの30％においては線維性アーチが形成されていることを報告し，後者を最初の記載者の名にちなんで **Frohse のアーケード** arcade of Frohse と命名した．しかし今日では，前者も含めて回外筋の近位縁を Frohse のアーケードと呼んでいる．それ以外に，短橈側手根伸筋近位部の線維性腱膜，橈側反回動脈，橈骨頭，回外筋などが絞扼因子として関与することが示唆される（図IX-63）．

橈骨神経深枝は橈骨頭前方（屈側）を通っているため，橈骨頭の前方脱臼を合併する**前方型 Monteggia 骨折**に低位型麻痺を生じることがある（図IX-67）．

橈骨神経深枝は前腕伸筋群を支配する．そのうち，手の背屈（手関節の背屈）を司る長・短橈側手根伸筋は，Frohse のアーケードより近位で分岐する筋枝で支配される．したがって，低位型麻痺では手の背屈は可能であり，高位型麻痺のような下垂手を呈することはない．一方，前腕伸筋群のうち手指の伸筋（総指伸筋，示指伸筋，小指伸筋，長・短母指伸筋）および尺側手根伸筋は，Frohse のアーケードより遠位で分岐する筋枝に

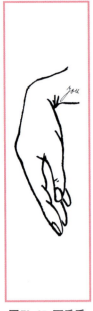

図Ⅸ-65 下垂手

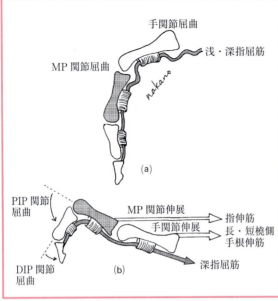

(a)：手関節およびMP関節の屈曲時．手の掌側を走行する浅指屈筋および深指屈筋は弛緩するため，有効な収縮ができない．

(b)：手関節およびMP関節の伸展時．正常では，握り動作の際に，長・短橈側手根伸筋によって手関節は背屈し，指伸筋（総指伸筋・示指伸筋・小指伸筋）によってMP関節は伸展する．それによって浅指屈筋および深指屈筋は緊張するため，有効に収縮してPIP・DIP関節が屈曲し，握り動作が可能になる．すなわち，手関節・MP関節とPIP・DIP関節が連合運動を行う．

橈骨神経高位型麻痺による下垂手では手関節の背屈ができないため，握り動作が障害される．低位型麻痺による下垂指では手関節の背屈は可能であり，握り動作が保たれる．下垂手において，装具によって手関節を背屈位に保持すると，PIP・DIP関節の屈曲が可能になる．

図Ⅸ-66 握り動作における連合運動

よって支配される．したがって，低位型麻痺では全指のMP関節の伸展が不能になる．これを**下垂指** drop finger と言う（**図Ⅸ-68**）．前述のように，長・短橈側手根伸筋の作用によって手の背屈は可能である．しかし，尺側手根伸筋は麻痺するため，背屈時に橈側偏位を伴う．下垂指では手の背屈は可能であるため，日常生活動作はかなり保たれる（**図Ⅸ-66**）．

低位型麻痺では一般的に知覚症状を欠き，下位運動ニューロン症状のみが生じる．しかし，橈骨神経管中央部における神経刺激症状が肘外側部あるいは手背部の疼痛や知覚鈍麻を引き起こすという報告がある．運動性線維のみからなる橈骨神経深枝の刺激により，なぜ疼痛が発現するのであろうか．これについて定まった見解は得られていないが，①橈骨神経深枝が絞扼されて発現する浮腫が深枝と浅枝の分岐レベルまで波及し，知覚性線維からなる浅枝を刺激する，②深枝には知覚神経線維がわずかに含まれ，橈骨頭や手関節の関節包の知覚を司っている，などの説がある．

4）橈骨神経の浅枝型麻痺

橈骨神経浅枝のみが障害されたものを浅枝型麻

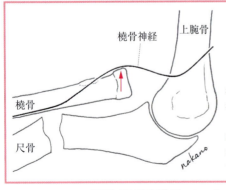

図Ⅸ-67 前方型 Monteggia 骨折

前方型 Monteggia 骨折では，尺骨骨幹部骨折に橈骨頭の前方脱臼を合併する．転位した橈骨頭によって，橈骨神経が損傷されることがある（矢印）．

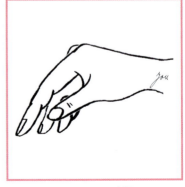

図Ⅸ-68 下垂指

痺と呼ぶ．橈骨遠位端部骨折などの外傷や，de Quervain 病の手術に伴うもの，腕時計やリストバンドによる圧迫損傷，採血や点滴を行う際の針による損傷などが挙げられる．手背の橈側に知覚症状がみられる．浅枝は運動性線維を含まないため，下位運動ニューロン症状は認めない．

L 腰神経叢

上肢の脊髄神経がすべて腕神経叢から起こるのに対して，下肢の脊髄神経は腰神経叢と仙骨神経叢の両者に由来する．上位の腰神経からなる**腰神経叢** lumbar plexus の枝は，骨盤の腹側へ出て，大腿の前面および内側面に分布する．伏在神経は下腿の皮膚に分布するが，下腿の筋を支配することはない．一方，下位の腰神経および仙骨神経からなる**仙骨神経叢** sacral plexus の枝は，骨盤の背側へ出て，殿部および大腿の後面，下腿，足に分布する（図Ⅸ-69）．

大腿の運動（股関節の運動）および下腿の運動（膝関節の運動）は腰神経叢と仙骨神経叢の両者が，足の運動（足関節の運動）および足指の運動は仙骨神経叢のみが司ることになる（**表Ⅸ-18**）．

1 大腿神経

1）大腿神経の走行

大腿神経 femoral nerve は第 2～4 腰神経からなり，腰神経叢から分岐する．大腰筋を貫いて骨盤腔内へ入り，腸骨筋の前面を下行しながら，大腰筋および腸骨筋への筋枝を出す．さらに，大腰筋と腸骨筋が合した腸腰筋とともに，**鼠径靱帯** inguinal ligament 深層の筋裂孔を通過する（図Ⅸ-70～72）．

鼠径靱帯の名は，その内側部で腹壁を貫く鼠径管 inguinal canal から付けられた．鼠径管は，胎生期に後腹壁で発生した精巣が陰嚢へ下降する際の通路であり，精巣を鼠にたとえ，それが下降する径路を意味する．ちなみに，英語の inguinal は

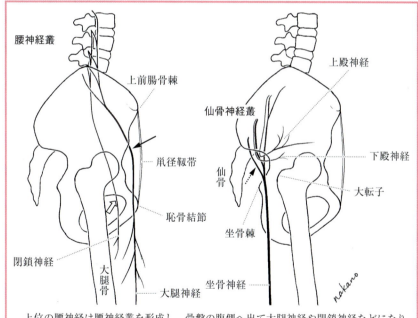

図Ⅸ-69 腰神経叢と仙骨神経叢

上位の腰神経は腰神経叢を形成し，骨盤の腹側へ出て大腿神経や閉鎖神経などになり，主に大腿の前面に分布する．
下位の腰神経および仙骨神経は仙骨神経叢を形成し，骨盤の背側へ出て，上殿神経，下殿神経，坐骨神経などになり，殿部および大腿の後面，下腿，足に分布する．
↙：筋裂孔　↗：閉鎖孔　↗：大坐骨孔

表Ⅸ-18 下肢筋の神経支配

	運動	主な筋	腰神経叢	仙骨神経叢
股関節	屈曲	腸腰筋 大腿伸筋群	直接枝 大腿神経	
	内転	内転筋群	閉鎖神経	
	伸展	大腿屈筋群		坐骨神経
	外転	中・小殿筋		上殿神経
	内旋	中・小殿筋		上殿神経
	外旋	回旋筋群		直接枝
膝関節	伸展	大腿伸筋群	大腿神経	
	屈曲	大腿屈筋群		坐骨神経
足関節	背屈	下腿伸筋群		深腓骨神経
	内返し	下腿屈筋群		脛骨神経
	底屈	下腿屈筋群		脛骨神経
	外返し	腓骨筋群		浅腓骨神経
足指	伸展	下腿伸筋群		深腓骨神経
	屈曲	下腿屈筋群		脛骨神経

　腰神経叢の分枝の大腿神経と閉鎖神経は，大腿前面の大腿伸筋群および内側面の大腿内転筋群を支配する．仙骨神経叢の分枝の上殿神経や下殿神経，坐骨神経は，殿部および大腿後面の外骨盤筋および大腿屈筋群を支配する．さらに坐骨神経は，深腓骨神経，浅腓骨神経，脛骨神経に分岐し，下腿の屈筋群，伸筋群，腓骨筋群を支配する．すなわち，大腿の運動（股関節の運動）および下腿の運動（膝関節の運動）は腰神経叢と仙骨神経叢の両者が，足の運動（足関節の運動）および足指の運動は仙骨神経叢のみが司る．

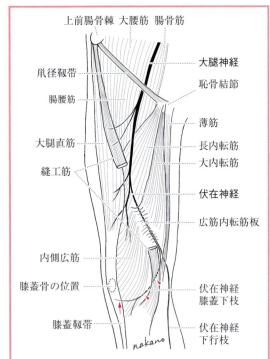

　大腿神経は，骨盤腔内において腸骨筋の前面を下行し，鼠径靱帯の深層を通過し，大腿三角に出る．大腿三角において，大腿四頭筋や縫工筋への筋枝，伏在神経に分岐する．伏在神経は，広筋内転筋板の深層の内転筋管に入り，管内で下行枝と膝蓋下枝に分岐したあと，皮下へ出る．膝蓋下枝は，下内側へ向かって45°の角度で斜走（▶）したあと，外側へ向かって横走（↑）する．

図Ⅸ-70 大腿神経の走行

「大腿の付け根の」を意味し，ラテン語のinguenから派生している．
　筋裂孔を通過した大腿神経は，大腿前面の**大腿三角** femoral triangle に出る（図Ⅸ-70，71）．大腿三角は，図Ⅸ-73に示すように，鼠径靱帯，縫工筋，長内転筋に囲まれた部位であり，体表面からも三角形の陥凹部として触知することができる．ここでは内側から大腿静脈，大腿動脈，大腿神経の順に並び，大腿動脈の拍動が触知され，深部には大腿骨頭が位置している．大腿三角は，腹壁下部の皮下にあるScarpa筋膜にその名を残す伊国のAntonio Scarpaによって記載されたため，Scarpa三角とも呼ばれる．
　大腿三角において2本の大腿動脈が並走する変異を**重複大腿動脈** duplication of femoral artery と呼ぶ．血栓が形成されやすく，画像診断においては人工血管と判別する必要があることから，臨床的にも注目されている．術中は，大腿神経と大腿静脈との解剖学的位置関係に注意が必要である．2本の大腿動脈の遠位部は合流し，1本の膝窩動脈になる．Dubrueilは1847年，「2本の動脈が遠位で合流しない」きわめて稀な例を報告しているが，その分布領域については記載していない．愛知医科大学医学部学生の古屋と中山らは2017年，「2本の動脈が遠位で合流しない」重複大腿動脈を見出し，分布領域も含む詳細な所見を報告した．それによれば，1本は内転筋管を貫通して膝窩動脈へ続き，他の1本は大内転筋の筋腹を貫

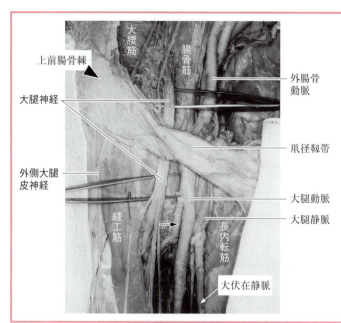

図Ⅸ-71 鼠径靱帯と大腿三角

外腸骨動脈・静脈は鼠径靱帯の深層（血管裂孔）を通過すると，大腿動脈・静脈に名称が変わる．大腿三角において，内側から大腿静脈，大腿動脈，大腿神経の順に並ぶ．

大腿動脈から分枝する大腿深動脈（┄┄▶）は，大腿後面および大腿骨近位部に分布する．

下肢の皮下静脈である大伏在静脈は，大腿三角において深部に入り，大腿静脈に流入する．

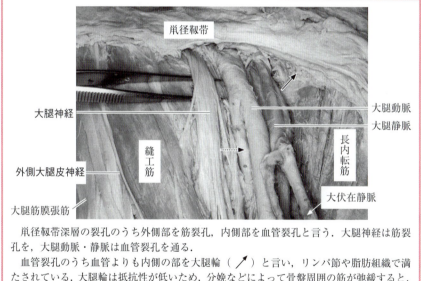

鼠径靱帯深層の裂孔のうち外側部を筋裂孔，内側部を血管裂孔と言う．大腿神経は筋裂孔を，大腿動脈・静脈は血管裂孔を通る．

血管裂孔のうち血管よりも内側の部を大腿輪（↗）と言い，リンパ節や脂肪組織で満たされている．大腿輪は抵抗性が低いため，分娩などによって骨盤周囲の筋が弛緩すると，可動性が大きい小腸や大網が大腿輪を通って大腿前面へ脱出し，大腿ヘルニアを起こす．

外側大腿皮神経は，鼠径靱帯の深層を通過し，縫工筋と大腿筋膜張筋の間を下行する．

┄┄▶：大腿深動脈．

図Ⅸ-72 鼠径靱帯深層の筋裂孔と血管裂孔

通して大腿屈筋群に分布していた．

大腿神経は，大腿三角において扇状に分岐し，大腿前面の皮膚に分布する前皮枝，大腿伸筋群（大腿四頭筋，縫工筋）を支配する筋枝および下腿の皮膚に分布する伏在神経になる（図Ⅸ-70，74）．大腿四頭筋（大腿直筋，内側広筋，外側広筋，中間広筋）は膝関節の伸展を司るが，4つの筋頭のうち大腿直筋は股関節の屈曲も司る．縫工筋は

大腿前面に位置することから大腿伸筋群に属するが，その作用は股関節と膝関節の屈曲である．大腿直筋や縫工筋などの二関節筋は，筋群名と作用が必ずしも一致しないため，注意を要する（表Ⅸ-19）．縫工筋は英語では sartorius muscle と記すが，sartor とは「洋服の仕立て師（縫工）」を指すラテン語の *sartus* から派生した語である．彼らは胡坐をかいて，すなわち股関節の屈曲・外転・外旋位，膝関節の屈曲位で座って仕事をする．その際に縫工筋が作用することからこの名が付けられ，'tailor's muscle' という俗称もある．

2）大腿神経麻痺

大腿神経は，骨盤内あるいは腹腔内手術の合併症として，閉鎖神経とともに損傷されやすい．すなわち，開創器が骨盤壁への神経の圧迫や伸張，虚血をもたらしやすい．また，大腰筋は**血友病** hemophilia における出血の好発部位であり，血腫によって大腿神経や陰部大腿神経が圧迫されやすい．血友病では，筋肉内や関節内などの深部組織および皮下に広範な出血や血腫を起こしやすく，皮下の点状出血や歯肉出血を主徴とする血小

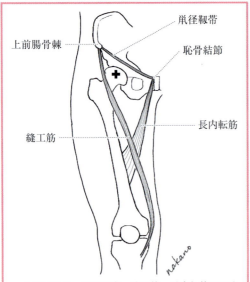

大腿三角は，鼠径靱帯，縫工筋，長内転筋で囲まれた三角である．その深部に大腿骨頭（＋）が位置する．先天性股関節脱臼や股関節後方脱臼では，大腿骨頭が後上方に偏位するため，大腿三角が空虚になる．

大腿前面を内下方へ斜走する縫工筋は，ヒトの骨格筋の中で最も長い．

図Ⅸ-73 大腿三角

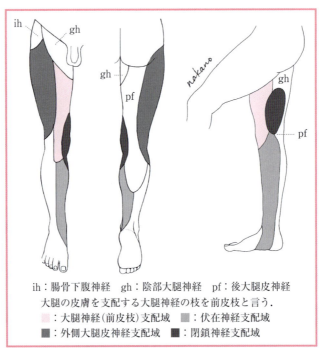

ih：腸骨下腹神経　gh：陰部大腿神経　pf：後大腿皮神経
大腿の皮膚を支配する大腿神経の枝を前皮枝と言う．
■：大腿神経（前皮枝）支配域　■：伏在神経支配域
■：外側大腿皮神経支配域　■：閉鎖神経支配域

図Ⅸ-74 大腿神経・伏在神経・外側大腿皮神経・閉鎖神経の皮膚支配

板減少性紫斑病とは対照的である．ところで，血友病B（Christmas病）は血液凝固因子の1つであるChristmas因子（第Ⅸ因子）の欠乏によって起こるが，Christmasとは何を意味するのであろうか．残念ながら（？）'聖夜'のことではなく人名であるが，他の冠名医学用語のように最初の報告者や発見者ではない．第1号患者Stephen Christmasの姓である．

大腿神経が麻痺すると，大腿四頭筋の筋力低下により，大腿の屈曲（股関節の屈曲）および下腿の伸展（膝関節の伸展）が障害される．**膝蓋腱反射** patellar tendon reflex（PTR）の求心路は大腿神経の知覚性線維，遠心路は大腿神経の運動性線維である．したがって，本神経の麻痺によって膝蓋腱反射は減弱ないし消失する．

2 伏在神経

1）伏在神経の走行

伏在神経 saphenous nerveは，大腿神経の最長の枝であり，知覚性線維のみからなる．英語のsaphenous（伏在）は，「潜伏」を意味するアラビア語の safen に由来している．世界最古とされるメソポタミア文明以来，病気は体液の過剰によって生じると考えられ，治療のために瀉血（血液を抜くこと）が行われてきた．瀉血は，古代ギリシャの医聖 Hippocrates（紀元前460〜375年頃）および古代ローマの Galénus（129〜216年）によって広められ，アラビア医学においても継承された．Galénus は，Hippocrates による医学と哲学を集大成して膨大な著作を残しているが，特に静脈系の解剖について詳細に記載している．瀉血は，皮膚に浮き出た皮下静脈から行う．しかし，下肢の大伏在静脈および小伏在静脈は明瞭に浮き出ておらず，瀉血から逃れるように「潜伏」しているため saphenous の名で呼ばれるようになり，大伏在静脈に伴走する神経も伏在神経と名付けられたのである．

本神経は第3〜4腰神経からなり，大腿三角において大腿神経から分枝する．大腿動脈・静脈とともに**縫工筋**より深層を下行し，**内転筋管** adductor canal（縫工筋下管 subsartorial canal）に進入する（図Ⅸ-70）．内転筋管は，三角形の底を近位とし，管状の先端を遠位とする円錐形の間隙である．Scotland の John Hunter によって1786年に初めて報告され，翌年に詳細な解剖所見が記載されたことから，**Hunter管**とも呼ばれる．ちなみに，左右の腹直筋鞘が正中で癒合する Hunter 線（白線）は，彼の兄 William Hunter の名を冠したものである．内転筋管の前面は，大内転筋と内側広筋との間に張る広筋内転筋板で被われる．前外側面は内側広筋，後内側面は大内転筋によって，それぞれ境界される．大腿動脈，大腿静脈は内転筋管を貫通して膝関節の屈側に至り，膝窩動脈，膝窩静脈とその名を変える．

伏在神経は内転筋管を貫通することはなく，途中で広筋内転筋板を貫き，縫工筋の深層に出る．本神経は，内転筋管内で下行枝と膝蓋下枝に分岐する．両枝は管内を密着して走行するため，管内に局所麻酔薬を注射すると両枝を**神経ブロック**することができる．**下行枝** descending branch（内側下腿皮枝）は，縫工筋あるいは薄筋と縫工筋との間の筋膜を貫いて皮下に出る．大伏在静脈に伴走しながら下腿の内側面を下行し，下腿から足背の内側面にかけての皮膚知覚を支配する（図Ⅸ-70）．腰神経叢の枝のうち唯一，膝関節より遠位に分布する（図Ⅸ-74）．

膝蓋下枝 infrapatellar branchは，縫工筋の後縁を迂回し，あるいは縫工筋を貫き，膝関節の下内側へ向かう．膝関節前内側部の皮膚，膝関節包の前下部，膝蓋下脂肪体などに分布する．膝蓋下枝は，内側半月切除術や前十字靱帯再建術での前内方からのアプローチとして，特に皮膚に縦切開を行う時に損傷されやすい．このような医原性損傷が好発する理由としては，走行および分布の多様性が挙げられてきた．近年，解剖所見のコンピューター画像解析によって，膝蓋下枝は部位に応じて一定の走行パターンを示すことが報告されている．それによれば，膝関節の下内側へ向かって45°の角度で斜走したあと，外側へ向かって横走するという．膝蓋下枝の走行に沿って平行に切開すれば，医原性損傷のリスクは低下すると考えられる．

前述のように伏在神経は知覚性線維からなる．しかし，内転筋管内部において，**内側広筋斜頭**（広筋内転筋板に起始し膝蓋骨の内側縁に停止する）を支配する運動枝が伴走している．また，内転筋管内部において，縫工筋を支配する運動枝が分枝されるという変異例が報告されている．

2）伏在神経痛

内転筋管の周囲で生じる伏在神経の絞扼性ニューロパチーを，**内転筋管症候群** adductor canal syndrome あるいは Hunter's canal syndrome と言う．絞扼は，内転筋管内部あるいは縫工筋を貫く部位で起こり得る．本神経の支配域に疼痛などの知覚症状が生じる．膝関節を屈曲すると，縫工筋が収縮して本神経を圧迫するため，疼痛が増強する．膝関節前内側部痛を来す鵞足炎，内側半月損傷，内側側副靱帯損傷，変形性膝関節症などと類似した症状を呈し，鑑別は容易ではない．

内転筋管症候群では，大腿動脈も大腿静脈も圧迫される．大腿動脈の圧迫による**血管性跛行**（表IX-13）は，伏在神経痛よりも頻度が高い．20〜30歳代の男性の，特に活発な運動時に起こりやすい．その理由として，運動によって内転筋管を構成する筋が発達し，動脈を圧迫することが考えられている．

3）伏在神経麻痺

内転筋管周囲での伏在神経の絞扼性ニューロパチーを**内転筋管症候群** adductor canal syndrome あるいは Hunter's canal syndrome と言い，本神経の支配域に知覚症状（知覚麻痺，異常知覚，疼痛）が生じる．絞扼は，内転筋管内において大腿動脈と交叉する部位，広筋内転筋板や大腿筋膜を貫く部位，縫工筋の後方を迂回して走行を変える部位で起こると考えられる．また，膝蓋下枝が縫工筋を貫く例や縫工筋の表層を乗り越える例があり，このような変異は絞扼を惹起する一因になると推測される．膝蓋下枝は膝関節包の知覚も支配しているため，その絞扼によって膝関節痛が生じる．膝関節痛は階段昇降や蹲踞姿勢で増強するため，**変形性膝関節症** osteoarthrosis of the knee の症状に類似している．これは，階段昇降や蹲踞姿勢などにおいては荷重によって縫工筋が緊張し，本神経に伸展と圧迫が加わるためであると考えられる．

内側下腿皮枝は，急激な走行の変化を起こさず緩やかに下腿内側面を下行しているため，本枝単独の絞扼は稀である．大腿骨内側上顆と大腿筋膜との間での絞扼の例や，大伏在静脈の静脈瘤による圧迫の例が報告されている．

3 外側大腿皮神経

1）外側大腿皮神経の走行

外側大腿皮神経 lateral femoral cutaneous nerve は第2〜3腰神経からなり，腰神経叢から分岐する．大腰筋の外側を外下方へ向かい，さらに骨盤腔内において腸骨筋の前面を斜走する．

上前腸骨棘の下内側において鼡径靱帯の深層を通過し，鋭角的に遠位方向に屈曲して骨盤腔から大腿へ出る（図IX-75）．さらに，縫工筋と大腿筋膜張筋の間で大腿筋膜を貫き，大腿外側面の皮膚に分布する（図IX-71，72，74）．

2）*meralgia paresthetica*

meralgia paresthetica は，外側大腿皮神経の絞扼性ニューロパチーである．*meralgia* は，ギリ

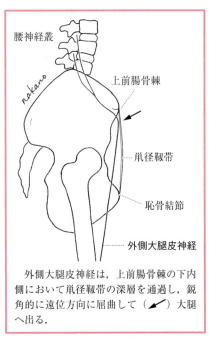

図IX-75 外側大腿皮神経の走行

外側大腿皮神経は，上前腸骨棘の下内側において鼡径靱帯の深層を通過し，鋭角的に遠位方向に屈曲して（↙）大腿へ出る．

シャ語で「大腿」を意味する méros と,「疼痛」を意味する algos の複合語である. paresthetica は知覚異常（英語では paresthesia）の形容詞形であり，ラテン語から派生している．すなわち，meralgia paresthetica を直訳すれば「知覚異常性大腿部痛」になる．その名の通り，大腿外側面の知覚症状が主体であり，灼熱感や激しい疼痛，異常知覚（しびれ感），知覚鈍麻を主訴とする．股関節屈曲によって症状が軽快することがある．

　本症は，独国の Martin Bernhardt による 1878 年の報告を嚆矢とする．ちなみに彼は，著名な病理学者 Rudolf Virchow の教え子である．彼は 1895 年に詳細な症例報告を行い，その 2 週後に露国の Vladimir Karlovich Roth が発表した論文において **meralgia paresthetica** と命名された．両者の名を冠して Bernhardt-Roth 症候群あるいは Roth-Bernhardt 病とも称される．

　墺国の精神医学者 Sigmund Freud は，自身を症例とした短報を発表し，「本症の原因は，衣服による締め付けと外側大腿皮神経の解剖学的変異である」と述べている．その他の原因として，機械的因子（肥満，妊娠による圧迫），代謝性因子（糖尿病，高血糖，アルコール，鉛中毒），医原性因子（体幹装具による圧迫，股関節手術，腹臥位での手術，骨移植時の腸骨稜からの骨片採取）などが挙げられている．しかし本症症例の約 80% は，原因が明確ではない特発性である．

　本神経の圧迫は，鼡径靱帯の深層を通過して骨盤腔から出る部位において生じやすい．この部位において，本神経は大腿前面に向けて鋭角的に屈曲し，かつ，屈曲の頂点で鼡径靱帯と上前腸骨棘に挟まれている（図IX-75）．また，この部位における本神経の走行は，解剖学的変異が多い．特に上前腸骨棘の後方を走行して腸骨稜を乗り越える例，鼡径靱帯を貫通する例，縫工筋によって被覆される例では，より機械的刺激を受けやすいと推測される．本神経と上前腸骨棘との距離は個体差が大きく，報告によって数ミリから 7cm までと幅がある．この距離が短いと，本神経は，上前腸骨棘に付着する縫工筋や鼡径靱帯によっても機械的刺激を受けやすくなる．近年，本症患者ではこの距離が有意に短いことが，超音波所見によって報告されている．さらに，鼡径靱帯に沿って走行する陰部枝（陰囊や大陰唇の皮膚を支配する知覚枝）を分枝する例，鼡径靱帯の深層を通過したあと恥骨筋あるいは大腰筋へ筋枝を分枝する例，大腿外側面のみならず前面および内側面にも分布する例が存在する．したがって，本症の臨床症状に差異が生じる可能性がある．

　糖尿病患者の本症発生率は，一般人口の約 7.5 倍である．そのため糖尿病は，本症の独立した危険因子になると考えられている．

4 閉鎖神経

1）閉鎖神経の走行

　閉鎖神経 obturator nerve は第 2～4 腰神経からなり，大腰筋の深部で腰神経叢から分岐する．同筋の内側縁に沿って下行し，分界線を越えて骨盤腔に至る．さらに小骨盤の内側壁に沿って前内下方に向かって走行し，閉鎖動脈・静脈とともに閉鎖孔の上部に位置する**閉鎖管** obturator canal に達し，管内で前枝と後枝に分岐する（図IX-76，77）．

　前枝は，閉鎖管を通過するとすぐに，股関節包の前内側面へ知覚枝を分枝する．さらに，大腿に入ると恥骨筋と外閉鎖筋との間，次いで長内転筋と短内転筋との間を走行しながら，恥骨筋，長内転筋，短内転筋および薄筋へ筋枝を分枝する．そのあと，大腿の遠位部まで下行し，薄筋と大内転筋との間で大腿筋膜を貫いて皮下に現れ，大腿の遠位内側面へ皮枝を送る（図IX-76）．後枝は，閉鎖管を通過するとともに外閉鎖筋を貫き，同筋へ筋枝を分枝する．大腿の近位部において短内転筋と大内転筋との間を下行し，大内転筋へ筋枝を分枝する．さらに大腿を下行し，大内転筋を貫いて膝関節の後面まで達し，膝関節包の後面上部へ知覚枝を送る（図IX-76）．閉鎖神経の支配域をまとめると，大腿内転筋群（薄筋，恥骨筋，長内転筋，短内転筋，大内転筋，外閉鎖筋）および大腿の遠位内側面の皮膚である．

　股関節を肩関節に対応させると，大腿内転筋群は烏口腕筋に相当する．烏口腕筋の機能的意義は

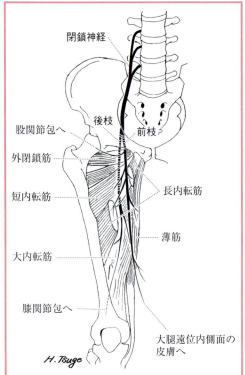

閉鎖神経は，閉鎖管内で前枝と後枝とに分岐する．大腿内転筋群へ筋枝を分枝する．また，股関節包の前内側面，膝関節包の後面上部への知覚枝，大腿の遠位内側部への皮枝を分枝する．

図Ⅸ-76 閉鎖神経の走行

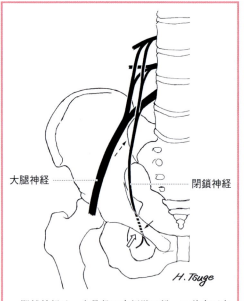

閉鎖神経は，小骨盤の内側壁に沿って前内下方に向かって走行し，恥骨の閉鎖溝に接して閉鎖孔の上部に位置する閉鎖管（➚）に達する．恥骨上枝の骨折（✎）では，閉鎖神経は損傷を受けやすい．

仙腸関節周辺（ ）の骨折では，腰神経叢および同神経叢から出る閉鎖神経と大腿神経が走行しているため，この両神経の合併損傷を起こしやすい．

図Ⅸ-77 大腿神経と閉鎖神経の走行

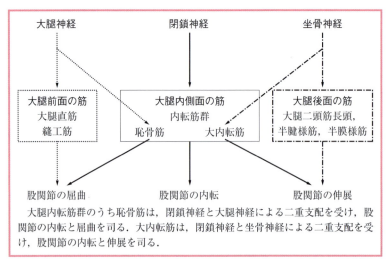

大腿内転筋群のうち恥骨筋は，閉鎖神経と大腿神経による二重支配を受け，股関節の内転と屈曲を司る．大内転筋は，閉鎖神経と坐骨神経による二重支配を受け，股関節の内転と伸展を司る．

図Ⅸ-78 大腿の筋の神経支配

小さい．一方，大腿内転筋群は，両脚起立時に中・小殿筋と拮抗して立位姿勢の保持を司るために，よく発達している．

大腿内転筋群のうち恥骨筋は大腿神経に，大内

転筋は坐骨神経による支配も受けている．その機能解剖学的意義を考えてみよう．大腿前面の大腿直筋と縫工筋は大腿神経に支配され，大腿の屈曲（股関節の屈曲）を司る．恥骨筋は閉鎖神経と大腿神経による二重支配を受け，かつ，大腿の内転のみでなく屈曲も司るため，大腿内側面の筋と前面の筋の両者の性格を有していると考えられる（図IX-78）．一方，大腿後面の大腿二頭筋長頭，半腱様筋，半膜様筋は坐骨神経に支配され，大腿の伸展（股関節の伸展）を司る．大内転筋は閉鎖神経と坐骨神経による二重支配を受け，かつ，大腿の内転のみでなく伸展も司るため，大腿内側面の筋と後面の筋の両者の性格を有していると考えられる（図IX-78）．

2）閉鎖神経麻痺

骨盤骨折 fracture of the pelvis で閉鎖神経麻痺を生じることがあるが，本神経の単独損傷よりも大腿神経と合併損傷を起こすことが多いとされている．両神経の合併損傷について，骨盤骨折の好発部位との関連で再考してみよう．骨盤前方の恥骨上枝の骨折では，閉鎖神経は恥骨の閉鎖溝に接しているため，損傷を受けやすい（図IX-77）．しかし，大腿神経は骨盤腔内において腸腰筋の前面を下行するため，骨に密接していない．したがって，私たちは，骨盤腔内における両神経の合併損傷は少ないのではないかと考えている．一方，骨盤後方の仙腸関節周辺の骨折では，腰神経叢および同神経叢から出る閉鎖神経と大腿神経が近接して走行しているため，両神経の合併損傷を起こしやすいと考えている（図IX-77）．また，分娩，股関節前方脱臼（閉鎖孔脱臼），骨盤腫瘍の浸潤，大腿骨頭置換術後に，閉鎖神経麻痺を合併することがある．

閉鎖神経麻痺では大腿内転筋群に筋力低下が生じ，患側の下肢を反対側の下肢に組み合わせることが困難になる．また，歩行の様子を観察すると，骨盤の平衡保持が不十分となるため，揺れる甲板上を踏ん張ってバランスをとりながら歩く姿に似た歩容を呈するとされている．しかし，閉鎖神経のみの障害では，それほど強い内転障害は来さない．これは，恥骨筋が大腿神経により，大内転筋

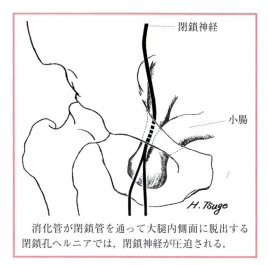

図IX-79 閉鎖孔ヘルニア

が坐骨神経により同時に支配されているためである．また，大腿遠位内側面の皮膚に知覚麻痺が生じる．

消化管，主に可動性が大きい小腸が閉鎖管を通って大腿内側面に脱出するヘルニアを**閉鎖孔ヘルニア**と言う（図IX-79）．分娩によって骨盤周囲の筋が弛緩するため，中高年の経産婦に好発する．ヘルニア内容が閉鎖管に嵌頓すると閉鎖神経が圧迫され，その支配域から下腿に放散する疼痛や異常知覚（しびれ感）が生じる．これは Howship-Romberg 徴候と命名され，英国の外科医 John Howship によって 1840 年に，さらに独国の神経学者 Moritz Heinrich Romberg によって 1857 年にそれぞれ報告されている．前者は骨の Howship 窩の発見者であり，後者は Romberg 徴候の記載者として広く知られている．

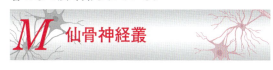

M 仙骨神経叢

1 殿部の機能解剖

臀部は，現在では医学用語でも殿部と書く．学生時代，国語学の教授から「臀を略して殿と書くと，尻という意味はなくなってしまう」と習った記憶がある．改めて漢和辞典を調べてみると，殿は「尻を鞭で打つ」ことを表し，宮殿や神殿のよ

うな「高大な建物」を意味するようになったのは後のことである．臀は，月（にくづき）と奠からなる．奠は「神前に酒を供える」から転じて「置く」の意味になり，同じ音の殿に変化した．したがって，臀は「座る時に下になる部位」を表す．どうやら，元来は臀も殿も'おしり'に関係しているようだ．では，尻という字は何を表すのであろうか．尸は「ヒトの体」を，九は「穴」の意味である．したがって，尻は「肛門」を意味したようだ．

いずれにせよ，学生時代に実習などでしっかり観察・触診した経験がない限り，他人の殿部を観察することは稀であり，また皮下組織の肥厚などによりその形状は個体差が著しい．このような点で，体表観察や触診などの経験を積みにくい部位の1つと思われる．しかし，殿部を走行する脊髄神経は，股関節の運動や泌尿器，生殖器の機能に深く関わるため，重要な部位の1つである．

殿部の骨格は，骨盤を主体とし，その外側に大腿骨が，頭側に腰椎がそれぞれ関節を形成する．骨盤骨折は，交通事故や高所からの落下など大きな外力が加わることによって起こることが多い．骨盤骨折による組織損傷は，骨盤部の筋，神経，血管，内臓など多岐にわたることとなるが，観血的処置を要することが多く，術後の後遺症に対しても十分に時間をかけて愛護的に対応することが

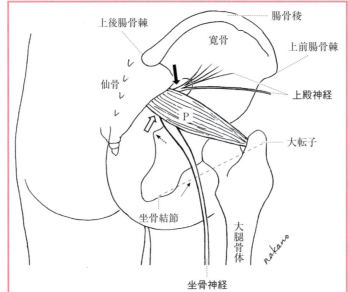

上殿神経は，梨状筋（P）の上縁に沿う梨状筋上孔を通過する．

下殿神経および坐骨神経は，梨状筋下孔を通過する．梨状筋下孔の深部には坐骨棘（↘）が位置する．

坐骨神経は，坐骨結節と大腿骨の大転子を結ぶ線上の中央1/3と内側1/3の境界（↗）において，大殿筋の下縁に出る．

大殿筋は，腸骨稜，仙骨，尾骨，仙結節靱帯から起こり，その外下方は**腸脛靱帯**に移行する．腸脛靱帯は，腸骨稜から大腿の外側を下方へ走行して脛骨の外側顆に至る腱膜であり，起立する時や直立位保持の際に緊張するため，皮下によく触知できる．

図Ⅸ-80 殿部深層の構造

図中の記号（図Ⅸ-80〜84 共通）
Max：大殿筋　med：中殿筋　mini：小殿筋　P：梨状筋
SM：上双子筋　IO：内閉鎖筋　IM：下双子筋　EO：外閉鎖筋
FQ：大腿方形筋　HM：hamstring muscles
↘：梨状筋上孔　⇧：梨状筋下孔

望ましい．一方，大腿骨近位部の骨折や脱臼においては，股関節周囲に局限的に症状が現れることが多い．

さて，寛骨の大・小坐骨切痕は，仙棘靱帯および仙結節靱帯に囲まれて，大・小坐骨孔を形成する．**仙骨神経叢** sacral plexus の分枝は，大・小坐骨孔を通って，骨盤腔から殿部へ出る．殿部の筋は，骨盤と大腿骨の間で起始・停止を持つため外骨盤筋と総称され，仙骨神経叢の分枝に支配される．姿勢保持に加え，股関節の運動に深く関わり，その障害は，不良姿勢や，下肢の運動，特に歩行の異常，すなわち跛行として現れる．

大殿筋および中・小殿筋の深層には，骨盤と大腿骨の間を横断するように頭側から順に，梨状筋，上双子筋，内閉鎖筋，下双子筋，大腿方形筋が存在する（図Ⅸ-80～84）．これら深層の筋は股関節の**回旋筋群** rotators とも呼ばれ，肩関節の回旋筋群（棘上筋，棘下筋，小円筋，肩甲下筋）に対応する．股関節の回旋筋群の作用は，すべて外旋である．内旋は中・小殿筋や大腿筋膜張筋が司るが，外旋に比べて弱い．これは，しゃがみ動作などを行う際に，外旋が重要な役割を果たすためである．ちなみに肩関節は，股関節とは逆に，外旋よりも内旋の方が強力である．**大腿骨頸部骨折** fracture of the femoral neck では，大腿骨体が回旋筋群によって牽引されるため，下肢は外旋位をとる（図Ⅸ-85）．

大腿の外旋（股関節の外旋）には，回旋筋群に加え，下殿神経支配の大殿筋および閉鎖神経支配の外閉鎖筋も関与する．換言すれば，外旋を司る筋の根性支配および末梢性支配は多岐にわたる．したがって，神経根圧迫性病変あるいは外傷や絞扼などの局所的な原因による単ニューロパチー mononeuropathy において，外旋が障害されることは稀である．一方，**多発性筋炎** polymyositis では四肢近位筋が広範に侵されるため，外旋が著明に障害されることがある．

骨盤の内側面に位置する腸腰筋は内骨盤筋とも

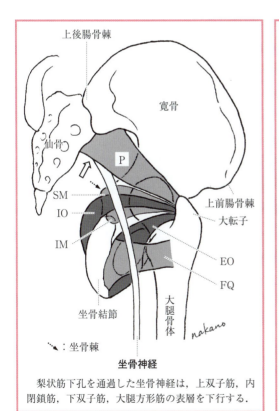

図Ⅸ-81 坐骨神経の走行(1)：後面から見た図

梨状筋下孔を通過した坐骨神経は，上双子筋，内閉鎖筋，下双子筋，大腿方形筋の表層を下行する．

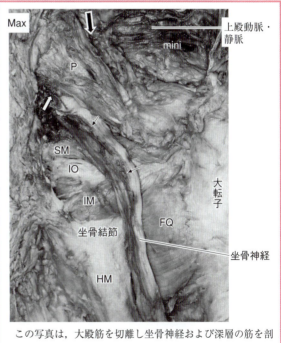

図Ⅸ-82 梨状筋下孔(1)：後面から見た写真

この写真は，大殿筋を切離し坐骨神経および深層の筋を剖出したものである．梨状筋下孔を通過した下殿動脈・静脈の分枝（✓）が坐骨神経に沿って下行する．坐骨神経の栄養血管と考えられる．

呼ばれ，**腰神経叢** lumbar plexus の分枝に支配される．腸骨の内面から起こる腸骨筋と，腰椎から起こる大腰筋とが癒合したものである．鼠径靭帯と骨盤の間の間隙である筋裂孔を通り，大腿の前面において大腿三角の底を形成し，大腿骨の小転子に停止する（図Ⅸ-70）．

2 梨状筋と仙骨神経叢

その形状から「梨」の字が当てられた**梨状筋** piriformis muscle は，仙骨・腸骨に起始し，大

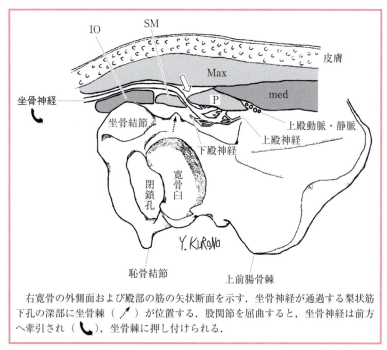

右寛骨の外側面および殿部の筋の矢状断面を示す．坐骨神経が通過する梨状筋下孔の深部に坐骨棘（↗）が位置する．股関節を屈曲すると，坐骨神経は前方へ牽引され（↩），坐骨棘に押し付けられる．

図Ⅸ-83　坐骨神経の走行⑵：外側面からみた図

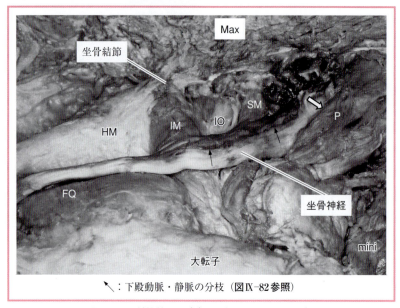

↖：下殿動脈・静脈の分枝（図Ⅸ-82参照）

図Ⅸ-84　梨状筋下孔⑵：外側面から見た写真

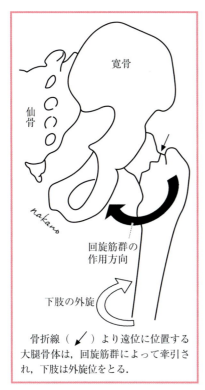

図Ⅸ-85 大腿骨頸部骨折

坐骨孔を横切って大腿骨の大転子に停止する「洋梨型」の筋である（図Ⅸ-80〜82）．piriformis は，ラテン語で「洋梨」を意味する pirum と，「形状」を意味する formis からなる．とは言うものの，最近わが国で出回っている種類の洋梨（ラ・フランス）よりも実際はもっと長形で，洋梨というよりもラッキョに近い．中国・ヒマラヤ原産のラッキョが欧州に普及していれば，「薤状筋」などと当て字されていたかもしれない．

梨状筋は，殿部に分布する仙骨神経叢の分枝や内腸骨動脈・静脈の分枝を剖出する際に目印となることから，臨床的にも重要な筋である．**梨状筋上孔** suprapiriform foramen は梨状筋の上縁に沿った間隙で，上殿神経および上殿動脈・静脈が通過する．**梨状筋下孔** infrapiriform foramen は梨状筋の下縁に沿った間隙で，坐骨神経，下殿神経および下殿動脈・静脈，陰部神経および内陰部動脈・静脈，後大腿皮神経が通過する．

梨状筋と坐骨神経の位置関係の多様性は古くから知られ，特に米国の Lindsay Beaton と Barry Anson が1938年に報告した分類が著名である（図Ⅸ-86）．近年の詳細な解剖学的研究によれば，坐骨神経，下殿神経，後大腿皮神経が梨状筋下孔を通過する『正常型』は約60％に過ぎず，残りの約40％は，これらの神経の一部が梨状筋を貫通する，あるいは梨状筋上孔を通過し梨状筋を乗り越えて走行すると報告されている．このような解剖学的変異は，梨状筋症候群の発症頻度や症状に影響することが示唆される．では，仙骨神経叢の分枝の中で，どの神経が梨状筋を貫通あるいは梨状筋上孔を通過する傾向が強いのであろうか．解剖学的には，坐骨神経が総腓骨神経と脛骨神経に分岐する部位は，膝窩の近位である．しかし，梨状筋の高さにおいて既に総腓骨神経に移行する線維（以下，総腓骨神経成分）と脛骨神経に移行する線維（以下，脛骨神経成分）に分離することができるため，本項では両者を区別して考えることにする（図Ⅸ-86）．梨状筋を貫通あるいは梨状筋上孔を通過する傾向が強い神経は，仙骨神経叢の背側層に由来する総腓骨神経成分，下殿神経，後大腿皮神経である．また，これらの神経の全成分が同筋を貫通する際には，必ず，他の神経の一部ないし全部を伴っている．これは，仙骨神経叢において神経線維が互いに交錯しているためと考えられる．同様の理由から，これらの神経が梨状筋上孔を通過する例においても，単一の神経が単独で通過することは起こり得ないと考えられる．

一方，同神経叢の腹側層に由来する脛骨神経成分は，梨状筋に対して安定した位置関係を保ち，特に梨状筋上孔を通過する例はないとされる．これは，梨状筋を支配する筋枝が仙骨神経叢の背側層に由来するのに対して，脛骨神経成分は同神経叢の腹側層に由来するためであると考えられている．脛骨神経成分の一部が「梨状筋を貫通する」とみなされる例についても，神経支配の点からは，脛骨神経成分に挟まれる筋束は上双子筋の一部である，すなわち「梨状筋を貫通しているのではない」とする考え方もある．これらの報告を Beaton と Anson の分類に対応させたものが図Ⅸ-86である．

上殿神経は仙骨神経叢の背側層に由来し，『正

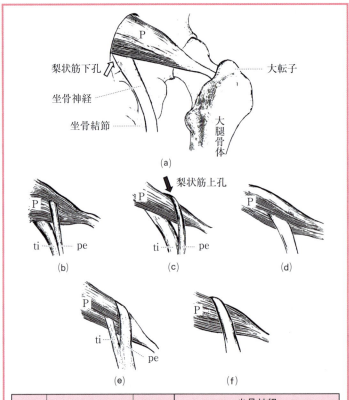

図Ⅸ-86 梨状筋と坐骨神経の位置関係の多様性
(文献150より改変して引用)

常型』では梨状筋上孔を通過する（**図Ⅸ-80, 83**）．しかし，上殿神経の一部が梨状筋を貫通する，あるいは梨状筋下孔を通過する例が報告されている．

上記の内容をまとめると次のようになる．①坐骨神経の総腓骨神経成分，下殿神経，後大腿皮神経，上殿神経は，梨状筋との位置関係が多様性を有する．②坐骨神経の脛骨神経成分は，梨状筋に対して安定した位置関係を保つ．

3 坐骨神経

1）坐骨神経の走行

坐骨神経 sciatic nerve は人体最大の神経であり，第4～5腰神経および第1～3仙骨神経からなる．仙骨神経叢から分岐し，**梨状筋下孔**を通って

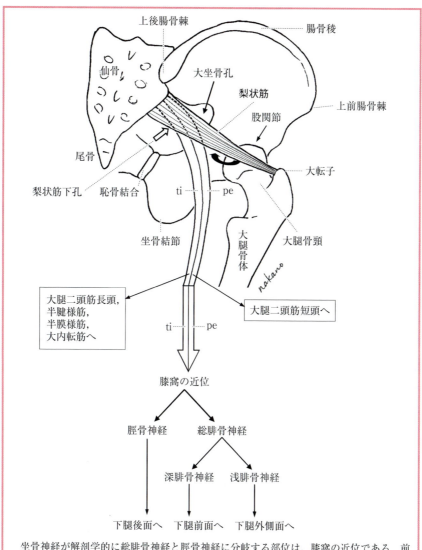

坐骨神経が解剖学的に総腓骨神経と脛骨神経に分岐する部位は，膝窩の近位である．前者は，浅腓骨神経と深腓骨神経に分岐する．
　坐骨神経は，梨状筋の高さにおいて総腓骨神経成分（pe）と脛骨神経成分（ti）に分離することができる．総腓骨神経成分（pe）は，梨状筋と接触する距離が長い．
　股関節後方脱臼では，大腿骨頭によって坐骨神経は外方から圧迫を受ける（　）．
　梨状筋の上縁は，上後腸骨棘と大転子の上端を結ぶ線に一致する．下縁は，上後腸骨棘と尾骨の先端を結ぶ線の中点と大転子の上端を結ぶ線に相当する．

図Ⅸ-87 坐骨神経（総腓骨神経成分と脛骨神経成分）

骨盤腔から出る．梨状筋下孔を通る部位は，体表面上では坐骨結節と上後腸骨棘を結ぶ線上で，その中点に位置する（図Ⅸ-81）．さらに，大殿筋と回旋筋群（上双子筋，内閉鎖筋，下双子筋，大腿方形筋）との間を下行する（図Ⅸ-82, 83, 84）．坐骨神経が大殿筋の下縁に出る部位は坐骨結節と大腿骨の大転子を結ぶ線上であり，中央1/3と内側1/3の境界に位置する（図Ⅸ-80）．ここは，鍼灸治療において**坐骨神経刺鍼**を行う部位である．

坐骨神経は，大腿の後面において，大腿二頭筋と半腱様筋・半膜様筋の間を下行しながら，これらの筋（hamstring muscles）および大内転筋への筋枝を出し，膝窩の近位において総腓骨神経と脛骨神経に分岐する．半腱様筋の下半は，細い索状の腱になっているため，体表面からよく触知できる．一方，半膜様筋の上半は広い腱膜状を呈している．

坐骨神経は，膝窩の近位において総腓骨神経と脛骨神経に分岐する．しかし，梨状筋の高さにおいて既に総腓骨神経と脛骨神経の成分に分離することができる（図Ⅸ-86, 87）．大腿の筋支配を，脛骨神経成分と総腓骨神経成分に分けてみよう．脛骨神経成分は，大腿二頭筋長頭，半腱様筋，半膜様筋，大内転筋を支配する．大腿二頭筋長頭，半腱様筋，半膜様筋は二関節筋であり，下腿の屈曲（膝関節の屈曲）のみでなく大腿の伸展（股関節の伸展）も司る（表Ⅸ-19）．大内転筋は，内転筋群のうち最も後面に位置し，閉鎖神経と坐骨神経の二重支配を受け，大腿の内転と伸展（股関節の内転と伸展）に関与する（図Ⅸ-78）．一方，総腓骨神経成分は大腿二頭筋短頭を支配する．大腿二頭筋短頭は膝関節のみに作用する一関節筋であり，股関節には作用しない．すなわち，股関節の伸展は脛骨神経成分のみが，膝関節の屈曲は脛骨神経成分と総腓骨神経成分の両者が司るのである．

大腿二頭筋の稀な変異例として，過剰頭が存在することがある．過剰頭の起始は大腿骨，仙棘靱帯，坐骨棘など多様性に富み，その神経支配も症

表Ⅸ-19 下肢の主な二関節筋

主な二関節筋	筋群	股関節 （大腿の運動）	膝関節 （下腿の運動）	足関節
大腿直筋　▲	大腿伸筋群	屈曲	伸展	
縫工筋	大腿伸筋群	屈曲， 外転，外旋	屈曲， 内旋	
薄筋	内転筋群	内転	屈曲， 内旋	
大腿筋膜張筋	外骨盤筋	屈曲， 内旋，外転	伸展	
hamstring muscles 　大腿二頭筋長頭　◆ 　半腱様筋 　半膜様筋	大腿屈筋群	伸展，外旋 伸展 伸展	屈曲，外旋 屈曲，内旋 屈曲，内旋	
腓腹筋	下腿屈筋群		屈曲	底屈

二関節筋では，筋群名と作用が必ずしも一致しない．例えば，大腿伸筋群に属する大腿直筋は，大腿の屈曲（股関節の屈曲）と下腿の伸展（膝関節の伸展）を司る．縫工筋は，大腿の前面に位置するために大腿伸筋群に属するが，その作用は大腿の屈曲（股関節の屈曲）と下腿の屈曲（膝関節の屈曲）である．大腿屈筋群であるhamstring musclesは，大腿の伸展（股関節の伸展）と下腿の屈曲（膝関節の屈曲）を司る．

▲：大腿四頭筋のうち，大腿直筋のみが二関節筋
◆：大腿二頭筋の長頭は二関節筋（短頭は二関節筋ではない）

例によって異なり多様であることが報告されている．愛知医科大学医学部学生の恒川らは2018年，自験例と先行例を詳細に検討し，過剰頭の由来，起始部と神経支配との関連性について報告した．その結果，自験例の過剰頭は，大腿二頭筋短頭と同様に起始が坐骨結節ではなく大腿骨であること，総腓骨神経成分に支配されること，大殿筋と連結を有することから，短頭に由来すると考察している．

2）坐骨神経麻痺

坐骨神経が麻痺すると，hamstring muscles の筋力低下によって大腿の伸展（股関節の伸展）と下腿の屈曲（膝関節の屈曲）が障害される．しかし，膝関節の屈曲は，大腿神経支配の縫工筋と閉鎖神経支配の薄筋の作用によって，ある程度は可能である．hamstring muscles の筋力低下によって，膝関節の伸展を司る大腿四頭筋が優位になるため，膝関節の過伸展が起こる．これを**反張膝** *genu recurvatum* と言う（図Ⅸ-88）．

外傷性股関節脱臼 traumatic dislocation of the hip は，大腿骨頭が後上方へ転位する後方脱臼が多い．股関節および膝関節屈曲位で，大腿骨幹の長軸方向に大腿骨頭に向かって強い外力が加わった時に生じやすい．すなわち，交通事故で膝をダッシュボードに打ちつけた時に多く，**ダッシュボード損傷** dash-board injury と呼ばれる（図Ⅸ-89）．坐骨結節と大転子の間を下行する坐骨神経は，転位した大腿骨頭により外方から圧迫を受けることになる（図Ⅸ-87）．股関節内転位では靱帯が弛緩して股関節の安定性が低下するため，脚を組んだ姿勢で膝がダッシュボードに激突すると，さらに脱臼しやすくなる（表Ⅸ-20）．このような場合は，骨折を伴わない純粋な脱臼になりやすい．一方，股関節が外転と内転の中間位で膝が打ちつけられると，大腿骨頭が寛骨臼の後縁を粉砕する骨折を伴いやすく，その骨片が坐骨神経を圧迫することもある．正常では大腿骨の大転子先端は **Roser-Nélaton 線**上に位置するが，股関節後方脱臼では同線より高位になる（図Ⅸ-90）．後方脱臼した大腿骨頭は，寛骨臼より内方に転位し，股関節は屈曲・内転・内旋位をとる．また，正常では大腿三角の深部に大腿骨頭が位置するが，大腿骨頭が後上方に転位するため大腿三角は

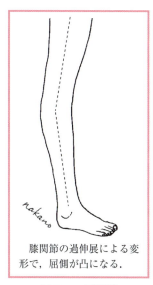

図Ⅸ-88 反張膝
膝関節の過伸展による変形で，屈側が凸になる．

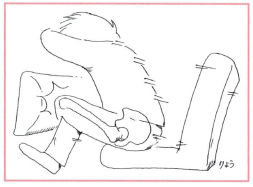

図Ⅸ-89 ダッシュボード損傷

表Ⅸ-20 大腿の運動（股関節の運動）と靱帯

	屈曲	伸展	外転	内転	外旋	内旋
腸骨大腿靱帯						
上部線維	弛緩	緊張	弛緩	**緊張**	緊張	弛緩
下部線維	弛緩	**緊張**	弛緩	緊張	緊張	弛緩
恥骨大腿靱帯	弛緩	緊張	**緊張**	弛緩	緊張	弛緩
坐骨大腿靱帯	弛緩	緊張	弛緩	弛緩	弛緩	**緊張**
大腿骨頭靱帯	弛緩	弛緩	弛緩	緊張	弛緩	弛緩

屈曲時はすべての靱帯が弛緩するため，股関節が不安定になる．
太字は，強度**緊張**．

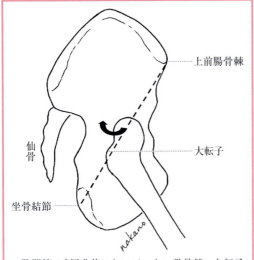

図IX-90 Roser-Nélaton線

股関節45°屈曲位において，上前腸骨棘，大転子の尖端，坐骨結節が一直線上に並ぶ．これをRoser-Nélaton線と言う．股関節後方脱臼（↶）では大腿骨が上昇するため，大転子先端が高位になる．しかし，坐骨結節は点ではなく，ある広さを有する面であるため，正確な方法ではない．

空虚になる（図IX-73）．外傷性股関節脱臼における坐骨神経麻痺は，本神経が一方向からの圧迫を受けるため，その部位により，限局した麻痺，すなわち総腓骨神経領域または脛骨神経領域いずれかの単独麻痺を呈することがあり，大腿遠位部より遠位の絞扼性ニューロパチーとの鑑別が必要となる．

梨状筋下孔周辺において，総腓骨神経成分は坐骨神経の外側部に，脛骨神経成分は内側部に位置する（図IX-87）．坐骨神経の外側部は，内側部に比べて，周囲の疎性結合組織が少ない．注射針が末梢神経の近傍に刺入された場合，その刺入圧によって神経は疎性結合組織内を移動するため，注射針による直接損傷は避けられる可能性がある．したがって，殿部への**筋肉内注射**による神経麻痺は，脛骨神経成分よりも総腓骨神経成分に起こりやすい．

3）**骨盤出口症候群**（deep gluteal syndrome）

坐骨神経は，骨盤腔外の殿部深層において，筋の間を縫うように走行するため絞扼を受けやすい．これらの絞扼性ニューロパチーは**梨状筋症候群** piriformis muscle syndromeと呼称されてきた．しかし，梨状筋以外にも多くの絞扼因子が挙げられるため，近年では**骨盤出口症候群** pelvic outlet syndromeあるいはdeep gluteal syndrome（直訳すれば殿部深層症候群）と総称されている．

梨状筋症候群は，骨盤出口症候群のうち梨状筋に起因するものである．前述のように，梨状筋と坐骨神経の位置関係には多様性が認められる（図IX-86）．坐骨神経の一部が梨状筋を貫通する例や，梨状筋上孔を通過し梨状筋を乗り越えて走行する例において，殿部の外傷，長時間のストレッチ，股関節や脊柱の不安定性などの因子が加わると，本症候群を惹起する可能性がある．梨状筋の過形成や腱様組織が存在する例では，本症候群を発症しやすい．梨状筋下孔の近傍に線維性索状物が認められることがある．これらの線維性索状物は，坐骨神経を周囲の腱や靱帯に固定する，あるいは坐骨神経を圧迫する可能性がある．また，正常の坐骨神経は，股関節と膝関節の運動に伴って筋の間を滑走し，伸張される．線維性索状物によって坐骨神経の可動性が低下すると，本症候群を来しやすくなると考えられる．さらに，梨状筋下孔の深部に坐骨棘が位置するため，坐骨神経は梨状筋と坐骨棘に挟まれている（図IX-80, 81, 83）．股関節を屈曲すると，坐骨神経は前方へ牽引されて坐骨棘に押し付けられるため，機械的刺激を受けやすい．

骨盤出口症候群は，梨状筋以外の回旋筋群が絞扼因子になることがある．坐骨神経は，梨状筋下孔において梨状筋の深層から上双子筋および内閉鎖筋の浅層に出る（図IX-83）ため，股関節運動時に剪断力が加わりやすい．上双子筋および内閉鎖筋による坐骨神経の絞扼を，**双子筋内閉鎖筋症候群** gemelli-obturator internus syndromeと呼ぶ．また，大腿方形筋の萎縮や断裂に起因する坐骨結節と大転子との距離の短縮によって，坐骨神経の絞扼を来すことがある．さらに，坐骨結節に付着するhamstring musclesの腱付着部症，坐骨結節の剥離骨折などによる絞扼の例も報告されている．

骨盤出口症候群は，殿部，股関節部，大腿後面

の疼痛および異常知覚，腰部の放散痛などの知覚症状を主徴とする．座位によって症状が増悪することが多い．その理由として，①坐骨神経が股関節屈曲によって伸張され，かつ，座面によって圧迫されること，②股関節屈曲時に梨状筋が大腿骨頭の後方偏位を抑止しようと緊張すること，が挙げられる．筋力低下や腱反射減弱などの下位運動ニューロン症状を伴うこともある．

骨盤出口症候群は，**神経根圧迫性病変**による坐骨神経痛との鑑別が重要である．しかし，坐骨神経自体を伸張させるSLRテスト（下腿伸展挙上テスト straight leg raising test）では両者を鑑別することはできない．梨状筋は股関節を外転・外旋させる作用を有するため，梨状筋症候群では，股関節を他動的に内転・内旋し梨状筋を緊張させて坐骨神経に負荷をかけると疼痛が誘発される．このような疼痛誘発テストとして，Freibergテスト，FAIRテストなどが挙げられる．**Freibergテスト**は，米国Cincinnati大学整形外科教授であったAlbert Henry Freibergの名を冠したものである．そのテスト手技については，股関節伸展位で行うのか，屈曲位で行うのか，文献によって記載が異なる．Freibergの原著（1934）に従えば，「腹臥位（すなわち股関節伸展位）で膝関節を屈曲させ，股関節を内旋する」手技が'原法'であろう．ちなみに彼は，Freiberg病（中足骨頭の骨端核に生じる骨端症）にも，その名を残している．**FAIRテスト** flexion adduction internal rotation testは，患側を上にした側臥位で，股関節と膝関節を90°屈曲させ，股関節を内転・内旋させる．**座位梨状筋伸張テスト** seated piriformis stretch testは，患者を座位（股関節90°屈曲位）にして行う．検者は，一側の手で患者の足部を把持し，他動的に膝関節を伸展，股関節を内転・内旋する．他側の中指で坐骨結節の外側を，示指で大坐骨切痕を触れ，坐骨神経を圧迫する．疼痛が再現されたならば，陽性と判定される．FAIRテストと座位梨状筋伸張テストは特異性および感度が高く，診断に有用とされる．

4 下殿神経

1) 下殿神経の走行

下殿神経 inferior gluteal nerveは第5腰神経および第1〜3仙骨神経からなり，仙骨神経叢から分岐し，大坐骨孔を通って骨盤腔から殿部へ出る．さらに梨状筋下孔を通過してすぐに分枝し，大殿筋を支配する（図Ⅸ-83）．大殿筋は，大腿の伸展と外旋（股関節の伸展と外旋）を司る．

2) 下殿神経麻痺

下殿神経は，梨状筋下孔を通過してから大殿筋に至るまでの距離が短いため，外傷などによって単独で損傷されることは少ない．

下殿神経麻痺によって大殿筋の筋力が低下すると，大腿の伸展（股関節の伸展）が障害されるため，座位からの起立や階段の昇降が困難になる．また，大殿筋の弛緩性麻痺によって，起立時に殿部が垂れる．歩行時，大殿筋の筋力低下によって股関節が屈曲し始めると前方へ転倒してしまう．そのため，体幹を背側へ反らせて重心を後方に移動し，股関節を過伸展して安定を保とうとする．これを**大殿筋歩行**と言う．近位筋が優位に障害される**Duchenne型筋ジストロフィー症**や**多発性筋炎**などの筋原性筋疾患でみられる．

5 陰部神経

陰部神経 pudendal nerveは，陰部神経叢から分枝し，梨状筋下孔のうち坐骨神経の正中寄りを通過したあと，坐骨結節の内側を小坐骨孔に向かって走行する．梨状筋下孔通過後すぐに深部へ向かって走行するため，殿部の表層で確認できる部位はわずかな距離となる．陰部神経も走行の異常を示す場合があり，坐骨結節の外側を通ってその下方から小坐骨孔へ向かい，平仮名の「し」の字を書くような走行がみられることがある．形態異常による陰部神経の障害があるかは不明だが，殿部を走行する神経のうちでも深層を走行するため，徒手による圧迫負荷試験は難しい．鍼灸治療において**陰部神経刺鍼**を行う部位は，上後腸骨棘と坐骨結節を結ぶ線上の，上後腸骨棘から50〜60％の位置である．

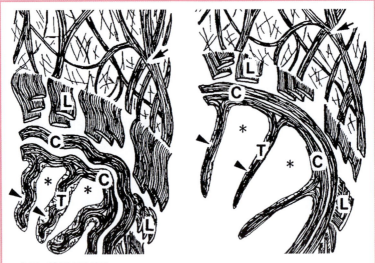

左図：陰茎の弛緩時
　海綿体周囲の白膜は、外縦層（L）と内輪層（C）の2層に配列されている．海綿体小柱（T）は、白膜から内方に伸びる膠原細線維束からなる．

右図：陰茎の勃起時
　海綿体洞（＊）の拡張に伴って、外縦層（L）と内輪層（C）の膠原細線維束が伸展するため、白膜は薄くなる．海綿体小柱（T）は、内部の膠原細線維束が伸展するため、細くなる．

➡：白膜の外表面を被う細線維網
▶：海綿体小柱を被う細線維網

図IX-91　陰茎海綿体の膠原細線維の三次元構築（シェーマ）(Nakano (1995) より引用)

　陰部神経には，運動性線維，知覚性線維に加え自律神経性線維が含まれ，自律神経性反射である排尿反射や勃起反射に深く関わっている．**勃起反射**の神経線維は陰部神経に含まれている副交感性線維であり，その活動が賦活化されることによって陰茎の血管拡張が起こり，血流量の増加によって陰茎海綿体および尿道海綿体のうっ血を引き起こす．交感神経は，拮抗作用によって，勃起を解消する働きがある．陰茎海綿体および尿道海綿体は，陰茎の弛緩時と勃起時の形態変化に適応する'伸縮性'と，勃起時の内圧上昇に適応する'抵抗性'の相反する機能を要求される．海綿体は主に膠原細線維によって構成され，その三次元構築が海綿体に'伸縮性'と'抵抗性'をもたらしている（図IX-91, 92）．尿道によって貫かれる尿道海綿体は，射精時に尿道内を精液が通過するのを許すため，勃起しても陰茎海綿体ほどには硬くならない．そのため，陰茎海綿体と尿道海綿体では，膠原細線維の三次元構築に差異がみられる．詳細は文献3〜5を参照されたい．

　EDの治療に用いられる**バイアグラ** viagra（クエン酸シルデナフィル）は血管拡張作用があり，本来は冠状動脈を拡張させる目的で狭心症の治療薬として開発された．したがって，血管拡張作用を有する他の薬剤を服用している場合，急激な血圧低下を来すため，バイアグラは併用できない．さて，バイアグラという名称は，「精力」や「活力」を意味する vital あるいは vigor と，北米の有名な瀑布である Niagara の合成語であると一部では信じられているようだ．しかし販売元の製薬会社によれば，「覚えやすく，響きが良い」という理由だけで名づけられたそうである．

　射精は交感神経により起こる現象であるが，精巣の支配神経は陰部神経ではなく，骨盤内臓神経からの線維による支配となる．排尿反射については**第VIII章**で述べた通りである（図VIII-20）．

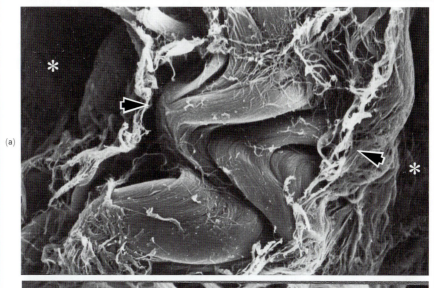
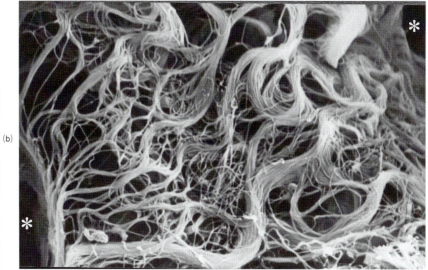

NaOH 組織消化法によって細胞成分および線維間物質を溶解し，膠原細線維のみを残存させ，その構築を走査型電子顕微鏡で三次元的に観察したもの．
*：海綿体洞
(a)：海綿体小柱の縦断面
　　波状に屈曲蛇行する膠原細線維束が，細線維網（▶）によって被われている．
　　×2,500
(b)：海綿体小柱を被う細線維網
　　×5,000

図Ⅸ-92 陰茎海綿体（マウス）の膠原細線維の三次元構築（走査型電子顕微鏡像）

6 上殿神経

1）上殿神経の走行

上殿神経 superior gluteal nerve は第4〜5腰神経および第1仙骨神経からなり，仙骨神経叢から分岐する．上殿動脈・静脈とともに大坐骨孔を通り骨盤腔から殿部へ出て，梨状筋上孔を通過し，中殿筋と小殿筋の間を走行する．本神経は，ほぼ

水平方向に走行する1本の前枝と，上外側へ向かう数本の後枝に分かれる．前枝は中・小殿筋の前方筋腹および大腿筋膜張筋を，後枝は中・小殿筋の後方筋腹を支配する（図IX-93）．

外側からアプローチする股関節手術において，上殿神経前枝に注意を払わなければならない．大転子と腸骨稜の間の遠位1/3の領域で中殿筋切開を行うと，上殿神経前枝の損傷が避けられると報

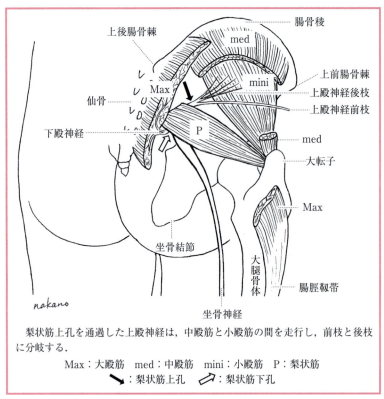

梨状筋上孔を通過した上殿神経は，中殿筋と小殿筋の間を走行し，前枝と後枝に分岐する．

Max：大殿筋　med：中殿筋　mini：小殿筋　P：梨状筋
➡：梨状筋上孔　⇨：梨状筋下孔

図IX-93 殿部深層の構造

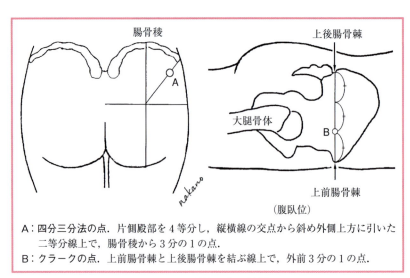

A：四分三分法の点．片側殿部を4等分し，縦横線の交点から斜め外側上方に引いた二等分線上で，腸骨稜から3分の1の点．
B：クラークの点．上前腸骨棘と上後腸骨棘を結ぶ線上で，外前3分の1の点．

図IX-94 殿部筋肉内注射部位

告されている．

殿部**筋肉内注射**は，坐骨神経の損傷を避けて殿部の上外側 1/4 に行われ，注射針は中殿筋に刺入される．看護教育では，適切な注射部位として，殿部の上外側 1/4 内の「四分三分法の点」や「クラークの点」が挙げられている（図Ⅸ-94）．しかし，これらの部位は上殿神経や上殿動脈・静脈の走行を考慮したものではなく，科学的根拠のない'伝承'に過ぎない．特に本邦では，「クラークの点」よりも簡単に決定できるという理由だけで，「四分三分法の点」が推奨されてきた．愛知医科大学医学部の研究グループは，100 例以上の局所解剖学的研究を行い，上殿神経の走行や皮脂厚などの観察結果から，「クラークの点」が「四分三分法の点」よりも安全な注射部位であることを明らかにした．この研究結果を受け，「四分三分法の点」を避け「クラークの点」を選択するようになった臨床現場も数多い．詳細は文献 206〜209 を参照されたい．

中・小殿筋は大腿の外転（股関節の外転）を司り，大腿内転筋群の拮抗筋である．両脚起立時は，体重負荷が両側の下肢へ均等に配分され，中・小殿筋と内転筋群の活動が拮抗することによって立位姿勢が保たれる（図Ⅸ-95）．片脚起立時は，立脚側の股関節が上体と骨盤を支える支点になる．体重負荷は，支点である股関節の内側にかかるため，外側に位置する中・小殿筋が収縮して骨盤の平衡を保たなければならない（図Ⅸ-95, 96）．換言すれば，中・小殿筋の主な作用は股関節の外転ではなく，片脚起立時に体重負荷に抗して骨盤を水平位に保持することである．また，中・小殿筋は歩行時に股関節包を緊張させることによって大腿骨頭を寛骨臼に押し付け，股関節を安定化する作用を有している．中・小殿筋に損傷がある場合，筋の伸長によって起こる疼痛を軽減しようと患者は軽度外転位を保持する．したがって，**外転位拘縮**を来す（図Ⅸ-97）．

大腿筋膜張筋は腸骨稜から起こり，腸脛靱帯に移行して脛骨の外側顆に至る．股関節および膝関節の外側面の安定性に関わり，歩行に際しても重要な筋である．

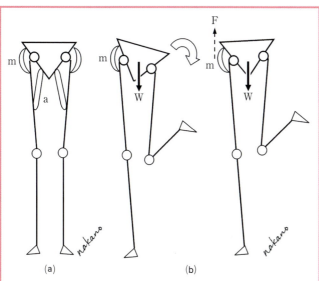

図Ⅸ-95　中・小殿筋の作用(1)：前面

(a)：両脚起立時．中・小殿筋（m）と内転筋群（a）の活動によって立位姿勢が保たれる．
(b)：片脚起立時．体重負荷（W）が骨盤を傾斜させるように作用する．起立肢側の中・小殿筋（m）が収縮し，その筋力（F）によって骨盤は水平位に保持される．

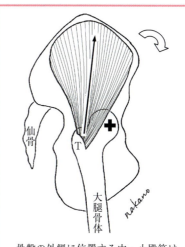

図Ⅸ-96　中・小殿筋の作用(2)：右外側面

骨盤の外側に位置する中・小殿筋は，骨盤の平衡を保持する．中・小殿筋が停止する大転子（T）は，骨盤の前傾・後傾の運動軸である股関節（✚）よりも後方に位置する．したがって，中・小殿筋が両側性に障害されると，骨盤は強度に前傾する（↻）．

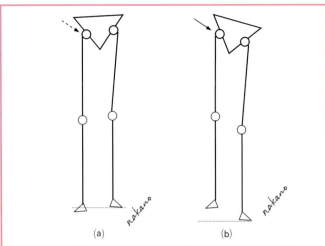

(a)：**外転位拘縮**．背臥位で両下肢を揃えると患肢が長く見えるが（仮性延長），棘果長（上前腸骨棘〜脛骨内果の距離）を計測すると左右等長である．両側の上前腸骨棘を結ぶ線は，正中線に対して直角ではなく斜位を示し，患側の骨盤が下がっている．骨盤を正しい位置にすると，患側股関節が外転位をとる．

(b)：**内転位拘縮**．内転筋群に肉離れ様の損傷などを起こした場合には，外転位拘縮と反対の現象を起こす．背臥位で両下肢を揃えると患肢が短く見えるが（仮性短縮），棘果長を計測すると左右等長である．両側の上前腸骨棘を結ぶ線は斜位を示し，患側の骨盤が上がっている．骨盤を正しい位置にすると，患側股関節が内転位をとる．

図IX-97 股関節外転位拘縮と内転位拘縮

2）上殿神経麻痺

上殿神経麻痺は，神経根圧迫性病変や脊髄髄膜腫による第4〜5腰神経および第1仙骨神経の神経根障害，あるいは殿部筋肉内注射などによって起こる．中・小殿筋の弛緩性麻痺によって，大腿の外転（股関節の外転）が障害される．また，片脚起立時に体重負荷に抗して骨盤を水平位に保持することができなくなる．これがこのあとで述べる **Trendelenburg 徴候** である．

中・小殿筋および大腿筋膜張筋は，大腿の内旋（股関節の内旋）も司る．したがって上殿神経麻痺の場合には，外旋を司る**回旋筋群**（梨状筋，上双子筋，内閉鎖筋，下双子筋，大腿方形筋）が優位になるため，仰臥位において患側の下肢が外旋する．

7 上殿神経麻痺と Trendelenburg 徴候

1）Trendelenburg 徴候とは

中・小殿筋に麻痺があると，患側での片脚起立時に「骨盤の遊脚側（健側）の沈下」がみられる．これを **Trendelenburg 徴候** と言う（図IX-98）．**先天性股関節脱臼**において起こる現象として，独国の Friedrich Trendelenburg により 1895 年に報告された．この患者は「上半身を起立肢側（患側）へ傾斜すること」によって重心を起立肢側へ移動させ，代償性に平衡を保とうとする．これを **Duchenne 徴候** と言う．中・小殿筋の麻痺によって骨盤の傾斜とともに起こる現象として，仏国の Guillaume Benjamin Amand Duchenne により，Trendelenburg の報告の 28 年前の 1867 年に報告された．Duchenne 徴候によって骨盤の傾斜が補正されることもある（図IX-99）．

前述のように，大腿筋膜張筋は腸脛靱帯に移行

M 仙骨神経叢

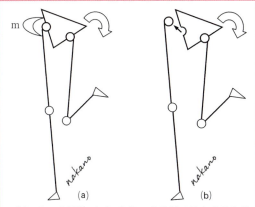

(a): 中・小殿筋 (m) 麻痺. 麻痺側で起立すると骨盤の遊脚側 (健側) が沈下する.
(b): 股関節脱臼. 脱臼側で起立すると中・小殿筋の機能不全によって骨盤の遊脚側 (健側) が沈下する.

図IX-98 Trendelenburg 徴候

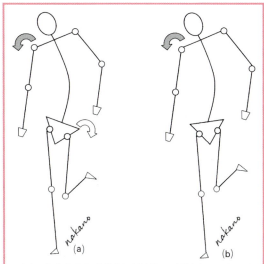

(a): 上半身を起立肢側 (患側) へ傾斜することによって重心を起立肢側へ移動させ, 代償性に平衡を保つ.
(b): 上半身の傾斜によって骨盤の傾斜が補正される場合もある.

図IX-99 Duchenne 徴候

し, 股関節および膝関節の安定性を司っている. 大腿切断の場合には腸脛靱帯の機能を喪失するため, 義肢を装着しても, 切断肢による片脚起立時に, Trendelenburg 徴候および Duchenne 徴候が生じる. 一方, 下腿切断の場合は腸脛靱帯が温存されるため, 切断肢による片脚起立が可能である.

中・小殿筋に麻痺があると, 歩行時の患側肢立脚相で Trendelenburg 徴候や Duchenne 徴候に類似した現象が起こるため, 外見上は上半身が左右に揺れる歩容になる. このような歩容に対して, 中殿筋歩行, Trendelenburg 歩行 (跛行), Duchenne 歩行 (跛行) など多くの同義語が用いられているが, 成書によってその定義が異なり混乱を招いている. 患側肢立脚相においては, 骨盤の遊脚側の沈下を代償するために上半身を立脚側へ傾斜させる, すなわち, Trendelenburg 徴候と Duchenne 徴候の両者に類似した現象がみられる歩容は, 代償性 Trendelenburg 歩行, あるいは

表IX-21 自己免疫機序が関与する神経筋疾患

	基礎疾患	抗体	障害部位	*
Guillain-Barré 症候群	呼吸器・消化器感染症	先行感染の起因菌に対する抗体	脊髄神経の髄鞘	表I-7
重症筋無力症	胸腺腫	抗アセチルコリン受容体抗体	神経筋接合部	図IX-4 表IX-6
Lambert-Eaton 症候群	肺の小細胞癌 (燕麦細胞癌)	Ca^{2+} チャネルの抗体	神経筋接合部	図IX-4 表IX-6
癌性ニューロパチー	肺の小細胞癌 (燕麦細胞癌)	癌細胞に対する抗体	脊髄神経節の神経細胞	
多発性筋炎	癌 ◆	癌細胞に対する抗体	骨格筋線維	

＊：参照する図, 表を示す.
◆：乳癌, 卵巣癌, 子宮癌, 肺癌, 前立腺癌, 胃癌など.

Trendelenburg-Duchenne 歩行と呼ばれることもある．

2）アヒル歩行

中・小殿筋が両側性に障害されると，骨盤は強度に前傾する（図Ⅸ-96）．代償性に腰椎の前彎が増強し，殿部を後方に突き出し，上体を左右に振り，足を拡げて歩く歩容になる．これを**アヒル歩行** duck-waddle gait（goose gait）と言う．

多発性筋炎 polymyositis や **Duchenne 型筋ジストロフィー症**では近位筋が優位に障害され，かつ，左右対称性に発症するため，歩容はアヒル歩行になる（表Ⅸ-3）．多発性筋炎は自己免疫疾患の一種であり，癌に合併することがある（表Ⅸ-21）．リンパ球が癌細胞に対する抗体を産生し，その抗体が癌細胞のみでなく筋線維も異物と認識して攻撃することによって発症すると考えられている．

8 Trendelenburg 徴候と骨関節疾患

Trendelenburg 徴候は，骨盤と大腿骨大転子を結ぶ中・小殿筋に何らかの問題があると生じる．したがって，上殿神経麻痺以外に，股関節周囲の形態的・機能的異常によっても起こり得る．これらは本章の主題から外れるが，鑑別のために言及する．

1）大腿骨近位部の形態

大腿骨は，胎生期から新生児期を経て乳幼児期に歩行を始めるまでの間に，劇的に推移する力学的作用を受け，大人の姿へと‘変身’を遂げる．その過程が妨げられると Trendelenburg 徴候を来すこととなるが，まず神秘的な‘変身’のメカニズムを探ってみよう．

新生児の大腿骨は，成人に比べて，頸体角および前捻角が大きい（図Ⅸ-100）．この理由は定かではないが，胎生期に狭い子宮内で股関節が過屈曲位をとるためと推測されている．ヒトの骨の大部分は，胎生期に形成された硝子軟骨が骨に置換される**軟骨性骨発生**によって発生する．大腿骨や上腕骨などの長管骨の発生において，骨幹の骨化は胎生期に始まるが，骨端の骨化は生後に開始される．骨端の硝子軟骨内部に生じた骨化部を骨端核と言う．骨発生において骨芽細胞が骨基質を形成すると同時に，破骨細胞が余剰な骨基質を破壊・吸収することにより，骨の形態が整えられる．さらに骨は，関節を構成する骨同士の圧縮応力や運動などの『力学的作用』を受けて成長するため，大腿骨の‘変身’には立位時や歩行時の体重負荷が大きな影響を及ぼす．すなわち，歩行開始後は中・小殿筋の張力によって大転子が近位方向に牽引され，かつ，大腿骨頭に体重が負荷されることによって，頸体角が狭小化し成人の大腿骨の形態に近づいていくのである（図Ⅸ-100）．頸体角が大きいと，股関節と中・小殿筋の作用線との距離が短くなる．そのため，片脚起立時に股関節を水平に保つ際に，中・小殿筋はより大きな収縮力を要求されることになる（図Ⅸ-100）．

一方，歩行開始後は股関節周囲の靱帯や筋の作用によって前捻角も狭小化するが，そのメカニズムは明らかではない．前捻角が大きいと，大腿骨頭は前方へ脱臼しやすくなる（図Ⅸ-100）．すなわち頸体角および前捻角の狭小化は，立位姿勢をとる場合や歩行を行う上で好都合な姿へと，大腿骨が自ら‘変身’を遂げる過程なのである．

先天性股関節脱臼などで小児期に股関節の亜脱臼や脱臼が起こると，大腿骨頭にかかる圧縮応力に不均衡が生じるため，頸体角あるいは前捻角の狭小化が妨げられ，**外反股** coxa valga や**過度前捻** excessive anteversion になる（図Ⅸ-100）．外反股や過度前捻が生じると股関節の適合性が悪くなるため，さらに脱臼が助長・増悪される．

正常では，股関節45°屈曲位において，大転子の先端は Roser-Nélaton 線上に位置する（図Ⅸ-90）．先天性股関節脱臼や Perthes 病，先天性内反股によって大腿骨の‘変身’が妨げられると，大転子の先端が Roser-Nélaton 線より高位に位置するようになる．これを**大転子高位**と言う（図Ⅸ-101）．中・小殿筋は，起始と停止の距離が近づき張力が低下し，かつ，異常な走行になるため，機能不全に陥り，Trendelenburg 徴候を示す．

2）先天性股関節脱臼

先天性股関節脱臼 congenital dislocation of the hip は，股関節脱臼が出生時あるいはその直後に

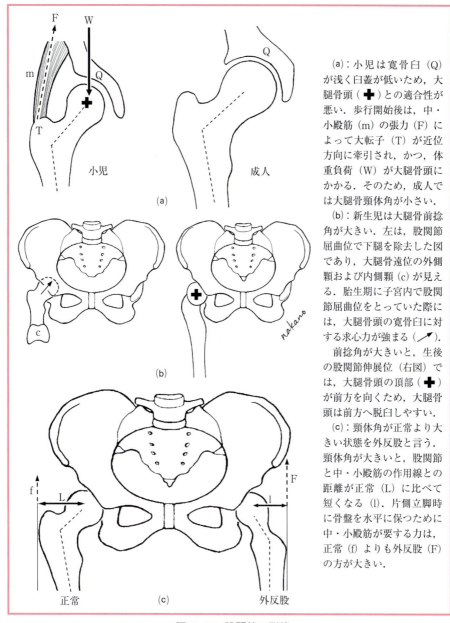

図Ⅸ-100 股関節の形態

みられるものである．骨盤位分娩によって出生した児に生じることが多く，女児に好発する．新生児は成人に比べて寛骨臼が浅く，その辺縁，特に荷重を支持する頭側部分の臼蓋が低い（**図Ⅸ-100**）．そのため新生児の股関節は成人に比べて不安定であるが，胎生期に狭い子宮内で股関節を過度に屈曲させた肢位をとるには好都合である．寛骨臼の形態異常，特に臼蓋の形成不全があると，股関節はさらに不安定になる．骨は『力学的作用』の影響を受けて成長するため，股関節が不安定な肢位になると，大腿骨頭と寛骨臼の形態異常が助長されて脱臼しやすい状態になる．臼蓋の形成不全は家族内発生がみられることから，本症の発生には遺伝的因子の関与も示唆される．

さらに，股関節に作用する筋の緊張が本症の発生に影響を及ぼすと考えられている（**図Ⅸ-102**）．

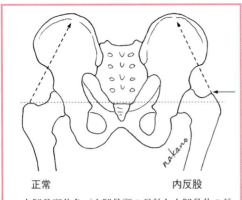

正常　　　　　　　　内反股

大腿骨頸体角（大腿骨頸の長軸と大腿骨体の長軸がなす角）は成人では125～130°である．頸体角が正常より小さい状態（成人では115°未満）を内反股と言い，正常に比べて大転子が高位になる（←）．中・小殿筋（▶～）は，起始と停止の距離が近づくため張力が低下する．

図IX-101　内反股（後面より見る）

すなわち，骨盤位分娩で出生した児は，子宮内で膝関節伸展位をとっていることが多い．膝関節伸展位では hamstring muscles が緊張するため，大腿骨頭を後上方へ脱臼させる力が作用する．同様に，生後に下肢伸展位を強制すると腸腰筋が緊張するため，大腿骨頭を後上方へ脱臼させる力が作用する．本症の頻度が民族あるいは地方によって著しく異なる理由として，下肢伸展位を強制するオムツの当て方などの育児環境が発症に影響を及ぼすことが挙げられている．

分娩時は，児の産道通過を容易にするために，母体の仙腸関節と恥骨結合の靱帯や関節包を弛緩させなければならない．そのため，妊娠黄体や胎盤から関節弛緩作用を有するホルモン（relaxin, estrogen）が分泌される．これらのホルモンは児の股関節も弛緩させ，本症の発生に影響を及ぼすと推測されている．出生後の男児は，精巣から testosteron が分泌されて母体からの estrogen の作用に拮抗するため，本症は女児よりも少ない．

このように，先天性股関節脱臼は，妊娠中および分娩時の形態的・生理的因子によって股関節が脱臼しやすい素因を有して出生した児が，生後の育児環境の影響を受けて脱臼へ進行する病態である．すなわち本症は，「先天性の脱臼」ではなく，大腿骨の'変身'過程における「進行性の異形成」であり，英名は congenital dislocation of the hip から developmental dysplasia of the hip に改められている．病態についても，脱臼しやすい状態から完全な脱臼まで，広いスペクトラムとして捉

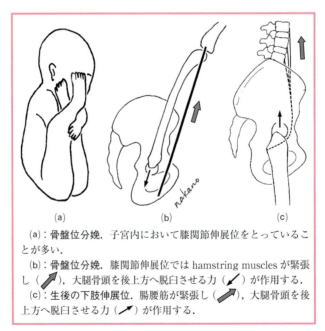

(a)：骨盤位分娩．子宮内において膝関節伸展位をとっていることが多い．
(b)：骨盤位分娩．膝関節伸展位では hamstring muscles が緊張し（↗），大腿骨頭を後上方へ脱臼させる力（↗）が作用する．
(c)：生後の下肢伸展位．腸腰筋が緊張し（↗），大腿骨頭を後上方へ脱臼させる力（↗）が作用する．

図IX-102　筋緊張と先天性股関節脱臼

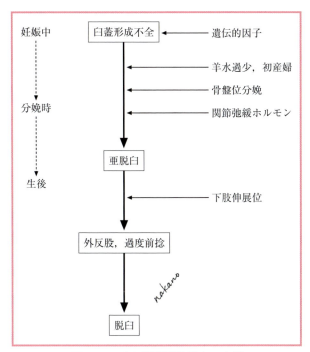

図IX-103 先天性股関節脱臼の病態

えるべきである（図IX-103）．

本症では，股関節の変形および中・小殿筋の機

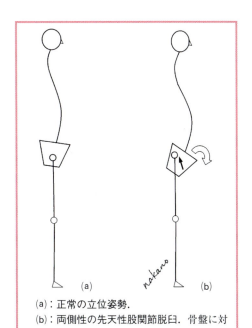

(a)：正常の立位姿勢．
(b)：両側性の先天性股関節脱臼．骨盤に対する体重負荷が前方に偏位するため骨盤が前傾し，代償性に腰椎前彎が増強する．

図IX-104 両側性の先天性股関節脱臼

能不全によって，股関節の外転および開排（屈曲位から外転する運動）が制限される．内転筋群が優位になるため，股関節は内転位で拘縮する（図IX-97）．歩行時の患側立脚相では，体重負荷によって大腿骨頭は骨盤に対して股関節包が伸び切った状態まで上昇するため，患側の肩が落ちる．これを**軟性墜落性跛行**（軟性墜下性跛行，弾力性墜落性跛行）と言う．ちなみに「軟性」とは，下肢の短縮によって起こる硬性墜落性跛行と対となる用語である．

脱臼が両側性に生じると，骨盤に対する体重負荷が前方に偏位するため骨盤は強度に前傾し（図IX-104），歩容はアヒル歩行や振り子歩行になる．

3）Perthes 病

前述のように，大腿骨頭の骨化は生後に開始される．**Perthes 病**は大腿骨頭骨端核の虚血性壊死性病変であり，胎生期の硝子軟骨形成には異常がない．すなわち，大腿骨頭が軟骨から骨に'変身'する過程が障害される疾患である．

本症は4〜7歳に好発する．この時期は大腿骨頭の栄養血管が脆弱であり，その閉塞によって骨端核は虚血性壊死に陥ると考えられる（図IX-

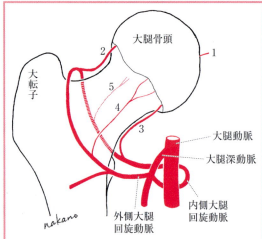

1：大腿骨頭靱帯内部を通る動脈
　　内腸骨動脈→閉鎖動脈→大腿骨頭靱帯の内部を
　　走行→大腿骨頭へ
2～5：大腿骨頸に沿って上行する動脈（支帯動脈）
　　大腿動脈→大腿深動脈→内側・外側大腿回旋動
　　脈→大腿骨頸に沿って上行→大腿骨頸近位端の
　　栄養孔を通って大腿骨頭へ
　　このうち，大腿骨頸の後上面に沿う後上支帯動
　　脈（2）と後下面に沿う後下支帯動脈（3）が，
　　主要な栄養血管である．
　　Perthes病好発年齢の4～7歳において，骨頭靱帯動
　　脈（1）は大腿骨頭に進入しない．後下支帯動脈（3）
　　は大腿骨頭のごく一部だけを栄養する．したがって大
　　腿骨頭の血流は後上支帯動脈（2）のみに依存する．

図Ⅸ-105　大腿骨頭の栄養血管

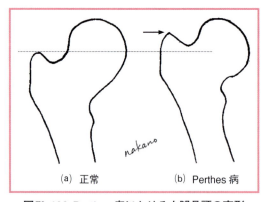

図Ⅸ-106　Perthes病における大腿骨頭の変形

105)．すなわち，骨端と骨幹端は骨端軟骨によって完全に区分されているため，大腿骨頭と大腿骨頸の栄養血管は吻合しない．また，後下支帯動脈は大腿骨頭のごく一部だけを栄養し，骨頭靱帯動脈は大腿骨頭に進入しない．したがって大腿骨頭の血流は後上支帯動脈のみに依存している．何らかの原因で後上支帯動脈が閉塞すると，大腿骨頭骨端核の虚血性壊死を来すと考えられる．しかし本症の原因については数多くの説が唱えられている．今日では，内分泌因子や先天性因子（血液凝固系の異常，膠原線維の異常），環境因子（妊娠中の母体の能動あるいは受動喫煙）など，さまざまな要因の複雑な関与が有力視されている．

本症においては，骨端核の壊死によって大腿骨頭が扁平化するため，相対的に大転子高位（大転子の先端がRoser-Nélaton線より高位に位置すること）を来す（図Ⅸ-90, 106）．中・小殿筋は，起始と停止の距離が近づいて張力が低下するためTrendelenburg徴候を示すが，一般的には軽度である．

本症は，20世紀初頭まで股関節結核の軽症例とみなされていたが，1909年から1910年代初頭にかけて，米国のArthur Thornton Legg，仏国のJacques Calvé，独国のGeorg Clemens Perthesによって相次いで症例報告がなされ，独立した疾患であることが認識された．英国ではLegg-Calvé-Perthes病，米国ではLegg-Perthes病，独国ではPerthes病（Perthessche Krankheit）と言う．我が国でPerthes病と呼ぶのは，独逸医学の影響であろうか．ちなみに，Perthesの当時の師はTrendelenburgである．

4）変形性股関節症

変形性関節症 osteoarthrosis（osteoarthritis, OA）は関節軟骨の退行変性を基盤とする疾患であり，荷重や運動の負荷がかかりやすい股関節や膝関節に好発する．加齢に伴って軟骨基質のプロテオグリカンの水分含有量が減少し，負荷に対する強度が低下することが発症に関与する．関節軟骨の磨耗は，X線像上で関節裂隙の狭小化として観察される．一方，関節軟骨の非荷重部では，反応性に増殖性変化が生じて骨棘が形成され，関節の変形を来す．すなわち本症の病態は，退行変性と増殖性変化が共存し，次第に軟骨下骨組織や滑膜，関節包を含めた関節全体の病変へ進行するものである．本症のうち，明らかな基礎疾患がない

ものを一次性変形性関節症，何らかの関節疾患に続発するものを二次性変形性関節症と言う．後者の場合も，単一の原因ではなく，複数の原因が複合的に作用して発症することが多い．ところで，osteoarthritis の語尾の -itis は，炎症を表す接尾語である．本症は炎症性疾患ではないため，英訳語は osteoarthrosis の方が適切である．

本症は，女性の方が男性より発生頻度が高く，かつ，重症化しやすい．卵胞ホルモン（estrogen）が本症に対して防御的に作用するため，閉経による分泌低下が関連すると考えられる．estrogen の関節軟骨に対する作用は明らかではないが，本症が発生した女性は estrogen，特に estradiol が有意に低値である．

estrogen は，破骨細胞による骨吸収を抑制する作用を持つ．男性では androgen が転換酵素によって estrogen に変化する．海綿質の骨梁（骨小柱）は荷重を分散させる役割を担っているため，骨吸収抑制作用を持つ estrogen の減少によって骨梁が萎縮すると，関節軟骨にかかる荷重は不均一になる．したがって閉経後の骨粗鬆症は変形性関節症をさらに助長・増悪させると考えられる．

変形性股関節症 osteoarthrosis of the hip は，変形性関節症のうちで最も症状が顕著であり，歩行障害や日常生活動作の障害につながる．先天性股関節脱臼や Perthes 病，外傷などに伴う二次性のものが多い．先天性股関節脱臼において亜脱臼や臼蓋形成不全が遺残すると，股関節の不適合性や不安定性を来すため，本症が発生しやすい．

歩行時は，体重負荷による疼痛を避けるため，患側肢の立脚相を短縮させる歩容になる．これを逃避跛行または疼痛性跛行と言う．本症が慢性的に経過すると，中・小殿筋の筋力低下によって Trendelenburg 徴候が起こる．

9 総腓骨神経

1）総腓骨神経の走行

膝窩の近位で坐骨神経から分岐した**総腓骨神経** common peroneal nerve は，大腿二頭筋長頭の内側縁に沿って下外方へ斜走する（図Ⅸ-107〜109）．膝窩において，下腿外側面の皮膚知覚を支

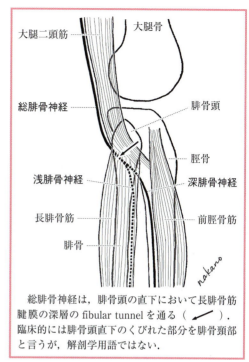

総腓骨神経は，腓骨頭の直下において長腓骨筋腱膜の深層の fibular tunnel を通る（➘）．臨床的には腓骨頭直下のくびれた部分を腓骨頸部と言うが，解剖学用語ではない．

図Ⅸ-107 総腓骨神経の走行：右の膝関節部の外側面

配する**外側腓腹皮神経** lateral sural cutaneous nerve および膝関節包の後外側面への知覚枝を分枝する．**変形性膝関節症** osteoarthrosis of the knee の患者に対して，膝窩部に何らかの刺激を加えることで疼痛が緩和した経験はないだろうか．複雑に絡み合う変形性膝関節症の疼痛の一因として，この知覚枝の影響も挙げておきたい．

腓腹筋外側頭の表層を通過した総腓骨神経は，体表面の近くで **fibular tunnel** に入り，腓骨頭の直下を回り込むように前外方へ屈曲する（図Ⅸ-107〜109）．fibular tunnel は，長腓骨筋および前脛骨筋近位部の線維性腱膜を天蓋，腓骨を底とするトンネルである．fibular tunnel を出た本神経は，**浅腓骨神経**と**深腓骨神経**に分岐する（図Ⅸ-107，109）．腓骨頭の高さや形態は個体差が大きく，特に腓骨頭が外側へ突出している例では本神経が圧迫されやすいと考えられる．

2）総腓骨神経麻痺

総腓骨神経は浅在性に走行するため，圧迫を受けやすい．足を組み椅子に長時間座っていると，

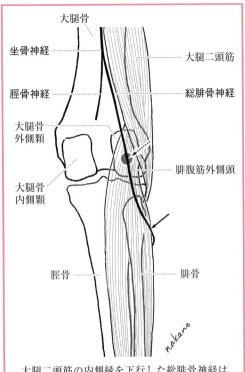

図Ⅸ-108 総腓骨神経および脛骨神経の走行(1)：右の膝窩部

大腿二頭筋の内側縁を下行した総腓骨神経は，大腿骨外側顆の表層を下行する．

腓腹筋外側頭起始腱の内部には，*fabella*と呼ばれる種子骨（ ）が高頻度でみられる．総腓骨神経は，腓骨頭の直下を回り込むように，前外方へ屈曲する（ ）．

本神経が膝窩において反対側の膝蓋骨によって圧迫され，麻痺を起こすことがある．正座で生じる'足のしびれ'は本神経の圧迫によるものである．一般的には，足のしびれのような「異常知覚」のみでなく，「知覚麻痺」や「運動麻痺」も'しびれ'と表現することがある．'しびれ'を英訳するとnumbness，独訳すればBetäubungになる．しかし，numbnessもBetäubungも知覚麻痺を指し，異常知覚の'しびれ感'を意味してはいない．「足がしびれた」を英訳すればMy leg's gone to sleepまたはI've got pins and needles in my legに，独訳ではDas Bein ist mir eingeschlafenとなる．go to sleepもeinschlafen（eingeschlafenは過去分詞形）も，第一義は「眠り込む」であり，知覚麻痺のニュアンスであろう．Pins and needles in my legは，「異常知覚」がイメージされる．いずれにせよ，正座する習慣のない欧米人にとっては，'足のしびれ'を表す一般名詞は必要ないのだろうか．

総腓骨神経が最も圧迫を受けやすい部位は腓骨頭直下の **fibular tunnel** であり，この部位において本神経が絞扼される疾患を **fibular tunnel syndrome** または総腓骨神経圧迫症候群と言う．総腓骨神経は浅腓骨神経と深腓骨神経に分岐するため，その症状は浅腓骨神経麻痺と深腓骨神経麻痺を合併したものになる（図Ⅸ-110）．総腓骨神経は，膝窩においては可動性に富む．しかし，下腿に入った浅・深腓骨神経は多くの筋枝および皮枝を分岐し，これらの分枝が筋膜を貫く部位で固定されることから可動性に乏しくなる．そのため，下腿の伸展（膝関節の伸展）によって総腓骨神経は遠位方向へ牽引され，fibular tunnelにおいて機械的刺激を受けやすい．総腓骨神経は，腓骨頭の直下において下腿の後面から前外方へ屈曲し，かつ，体表面に近く，骨に接しているため，ギプス，包帯，下肢架台，長期臥床によって圧迫されやすい．麻酔下や昏睡時は下肢が外旋位をとるため，手術台やベッドによって圧迫されることがある．すなわち，本神経の絞扼性障害は医原性のものが多く，臨床現場では注意を要する．また，農作業などにおいて膝関節伸展位で上半身を前屈させて地面にかがみ込む姿勢をとり続けると，大腿二頭筋が緊張し，総腓骨神経が腓骨頭へ圧迫される（図Ⅸ-111）．

総腓骨神経麻痺は，膝関節靱帯損傷，大腿骨遠位部骨折，腓骨頭部骨折，脛腓関節不安定症に合併した例や，人工膝関節全置換術後に合併した例が報告されている．

坐骨神経は，梨状筋の高さにおいて総腓骨神経成分と脛骨神経成分に分かれている．また，総腓骨神経成分は脛骨神経成分に比べ，梨状筋と接触する距離が長いため，**梨状筋症候群** piriformis muscle syndrome の症状は総腓骨神経成分支配域に発現しやすい（図Ⅸ-87）．したがって，梨状筋症候群とfibular tunnel syndromeの鑑別が必要である．梨状筋症候群では，大腿二頭筋短頭

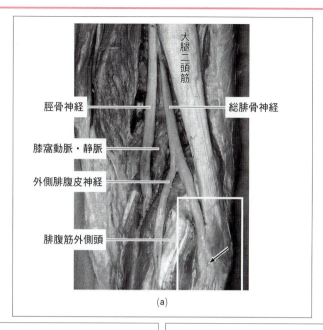

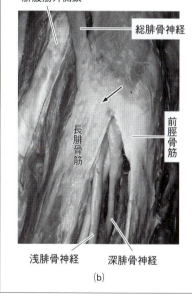
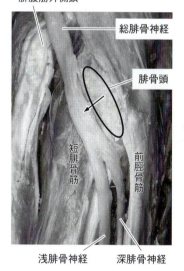

(a)：膝窩の近位において，坐骨神経は総腓骨神経と脛骨神経に分岐する．総腓骨神経は，腓腹筋外側頭の表層を通って fibular tunnel に入る．(b)と(c)は，右下の白枠部分を拡大したもの．

(b)：長腓骨筋腱と前脛骨筋腱の間を切開してある．fibular tunnel は，長腓骨筋腱の深層である．

(c)：長腓骨筋腱を切離して，fibular tunnel 内部を走行する総腓骨神経および短腓骨筋を剖出してある．腓骨頭直下の fibular tunnel を通過した総腓骨神経は，浅腓骨神経と深腓骨神経に分岐する．

↙ ：fibular tunnel

図Ⅸ-109 総腓骨神経および脛骨神経の走行(2)：fibular tunnel

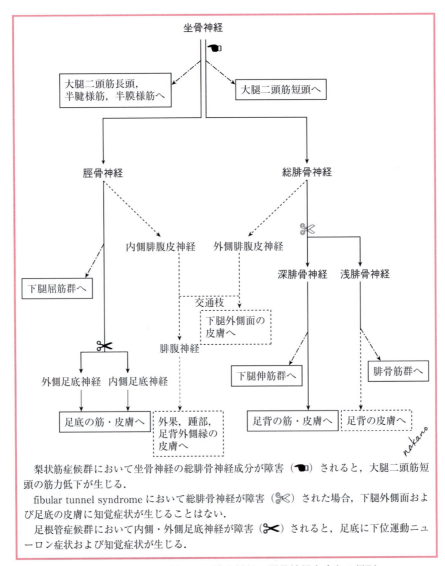

図Ⅸ-110 梨状筋症候群と総腓骨神経・脛骨神経麻痺との鑑別

の筋力低下によって下腿の屈曲（膝関節の屈曲）が障害される．一方，fibular tunnel syndromeでは，大腿において分枝する hamstring muscles への筋枝は障害されないため，下腿の屈曲は正常である（図Ⅸ-110）．また，梨状筋症候群において梨状筋下孔を通過する後大腿皮神経が絞扼されると，大腿後面の皮膚にも知覚症状が生じる．

fibular tunnel syndromeは，**神経根圧迫性病変**との鑑別が重要である．第5腰神経および第1仙骨神経の神経根圧迫性病変では，その支配域である下腿外側面および足背，足底に知覚症状が生じる（表Ⅸ-10）．一方，末梢性支配において下腿外側面は外側腓腹皮神経，足底は腓腹神経および脛骨神経の支配域であり，総腓骨神経の支配域ではない（図Ⅸ-74, 110, 113）．したがって，fibular tunnel syndromeで下腿外側面および足底に知覚症状が生じることはない．

3）総腓骨神経と fabella

大腿骨外側顆の後面で，腓腹筋外側頭腱の内部に見られる種子骨を fabella と呼ぶ．総腓骨神経は，fabella に近接して膝関節後外側を下行する．fabella は，ラテン語で「豆」を表す faba の指小

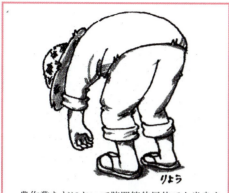

農作業などにおいて膝関節伸展位で上半身を前屈させて地面にかがみ込む姿勢をとり続けると，大腿二頭筋が緊張し，総腓骨神経が腓骨頭へ圧迫される．

図Ⅸ-111 農作業

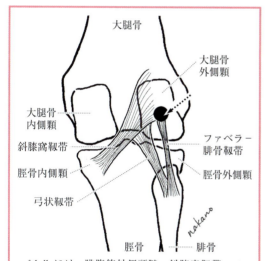

fabellaには，腓腹筋外側頭腱，斜膝窩靱帯，ファベラ-腓骨靱帯が付着する．したがってfabellaは，膝蓋骨と同様に，伸張力の方向を変換する作用を担うと考えられる．

図Ⅸ-112 *fabella* の解剖学的位置関係

辞（小さいものの観念あるいは親愛の情を示す言葉）である（図Ⅸ-108，112）．アジア系人種は，白人より fabella の存在率が高いと言われる．前者の生活習慣，すなわち蹲踞や跪座（ひざまずくこと）によって膝関節に伸張力が加わるため fabella が形成されやすくなると推測されるが，そのメカニズムは明らかではない．また，大部分の例において両側性に存在する．

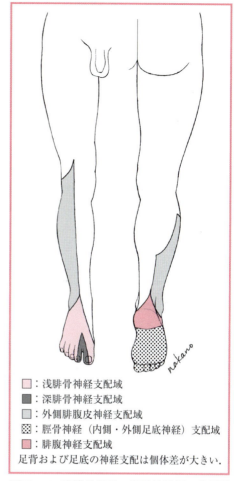

- □：浅腓骨神経支配域
- ■：深腓骨神経支配域
- □：外側腓腹皮神経支配域
- ▦：脛骨神経（内側・外側足底神経）支配域
- □：腓腹神経支配域

足背および足底の神経支配は個体差が大きい．

図Ⅸ-113 浅腓骨神経，深腓骨神経，外側腓腹皮神経，脛骨神経，腓腹神経の皮膚支配

近年の報告によれば，解剖体におけるfabellaの存在率は本邦人で66〜69％，中国人で87％とされる．一方，本邦人のMRI所見では31％とされる．解剖体を用いた研究は対象が高齢者（60〜80歳代）に偏ることから，加齢によって存在率が上昇すると推測されるが，その理由は明らかではない．

fabella が原因の総腓骨神経麻痺は稀であるとされてきた．本邦では，fabellaによって膝関節後外側部の疼痛や痺れ，下垂足を生じたとの症例報告が1960年代から散見される．その中には，最初は椎間板ヘルニアと診断された症例が含まれる．Tabiraらは2012年に，fabella近接部の総腓骨神

経は，その近位に比べて幅広く薄いことを明らかにした．これは，特に骨性のfabellaにおいて明瞭であるとしている．さらに近年，fabellaの外科的摘出によって症状寛解が認められた症例が，欧米諸国から相次いで報告されている．また，本神経とfabellaとの間に介在する軟部組織が少ない場合，本神経はfabellaによって圧迫されやすいことが指摘されている．

　一般的に，総腓骨神経はfabellaの表層を走行するとされる．Tabiraらは，本神経がfabellaの内側あるいは外側を走行する例があることを報告した．膝関節周囲の本神経の線維成分を解析すると，運動性線維が深層に，知覚性線維が表層に位置する．したがって，本神経がfabellaの表層を走行している例では，fabellaに圧迫されると，運動症状の方が知覚症状よりも発現しやすく，かつ，回復しにくいと考えられる．

　fabellaは，大腿骨外側顆の後面と関節を構成する．また腓腹筋外側頭腱だけでなく，**斜膝窩靱帯** oblique popliteal ligament や**ファベラ-腓骨靱帯** fabello-fibular ligament が付着する（図Ⅸ-112）．したがってfabellaは，力学的ストレスの交点に位置して伸張力の方向を変換する作用を担っていると考えられる．一般的には，明瞭な骨性のfabellaが存在する例ではファベラ-腓骨靱帯がよく発達し，軟骨性のfabellaが存在する例では同靱帯の発達が悪いとされる．しかし，fabellaが存在しない場合でも明瞭なファベラ-腓骨靱帯が見られることがある．あるいは，骨性のfabellaが存在するにもかかわらずファベラ-腓骨靱帯が欠如することがある．

　ちなみにファベラ-腓骨靱帯は，仏国の解剖学者・人類学者 Henri Victor Valloisの名を冠してVallois靱帯と呼ばれることがある．彼は，Toulouse大学において解剖学の教育および研究に従事したあと，Parisの人類学研究所教授，国立自然史博物館人類学部門長，人類学博物館長を歴任している．

10 浅腓骨神経

1）浅腓骨神経の走行

　浅腓骨神経 superficial peroneal nerve は，下腿の外側面において長腓骨筋と短腓骨筋の間を下行し，両筋に筋枝を送る．

　本神経は，その名の通り，深腓骨神経よりも'浅層'を走行しているのであろうか．下腿の近位部および中央部では，長腓骨筋と短腓骨筋の間を下行する本神経は，下腿骨間膜の前方を下行する深腓骨神経と比較して，皮膚面からの深さに大差はない．本神経が筋膜を貫いて皮下に出るのは，下腿の遠位1/3の部位である．したがって，浅腓骨神経という命名には若干の違和感を感じる．

　本神経の皮膚支配域は，下腿の遠位部と足背の大部分である（図Ⅸ-113）．足背の筋は深腓骨神経に支配され，本神経は関与しない．

2）浅腓骨神経の高位型麻痺

　fibular tunnel における浅腓骨神経麻痺では，腓骨筋群（長腓骨筋，短腓骨筋）の麻痺のため，足の外返しが不能になる．拮抗筋である下腿屈筋群が優位になるため，足は内返し位をとる．これを**内反足** pes varus（talipes equinovarus），または，その形状をゴルフやホッケーのクラブ（打球棒）にたとえて club foot と言う（図Ⅸ-114）．*pes varus* や *talipes equinovarus* はラテン語が英語化したものであり，*pes* は「足」を，*talipes* は「足の変形」を意味する．知覚症状は，下腿の外側面から足背にかけて認められる（図Ⅸ-113）．これら

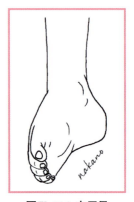

図Ⅸ-114　内反足

の症状は，fibular tunnel における総腓骨神経の絞扼性障害以外に，浅腓骨神経の単独障害でも生じる．

3）浅腓骨神経の低位型麻痺

本神経の皮枝が，筋膜を貫いて皮下に出る部位において，筋膜の開口部の縁で絞扼されることがある．下位運動ニューロン症状は伴わず，足背の知覚症状だけが生じる．

11 深腓骨神経

1）深腓骨神経の走行

深腓骨神経 deep peroneal nerve は，下腿の前面において，前脛骨動脈・静脈とともに前脛骨筋の外側縁を下行し，下腿伸筋群（前脛骨筋，長指伸筋，長母指伸筋，第3腓骨筋）への筋枝を出す（図Ⅸ-107）．前脛骨筋の外側縁において，体表面から前脛骨動脈の拍動を触知できるが，この部位を強く圧迫すると本神経が刺激される．

さらに，足背動脈・静脈を伴って上伸筋支帯の深層および下伸筋支帯の深層を通過して足背に至る（図Ⅸ-115）．下伸筋支帯は腓骨の外果に起始し，足背側に拡がるY字状構造を呈している．深腓骨神経は，下伸筋支帯を天蓋，距骨と舟状骨を底とするトンネルの内部を走行する．このトンネルを臨床医学では，屈筋支帯の深層の足根管に対して，**前足根管** anterior tarsal tunnel と言うことがある．本神経は，脛腓靱帯結合および足関節へ枝を出し，その知覚を支配する．

本神経は足背に至り，足指の伸筋（短母指伸筋，短指伸筋）および足背の皮膚知覚を支配する．手の内在筋がすべて手掌に存在するのに対して，足の内在筋は足底だけでなく足背にも存在することに注意しよう．

2）深腓骨神経の高位型麻痺

fibular tunnel における深腓骨神経麻痺では，下腿伸筋群の麻痺のため，足の背屈および足指の伸展が不能になる．拮抗筋である下腿屈筋群が優位になるため，足は底屈し，足指は垂れ下がる．これを，**下垂足** drop foot または**尖足** pes equines (talipes equinus)と言う（図Ⅸ-116）．歩行時は，爪先が地面に着かないようにするため，大腿を過

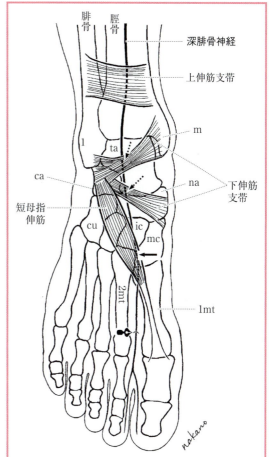

深腓骨神経は，上伸筋支帯の深層および下伸筋支帯の深層（↙）を通過して足背に至る．
さらに，短母指伸筋の深層（←）を通過して，第1中足骨（1mt）と第2中足骨（2mt）の間で皮下に出る（⊶）
m：内果　l：外果　ta：距骨　ca：踵骨　na：舟状骨
cu：立方骨　mc：第1楔状骨　ic：第2楔状骨

図Ⅸ-115 深腓骨神経の走行

度に高く挙げ，足尖で地面を軽く叩くようにする歩容になる．これを**鶏歩**または **steppage gait**, **drop foot gait** と言う．また，第1指と第2指の対向縁の知覚障害を認める（図Ⅸ-113）．これらの症状は，fibular tunnel における総腓骨神経の絞扼性障害以外に，深腓骨神経の単独障害でも生じる．

fibular tunnel において，深層を深腓骨神経，浅層を浅腓骨神経が走行する．そのため，腓骨近位部の骨折あるいは人工膝関節置換術に合併する

神経麻痺は，浅腓骨神経よりも骨に近接している深腓骨神経から症状が出現しやすい．また，深腓骨神経は浅腓骨神経よりも強く前外方へ屈曲するため，絞扼を受けやすい（図IX-109）．

ところで，下垂足と尖足という用語に関しては混乱がみられる．前述のように，下垂足と尖足を同義語として用いることがある．一方，下腿伸筋群の弛緩性麻痺によって下肢挙上時に足先が下垂するものを下垂足，下腿屈筋群が痙性麻痺によって拘縮し足が底屈位を呈したものを尖足として区別することがある．また，鶏歩のことを英語ではsteppage gaitと表現するが，steppageとは「馬の速歩」の意味である．cock's gait（cockは雄鶏の意味）という表現もあるようだが，一般的ではない．尺骨神経麻痺における鷲手といい，どうやら私たちの先輩は'鳥好き'だったようだ．

3）深腓骨神経の低位型麻痺

前足根管における深腓骨神経の絞扼性障害は，足底部における足根管症候群に対して，**前足根管症候群** anterior tarsal tunnel syndrome と呼ばれる．ハイヒールの靴を履いた場合，足関節が底屈位となるため，この部位に靴紐がかかると本神経は強く圧迫される（図IX-117）．足関節や第1指と第2指の対向縁に知覚症状が生じる．

下伸筋支帯より遠位における本神経皮枝の絞扼性障害に関する報告もある．この部位は，第1・2楔状骨および足根中足関節の背側に相当し，皮枝は深層の骨と表層の短母指伸筋との間に挟まれている（図IX-115）．ハイヒールの靴を履いた場合，足指は背屈位となるため，この部位に靴紐がかかると皮枝が圧迫され，第1指と第2指の対向縁に知覚症状が生じる（図IX-113，117）．

4）深腓骨神経と足三里

「話のツボを心得る」あるいは「ツボを押さえる」とたとえるように，ツボは大事な点や肝要な所の意味に用いられるが，東洋医学の**経穴**（ツボ）は鍼灸施術効果が高い部位である．経穴の一部はHead帯（内臓疾患によって関連痛が生じる皮膚領域）に一致することが知られている（図VIII-5）．

俳人の松尾芭蕉は，『奥の細道』の序文で「もゝ引の破をつゞり，笠の緒付かえて，三里に灸すゆるより，松島の月先心にかゝりて……（後略）」と記しているが，三里は**足三里**という経穴のことである．芭蕉は，足三里に灸をして疲れを癒しながら，半年間で約2,400kmに及ぶ俳諧の長旅を続けたのである．足三里の位置は，通説では膝関節屈曲位で膝蓋骨下縁より3寸下[注]の外側陥凹部とされている．足三里周辺の皮膚知覚は，外側腓腹皮神経が司る．一方，深腓骨神経の分枝が前脛骨筋の筋線維と神経筋接合部（運動終板）を形成する部位は，筋腹の近位1/3である．したがって，足三里は前脛骨筋の神経筋接合部分布域の上

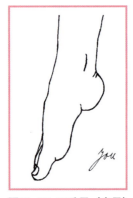

図IX-116 下垂足（尖足）

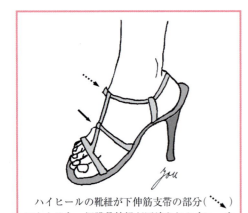

図IX-117 ハイヒールの靴紐による総腓骨神経の圧迫

ハイヒールの靴紐が下伸筋支帯の部分（┅►）にかかると，深腓骨神経が圧迫されやすい．また，足根中足関節の部分（➘）にかかると，深腓骨神経の皮枝が圧迫されやすい．

注）1寸は約3cmとされるが，鍼灸施術では手の第2〜5指を揃えた際の4指分のPIP関節の幅を3寸としている．

縁に位置することになり，足三里への鍼灸施術は同筋の作用に影響を及ぼすことが推測される．

ところで，経穴は患部から遠く離れて位置するものが少なくない．例えば足三里は，下腿の筋疲労だけでなく，内臓疾患，特に胃炎などの胃疾患の治療にもよく用いられる．動物実験では，麻酔によって情動の影響を除外したラットにおいて，後肢の足三里に相当する部位を鍼刺激すると，迷走神経活動が亢進し胃運動が促進されることが明らかにされている．足三里と胃疾患の関係について，機能解剖学的にメスを入れてみよう．知覚性線維（体性神経）を求心路として中枢神経系に情報が伝達され，自律神経を遠心路として内臓が調節される反射を**体性－内臓反射**と言う（第Ⅷ章参照）．鍼灸療法による内臓機能の調整も，体性－内臓反射によると考えられている．足三里に刺鍼を行うと，皮膚および前脛骨筋からの知覚情報が外側腓腹皮神経および深腓骨神経の知覚性線維を介して腰髄に伝達され，脊髄内を上行して脳幹に至り，延髄から出る迷走神経副交感性線維を介した命令によって胃運動が促進されると推測される．芭蕉の時代，所変われば食べ物や水も変わり，体調管理の大変さは現代の比ではなかったであろう．当時の旅人たちが，健脚と胃腸を整える意味で足三里に灸をして備えの一つとしたのである．

12 脛骨神経

1）脛骨神経の走行

膝窩の近位で坐骨神経から分岐した**脛骨神経** tibial nerve は，膝窩の中央部において膝窩動脈・静脈の浅層を下行する（図Ⅸ-109）．腓腹筋の内側頭と外側頭の間を通り，さらにヒラメ筋の近位縁を構成するヒラメ筋腱弓をくぐり抜け，後脛骨動脈・静脈とともにヒラメ筋の深層を下行する．この間，下腿屈筋群（下腿三頭筋，後脛骨筋，長母指屈筋，長指屈筋，足底筋，膝窩筋）への筋枝および下腿後面の皮膚への皮枝を分岐する．また膝関節包の後面への知覚枝を分枝する．

脛骨神経は，膝窩において，**内側腓腹皮神経** medial sural cutaneous nerve を分枝する．内側腓腹皮神経は，小伏在静脈に伴走して下腿後面を下行し，外側腓腹皮神経からの交通枝と合流して**腓腹神経** sural nerve を形成する（図Ⅸ-110）．その支配域は，外果，踵部および足背外側縁の皮膚である（図Ⅸ-113）．外果の後方において小伏在静脈に伴走する腓腹神経は，体表面から見出しやすく，かつ摘出しやすいため，神経移植術に用いられる．

脛骨神経は，'内果の後方を回って'足根管を通り，'内側から'足底に進入する．すなわち，

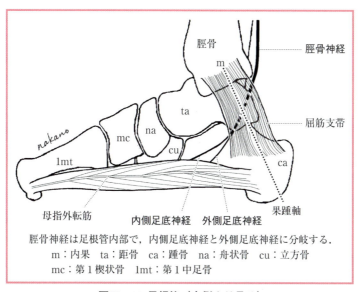

脛骨神経は足根管内部で，内側足底神経と外側足底神経に分岐する．
m：内果　ta：距骨　ca：踵骨　na：舟状骨　cu：立方骨
mc：第1楔状骨　1mt：第1中足骨

図Ⅸ-118 足根管（内側より見る）

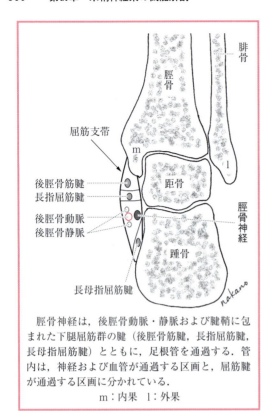

図Ⅸ-119 足根管（前額断を後方から見る）

脛骨神経は，後脛骨動脈・静脈および腱鞘に包まれた下腿屈筋群の腱（後脛骨筋腱，長指屈筋腱，長母指屈筋腱）とともに，足根管を通過する．管内は，神経および血管が通過する区画と，屈筋腱が通過する区画に分かれている．
m：内果　l：外果

二足歩行において荷重負荷が加わる踵骨の底面を迂回するように，内側縦アーチ（いわゆる土踏まず）の下をくぐり抜けて足底に進入するのである（図Ⅸ-118）．

足根管 tarsal tunnel は，**屈筋支帯** flexor retinaculum を天蓋とし，脛骨内果の後面および踵骨の内面を底とするトンネルである（図Ⅸ-118, 119）．屈筋支帯は，内果と踵骨の間に張る腱膜様組織であり，近位は下腿筋膜へ，遠位は足背筋膜へ移行するため，その境界は不明瞭である．また，近位から遠位に向かうにつれて次第に厚くなる．足根管は，屈筋支帯から連続する結合組織性の中隔によって，神経および血管（脛骨神経，後脛骨動脈・静脈）が通過する区画と，下腿屈筋群の腱（後脛骨筋腱，長指屈筋腱，長母指屈筋腱）が通過する区画に分かれている．神経および血管は結合組織性中隔に付着していることがあり，足関節運動時に加わる牽引力が軽減されると考えられる．

脛骨神経は，足根管内部で内側足底神経と外側足底神経に分岐する（図Ⅸ-118）．しかし，足根管よりも近位で分岐する例が稀に見られる．内側・外側足底神経は，母指外転筋の筋膜下を通過して足底に至る．内側・外側足底神経は，母指外転筋の外側を通過して足底に至る．**内側足底神経** medial plantar nerve は，母指の筋（母指外転筋，短母指屈筋），第2～4指の短指屈筋，内側の虫様筋の運動および踵部を除く足底内側部の皮膚知覚を支配する（図Ⅸ-113）．一方の**外側足底神経** lateral plantar nerve は，母指内転筋，小指の筋（小指外転筋，短小指屈筋），足底方形筋，外側の虫様筋，骨間筋の運動および足底外側部の皮膚知覚を支配する（図Ⅸ-113）．この支配域から考えると，内側足底神経は手の正中神経に，一方の外側足底神経は尺骨神経にそれぞれ相当すると見なすことができる．

足の底側面は，知覚が鋭敏である．これは，立位姿勢や歩行の際に，足の底側面からの知覚情報が内側・外側足底神経の知覚性線維を介して中枢神経系へ伝達され，その情報に基づいて錐体外路系が機能し，姿勢制御が行われるためである．

2）脛骨神経の高位型麻痺

脛骨神経は，浅在性に走行する総腓骨神経と対照的に，膝窩および下腿後面の深部を走行する．そのため，外傷や外部からの圧迫によって損傷されることは少ない．しかし膝窩の中央部を下行するため，膝関節手術で後方からアプローチする際に注意が必要である．また，大腿骨遠位部骨折，脛骨近位部骨折に伴って損傷されることがある．

脛骨神経麻痺では，下腿屈筋群の麻痺のため，足の底屈および足指の屈曲が不能になる．したがって，つま先立ちができない．また，歩行時の踵離地期から足指離地期に，足を蹴り出すことができなくなる．麻痺が持続すると拮抗筋である下腿伸筋群が優位になるため，受動的に足は背屈し，足指は伸展して踵が突出し，足全体が鉤型を呈する．これを**鉤足**または**踵足** pes calcaneus (talipes calcaneus) と言う（図Ⅸ-120）．「鉤」は囲炉裏の上で鍋や釜を掛ける自在鉤などのことであり，鉤足を英訳すれば hook foot になろうが，英語に

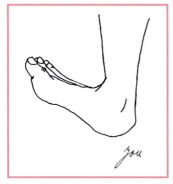

図Ⅸ-120 鉤足（踵足）

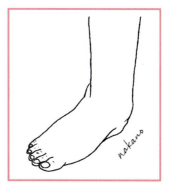

図Ⅸ-121 外反足

おいてはこのような表現は使わない．独語でもHackenfuß（Hackeは踵，Fußは足の意味）と表現する．

前述のように，足が受動的に底屈位を呈する場合，下腿伸筋群の弛緩性麻痺によるものを下垂足とし，下腿屈筋群の拘縮によるものを尖足として区別することがある．それに対して，足が受動的に背屈位を呈する場合，下腿屈筋群の弛緩性麻痺によるものも，下腿伸筋群の拘縮によるものも，鉤足または踵足と言い，両者の区別はない．片手落ち，いや，片足落ちと言うべきであろうか．

脛骨神経支配の下腿屈筋群は，足の内返しも担う．そのため，下腿屈筋群に弛緩性麻痺が生じ外返しを担う腓骨筋群が優位になれば，**外反足** *pes valgus* が起こる（図Ⅸ-121）．しかし脛骨神経麻痺が生じると，外反に加えて足のアーチが低下した**外反扁平足** *pes planovalgus* となる．これは，下腿屈筋群および足底の筋が足のアーチ保持も担っているためである．

足の底屈には，脛骨神経支配の下腿屈筋群のみでなく，浅腓骨神経支配の腓骨筋群（長・短腓骨筋）も関与する．すなわち，足の内返しを司る下腿屈筋群と外返しを司る腓骨筋群は拮抗筋であるが，底屈の際には共同筋として作用するのである（**表Ⅸ-22**）．脛骨神経麻痺が生じると，足の底屈の際に，下腿屈筋群の筋力低下を代償するために腓骨筋群が強く作用する．したがって，底屈に外返しを伴うようになる．

足の内返しには，脛骨神経支配の下腿屈筋群のみでなく，深腓骨神経支配の前脛骨筋も関与する．

表Ⅸ-22 足の運動を司る筋

	底屈	背屈	外返し	内返し	神経支配
下腿屈筋群　＊	+			+	脛骨神経
腓骨筋群	+		+		浅腓骨神経
前脛骨筋		+		+	深腓骨神経

脛骨神経支配の下腿屈筋群は，足の底屈と内返しを司る．浅腓骨神経支配の腓骨筋群（長・短腓骨筋）は，足の底屈と外返しを司る．下腿屈筋群と腓骨筋群が同時に作用すると，内返し作用と外返し作用は相殺され，足の底屈のみが起こる．脛骨神経麻痺が生じると，底屈の際に，下腿屈筋群の筋力低下を代償して腓骨筋群が強く作用するため，外返しを伴うようになる．

深腓骨神経支配の前脛骨筋は，足の背屈と内返しを司る．下腿屈筋群と前脛骨筋が同時に作用すると，底屈作用と背屈作用は相殺され，内返しのみが起こる．脛骨神経麻痺が生じると，内返しの際に，下腿屈筋群の筋力低下を代償して前脛骨筋が強く作用するため，背屈を伴うようになる．

＊：下腿屈筋群のうち下腿三頭筋は，内返しには作用しない．

すなわち，足の底屈を司る下腿屈筋群と背屈を司る前脛骨筋は拮抗筋であるが，内返しの際には共同筋として作用するのである（表IX-22）．脛骨神経麻痺が生じると，足の内返しの際に，下腿屈筋群の筋力低下を代償するために前脛骨筋が強く作用する．したがって，内返しに背屈を伴うようになる．

アキレス腱反射 Achilles tendon reflex（ATR）の求心路は脛骨神経の知覚性線維，遠心路は脛骨神経の運動性線維である．したがって，本神経の麻痺によってアキレス腱反射は減弱ないし消失する．ところで，アキレス腱は古代ギリシャの勇者 *Achilleūs* の名を冠したものであり，「一見強固だが，意外に弱点であるもの」の比喩として用いられる．*Achilleūs* とは，口唇を意味する *chileos* に，否定を表す接頭語 *a-* が付いたもの，すなわち「母親の乳首に唇を触れていない子」という意味である．母 *Thetis* は，我が子 *Achilleūs* を不死身にするために火中に投げ込んで夫の怒りを買い海底に逃れたため，*Achilleūs* に乳首を触れさせることができなかったのである．*Achilleūs* は，母によって冥府の川の水に漬けられて不死身の体を得たが，母に握られていた足首は水に濡れなかったため，そこを矢で射られて絶命したのである．

3）脛骨神経の低位型麻痺

脛骨神経は，屈筋支帯の深層の足根管を通過する．足根管の絞扼性ニューロパチーを**足根管症候群** tarsal tunnel syndrome と呼び，下肢の絞扼性ニューロパチーのうち最も頻度が高い．本症候群の嚆矢は，Pollock と Davis が 1933 年に報告した外傷後の脛骨神経麻痺の症例である．しかし，臨床症状について包括的に報告し足根管症候群と命名したのは，1962 年の Keck である．

本症候群の原因として，外傷（足関節の骨折，足関節捻挫），母指外転筋の過形成や過剰筋束，履物やランニングの影響，足根管内部の占拠性病変（ガングリオン）などが挙げられている．しかし，いくつかの因子が複合する，あるいは原因が明らかではない特発性の症例が多い．足根管は，屈筋支帯から連続する結合組織性の中隔によって，神経および血管が通過する区画と，下腿屈筋群の腱が通過する区画に分かれている（図IX-119）．また，脛骨神経および内側・外側足底神経は，足根管内部で豊富な血管支配を受けている．したがって，充血や出血，出血後の瘢痕組織形成，うっ血は，同一区画内を走行する神経を圧迫する．さらに他の因子が複合すると本症候群を来しやすいことが推測される．

本症候群は，足底および足指の灼熱痛，異常知覚（しびれ感，冷感）などの知覚症状が主体である．足関節を外返しまたは背屈すると足根管内圧が上昇し，かつ脛骨神経が伸張されるため，症状が増悪する．病態が進行すると知覚麻痺を来し，さらに筋力低下や筋萎縮などの下位運動ニューロン症状を生じる．知覚症状の範囲は絞扼部位によって異なる．すなわち，脛骨神経が内側足底神経と外側足底神経に分岐する部位より近位で絞扼されると，足底全体に症状が生じる．また分岐部位より遠位でどちらかの足底神経が単独で絞扼されると，それぞれの支配域のみに症状が発現する．

本症候群は，**神経根圧迫性病変**との鑑別が必要である．第4〜5腰神経および第1仙骨神経の神経根圧迫性病変では，その支配域である下腿および足背，足底に知覚症状が生じる（表IX-10）．一方，末梢性支配において，下腿は伏在神経，外側腓腹皮神経，腓腹神経の支配域，足背は浅・深腓骨神経の支配域であり，脛骨神経の支配域ではない（図IX-74，110，113）．したがって，本症候群では下腿および足背に知覚症状が生じることはない．

4）小指外転筋枝

小指外転筋枝 nerve to abductor digiti minimi は，外側足底神経の第1枝として分枝するか，あるいは脛骨神経から直接分枝する．母指外転筋の下縁において外側へ走行を変え，母指外転筋と足底方形筋内側との間を通り，小指外転筋に至る．小指外転筋枝の損傷によって踵部痛や小指外転筋の萎縮を来す．

小指外転筋の萎縮は女性に好発することが知られているが，その理由は明らかではなかった．愛知医科大学医学部研究員の Mizuno らは 2015 年，小指外転筋枝の分岐部位に性差が存在することを

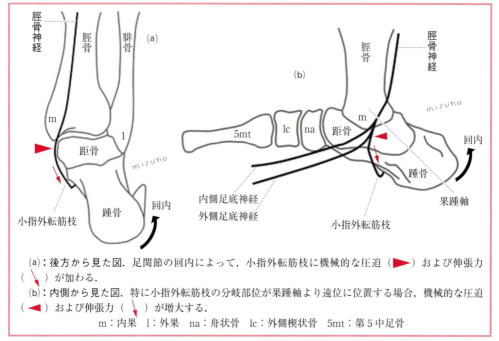

(a): 後方から見た図. 足関節の回内によって, 小指外転筋枝に機械的な圧迫（▶）および伸張力（↓）が加わる.
(b): 内側から見た図. 特に小指外転筋枝の分岐部位が果踵軸より遠位に位置する場合, 機械的な圧迫（◀）および伸張力（↓）が増大する.
m：内果　l：外果　na：舟状骨　lc：外側楔状骨　5mt：第5中足骨

図IX-122 小指外転筋枝の走行

初めて明らかにした．それによれば，分岐部位が果踵軸より遠位に位置している例が女性では約50％を占めるのに対して，男性では同様の例は認められなかった．

女性は男性に比べてQ角が大きい．Q角が大きいと，日常生活動作やスポーツ動作において膝関節は外反しやすくなり，下腿の内旋に伴って足関節は回内しやすくなる．また，外反母指は女性に好発するが，外反母指症例においてQ角の大きさと足部の過回内との間に強い相関関係が認められることが報告されている．Mizunoらは，女性はQ角が大きいため足部の過回内を来しやすく，特に分岐部位が果踵軸より遠位に位置していると，小指外転筋枝に伸張力と圧迫力が加わりやすいと推測している（**図IX-122**）．

13 こむら返り

運動中や就寝中に足がつることを「こむら返り」と言うが，「こむら」は'腓'と書き，ふくらはぎを意味する．「こむら」は「こぶら」とも言い，その語源については，瘤（こぶ）に接尾語の「ら」が付いたとする説や，肉の塊を意味する肉叢（ししむら）が大腿を指すのに対して，小さいために小叢（こむら）と呼んだとする説がある．一方，'脛'は下腿（すね）を指し，つくりの坙は「真っ直ぐ」という意味がある．すなわち，脛（すね）の膨れた部分が腓（ふくらはぎ）である．江戸時代後期には「こむら」という語は用いられなくなり，「こむら返り」の中にのみ生き残っている．

こむら返り calf cramp あるいは「足がつる」という現象は，下腿三頭筋の強直性かつ不随意的な有痛性攣縮である．健常者では，水泳中や夜間就寝中，運動負荷時に好発し，ふくらはぎが硬化して膨隆する．下腿三頭筋以外に有痛性攣縮が起こることは稀であるが，他の筋に起こった場合もこむら返りと言う．

水泳中や夜間就寝中のこむら返りの発生機序については，①足関節が底屈して下腿三頭筋が強く収縮するため，脛骨神経の神経終末が興奮しやすくなり線維束性攣縮を起こす，②足底にかかる圧によって筋緊張を調整するフィードバック機構が作用しない，③寒冷刺激によって筋血流が低下するなどの諸説があるが，詳細は未だ不明である．

神経興奮や筋活動はカルシウムなどの電解質バランスによって調整されているため，疲労時や運動負荷時は，発汗による電解質の不均衡と水分不足により，こむら返りが起こりやすい状態にある．しかし，電解質バランスの異常だけでは，こむら返りが下腿三頭筋に好発する理由を説明できない．下腿三頭筋は，抗重力筋として姿勢や平衡の保持に関わっている．歩行時，足関節は背屈位・中間位・底屈位を反復する．水泳中や夜間就寝中は，底屈位が持続する，すなわち下腿三頭筋の収縮が持続するため，神経終末に何らかの異常が生じるのであろうか．

筋萎縮性側索硬化症 amyotrophic lateral sclerosis（ALS）や**腰椎椎間板ヘルニア** lumbar disc herniation，**多発ニューロパチー** polyneuropathy による下位運動ニューロンの障害では，弛緩性麻痺や筋萎縮とともに，こむら返りが起こることがある．また，慢性の下痢，腎不全，人工透析，利尿剤服用，糖尿病，肝疾患，甲状腺機能亢進症など，電解質バランスの不均衡を来す病態では，下腿三頭筋だけでなく種々の筋に有痛性攣縮が生じる．**McArdle 病**（糖原病Ⅳ型）は，phosphorylase（グリコーゲンをグルコース-1-リン酸に分解する際に作用する酵素）の欠損による遺伝性疾患であり，10〜20歳代で発症し，運動時に全身の筋にこむら返りが生じる．

こむら返りの英訳語 calf cramp の calf は「ふくらはぎ」の意味であるが，子牛あるいは象，河馬，鯨，海豹などの幼獣と同じ綴りであり，「膨らんでいるもの」を表している．一方，平安時代の辞書『倭名類聚鈔』では，転筋と書いて「こむらかえり」あるいは「からすなへり」と記されているという．現在でも，こむら返りを「からす返り」あるいは「からすがい」など'烏'を含む方言形で表現する地域が，東北から沖縄に及ぶ広範囲に散在的に分布している．なぜ，こむら返りが烏の脚にたとえられたのであろう．

ところで，痙攣と攣縮の定義は曖昧であり，しばしば混同して用いられている．英語の convulsion，spasm，cramp は，いずれも「筋の不随意的な収縮」であり痙攣と訳されることが多いが，日本神経学会用語集では spasm を攣縮，cramp を有痛性攣縮と訳している．convulsion は骨格筋の急激な収縮であり，強直性（持続的）あるいは間代性（断続的）の収縮であり，筋の「ぴくつき感」として自覚される．狭義の convulsion は，てんかん発作，すなわち大脳皮質の神経細胞の過剰放電に基づく筋の発作的な収縮を指す．spasm は convulsion に比べて広い意味に用いられ，骨格筋のみでなく平滑筋の収縮にも用いるが，発現する部位は限局的かつ系統的である．筋緊張の亢進を伴うが，疼痛はない．cramp は，こむら返りのような強度の疼痛を伴う骨格筋の収縮である．独語の Krampf は，cramp だけでなく，convulsion も包括した意味を有している．

Ⅳ 絞扼性ニューロパチーの病理所見

前述のように，脊髄神経は解剖学的狭窄部位を通過する際に，圧迫，摩擦，牽引などの機械的刺激を日常的に受ける．このような狭窄部位はヒトの生来の'弱点'であり，浮腫や占拠性病変，周囲の筋の過形成や線維化などの因子が加わると，**絞扼性ニューロパチー**を生じると考えられてきた．しかし，原因が明確ではない特発性の症例も多い．脊髄神経にはどのような病理学的変化が生じているのであろうか．

1）Renaut 小体

機械的な圧迫によって神経線維束内に **Renaut 小体**が出現することは，19世紀末から知られている．Renaut 小体は，直径 15〜80μm の球状構造物で，ラセン状に走行する膠原線維束と無定形の基質からなり，細胞成分は少ない（図Ⅸ-123）．ラットを用いた絞扼性ニューロパチーモデルの病理組織学的研究によれば，圧迫によって神経線維束内に浮腫が生じ，その部に線維芽細胞が進入して膠原線維が増生し，Renaut 小体が形成されるという．愛知医科大学医学部学生の三岡らは2010年，Renaut 小体が絞扼部位だけでなく，それより末梢側にも存在することを明らかにした．

2）結合組織の増生

前骨間神経あるいは後骨間神経の特発性ニュー

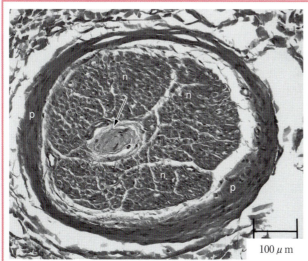
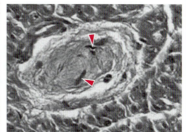

Renaut小体を拡大したもの

Renaut小体（黒色矢印）は，神経線維束内に出現する球状構造物である．ラセン状に走行する膠原線維束と無定形の基質からなり，細胞成分は少ない．赤矢頭は，線維芽細胞の核を示す．

n：神経線維束　p：神経周膜

図Ⅸ-123 Renaut小体（膝窩神経の横断）

ロパチーの術中所見について，神経に砂時計状の'くびれ'がみられたとする報告が相次いでいる．'くびれ'は，「前腕の回内・回外に伴って神経が捻れるために生じる」と推測されているが，その本態は不明である．

　脊髄神経や血管が関節運動に伴って生理的狭窄部を滑走する際，その周囲を取り囲む結合組織は'緩衝材'あるいは'クッション'として作用する．換言すれば，結合組織が増生して癒着が生じれば，関節運動に伴う神経や血管の滑走は妨げられることになろう．**内転筋管症候群**における大腿動脈・静脈圧迫のメカニズムとして，1950年代から結合組織の関与が注目されてきた．すなわち，結合組織の増生と血管および周囲の筋への付着によって，膝関節屈曲・伸展に伴う血管の滑走が妨げられるとされてきた．近年，内転筋管の結合組織の超微細構造について興味深い報告がなされている．光学顕微鏡，偏光顕微鏡，透過型および走査型電子顕微鏡によって，胎児と成人の結合組織を比較したものである．それによれば，胎児では，比較的疎な膠原線維束が血管周囲を同心円状に取り囲み，一方，成人では密に織り込まれた膠原線維が血管と周囲の筋の間を満たすとしている．このような組織学的相違は正常な加齢変化であり，単独で血管や神経の圧迫症状を惹起することはないであろう．しかし，微細外傷や筋の過形成などの因子が加わると圧迫症状を生じると推測される．前骨間神経や後骨間神経に認められる'くびれ'は，増生した結合組織によって両神経が腱膜に癒着するため，前腕の回内・回外に伴って捻じれるのであろう．特発性の絞扼性ニューロパチーにおいて，神経周囲を取り囲む結合組織にも注目するべきであろう．

文　献

1) 中野隆監訳：プロメテウス解剖学エッセンシャルテキスト　第2版，医学書院，2019
2) 中野隆監訳：Essential解剖学テキスト＆アトラス　第1版，南江堂，2015
3) 中野隆：体幹．カラーイラストで学ぶ集中講義解剖学　第1版（坂井建雄編集），440-465．メジカルビュー社，2012
4) 中野隆：神経組織．ボディーセラピーのためのトートラ人体解剖生理学　原書第8版（伊藤正裕・他監訳），403-425．丸善出版，2011
5) 中野隆：脊髄と脊髄神経．ボディーセラピーのためのトートラ人体解剖生理学　原書第8版（伊藤正裕・他監訳），426-462．丸善出版，2011

6) 中野隆：脳と脳神経．ボディーセラピーのためのトートラ人体解剖生理学 原書第8版（伊藤正裕・他監訳），463-482．丸善出版，2011
7) 中野隆：胸神経．コメディカルのための運動学サブノート 運動器の機能解剖 第4版，79-80．Orenstein und Koppel（名古屋），2006
8) 平澤泰介監訳：末梢神経の外科 第1版，203-224．金芳堂，1992
9) 平澤泰介編著：臨床医のための末梢神経損傷・障害の治療 第1版，29，50-64，92-139．金原出版，2000
10) 平山惠造：神経症候学 第1版，407-445，666-679，815-820．文光堂，2000
11) 伊藤恵康：整形外科手術のための解剖学・上肢 第1版（長野昭編），106-178．メジカルビュー社，2000
12) 越智光夫：末梢神経損傷．標準整形外科学 第8版（石井清一，平澤泰介監修），701-720．医学書院，2002
13) 寺山和雄，辻陽雄監訳：整形外科医のための手術解剖学図説 原著第2版，49-213．南江堂，2002
14) 後藤文男，天野隆弘：臨床のための神経機能解剖学，144-145．中外医学社，2003
15) 廣谷速人：しびれと痛み—末梢神経絞扼障害 第1版，7-24，105-122，129-137，139-143．金原出版，2003
16) 岩田誠：神経症候学を学ぶ人のために 第1版，103-126．金原出版，2003
17) Hoppenfeld S：整形外科医のための神経学図説（津山直一監訳），8-108．南江堂，2005
18) 後藤昇，後藤潤：マスターの要点 神経解剖学 第2回 脊髄と脊髄神経．理学療法 18：356-360，2001
19) 服部直樹，山本正彦，祖父江元：ニューロパチーのオーバービュー——全体像，ファクト，今後の展望．脳の科学 23：621-627，2001
20) Dyck PJ et al：Necrotizing angiopathic neuropathy：three-dimensional morphology of fiber degeneration related to size of occuluded vessels. Mayo Clin Proc 47：461-475, 1972
21) 佐竹真理恵，小林卓郎：糖尿病による神経発生のメカニズム．Clin Neurosci 14：1366-1369，1996
22) 早坂清，沼倉周彦：Charcot-Marie-Tooth病とその関連疾患—病型と原因遺伝子．脳の科学 23：629-635，2001
23) 海田賢一，楠進：Guillain-Barré症候群および関連疾患—病態解明と治療法の進歩．脳の科学 23：647-654，2001
24) 蓬莱春日，大道裕介，大道美香，矢倉富子，横田紘季，内藤宗和，中野隆：アルコール性末梢神経障害モデルにおけるアルコール離脱後慢性疼痛．第122回日本解剖学会総会・全国学術集会，2017
25) Yuki N et al：A bacterium lipopolysaccharide that elictits Guillain-Barré syndrome has a GM1 ganglioside-like structure. J Exp Med 178：1771-1775, 1993
26) 藤本吉範・他：神経根の血管透過性．Clin Neurosci 12：746-747，1994
27) 小島康祐，梶龍児：神経根の病態生理．Clin Neurosci 12：748-750，1994
28) 高橋昭，安засの朗：神経根障害の症候学．Clin Neurosci 12：758-761，1994
29) 天野隆弘：神経根障害の診断と検査 臨床的診断—障害部位診断．Clin Neurosci 12：762-765，1994
30) 幸原伸夫，木村淳：神経筋接合部検査法．神経伝導検査と筋電図を学ぶ人のために 第1版，107-120．医学書院，2004
31) Lambert EH, Eaton LM, Rooke ED：Defect of neuromuscular transmission associated with malignant tumors. Am J Physiol 187：612, 1956
32) Keegan JJ：The cause of dissociated motor loss in the upper extremity with cervical spondylosis - A case report. J Neurosurg 23：528-536, 1965
33) 仙石淳，柳内章宏：脊椎脊髄疾患と排尿障害．神経内科 64：37-43，2006
34) 大道裕介，大道美香，井上真輔，牛田享宏，中野隆：腰椎椎間板ヘルニアの機能解剖学的特性．理学療法 28：688-696，2011
35) Verbiest H：A radicular syndrome from developmental narrowing of the lumbar vertebral canal. J Bone Joint Surg 36B：230-237, 1954
36) Arnoldi CC et al：Lumbar spinal stenosis and nerve root entrapment syndrome - Difinition and classification. Clin Orthop Relat Res 115：4-5, 1976
37) 上沢修：間欠性跛行．内科鑑別診断学 第3版（杉本恒明，小俣政男編），313-318．朝倉書店，2003
38) 細田昌孝・他：痛みの誘発テスト．理学療法 23：74-84，2006
39) 大島正史，徳橋泰明：腰部脊柱管狭窄症の診断と治療—ガイドラインを中心に．日大医誌 71：116-122，2012

40) 梅本佳納榮，齋藤敏之，宮木孝昌，林知也，浅本憲，中野隆：腎兪穴刺鍼の解剖学的検討．臨床解剖研究会記録 13：30-31，2013

41) 梅本佳納榮，齋藤敏之，宮木孝昌，林知也，浅本憲，中野隆：腎兪穴に関する解剖学的検討．第73回日本解剖学会中部支部学術集会，2013【奨励賞受賞演題】

42) Lee SY et al：Lumbal stenosis-A recent update by review of literature. *Asian Spine J* 9：818-828, 2015

43) Bhartiya H：Lumbal canal stenosis-Clinical, radiological and functional outcome. *Neurol India* 64：684-685, 2016

44) Cheung et al：The paradoxical relationship between ligamentum flavum hypertrophy and developmental lumbar spinal stenosis. *Scol Spin Disord* 11：26-32, 2016

45) Dobbs R, May S, Hope P：The validity of a clinical test for the diagnosis of lumbar spinal stenosis. *Mann Ther* 25：27-34, 2016

46) 中野隆：上肢．カラーイラストで学ぶ集中講義 解剖学 第1版（坂井建雄編集），374-409．メジカルビュー社，2012

47) 中野隆：上肢への脊髄神経．コメディカルのための運動学サブノート 運動器の機能解剖 第4版，66-69．Orenstein und Koppel（名古屋），2006

48) 井須豊彦：末梢神経の外科．*Spin Surg* 24：63-70, 2010

49) Czihal M et al：Vascular compression syndrome. *Vasa* 44：419-434, 2015

50) Thomas HM & Cushing HG：Exhibition of two cases of radicular paralysis of the brachial plexus-One from the pressure of a cervical rib with operation. The other of uncertain origin. *Johns Hopkins Hosp Bull* 14：315-319, 1903

51) Peet RM et al：Thoracic-outlet syndrome-Evaluation of a therapeutic exercise program. *Proc Staff Meet Mayo Clin* 31：281-287, 1956

52) 高木克公，北村歳男：胸郭出口症候群とは―定義，解剖および動向．*MB Orthop* 11：1-6, 1998

53) Oktar GL & Ergul EG：Paget-Schoroetter syndrome. *Hong Kong Med J* 13：243-245, 2007

54) 三岡裕貴，角田拓実，岡田浩章，林省吾，浅本憲，中野隆：両側のC5根が前斜角筋の前方を通る腕神経叢の1例．第114回日本解剖学会総会・全国学術集会，2009【医学書院賞受賞演題】

55) 角田拓実，三岡裕貴，岡田浩章，林省吾，太田慶一，浅本憲，中野隆：両側腕神経叢変異の臨床解剖学的検討．臨床解剖研究会記録 10：24-25, 2010【最優秀賞受賞演題】

56) 名和史朗，斎藤敏之，浅本憲，中野隆：横隔神経による肩関連痛について．臨床解剖研究会記録 13：40-41, 2013

57) 名和史朗，斎藤敏之，肥田岳彦，浅本憲，中野隆：横隔神経の分布について―脚部に焦点を当てて．第117回日本解剖学会総会・全国学術集会，2013【肉眼解剖学トラベルアワード受賞演題】

58) 園生雅弘：腕神経叢障害．臨床神経生理 41：157-163, 2013

59) 福井隆彦，岩田侑実，荻野隼己，中島若菜，長谷川稜，大道美香，大道裕介，中野隆：両側性の腕神経叢（AdachiのC型）に加えて複数の変異が認められた一例．第119回日本解剖学会総会・全国学術集会，2014

60) 園生雅弘：胸郭出口症候群．*Brain and Nerve* 66：1429-1439, 2014

61) Meena M et al：Paget-Schoroetter syndrome. *Chin Med J* 128：2694-2695, 2015

62) Sułkowski L et al：Paget-Schoroetter syndrome. *Phlebologie* 44：188-191, 2015

63) 関口兼司・他：異所性右鎖骨下動脈をともなった真の神経原性胸郭出口症候群の1例．臨床神経学 55：155-159, 2015

64) 東原真奈，此枝史恵，園生雅弘：胸郭出口症候群― true neurogenic TOSの神経症候．*Brain and Nerve* 68：521-529, 2016

65) Gentille C, Arriaga M, Peckins C：Paget-Schroetter-Primary axillo-subclavian vein thrombosis in a young patient. *Am J Med Case Rep* 4：315-318, 2016

66) Thompson JF：Thoracic outlet syndrome. *Surgery* 34：198-202, 2016

67) Ferrante MA & Ferrante ND：The thoracic outlet syndromes-Part 1. Overview of the thoracic outlet syndromes and review of true neurogenic thoracic outlet syndrome. *Muscle Nerve* 55：782-793, 2017

68) Ferrante MA & Ferrante ND：The thoracic outlet syndromes-Part 2. The arterial, venous, neurovascular, and disputed thoracic outlet syndromes. *Muscle Nerve* 56：663-672, 2017

69) Ibrahim R et al：Paget-Schroetter syndrome in the absence of common predisposing factors-A case report *Thromb J* 15：20-23, 2017

70) Umemoto K, Ohmichi M, Ohmichi Y, Yakura T, Hammer N, Mizuno D, Naito M, Nakano T：

Vascular branches from cutaneous nerve of the forearm and hand-Application to better understanding Raynaud's disease. *Clin Anat,* in press, 2017

71) 長野昭：前骨間神経麻痺．日手会誌 3：894-897, 1987

72) Nagano A：Spontaneous anterior interosseous nerve palsy. *J Bone Joint Surg* 85B：313-318, 2003

73) 加藤博之：特発性前骨間神経麻痺と特発性後骨間神経麻痺の疾患概念．神経内科 86：449-454, 2017

74) 平澤泰介, 堀井基行：肩関節周囲の絞扼性神経障害．関節外科 21：52-58, 2002

75) 荒牧雅之：肩周囲の絞扼性末梢神経障害．*MB Orthop* 16：15-19, 2003

76) Rengachary SS et al：Suprascapular entrapment neuropathy；part 2. *Neurosurg* 5：447-451, 1979

77) 松本真一, 信原克哉, 立花孝：投球動作による肩障害―分析および診断と治療．PTジャーナル 24：728-735, 1990

78) 長谷川伸・他：大学野球選手の回旋腱板筋ならびに三角筋の形態および筋力特性．体力科学 52：407-420, 2003

79) Ganzhorn RW et al：Suprascapular nerve entrapment. *J Bone Joint Surg* 63A：492-494, 1981

80) Fleising GS et al：Kinematics of baseball pitching with implications about injury mechanism. *Am J Sports Med* 23：233-239, 1995

81) Saviano E et al：Pain relief in early rehabilitation of rotator cuff tendonitis any role for indirect suprascapular nerve block. *Eura Mdicophys* 24：1-10, 2006

82) Kostretzis L et al：Suprascapular nerve pathology-A review of the literature. *Open Orthop J* 11：140-153, 2017

83) 中谷嘉男：三角筋のどの位置に筋肉内注射をするのが適切か？解剖学雑誌 76：126, 2001

84) Nakatani T et al：Appropriate site for intramuscular injection in the deltoid comparing cadaverous with living arms. *J Tsuruma Health Sci Med Kanazawa* 28：121-126, 2004

85) 小松恵美・他：ご遺体での三角筋筋注部位の位置決め器具の有用性と決定した筋注部位の安全性の検討．形態・機能 13：17-24, 2014

86) 高橋有里・他：筋肉内注射部位に関する文献検討から得られた課題．岩手県立大学看護学部紀要 7：111-116, 2005

87) 三岡裕貴, 角田拓実, 林省吾, 岩堀裕介, 浅本憲, 中野隆：両側の腋窩神経が肩甲下筋過剰束によって絞扼されていた1例．中部整災誌 53：1111-1112, 2010

88) 三岡裕貴, 角田拓実, 萩原顕俊, 國田佳子, 林省吾, 浅本憲, 中野隆：Renaut小体―神経圧迫における病理組織学的意義．臨床解剖研究会記録 11：30-31, 2011

89) Kameda Y：An anomalous muscle（accessory subscapularis-teres-latissimus muscle）in the axilla penetrating the brachial plexus in man. *Acta Anat* 96：513-533, 1976

90) Tubbs RS et al：Anatomy and quantitation of the subscapular nerve. *Clin Anat* 20：656-659, 2007

91) Metwally El SAM, Elshenety RM, Motawea BA：Subscapular nerve-Anatomical and clinical study. *Int J Clin Exp Med Sci* 2：31-39, 2016

92) 中村宅雄, 村上弦：僧帽筋血管支配の特徴．臨整外 42：397-401, 2007

93) 森本昌宏：肩こりの臨床―適切な診断と治療のために．近畿大医誌 35：151-156, 2010

94) Leonello DT et al：Brachialis muscle anatomy. *J Bone Joint Surg* 89A：1293-1297, 2007

95) 山本昌樹, 林省吾, 鈴木雅人, 木全健太郎, 浅本憲, 中野隆：上腕筋は3頭筋である―肘関節屈曲拘縮への関与についての考察．臨床解剖学研究会記録 13：20-21, 2013

96) Hallet J：Entrapment of the median nerve after dislocation of the elbow-A case report. *J Bone Joint Surg* 63B：408-412, 1981

97) Garcia-Elias M et al：Stability of the transverse carpal arch-An experimental study. *J Hand Surg* 14A：277-282, 1989

98) 堀内行雄, 高山真一郎, 仲尾保志：手根管の形態（解剖）．整・災外 39：905-911, 1996

99) 春川肇, 湯浅龍彦：猿手と鷲手．*Clin Neurosci* 16：292-293, 1998

100) 安井敬三, 亀山隆, 祖父江元：手根管症候群と前骨間神経症候群．*Clin Neurosci* 16：294-295, 1998

101) 高山真一郎, 仲尾保志, 中村俊康：手根管の局所解剖と画像．神経内科 59：323-328, 2003

102) 長谷川修：手根管症候群の症例と病因．神経内科 59：329-333, 2003

103) 永田英二, 平本正樹, 堀江香恵子, 相澤信：正中神経が円回内筋の表層を通過する一例．解剖誌 79：25-30, 2004

104) Bilecenoglu B, Uz A, Karalezli K：Possible ana-

tomic structures causing entrapment neuropathies of the median nerve-An anatomic study. *Acta Orthop Belg* **71**:169-176, 2005
105) Padua L et al: Carpal tunnel syndrome-clinical features, diagnosis, and management. *Lancet Neurol* **15**:1273-1284, 2016
106) Gillig JD, White SD, Rachel JN: Acute carpal tunnel syndrome-A review of current literature. *Orthop Clin* **47**:599-607, 2016
107) Guyon F: Note sure une disposition anatomique propr a la face antericure de la region du poignet et non encore decrite par le docteur. *Bulletin de la societe de anatomique de Paris* **6**:184-186, 1861
108) Guyon F: Note on the anatomical condition affecting the underside of the wrist not previously reported. *J Hand Surg* **31B**:147-148, 2006
109) Feindel W & Stratford J: Cubital tunnel compression in tardy ulnar palsy. *Can Med Ass J* **78**:351-353, 1958
110) Osborne G: Ulnar neuritis. *Postgrad Med J* **35**:392-396, 1959
111) Shea JD & McClain EJ: Ulnar-nerve compression syndromes at and below the wrist. *J Bone Joint Surg* **51A**:1095-1103, 1969
112) Wadsworth TG: The external compression syndrome of the ulnar nerve at the cubital tunnel. *Clin Orthop* **124**:189-204, 1977
113) Masear VR: Ulnar compression neuropathy secondary to the anconeus epitrochlearis muscle. *J Hand Surg* **13A**:720-724, 1988
114) Dodds Ⅲ GA, Hale D, Jackson T: Incidence of anatomic variants in Guyon's canal. *J Hand Surg* **15**:352-355, 1990
115) O'Driscoll SW et al: The cubital tunnel and ulnar neuropathy. *J Bone Joint Surg* **73B**:613-617, 1991
116) 斉藤貴徳:尺骨神経と entrapment syndrome. 臨床リハ **3**:744-745, 1994
117) Netscher D & Cohen V: Ulnar nerve compression at the wrist secondary to anomalous muscles -A patient with a variant of abductor digiti minimi. *Ann Plast Surg* **39**:647-651, 1997
118) 宮島良博, 石田治, 生田義和:肘部管での尺骨神経圧迫因子の検討. 臨床解剖研究会記録 **1**:58-59, 2001
119) Gotani H, Yamamoto Y: Anatomy of ulnar nerve in the hand:Study of anomalous sensory branches. *J Jpn Soc Surg Hand* **18**:670-674, 2001

120) Harvie P: Ulnar nerve compression at Guyon's canal by an anomalous abductor digiti minimi muscle-The role of ultrasound in clinical diagnosis. *Hand Surg* **8**:271-275, 2003
121) 仲尾保志, 高山真一郎, 堀内行雄:尺骨神経管(Guyon 管) 症候群の診断と治療. *MB Orthop* **16**:49-54, 2003
122) 五谷寛之:手の外科―微小外科に関連する神経解剖変異. 別冊整形外科 **49**:116-123, 2003
123) Harvie P & Ostlere SJ: Prevalence and epidemiological variation of anomalous muscles at Guyon's canal. *J Hand Surg* **29B**:26-29, 2004
124) Bartels RH & Verbeek AL: Risk factors for ulnar nerve compression at the elbow-A case control study. *Acta Neurochir* **149**:669-674, 2007
125) 栢森良二, 丸谷俊行:滑車上肘筋による肘部尺骨神経障害の電気生理学的特徴. 末梢神経 **19**:277-279, 2008
126) Simsek S, Demirci A, Sorar M: Operative illustrations of the Osborne's ligament. *Turk Neurosurg* **21**:269-270, 2011
127) Kokkalis ZT et al: Ulnar nerve injuries in Guyon canal-A report of 32 cases. *Microsurg* **32**:296-302, 2012
128) Chen S-H & Tsai T-M: Ulnar tunnel syndrome. *J Hand Surg* **39A**:571-579, 2014
129) Kanat A et al: Paradox in the cubital tunnel syndrome-Frequent involvement of left elbow:first report. *Acta Neurochir* **156**:165-168, 2014
130) Maroukis BL et al: Guyon canal-The evolution of clinical anatomy. *J Hand Surg* **40A**:560-565, 2015
131) Munir MA: Cubital tunnel syndrome. *J Ilmiah Kedokteran* **2**:1-26, 2015
132) Wilson TJ, Tubbs RS, Yang LJS: The anconeus epitrochlearis muscle may protect against the development of cubitai tunnel sydrome-A preliminary study. *J Neurosurg* **125**:1533-1538, 2016
133) Frohse F, Fränkel M: Die Muskeln des menschlichen Armes. Handbuch der Anatomie des Menschen (Bardeleben K ed) 2Bd 2Abt 2Teil, 181-198, Gustav Fischer (Jena), 1908
134) Spinner M: The arcade of Frohse and its relationship to posterior interosseous nerve paralysis. *J Bone Joint Surg* **50B**:809-812, 1968
135) Roles NC et al: Radial tunnel syndrome. Resistant tennis elbow as a nerve entrapment. *J Bone Joint Surg* **54B**:499-508, 1972
136) Lister GD et al: The radial tunnel syndrome.

J Hand Surg **4**：52-59, 1979
137) Dawson DM：Radial nerve entrapment. Entrapment neuropathy（Dawson DM ed）, 141-168. Brown Co, Boston, 1983
138) 吉野裕之，堀口正治：ヒト前腕伸筋深層筋群の神経支配．解剖誌 **67**：83-99, 1992
139) Özkan M et al：Anatomic study of posterior interosseous nerve in the arcade of Frohse. J Shoulder Elbow Surg **8**：617-620, 1999
140) Riffaud L et al：Anatomic bases for the compression and neurolysis of the deep branch of the radial nerve in the radial tunnel. Surg Radiol Anat **21**：229-233, 1999
141) Sarris IK et al：Radial tunnel syndrome. Tech Hand Upper Extrem Surg **6**：209-212, 2002
142) 木全健太郎，中津洋平，愛知秀一，浅本憲，中野隆：後骨間神経の絞扼因子に関する解剖学的研究．第15回日本柔道整復接骨医学会学術大会プログラム抄録集，53, 2006
143) Kinni V et al：Entrapment of the posterior interosseous nerve at the arcade of Frohse with sonographic, magnetic resonance imaging, and intraoperative confirmation. J Ultrasound Med **28**：807-812, 2009
144) 中野隆：下肢．カラーイラストで学ぶ集中講義 解剖学 第1版（坂井建雄編集），410-439．メジカルビュー社，2012
145) 中野隆：下肢への脊髄神経．コメディカルのための運動学サブノート 運動器の機能解剖 第4版，104-107．Orenstein und Koppel（名古屋），2006
146) 平澤泰介，鎌田雄一郎，時岡孝夫：下肢の絞扼性神経障害—診断と治療．Orthopaedics **22**：47-55, 1990
147) Aizawa Y：On the organization of the plexus lumbalis. I. On the recognition of the three-layered divisions and the systematic description of the branches of the human femoral nerve. Okajimas Folia Anat Jpn **69**：35-74, 1992
148) Shane TR et al：Anatomical landmarks for the lumbar plexus on the posterior abdominal wall. J Neurosurg Spine **2**：335-338, 2005
149) Al-Ajmi A, Rousseff RT, Khuraibet AJ：Iatrogenic femoral neuropathy—Two cases and literature update. J Clin Neuromuscul Dis **12**：66-75, 2010
150) Bono V, Bella VL, Spataro R：Bilateral iatrogenic femoral neuropathy. J Clin Neurol **11**：398-399, 2015
151) Sirang H：Ursprung, Verlauf und Äste des N. saphenus. Anat Anz **130**：158-169, 1972
152) 松崎昭夫：伏在神経の絞扼性神経障害について．整・災外 **32**：573-577, 1989
153) 坂井建雄，池田黎太郎，澤井直：ガレノス『静脈と動脈の解剖について』—ギリシャ語原典からの翻訳と考察．日本医史学雑誌 **52**：211-272, 2006
154) Williams PH & Trzil KP：Management of meralgia paresthetica. J Neurosurg **74**：76-80, 1991
155) Hospodar PP, Ashman ES, Traub JA.：Anatomic study of the lateral femoral cutaneous nerve with respect to the ilioinguinal surgical dissection. J Orthop Trauma **13**：17-19, 1999
156) Ivins GK：Meralgia paresthetica—The elusive diagnosis, clinical experience with 14 adult patients. Ann Surg **232**：281-286, 2000
157) Christina M, Edward McF, Andrew JC：Saphenous neuritis—A poorly understood cause of medial knee pain. J Am Acad Orthop Surg **10**：130-137, 2002
158) de Oliveira F et al：The connective tissue of the adductor canal—A morphological study in fetal and adult specimens. J Anat **214**：388-395, 2009
159) Parisi TJ et al：Meralgia paresthetica—Relation to obesity, advanced age, and diabetes mellitus. Neurology **77**：1538-1542, 2011
160) Cheatham SW et al：Meralgia paresthetica—A review of the literature. Int J Sports Phys Ther **8**：883-893, 2013
161) Kerver ALA et al：The surgical anatomy of the infrapatellar branch of the saphenous nerve in relation to incisions for anteromedial knee surgery. J Bone Joint Surg **95A**：2119-2125, 2013
162) Moritz T et al：Common anatomical variation in patients with idiopathic meralgia paresthetica—A high resolution ultrasound case-control study. Pain Physician **16**：287-293, 2013
163) Porr J, Chrobak K, Muir B：Entrapment of the saphenous nerve at the adductor canal affecting the infrapatellar branch—A report on two cases. J Can Chiropr Assoc **57**：341-349, 2013
164) Ahmad U et al：Discovery of anatomic variant of saphenous nerve from human cadaver dissection. J Morphol Sci **33**：5-7, 2016
165) Anagnostopoulou S et al：Saphenous and infrapatellar nerves at the adductor canal—Anatomy and implications in regional anesthesia.

Orthopedics 39：259-262, 2016
166) Hosahalli G et al：Entrapment neuropathy of the infrapatellar branch of the saphenous nerve -Treated by partial division of sartorius. *Ind J Orthop* 51：474-476, 2017
167) Berini SE et al：Chronic meralgia paresthetica and neurectomy. *Neurology* 82：1551-1555, 2014
168) Brave PS et al：Anatomical variations of the lateral femoral cutaneous nerve and iatrogenic injury after autologous bone grafting from the iliac crest. *J Orthop Trauma* 29：549-553, 2015
169) 鈴木卓，進藤正輝：骨盤輪骨折の機能予後と評価．*MB Orthop* 17：69-77，2004
170) Dubrueil JL：Des anomalies arterielles. Paris 1847 Senior（1925）より引用．
171) Senior HD：An interpretation of the recorded arterial anomalies of the human pelvis and thigh. *Am J Anat* 36：1-46, 1925
172) Krasemann PH：Double femoral artery. *Fortschr Röntgenstr* 117：220-222, 1972
173) Aksoy M et al：Duplication of superficial femoral and popliteal artery（A previously undescribed variant）. *Ejves Extra* 4：37-38, 2002
174) Kantarci F et al：Duplication of the superficial femoral artery diagnosed primarily on the basis of color Doppler ultrasonography. *J Ultrasound Med* 22：641-643, 2003
175) 古屋佑夏，中山幹都，安井正佐也，大道裕介，宮木孝昌，中野隆：大腿部に広範な動脈変異を認めた1例—重複大腿動脈の解剖学的・発生学的考察．第122回日本解剖学会総会・全国学術集会，2017【優秀発表賞受賞演題】
176) 澤口重徳：骨盤部ヘルニア．標準外科学 第3版（武藤輝一，相馬智編），438-439．医学書院，1982
177) Freiberg AH & Vinkle TH：Sciatica and the sacro-iliac joint. *J Bone Joint Surg* 16：126-136, 1934
178) Beaton LE, Anson BJ：The sciatic nerve and the piriformis muscle-Their interrelation a possible cause of coccygodynia. *J Bone Joint Surg* 20 A：686-688, 1938
179) Kubota K, Noguchi I, Nakao T：Rare types of relation between the sciatic nerve and the piriformis muscle. *Okajimas Folia Anat Jpn* 36：329-344, 1960
180) Obach J, Aragones JM, Ruano D：The intrapiriformis foramen syndrome resulting from intragluteal injection. *J Neurol Sci* 58：135-142, 1983

181) 佐藤健次，佐藤達夫：梨状筋支配神経と総腓骨神経ならびに上殿神経との関係について．解剖誌 62：467，1987
182) Akita K, Sakamoto H, Sato T：Stratificational relationship among the main nerves from the dorsal division of the sacral plexus and the innervation of the piriformis. *Anat Rec* 233：633-642, 1992
183) 千葉正司：仙骨神経叢各枝にみられる梨状筋貫通の多様性について．解剖誌 67：691-724，1992
184) 千葉正司，石橋恭之，河西達夫：仙骨神経叢背側枝の梨状筋貫通現象と脊柱などの分節構成変化との関係について．解剖誌 69：280-305, 1994
185) Tillmann B：Verlaufsvarianten des N. gluteus inferior. *Anat Anz* 145：293-302, 1979
186) 川谷義行・他：骨盤出口部における絞扼性坐骨神経障害（梨状筋症候群を含む）の診断と治療．関節外科 21：65-74, 2002
187) 河上敬介，今井和泉，磯貝香：三次元的視点から見た筋の位置—体表から触察困難な深部の股関節外旋筋群の位置と形．理学療法 23：1335-1339，2006
188) Bansal R, Kaushal S, Chhabra U：Accessory belly of piriformis, as a cause of superior gluteal neurovascular entrapment. *Int J Res Med Sci* 1：296-298, 2013
189) Chen CK & Nizar AJ：Prevalence of piriformis syndrome in chronic low back pain patients - A clinical diagnosis with modified FAIR test. *Pain Practice* 13：276-281, 2013
190) Gulledge BM et al：Comparison of two stretching methods and optimization of stretching protocol for the piriformis muscle. *Med Engineering Phys* 36：212-218, 2014
191) Hernando MF：Deep gluteal syndrome-Anatomy, imaging, and management of sciatic nerve entrapment in the subgluteal space. *Skel Radiol* 44：919-934, 2015
192) Martin HD, Reddy M, Gomez-Hoyós J：Deep gluteal syndrome. *J Hip Preserv Surg* 2：99-107, 2015
193) Carro LP et al：Deep gluteal space problems-Piriformis syndrome, ischiofemoral impingement and sciatic nerve release. *Mus Lig Tendon J* 6：384-396, 2016
194) 若杉正嗣・他：Deep gluteal syndrome の1例—骨盤出口での坐骨神経の絞扼性障害．整・災外 60：1143-1147, 2017

195) 恒川礼奈, 平井宗一, 畑山直之, 横田紘季, 内藤宗和, 中野隆：大殿筋と連結を有する大腿二頭筋過剰頭の一例—起始部および神経支配の観点から. 第123回日本解剖学会総会・全国学術集会, 2018

196) Nakano T：Three-dimensional architecture of collagen fibrils in the mouse corpus cavernosum penis. *Acta Anat* **152**：215-223, 1995

197) Nakano T：Mechanism of penile erection from view point of the structure of the trabeculae in the corpus cavernosum. *Biomed Res* **7**：131-136, 1996

198) Nakano T：Three dimensional architecture of collagen fibrils in the corpus cavernosum of the crab-eating monkey. *Okajimas Folia Anat Jpn* **73**：185-194, 1996

199) Duchenne G：Recherches sur la paralysie musculaire pseudohypertrophique cu Paralysie myoshérosique. *Arch Générales de Médecine* 5-25, 1868

200) Trendelenburg F：Ueber den Gang bei angeborener Hüftgelenksluxation. *Deut Med Wochenschrift* **2**：21-24, 1895

201) Akita K, Sakamoto H, Sato T：Innervation of the anteromedial muscle bundles of the gluteus medius. *J Anat* **182**：433-438, 1983

202) Jacobs LGH, Buxton RA：The course of the superior gluteal nerve in the lateral approach to the hip. *J Bone Joint Surg* **71A**：1239-1243, 1989

203) Akita K, Sakamoto H, Sato T：Arrangement and innervation of the glutei medius and minimus and the piriformis—A morphological analysis. *Anat Rec* **238**：125-130, 1994

204) Akita K, Sakamoto H, Sato T：Origin, course and distribution of the superior gluteal nerve. *Acta Anat* **149**：225-230, 1994

205) Bos JC, Kloowijk AIJ, Linge B, Bahadoef R：The surgical anatomy of the superior gluteal nerve and anatomical radiologic bases of the direct lateral approach to the hip. *Sur Radiol Anat* **16**：253-258, 1994

206) Beck M et al：The anatomy and function of the gluteus minimus muscle. *J Bone Joint Surg* **82B**：358-363, 2000

207) 佐藤好恵, 成田伸, 中野隆：殿部への筋肉内注射部位の選択方法に関する検討. 看護研究学会誌 **28**：45-52, 2005【学会奨励賞受賞論文】

208) 佐藤好恵：安全な殿部筋肉内注射を行うために. 看護学雑誌 **71**：450-454, 2007

209) 佐藤好恵, 藤井徹也, 佐伯香織, 新實夕香里, 小澤由紀, 中野隆：殿部筋肉内注射部位における神経・血管損傷の危険性について（示説）. 日本看護技術学会第5回学術集会, 2006【学会最優秀賞受賞演題】

210) 佐藤好恵・他：殿部筋肉内注射部位における上殿神経・動静脈損傷の危険性について. 看護技術学会誌 **6**：4-11, 2007

211) Chiba Y et al：Association between intermittent low-back pain and superior cluneal nerve entrapment neuropathy. *J Neurosurg* **24**：263-267, 2017

212) Mangieri JV：Peroneal-nerve injury from an enlarged fabella—A case report. *J Bone Joint Surg* **55A**：395-397, 1973

213) 武部恭一・他：Fabellaを原因とする腓骨神経麻痺の症状について. 整形外科 **32**：1169-1174, 1981

214) 三浪明男, 松本修：腓骨神経損傷の治療. *MB Orthop* **10**：93-100, 1992

215) 土田豊実・他：腓腹筋外側部周辺の解剖学的検討. 東京膝学会誌 **15**：247-249, 1994

216) Büyükmumcu M et al：The possibility of deep peroneal nerve neurotisation by the superficial peroneal nerve—An anatomical approach. *J Anat* **194**：309-312, 1999

217) Deutsch A et al：Evaluation of the anatomy of the common peroneal nerve. *Am J Sports Med* **27**：10-15, 1999

218) 松崎昭夫：総腓骨神経圧迫症候群の病態と治療. 関節外科 **21**：77-83, 2002

219) Duncan W & Dahm DL：Clinical anatomy of the fabella. *Clin Anat* **16**：448-449, 2003

220) Zipple JT, Hammer RL, Loubert PV：Treatment of fabella syndrome with manual therapy—A case report. *J Orthop Sports Phys Ther* **33**：33-39, 2003

221) 安藤克敏, 加藤宏紀, 中野隆：半月膝蓋靭帯に関する機能解剖学的研究. 第71回日本解剖学会中部支部学術集会. 2011

222) 加藤宏紀, 安藤克敏, 西由紀, 中野隆：半月膝蓋靭帯に関する機能解剖学的研究—第2報. 第117回日本解剖学会全国学術集会, 2012【肉眼解剖学トラベルアワード受賞演題】

223) Zeng S-X et al：Anatomic study of fabella and its surrounding structures in a Chinese population. *Surg Radiol Anat* **34**：65-71, 2012

224) Tabira Y et al：Influence of a fabella in the gastrocnemius muscle on the common fibular

225) Ehara S：Potentially sympromatic fabella-MR imaging review. *Jpn J Radiol* **32**：1-5, 2013
226) Patel A et al：Compression neuropathy of the common peroneal nerve by the fabella. *BMC Case Rep* 2013. Doi：10.1136/bcr-2013-202154
227) Driessen A et al：The fabella syndrome-A rare cause of posterolateral knee pain：A review of the literature and two case reports. *BMC Musculoskelet Disord* **15**：100, 2014
228) Provencher MT et al：Arthroscopy-assisted fabella excision-Surgical technique. *Arthroscoy Techniques* **6**：369-374, 2017
229) Srinivasan R, Rhodes J, Seidel MA：The tarsal tunnel. *Mt Sinai J Med* **47**：17-23, 1980
230) Dellon AL & Mackinnon SE：Tibial nerve branching in the tarsal tunnel. *Arch Neurol* **41**：645-646, 1984
231) Havel PE et al：Tibial nerve branching in the tarsal tunnel. *Foot & Ankle* **9**：117-119, 1988
232) 長岡正宏：足根管症候群の診断と治療．関節外科 **21**：84-90, 2002
233) 長岡正宏：足関節および足指周囲の絞扼性末梢神経障害．*MB Orthop* **16**：61-65, 2003
234) Powers CM：The influence of altered lower-extremity kinematics on patellofemoral joint dysfunction-A theoretical perspective. *J Orthop Sport Ther* **33**：639-646, 2003
235) Govsa F et al：Variations in the origin of the medial and inferior calcaneal nerves. *Arch Orthop Trauma Surg* **126**：6-14, 2006
236) 安永剛・他：足根管内で分岐する微細な神経分枝の解剖学的検討．脊髄外科 **23**：164-167, 2009
237) Ghosh SK, Raheja S, Tuli A：Potential sites of compression of tibial nerve branched in foot-A cadaveric and imaging study. *Clin Anat* **26**：768-779, 2013
238) Sinha MB et al：Anatomy of sciatic nerve bifurcation in popliteal fossa-A fetal study. *J Morphol Sci* **31**：199-201, 2014
239) Primadia A, Kim B-S, Lee K-B：Tarsal tunnel syndrome after total ankle replacement-A report of 3 cases. *Acta Orthopaedica* **87**：205-206, 2016
240) Manske MC et al：Arterial anatomy of the posterior tibial nerve in the tarsal tunnel. *J Bone Joint Surg* **98A**：499-504, 2016
241) Mizuno D, Naito M, Hayashi S, Ohmichi Y, Ohmichi M, Nakano T：Sex differences in the branching position of the nerve to the abductor digiti minimi muscle-An anatomical study of cadavers. *J Foot Ankle Res* **8**：22, 2015. Doi：10.1186/s13047-015-0077-6
242) 渡會公治：こむら返り．新図説整形外科講座スポーツ整形外科 第1版，231-233．メジカルビュー社，1999
243) 新村出編：広辞苑 第5版．岩波書店，1999
244) 豊倉康夫：いくつかの神経学用語の由来．芸術と文学にみられる神経学的作品 その2, 18-21．ノバルティス・ファーマ，2004
245) Neary D, Ochoa J, Gilliatt RW：Sub-clinical entrapment neuropathy in man. *J Neurol Sci* **24**：283-298, 1975
246) Jefferson D, Neary Rosemary D, Eames A：Renaut body distribution at sites of human peripheral nerve entrapment. *J Neurol Sci* **49**：19-29, 1981
247) Ortman JA, Sahenk Z, Mendell JR：The experimental production of Renaut bodies. *J Neurol Sci* **62**：233-241, 1983
248) Mackinnon SE et al：Chronic human nerve compression-A histological assessment. *Neuropathol Appl Neurobiol* **12**：547-565, 1986
249) 安永博：特発性前・後骨間神経麻痺にみられる'くびれ'の形態とその発生部位から推定される発症機序と予後．別冊整形外科 No.49 末梢神経障害の基礎と治療戦略，186-190．南江堂，2006
250) Tubbs RS et al：Anatomical and potential clinical significance of the vastoadductor membrane. *Surg Radiol Anat* **29**：569-573, 2007
251) 三岡裕貴，角田拓実，萩原顕俊，國田佳子，林省吾，浅本憲，中野隆：Renaut 小体—神経圧迫における病理組織学的意義．臨床解剖研究会記録 **11**：30-31, 2011
252) 越智健介：前骨間・後骨間神経麻痺の成因と症候—神経束の「くびれ」, neuralgic amyotrophy との関係は？ 神経内科 **86**：455-463, 2017

和文索引

あ

アイスクリーム頭痛　65
亜急性連合性脊髄変性症　55, 87, 231
アキレス腱反射　362
悪性貧血　58
足三里　358
アセチルコリン作動性ニューロン　161
アテトーシス　135, 151, 196
アテトーゼ　151
アドレナリン作動性　210
アヒル歩行　346
アミロイドーシス　59
アルコール離脱後慢性疼痛　253
安静時振戦　148
アンモン角　173

い

意識型深部覚　40
意識の上行性賦活系　193
一次視覚野　85
一次痛　45
一過性脳虚血発作　124
一側性支配　14
溢流性便失禁　239
意味記憶　174
いわゆる錐体路徴候　10, 11
陰性ミオクローヌス　152
陰部神経　339
陰部神経刺鍼　339

う

宇宙酔い　128
運動系ループ　140
運動失調　6, 79, 86
運動前野　34, 35
運動単位　251
運動ニューロン疾患　252

運動麻痺　5
運動麻痺性膀胱　236

え

腋窩神経　295
エピソード記憶　174, 176
円描き歩行　7
円回内筋　301
円回内筋症候群　307
遠隔記憶　173
鉛管現象　145
嚥下反射　16, 208
延髄　2
延髄空洞症　63, 127, 215

お

横隔神経　276, 277
横手根靱帯　303
黄色靱帯　266
黄斑　102
オリーブ核　136
オリーブ橋小脳萎縮症　88, 159
オリーブ小脳系　138
折りたたみナイフ現象　7, 146

か

カーテン徴候　16
下位運動ニューロン　2, 28
下位運動ニューロン症状　10, 22, 28, 255
回外筋症候群　319
外肛門括約筋　237
開散　225
外斜視　105
外傷性股関節脱臼　337
外傷性神経血管性胸郭出口症候群　285
回旋筋群　331, 344
開扇現象　9
外側運動系　155

外側腋窩隙　295
外側膝状体　85, 192
外側脊髄視床路　42
外側足底神経　360
外側大腿皮神経　326
外側半規管　99
外側皮質脊髄路　32
外側腓腹皮神経　351
外転位拘縮　343
回転眼振検査　128
外転神経　103
外転神経核　110, 116
外転神経麻痺　20, 105
回転性めまい　123
外尿道括約筋　228
外反股　346
外反足　361
外反扁平足　361
海馬　172, 173, 179
海馬傍回　172
海綿静脈洞　64
海綿静脈洞症候群　65
解離性運動麻痺　268
過外転症候群　281
下顎反射　61
鉤爪指変形　311, 314
鉤手　311
蝸牛　92
蝸牛神経　94
核上性麻痺　14
角膜反射　63
下肩甲下神経　298
下行枝　325
下行性交感神経路　211
下垂指　320
下垂手　318
下垂足　357
仮性球麻痺　18
仮性めまい　124
家族性アミロイドポリニューロパ

チー 59
加速歩行 146
片麻痺 6, 13, 20, 22, 198
滑車上肘筋 309, 310
滑車上肘靱帯 309
滑車神経 103
滑車神経麻痺 106
下殿神経 339
寡動 135, 145
過度前捻 346
仮面様顔貌 145, 164, 185
体で覚える記憶 81
感覚性運動失調 197
眼球陥凹 214
眼球反対回旋 114
眼瞼下垂 214
緩徐相 115, 119, 120
眼振 80, 115, 118
幹神経節 204
眼振の方向 118
癌性ニューロパチー 253, 258
間接対光反射 218
間接路 141
患側眼の散瞳 226
間代 7
眼底 102
顔面・肩甲・上腕型筋ジストロフィー症 300
顔面神経麻痺 20, 63
顔面の発汗低下 214
寒冷刺激頭痛 65
眼裂の狭小化 214
関連痛 65, 208, 277

き

奇異性呼吸 277
奇異性歩行 147
偽性アテトーシス 197
偽性 Argyll Robertson 瞳孔 226
偽性ジストニア 197
偽性舞踏病 197
拮抗支配 203
基底核 138
基底核−脳幹系 142
企図振戦 81, 134, 135

稀突起膠細胞 24, 163
記銘力低下 175
逆説動作 143, 147
逆行性健忘 176
嗅覚低下 160, 186
嗅球 160, 172, 183
球形嚢 93
球形嚢斑 98
旧脊髄視床路 45
急速相 116, 119, 120
嗅脳 172
球麻痺 16, 28
胸郭上口 281
胸郭出口 281
胸郭出口症候群 281
橋出血 212
橋小脳 77, 80
胸神経 276
胸髄 43
胸髄核 83
協調運動 5
共同注視運動 106
胸背神経 298
橋排尿反射中枢 231
橋排便反射中枢 237
橋傍正中網様体 107
胸腰系 204
拒食症 57
巨赤芽球性貧血 57
棘窩切痕 293
起立性低血圧 243, 247
筋萎縮 10
筋萎縮性側索硬化症 28, 316, 364
筋強剛 145
筋緊張 2
筋原性筋疾患 260
近見反応 224
近見反応遅延 227
近見反応保全 226
筋固縮 145, 148
近時記憶 173
筋伸張反射 2
緊張性瞳孔 226
筋肉内注射 296, 338, 343
筋皮神経 297

筋紡錘 2, 82

く

草刈り歩行 7
屈筋支帯 301, 360
クプラ 96
クローヌス 7

け

頸眼反射 114
経穴 358
脛骨神経 359
痙縮 7, 145
楔状束核小脳路 83
頸神経叢 276
頸髄 43
痙性四肢麻痺 7
痙性対麻痺 7
痙性麻痺 7
頸椎症性脊髄症 73
頸椎椎間板ヘルニア 268, 316
頸動脈−海綿静脈洞瘻 65
頸動脈小体 244
頸動脈小体反射 208, 245
頸動脈洞 240
頸動脈洞反射 208, 241
鶏歩 357
頸膨大 2, 4
頸肋 284
頸肋症候群 281
外科頸 296
血液神経関門 258
血液脳関門 163
血管性間欠性跛行 274
血管性跛行 326
血管迷走神経性失神 243
血管迷走神経性反射 243
血糖調節中枢 203
血友病 324
肩関節前方脱臼 297
肩甲下筋過剰束症候群 298
肩甲下神経 298
肩甲上神経 293
肩甲切痕 293, 294
肩甲背神経 299

索　引

言語緩慢　*145*
原小脳　*76*
瞼板筋　*210*
腱反射　*4, 85*
腱反射消失　*227*
健忘　*174*
腱紡錘　*4, 82*

こ

降圧中枢　*241*
高閾値機械受容器　*45*
構音障害　*80, 82*
後角　*41*
後下小脳動脈　*53, 70, 95*
交感神経幹　*204*
後弓反張　*158*
高血圧　*103*
後骨間神経　*317*
後骨間神経症候群　*319*
後根　*250*
後根神経節　*41*
後根動脈　*48*
虹彩　*209*
後索路　*46*
後枝　*251*
高次脳機能障害　*160*
後縦靱帯　*266*
拘縮　*7*
口唇傾向　*184*
後脊髄小脳路　*83*
後脊髄動脈　*50*
後脊髄動脈症候群　*50*
鉤足　*360*
交代運動障害　*81*
交代性片麻痺　*19, 54*
交代性感覚障害　*67*
硬膜枝　*251*
絞扼性ニューロパチー　*279, 364*
小刻み歩行　*146*
呼吸中枢　*203, 244, 245*
黒質　*139, 158*
黒質線条体線維　*140*
古小脳　*76*
孤束核　*241, 244*
骨盤位分娩　*290*

骨半規管　*92*
骨盤骨折　*329*
骨盤出口症候群　*338*
骨迷路　*92*
こむら返り　*363*
コリン作動性　*210*
根性支配　*261*
コンパートメント症候群　*316*

さ

座位梨状筋伸張テスト　*339*
作話　*180*
鎖骨下動脈盗血症候群　*95, 124*
坐骨神経　*335*
坐骨神経刺鍼　*336*
坐骨神経痛　*268*
嗄声　*16*
サッケード　*163, 167*
作動記憶　*174*
猿手　*305, 307*
三叉神経　*65*
三叉神経視床路　*61, 67*
三叉神経主知覚核　*62*
三叉神経脊髄路　*60, 68*
三叉神経脊髄路核　*61*
三叉神経節　*59*
三叉神経知覚性線維　*59*
三叉神経中脳路核　*61*
三叉神経麻痺　*63*
三叉神経毛帯　*62*
散瞳　*209*

し

視運動性眼振　*119, 128*
視蓋　*164*
視蓋前域　*218*
視覚系　*121*
視覚性反射　*85*
視覚伝導路　*85*
視覚連合野　*85*
弛緩性対麻痺　*10*
弛緩性便秘　*239*
弛緩性膀胱　*236*
弛緩性麻痺　*10*
識別型触覚　*40*

軸索　*23*
軸索変性　*256*
刺激症状　*229*
視索　*85*
四肢運動失調　*80*
四肢麻痺　*7*
視床　*37, 42, 47, 84, 173, 190, 232*
視床下核　*140, 150*
視床核　*190*
視床下部　*44, 185, 202, 232*
視床失語　*199*
視床膝状体動脈　*194*
視床症候群　*194, 195*
視床性運動失調　*197*
視床性健忘　*184, 193*
視床穿通動脈　*194*
視床痛　*196*
視床の手　*196*
視床の背内側部　*180*
視床灰白隆起動脈　*194*
視床皮質路　*42, 47, 61, 62, 191*
視床放線　*191*
視床枕　*192*
視神経　*85*
視神経円板　*102*
視神経乳頭　*102*
視神経の障害　*219*
ジスキネジア　*161*
姿勢反射　*148*
耳石　*98*
膝蓋下枝　*325*
膝蓋腱反射　*5, 325*
失見当識　*180*
失語症　*200*
実質性小脳萎縮症　*88*
自動性膀胱　*234*
自発性眼振　*118, 122, 124*
自閉症スペクトラム障害　*184*
四辺形間隙　*295, 296*
視放線　*85*
斜角筋隙　*280, 281*
斜角筋症候群　*281*
尺骨神経　*285, 301, 309*
尺骨神経管症候群　*312*
尺骨神経溝　*309*

索引

斜膝窩靱帯　356
習慣性尺骨神経脱臼　311
重症筋無力症　259
周皮細胞　163
重複大腿動脈　322
祝禱肢位　304
縮瞳　209, 214, 226
手根管　301
手根管症候群　307
樹状突起　23
受容体　160
シュワン細胞　24
循環中枢　203, 241
純粋自律神経不全症　158
昇圧中枢　246
上眼窩裂症候群　65
小胸筋下間隙　280, 281
小胸筋症候群　281
上丘　163
上肩甲下神経　298
症候性パーキンソニズム　144
小梗塞　193
掌枝　301
小指外転筋枝　362
小字症　145
上小脳脚交叉　77, 154
上小脳動脈症候群　215
踵足　360
掌側手根靱帯　309
上殿神経　341
焦点調節　224
情動　172
小脳　36, 76, 99, 101, 134
小脳核　76
小脳脚　77
小脳橋角部　94
小脳橋角部腫瘍　94
小脳疾患　175
小脳症状　26
小脳髄質　76
小脳性運動失調　79, 86, 134, 197
小脳前庭核線維　130
小脳大脳連関　80, 81, 134, 135
小脳虫部　76
小脳半球　76

小脳皮質　76
小脳片葉　112
静脈性胸郭出口症候群　285
上腕骨外顆骨折　312
上腕骨顆上骨折　305
上腕骨外科頸骨折　296
上腕骨骨幹部骨折　318
植物状態　157, 203
触覚　40
除脳硬直　157
除皮質硬直　157
自律神経系疾患　124
自律神経症状　26
自律性膀胱　235, 246
視力障害　27
神経因性膀胱　233
神経筋接合部　251
神経原性筋萎縮　10, 256
神経原性筋疾患　252
神経根　250, 251
神経根圧迫性病変　268, 280, 339, 354, 362
神経根型　273
神経性間欠性跛行　273
神経性胸郭出口症候群　284
神経性食欲不振症　57
神経線維　23
神経叢　250
神経梅毒　225
神経ブロック　292, 325
心血管系疾患　124
進行性核上性麻痺　113, 166
新小脳　76
真性神経性胸郭出口症候群　284
真性肥大　260
新線条体　138
心臓抑制中枢　241
心的外傷後ストレス障害　184
真の錐体路徴候　13
深腓骨神経　351, 357
深部覚　40
深部覚系　122
深部腱反射　5
深部反射　5, 85

す

随意運動　2
随意的排尿　231
髄外腫瘍　42
髄核　266
髄鞘　23
水晶体　209
錐体　2, 32
錐体外路系　6, 12, 37, 76, 192
錐体交叉　2, 32
錐体路　2
錐体路徴候　6, 22, 26, 28, 64, 145
髄内腫瘍　42
水分調節中枢　203
睡眠時無呼吸症候群　244
すくみ足　147
すり足歩行　146

せ

正常圧水頭症　232
星状膠細胞　163
星状神経節　204
星状神経節ブロック　204
正常脊髄膀胱　247
精神性発汗　185
精神盲　184
正中神経　285, 301
青斑核　147, 158, 231
生理的眼振　118
赤核　152
赤核振戦　153
赤核脊髄路　156
脊髄　2
脊髄横断性障害　204
脊髄空洞症　23, 50, 215, 316
脊髄視床路　41, 69
脊髄小脳　77, 80
脊髄小脳変性症　88
脊髄神経運動性線維　2
脊髄神経節　250
脊髄神経知覚性線維　41, 46
脊髄性運動失調　59, 87
脊髄性間欠性跛行　274
脊髄性ショック　246

索引

脊髄損傷　231, 246
脊髄網様体視床路　45
脊髄癆　58, 87, 226, 231
舌下神経麻痺　22
節後型　288
摂食中枢　203
切迫性便失禁　239
線維束性攣縮　10, 255
線維輪　266
前および後脈絡叢動脈　194
前角　2, 33
前角制御系　138
前下小脳動脈　95
前下小脳動脈症候群　215
前傾姿勢　148
前行性健忘　175
仙骨回避　43
前骨間神経　301
仙骨神経叢　321, 331
前根　250
前根動脈　48
前索　2
前枝　250
前障　139
線条体　138
線条体黒質変性症　90, 159
仙髄排尿反射中枢　229
仙髄排便反射中枢　237
前脊髄視床路　42
前脊髄小脳路　83
前脊髄動脈　48
前脊髄動脈症候群　22, 48
尖足　357
尖足拘縮　260
前足根管　357
前足根管症候群　358
穿通枝　193
前庭　92
前庭系　122
前庭視床路　130
前庭小脳　77, 79, 95
前庭小脳路　95, 129
前庭自律神経反射　128
前庭神経　94
前庭神経炎　123, 124

前庭神経核　94, 109, 155
前庭性運動失調　87, 122
前庭脊髄反射　80, 95, 98, 122, 138
前庭脊髄路　95, 98, 99, 130, 157
前庭動眼反射　108, 115, 122
先天性股関節脱臼　344, 346
前頭前野　165, 180, 186, 193
前頭側頭型認知症　182
前頭側頭葉変性症　182
前頭葉　180
前頭葉排尿中枢　232
浅腓骨神経　351, 356
前皮質脊髄路　32
前方型 Monteggia 骨折　320

双子筋内閉鎖筋症候群　338
相反神経支配　5, 85
総腓骨神経　351
側坐核　185
側索　2
即時記憶　173
測定障害　81, 134
側頭葉　180
側角　212
鼠径靱帯　321, 326
足根管　360
足根管症候群　362

た

体温調節中枢　203
体幹運動失調　79
対光反射　85, 217
対光反射消失　226
対光反射遅延　227
帯状回　172
体性－内臓反射　218, 359
大腿骨頸部骨折　331
大腿三角　322
大腿神経　321
大殿筋歩行　339
大転子高位　346
大動脈弓　239
大動脈小体　244
大動脈反射　241

タイトジャンクション　163
大脳核　138
大脳基底核　134, 138
大脳基底核疾患　174, 175
大脳脚　2, 32
大脳皮質運動関連領域　37
大脳皮質－基底核ループ　134, 140
大脳皮質連合野　37
大脳辺縁系　37, 44, 172, 186, 203, 232
体部位局在性　28, 42, 46, 47, 60, 68, 69
多系統萎縮症　90, 159, 166, 215, 229, 237
立ち直り反射　148
ダッシュボード損傷　337
脱神経性過敏　216, 226
脱髄　256
脱髄疾患　26
脱抑制性直腸　239
脱抑制性膀胱　233
多発ニューロパチー　59, 180, 253, 364
多発性筋炎　331, 339, 346
多発性硬化症　18, 26
多発性単ニューロパチー　252
多発性脳梗塞　18
短期記憶　174
単ニューロパチー　252
淡蒼球　138
蛋白細胞解離　28

ち

知覚解離　47, 67, 87, 255
知覚障害　26
知覚の中継　192
知覚麻痺性膀胱　236, 246
地下鉄サリン事件　212
注視眼振　124
中心窩　102
中心枝　193
中心性頸髄損傷　33
中枢性化学受容領域　246
中枢性顔面神経麻痺　14
中枢性 Horner 症候群　213

中枢前庭性　122
宙吊り型表在覚麻痺　50
中脳　2
中脳振戦　153
中脳中心灰白質　45
肘部管　309
肘部管症候群　310
聴覚　92
腸管系　206
長期記憶　174
長胸神経　299
聴神経腫瘍　94, 122
調節反射　85, 224
重複大腿動脈　322
直接対光反射　217
直接路　141

つ

椎間円板　266
椎間関節　266
椎間板ヘルニア　268
椎骨動脈　53, 70, 95
椎骨動脈系　48
椎骨動脈系の循環不全　122
追跡眼球運動　109, 114
対麻痺　7
痛覚過敏　196
使いすぎ症候群　296

て

定位行動　163
鉄欠乏性貧血　57
手続き記憶　175
鉄道眼振　128
手の回内・回外検査　81
手袋靴下型　256
手指の巧緻運動　13
デルマトーム　62
テント切痕ヘルニア　157, 222

と

頭位眼振　127
頭位分娩　289
頭位変換眼球反射　114
頭位変換眼振　127

動眼神経　103
動眼神経核　111, 117
動眼神経麻痺　20, 104, 222
瞳孔　209
豆鉤アーチ　310, 315
瞳孔括約筋　209
瞳孔左右不同症　214
瞳孔散大筋　209
瞳孔調節　224
瞳孔反射の解離現象　226
豆鉤裂孔　310
橈骨神経　301, 316
橈骨神経管　317
橈骨神経管症候群　319
橈骨神経溝　317
動作緩慢　145, 148
透析アミロイドーシス　308
頭仙系　205
糖尿病　103, 290, 327
糖尿病性ニューロパチー　87, 223, 252, 253
ドパミン作動性ニューロン　139
頭部後屈　111
頭部前屈　111
動脈圧受容器反射　241
動脈化学受容器反射　245
動脈性胸郭出口症候群　285
動毛　96
動揺病　128
突進現象　146, 148
突発性難聴　123, 124

な

内頸動脈血栓症　216
内頸動脈−後交通動脈分岐部脳動脈瘤　103, 223
内頸動脈瘤　216
内肛門括約筋　237
内在筋優位　315
内在筋劣位　315
内耳　92
内耳炎　124
内耳神経　94
内斜視　105
内臓求心性線維　207

内臓痛　208
内側運動系　155
内側広筋斜頭　326
内側膝状体　192
内側縦束　107
内側足底神経　360
内側腓腹皮神経　359
内側毛帯　47
内転筋管　325
内転筋管症候群　326, 365
内尿道括約筋　229
内反足　356
内分泌系　203
内皮細胞　163
内包　2, 32
内リンパ　93
鉛中毒　253, 301
軟骨性骨発生　346
軟性墜落性跛行　349

に

二次痛　45
二重支配　203
乳頭体　172, 179, 180
ニューロパチー　10, 252
尿失禁　233
人形の眼試験　114
認知　174

の

脳幹網様体　44
脳弓　173
脳血管性認知症　179
脳死　114, 120
脳神経運動核　2
脳神経運動性線維　2
脳内出血　2, 11, 138, 193

は

パーキンソニズム　143, 161
バーストニューロン　115, 116
バイアグラ　340
排尿筋　228
排尿反射　208, 229
排尿反射中枢　203

索　引　381

ハイパー直接路　151
歯車現象　145
はさみ歩行　7
発汗低下　227
羽ばたき振戦　151
馬尾　250
馬尾型　273
バリズム　135, 140, 142, 150
半規管　93
反射性徐脈　243
反射性直腸　239
反射性便失禁　239
反射性膀胱　234, 247
反張膝　337

ひ

非意識型深部覚　40, 41, 82
非回転性めまい　123
被殻　138
引き抜き損傷　286, 289, 300
非識別型触覚　40, 43
皮質延髄路　2
皮質下性失語　200
皮質下性認知症　166
皮質橋小脳路　82, 135
皮質視床路　191
皮質性認知症　166
皮質赤核路　157
皮質脊髄路　2
皮質前庭路　157
尾状核　138, 149
非特異的胸郭出口症候群　284
腓腹筋の仮性肥大　260
腓腹神経　359
瀰漫性 Lewy 小体病　158
表在覚　40
表在反射　63

ふ

ファベラ－腓骨靱帯　356
伏在神経　325
複視　104
副神経　298, 300
輻輳反射　85, 225
腹側線条体　185

腹側被蓋野　185
不随意運動　6, 135
不全麻痺　155
舞踏病　135, 142, 149, 161, 162, 196
舞踏病アテトーシス　151
不動毛　96
振り子様運動　138
プルキンエ細胞　78, 135
分節性動脈系　48
分娩麻痺　289
分回し歩行　7

へ

平衡覚　92
平衡覚系　121
平衡砂　98
平衡斑　93, 97
平衡毛　96
閉鎖管　327
閉鎖孔ヘルニア　329
閉鎖神経　327
閉塞症状　231
ヘミバリズム　150
変形性関節症　350
変形性股関節症　351
変形性膝関節症　326, 351
変形性肘関節症　312
便失禁　237
片側性前脊髄動脈症候群　23, 49
片側半規管機能異常　120
扁桃体　139, 172, 182, 185
片麻痺　6, 13, 20, 22, 198
片葉小節葉　76

ほ

縫工筋　325
膀胱直腸障害　237
膀胱尿管逆流　236
膨大部頂　96
膨大部稜　93
補足運動野　33, 35
勃起反射　340
発作性心房性頻拍　243
ボツリヌス毒素　260
ポリモーダル受容器　45

本能行動　172

ま

膜迷路　92
松毬状膀胱　235
末梢性運動失調　87
末梢性顔面神経麻痺　14
末梢性支配　63, 261
末梢性 Horner 症候群　213
末梢前庭性　122
松の木状膀胱　235
麻痺性斜視　104
マリオット盲点　102

み

ミオクローヌス　154
ミオパチー　260

む

無緊張性膀胱　236
矛盾歩行　147
無動　141, 145
無反射性膀胱　235

め

酩酊様歩行　80
めまい　123

も

盲管　57
盲管症候群　57
毛帯交叉　47
毛様脊髄反射　223
毛様体筋　210

ゆ

有痛性知覚消失　196
有毛細胞　96

よ

腰神経叢　321, 332
腰髄　43
腰椎椎間板ヘルニア　270, 364
腰部脊柱管狭窄症　272
腰膨大　2, 5

翼状肩甲 *260, 299*

ら
ラクナ *193*
ラクナ梗塞 *193*
卵形嚢 *93, 114*
卵形嚢斑 *97*
ランビエの絞輪 *24*

り
梨状筋 *332*
梨状筋下孔 *333, 335*
梨状筋上孔 *333*
梨状筋症候群 *338, 352*
流涎 *145*
良性発作性頭位眩暈症 *98, 99, 123, 125, 128*
両側性支配 *14*

れ
連合運動 *9*
レンズ核 *138*
レンズ核線条体動脈 *139*

ろ
老年性認知症 *177*
肋間神経 *276, 277*
肋鎖間隙 *280, 281*
肋鎖症候群 *281*

わ
鷲手 *311*
腕神経叢 *280*
腕神経叢損傷 *292, 316*

欧文索引

A
abducens paralysis *20, 105*
accessory nerve *298*
accommodation reflex *224*
Achilles tendon reflex *362*
acoustic tumor *94, 122*
Adamkiewicz 動脈 *49*
adductor canal *325*
adductor canal syndrome *326*
Adie 症候群 *226*
Adie 瞳孔 *226*
adrenergic *210*
Adson テスト *284*
akinesia *145*
albuminocytologic dissociation *28*
α-synuclein 異常症 *159*
alternating hemianesthesia *67*
alternating hemiplegia *19*
Alzheimer 型認知症 *166, 174, 176, 178, 184, 186, 233*
Alzheimer 型老年性認知症 *178*
Alzheimer 病 *177*
Ammon's horn *173*
amnesia *174*

ampullary crest *93*
amygdaloid body *139, 172, 182*
amyloidosis *59*
amyotrophic lateral sclerosis *28, 316, 364*
anesthesia dolorosa *196*
anisocoria *214*
anorexia nervosa *57*
antagonistic innervation *203*
anterior corticospinal tract *32*
anterior funiculus *2*
anterior horn *2*
anterior inferior cerebellar artery *95*
anterior interosseous nerve *301*
anterior radicular artery *48*
anterior spinal artery *48*
anterior spinal artery syndrome *22, 48*
anterior spinocerebellar tract *83*
anterior spinothalamic pathway *42*
anterior tarsal tunnel *357*
anterior tarsal tunnel syndrome *358*
anterograde amnesia *176*

aortic body *244*
aortic reflex *241*
ape hand *305*
Aran-Duchenne の手 *316*
arcade of Frohse *319*
archicerebellum *76*
arch of aorta *239*
areflex neurogenic bladder *235*
Argyll Robertson 瞳孔 *225*
Arnold-Chiari 奇形 *51, 128*
arterial baroreceptor reflex *241*
arterial chemoreceptor reflex *245*
ascending activating system *193*
Aschner 眼球圧迫試験 *243*
association area *37*
astrocyte *163*
ataxia *6, 79, 86*
athetosis *135, 151*
Auerbach 神経叢 *237*
automatic neurogenic bladder *234*
autonomous neurogenic bladder *235*
avulsion injury *286*
axillary nerve *295*

索引

axon *23*
axonal degeneration *256*

B

Babinski 徴候 *7, 13*
Babinski 反射 *7*
ballism *135, 140, 150*
basal ganglia *138*
basal ganglia-brainstem system *142*
Beevor 徴候 *277*
Benedikt 症候群 *103, 153, 155*
benign paroxysmal positional vertigo *98*
Bielschowsky の頭部傾斜試験 *106*
Binswanger 型脳血管性認知症 *179*
birth palsy *289*
blind-loop *57*
blind-loop syndrome *57*
blood-brain barrier *163*
brachial plexus *280*
bradykinesia *135, 145*
bradylalia *145*
Bragard テスト *276*
brainstem reticular formation *44*
Brown-Séquard 症候群 *23, 52, 73, 270*
Brown-Séquard plus 症候群 *23*
bulbar palsy *16*
burst neuron *116*

C

calf cramp *363*
canal paresis *120*
carcinomatous neuropathy *253, 258*
carotid body *244*
carotid body reflex *208, 245*
carotid-cavernous sinus fistula *65*
carotid sinus *240*
carotid sinus reflex *208, 241*
carpal tunnel *301*
carpal tunnel syndrome *308*

cauda equina *250*
caudate nucleus *138*
cavernous sinus *64*
cavernous sinus syndrome *65*
central cervical cord injury *33*
central chemosensitive area *246*
central facial palsy *14*
cerebellar ataxia *79, 86, 134, 197*
cerebellar cortex *76*
cerebellar hemisphere *76*
cerebellar medulla *76*
cerebellar nuclei *76*
cerebellar peduncle *77*
cerebellopontine angle *94*
cerebellopontine angle tumor *94*
cerebellum *36, 76, 134*
cerebral basal ganglia *134*
cerebral nuclei *138*
cerebral peduncle *2*
cerebro-ponto-cerebellar tract *82, 135*
cervical cord *43*
cervical disc herniation *268*
cervical enlargement *2*
cervical plexus *276*
cervical rib *284*
cervico-ocular reflex *114*
Charcot-Marie-Tooth 病 *257*
cholinergic *210*
chorea *135, 149, 161*
choreo-athetosis *151*
cibophobia *57*
ciliary muscle *210*
ciliospinal reflex *223*
cingulate gyrus *172*
circumduction *7*
circumductory gait *7*
Clarke の柱 *83*
clasp-knife phenomenon *7, 146*
Claude 症候群 *155*
claustrum *139*
claw finger deformity *311*
claw hand *311*
clonus *7*
cochlea *92*

cochlear nerve *94*
cognition *174*
cogwheel rigidity *145*
cold stimulus headache *65*
Colles 骨折 *313*
common peroneal nerve *351*
compartment syndrome *316*
confabulation *180*
congenital dislocation of the hip *346*
conjugate gaze *106*
contracture *7*
convergence reflex *225*
coordination *5*
corneal reflex *63*
cortical dementia *166*
corticobasal ganglia loop *140*
corticobulbar tract *2*
corticospinal tract *2*
corticothalamic tract *191*
costoclavicular space *280*
costoclavicular syndrome *281*
counter-rolling *114*
coxa valga *346*
craniosacral system *205*
cubital tunnel *309*
cubital tunnel syndrome *310*
cuneocerebellar tract *83*
cupula *96*
curtain sign *16*
Czermak-Hering 頸動脈洞圧迫試験 *243, 245*

D

dash-board injury *337*
decerebrate rigidity *157*
decorticate rigidity *157*
decussation of the superior cerebellar peduncle *77, 154*
deep peroneal nerve *357*
deep tendon reflex *5*
Dejerine 症候群 *22, 53, 54, 87*
demyelinating disease *26*
demyelination *256*
dendrite *23*

denervation supersensitivity 216
dermatome 62, 262
detrusor muscle 228
diabetes mellitus 103
diabetic neuropathy 87, 252
dialysis-related amyloidosis 308
diffuse Lewy body disease 158
dilator pupillae muscle 209
diplopia 104
direct light reflex 217
direct pathway 141
disc herniation 268
disorientation 180
dissociated motor loss 268
dissociation of papillary reflexes 226
divergence 225
dizziness 123
doll's eyes test 114
dorsal ramus 251
dorsal root 250
dorsal root ganglion 41
dorsal scapular nerve 299
double innervation 203
drop finger 320
drop foot 357
drop foot gait 357
drop hand 318
drunken gait 80
Duchenne 型筋ジストロフィー症 260, 300, 339, 346
Duchenne 徴候 344
duck-waddle gait 346
dysarthria 80
dysdiadochokinesis 81
dyskinesia 161
dysmetria 81, 134

E

Eaton テスト 274
Eden テスト 284
emotional sweating 185
endolymph 93
endothelial cell 163
enteric system 206

entrapment neuropathy 279
episodic memory 174
Erb 麻痺 290
ES 細胞 161
esotropia 105
excessive anteversion 346
exotropia 105
external anal sphincter 237
external urethral sphincter 228
extramedullary tumor 42
extrapyramidal system 6, 37, 76

F

fabella 354
fabello-fibular ligament 356
facial paralysis 63
facioscapulohumeral type muscular dystrophy 300
FAIR テスト 339
familial amyloid polyneuropathy 59
fanning sign 9
fasciculation 10, 255
fecal incontinence 237
femoral nerve 321
femoral triangle 322
festinating gait 146
fibular tunnel 351, 352
fibular tunnel syndrome 352
finger wiggle 81
flaccid paralysis 10
flaccid paraplegia 10
flapping tremor 151
flexor retinaculum 301, 360
flocculonodular lobe 76
FNS テスト 275
fornix 173
fovea centralis 102
Foville 症候群 20
fracture of the femoral neck 331
fracture of the pelvis 329
Freiberg テスト 339
Friedreich 失調症 58, 87, 89
Friedreich の足 58
Frohse のアーケード 317, 319

Froment 徴候 311, 314
frontotemporal dementia 182
frontotemporal lobar degeneration 182
frozen gait 147

G

gaze nystagmus 124
genu recurvatum 337
globus pallidus 138
glove-stocking type 256
Gowers 徴候 260
Guillain-Barré 症候群 27, 258
Guillain-Mollaret 三角 154
Guyon 管 309, 315
Guyon 管症候群 312

H

hair cell 96
Head 帯 208
head dropping test 145
hemiballism 150
hemiplegia 6, 13, 20
hemophilia 324
Hering の洞神経 245
Hering-Breuer 反射 244, 245
hippocampus 172
hoarseness 16
Holmes 振戦 153
Horner 症候群 211, 213, 291
Hunter 管 325
Huntington 舞踏病 138, 149, 166
hyperabduction syndrome 281
hyperdirect pathway 151
hyperpathia 196
hypertension 103
hypoglossal paralysis 22
hypokinesia 145
hypothalamus 44, 185, 202

I

ice-cream headache 65
Ic-Pc 部の脳動脈瘤 103
immediate memory 173
incisural herniation 157

indirect light reflex　218
indirect pathway　141
inferior gluteal nerve　339
infrapiriform foramen　333
inguinal ligament　321
inner ear　92
intention tremor　81, 134
intercostal nerve　276
internal anal sphincter　237
internal capsule　2
internal urethral sphincter　229
interscalene space　280
intervertebral disc　266
intervertebral joint　266
intracerebral hemorrhage　2, 138, 193
intramedullary tumor　42
intrinsic-minus position　315
intrinsic-plus position　315
involuntary movement　6, 135
iPS 細胞　161
iris　209
iron deficiency anemia　57

J
Jackson 肩圧迫テスト　274
Jackson テスト　274

K
Kemp テスト　274
Kernig テスト　274
key muscle　263
kinesie paradoxale　143, 147
kinocilium　96
Klumpke 麻痺　215, 291
Klüver-Bucy 症候群　184
Korsakoff 症候群　179

L
lacunar infarction　193
lacune　193
Lambert-Eaton 症候群　259
Lasègue 徴候　276
lateral corticospinal tract　32
lateral femoral cutaneous nerve　323
lateral funiculus　2
lateral geniculate body　192
lateral motor system　155
lateral plantar nerve　360
lateral spinothalamic pathway　42
lateral sural cutaneous nerve　351
lateralized anterior spinal artery syndrome　23, 49
L-Dopa　161
lead pipe phenomenon　145
lemniscal decussation　47
lens　209
lenticular nucleus　138
lenticulostriate artery　139
Lewy 小体　158
Lewy 小体型認知症　159, 174, 176
Lewy 小体病　159
light reflex　217
limbic system　37, 44, 172
locus coeruleus　147, 158, 231
long term memory　174
long thoracic nerve　299
lower motor neuron　2
lumbar cord　43
lumbar disc herniation　270, 364
lumbar enlargement　2
lumbar plexus　321, 332
lumbar spinal canal stenosis　272
Luschka 関節　266
Luys 核　140
Luys 体　140

M
macula　93, 97
macula rerinae　102
macula sacculi　98
macula utriculi　98
main sensory nucleus of the trigeminus　62
mamillary body　172, 179
mandibular reflex　61
marche en fauchant　7
Mariotte spot　102
mask-like face　145, 185

McArdle 病　364
medial geniculate body　192
medial lemniscus　47
medial longitudinal fasciculus　107
medial motor system　155
medial plantar nerve　360
medial sural cutaneous nerve　359
median nerve　299, 301
medulla oblongata　2
megalocytic anemia　57
Meißner 神経叢　237
membranous labyrinth　92
Ménière 病　93, 96, 123, 124, 128
meralgia paresthetica　326, 327
mesencephalic central gray　45
mesencephalic nucleus of the trigeminus　61
MIBG 心筋シンチグラフィ　160
micrographia　145
micturition reflex　208, 229
midbrain　2
midbrain tremor　153
Millard-Gubler 症候群　20
miosis　209
MLF　107
MLF 症候群　26, 107
mononeuropathy　252
Morley テスト　283
motion sickness　128
motor loop　140
motor nerve fiber of cerebral nerve　2
motor nerve fiber of spinal nerve　2
motor nucleus of cranial nerve　2
motor paralysis　5
motor paralytic bladder　236
motor unit　251
multiple cerebral infarct　18
multiple mononeuropathy　252
multiple sclerosis　18, 26
multiple system atrophy　90, 159,

215, 229, 237
muscle spindle 2, 82
muscle stretch reflex（myotatic reflex） 2
muscle tonus 2
muscular atrophy 10
muscular rigidity 145
musculocutaneous nerve 297
myasthenia gravis 259
mydriasis 209
myelin 24
myoclonus 154
myopathy 260
myotome 262, 263

N

near reflex 224
negative myoclonus 152
neocerebellum 76
neostriatum 138
nerve fiber 23
nerve root 250
neurogenic bladder 233
neurogenic muscular atrophy 10
neuromuscular junction 251
neuropathy 10, 204, 252
nigrostriatal fibers 140
normal pressure hydrocephalus 232
nucleus accumbens 185
nystagmus 80, 115

O

obturator canal 327
obturator nerve 327
ocular fundus 102
oculocephalic reflex 114
oculomotor paralysis 20, 105
olfactory bulb 183
oligodendroglia 24
olivary nucleus 136
olivocerebellar system 138
olivopontocerebellar atrophy 88, 159
onion-skin pattern 63

Onuf 核 228
opisthotonus 158
optic disc 102
optic papilla 102
optokinetic nystagmus 119
oral tendency 184
orienting response 163
orthostatic hypotension 243
Osborne 靱帯 309, 310
osseous labyrinth 92
osseous semicircular canals 92
osteoarthrosis 350
osteoarthrosis of the hip 351
osteoarthrosis of the knee 326, 351
otolithic hairs 96
overuse syndrome 296

P

Paget-Schrötter 症候群 285
paleocerebellum 76
palmar branch 301
Pancoast 腫瘍 215
Pancoast-Tobias 症候群 216
Papez の回路 173, 193
paradoxical gait 147
paradoxical breathing 277
parahippocampal gyrus 172
paralytic strabismus 104
paramedian pontine reticular formation 107
paraplegia 7
parenchymatous cerebellar atrophy 88
paresis 155
Parinaud 徴候 107, 114
Parkinson 症候群 143
Parkinson 徴候 144
Parkinson 病 138, 141, 142, 143, 158, 160, 161, 162, 164, 166, 176, 186, 231, 232, 237
Parkinson 病患者 192
Parkinson 歩行 146
Parkinsonism 143, 161
patellar tendon reflex 5, 325

pendulousness 138
perfect O テスト 307
peripheral ataxia 87
peripheral facial palsy 14
pernicious anemia 58
Perthes 病 349
pes calcaneus 360
pes equines 357
pes planovalgus 361
pes valgus 361
pes varus 356
Phalen テスト 308
phrenic nerve 276
physiological nystagmus 118
Pick 病 175, 180, 184
pill rolling tremor 148
pine-tree shaped bladder 235
pinpoint pupils 212
piriformis muscle 332
piriformis muscle syndrome 338, 352
plexus 250
polymyositis 331, 346
polyneuropathy 59, 180, 253, 364
pontine micturition center 231
pontocerebellum 77
positional nystagmus 127
positioning nystagmus 127
posterior column pathway 46
posterior horn 41
posterior inferior cerebellar artery 53, 95
posterior interosseous nerve 317
posterior interosseous nerve syndrome 319
posterior longitudinal ligament 266
posterior radicular artery 48
posterior spinal artery 50
posterior spinal artery syndrome 50
posterior spinocerebellar tract 83
postganglionic type 288
posttraumatic stress disorder 184
postural reflex 148

PPRF *107*
prefrontal area *166, 180, 193*
premotor area *34*
pretectum *218*
procedural memory *175*
progressive supranuclear palsy *113*
pronator syndrome *307*
pseudoathetosis *197*
pseudobulbar palsy *18*
pseudochorea *197*
pseudodystonia *197*
pseudo-vertigo *124*
psychic blindness *184*
ptosis *214*
pudendal nerve *339*
pulsion phenomenon *146, 148*
pulvinar *192*
pupil *209*
pure autonomic failure *158*
Purkinje cell *78, 135*
pursuit eye movement *109, 114*
putamen *138*
pyramid *2*
pyramidal decussation *2*
pyramidal tract *2*
pyramidal tract sign *6*

Q

quadrangular space *295*
quadrilateral space syndrome *297*
quadriplegia *7*

R

radial nerve *301, 316*
radial tunnel *317*
radial tunnel syndrome *319*
Ranvier node *24*
Raynaud 現象 *285*
Renaut 小体 *298, 364*
recent memory *173*
receptor *160*
reciprocal innervation *5, 85*
red nucleus *152*

referred pain *65, 208*
reflex neurogenic bladder *234*
remote memory *173*
resting tremor *148*
retrograde amnesia *176*
rhinencephalon *172*
righting reflex *148*
Romberg 徴候陰性 *86*
Romberg 徴候陽性 *59, 87, 88*
Roser-Nélaton 線 *337*
rotation test *128*
rotators *331*
ruber tremor *153*

S

saccade *163*
saccule *93*
sacral plexus *321, 331*
sacral sparing *43*
saphenous nerve *325*
Saturday night palsy *318*
scalenus syndrome *281*
scapular winging *299*
Schwann cell *24*
sciatic nerve *335*
sciatica *268*
scissors gait *7*
segment-pointer muscle *263*
semantic memory *174*
semicircular ducts *93*
senile dementia *177*
senile dementia of Alzheimer type *178*
sensory ataxia *197*
sensory paralytic bladder *236*
shaking palsy *143, 159*
short term memory *174*
shuffling gait *146*
Shy-Drager 症候群 *90, 159, 215, 241*
sialorrhea *145*
sleep apnea syndrome *244*
SLR テスト *275*
small steppage gait *146*
solitary nucleus *241*

somatotopic localization *28, 42*
space motion sickness *128*
spastic paralysis *7*
spastic paraplegia *7*
spastic quadriplegia *7*
spasticity *7, 145*
sphincter pupillae muscle *209*
spinal ataxia *59, 87*
spinal cord *2*
spinal cord injury *231, 246*
spinal nucleus of the trigeminus *61*
spinal shock *246*
spinal tract of trigeminal nerve *60*
spinocerebellar degeneration *88*
spinocerebellum *77*
spinothalamic pathway *41*
spontaneous nystagmus *118, 124*
Spurling テスト *274*
statoconia *98*
stellate ganglion *204*
stellate ganglion block *204*
steppage gait *357*
stereocilia *96*
stooped posture *148*
striate body *138*
striatonigral degeneration *159*
subacute combined degeneration of the spinal cord *55, 87*
subclavian steal syndrome *95*
subcortical dementia *166*
subpectral space *280*
substantia nigra *139, 158*
subthalamic nucleus *140*
sudden deafness *123*
superficial peroneal nerve *356*
superior colliculus *163*
superior gluteal nerve *341*
superior orbital fissure syndrome *65*
supinator syndrome *319*
supplementary motor area *33*
supranuclear paralysis *14*
suprapiriform foramen *333*

suprascapular nerve *293*
sural nerve *359*
surgical neck *296*
swallowing reflex *16, 208*
sympathetic trunk *204*
synkinesia *9*
syringobulbia *63, 127*
syringomyelia *23, 50, 316*

T

tabes dorsalis *58, 87, 226*
tarsal tunnel *360*
tarsal tunnel syndrome *362*
tectum opticum *164*
tendon reflex *4*
tendon spindle *4, 82*
thalamic amnesia *184, 193*
thalamic ataxia *197*
thalamic hand *196*
thalamic pain *196*
thalamic syndrome *195*
thalamic tract of the trigeminus *61*
thalamocortical tract *191*
thalamus *37, 42, 84, 173, 190*
thoracic cord *43*
thoracic nerve *276*
thoracic outlet syndrome *281*
thoracolumbar system *204*
tibial nerve *359*
tight hamstring *275*
Tinel 徴候 *280, 289*
Tinel 様徴候 *280*
tonic pupil *226*
transient cerebral ischemic attack *124*
transverse carpal ligament *303*
traumatic dislocation of the hip *337*
Trendelenburg 徴候 *344*
Trendelenburg 歩行 *260*
trigeminal ganglion *59*
trigeminal lemniscus *62*
trigeminal paralysis *63*
trochlear paralysis *106*
truncal ataxia *79*

U

ulnar nerve *301, 309*
ulnar tunnel syndrome *312*
uninhibited neurogenic bladder *233*
urinary incontinence *233*
utricle *93*

V

Valsalva 試験 *243*
vascular dementia *179*
vasovagal reflex *243*
vasovagal syncope *243*
vegetative state *157, 203*
ventral ramus *250*
ventral root *250*
ventral striatum *185*
ventral tegmental area *185*
vermis *76*
vertebral artery *53, 95*
vertigo *123*
vesico-ureteral reflux *236*
vestibular ataxia *87, 122*
vestibular nerve *94*
vestibular neuronitis *123*
vestibular nucleus *94, 155*
vestibular system *122*
vestibule *92*
vestibulo-autonomic reflex *128*
vestibulocerebellar tract *95*
vestibulocerebellum *77, 95*
vestibulo-oculogyric reflex *108*
vestibulospinal reflex *80, 95, 138*
vestibulospinal tract *95, 98*
viagra *340*
Virchow の三原則 *285*
Virchow の転移 *299*
Virchow のリンパ節 *299*
Virchow-Robin 腔 *52*
visceral afferent fiber *207*
visceral pain *208*
visual impairment *27*
volar carpal ligament *309*
Volkmann 拘縮 *316*
voluntary movement *2*

W

Waller 変性 *289*
Wallenberg 症候群 *53, 54, 61, 66, 79, 86, 94, 95, 124, 127, 215*
Weber 症候群 *20, 103, 152*
Wernicke 脳症 *179*
Wernicke-Korsakoff 症候群 *180*
Wernicke-Mann 肢位 *7, 157*
Wilson 病 *152*
working memory *174*
Wright テスト *284*

Y

Yakovlev の回路 *182, 193*
yellow ligament *266*

Z

Zone Ⅰ *314*
Zone Ⅱ *314*
Zone Ⅲ *315*

<編著者>

中野　隆（なかの・たかし）

所属：Ｔ＆Ｙ花椿

略歴：

1981年　愛知医科大学医学部医学科卒業
1987年　医学博士学位取得
1988年　愛知医科大学医学部講師
1992年　愛知医科大学医学部助教授
1997年　愛知医科大学医学部教授
2014年　東京医科大学医学部客員教授
2014年　首都大学東京健康福祉学部客員教授
2022年　愛知医科大学医学部名誉教授

**機能解剖で斬る神経系疾患
第２版**

定価6,600円（本体6,000円＋税10％）

2011年3月31日発行　第1版　第1刷
2018年3月31日発行　第2版　第1刷
2023年3月25日発行　第2版　第3刷

編著者　中野　隆
発行者　熊谷忠三

発行所　株式会社メディカルプレス

〒179-0084　東京都練馬区氷川台1-12-17
　TEL　03-3550-6400（代）
　FAX　03-3550-6260
　振替口座　00170-7-169368

印刷・製本　㈱木元省美堂

ISBN978-4-907347-65-9

Ⓒ Takashi Nakano, 2018
Printed in Japan
乱丁・落丁の際はお取り替えいたします．